Clinical Cases of Radionuclide Therapy

核素治疗临床病例荟萃

主　编　蒋宁一　谭　建　李　林　林岩松　何作祥

北京大学医学出版社

HESU ZHILIAO LINCHUANG BINGLI HUICUI

图书在版编目（CIP）数据

核素治疗临床病例荟萃 / 蒋宁一等主编. —北京：北京大学医学出版社，2021.3

ISBN 978-7-5659-2313-5

Ⅰ. ①核… Ⅱ. ①蒋… Ⅲ. ①放射性同位素－放射治疗学－病案－汇编 Ⅳ. ① R817.5

中国版本图书馆 CIP 数据核字（2020）第 223882 号

核素治疗临床病例荟萃

主　　编：蒋宁一　谭　建　李　林　林岩松　何作祥
出版发行：北京大学医学出版社
地　　址：（100083）北京市海淀区学院路 38 号　北京大学医学部院内
电　　话：发行部 010-82802230；图书邮购 010-82802495
网　　址：http://www.pumpress.com.cn
E-mail：booksale@bjmu.edu.cn
印　　刷：北京信彩瑞禾印刷厂
经　　销：新华书店
责任编辑：高　瑾　畅晓燕　　责任校对：靳新强　　责任印制：李　啸
开　　本：889 mm×1194 mm　1/16　　印张：18.5　　字数：480 千字
版　　次：2021 年 3 月第 1 版　2021 年 3 月第 1 次印刷
书　　号：ISBN 978-7-5659-2313-5
定　　价：165.00 元

主编简介

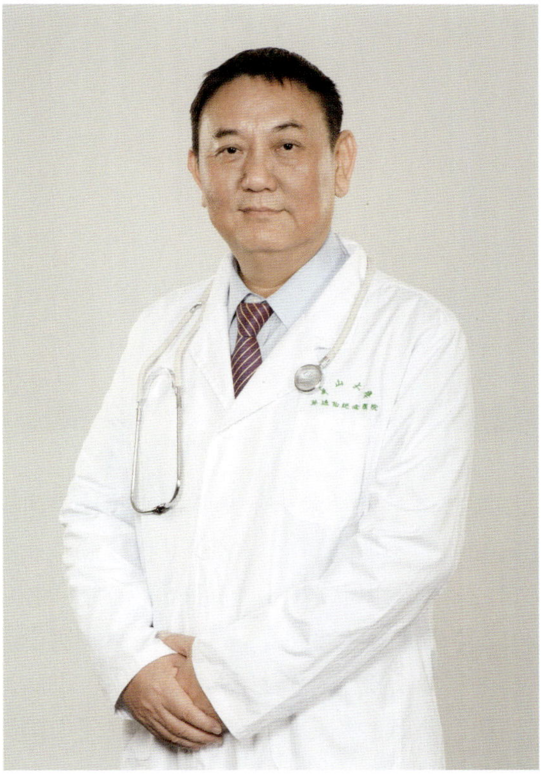

蒋宁一，教授/主任医师，博士生导师。1982年毕业于苏州医学院放射医学系，现为中山大学附属第七医院核医学学科带头人、科主任。长期从事核医学临床、教学与科研工作，特别是对甲状腺疾病的核素诊断与治疗有较多的投入，主编《甲状腺疾病看名医》《核素治疗指南》《实用医疗辐射防护》等专著，参与和主持《中国甲状腺结节与分化型甲状腺癌诊治指南》《^{131}I治疗格雷夫斯甲亢指南（2013版）》等编写。《^{131}I治疗Graves甲亢的规范化及相关临床系列研究》获2020年广东医学科技奖二等奖。

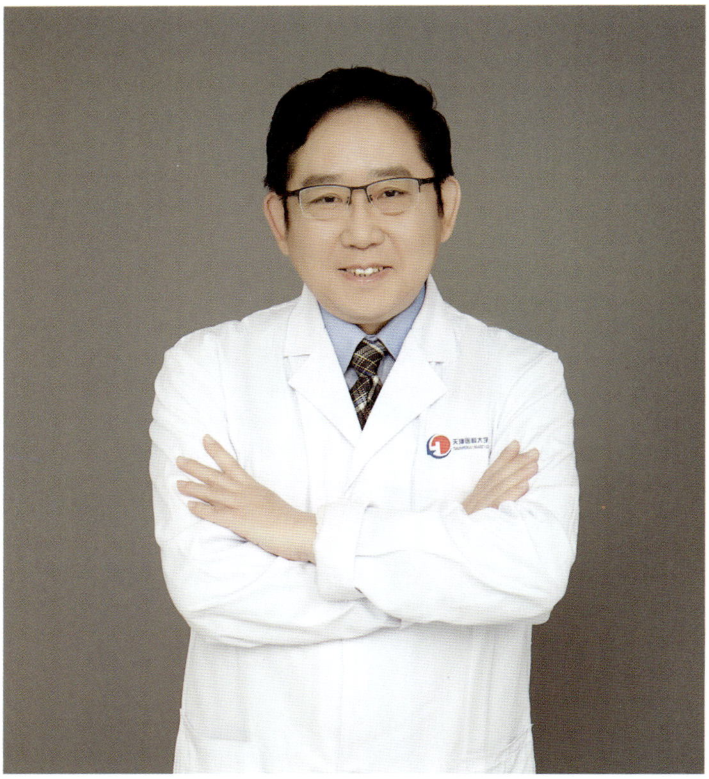

谭　建，天津医科大学总医院核医学科学术带头人，二级教授，博士研究生导师。参加编写由中华医学会内分泌学分会发布的《中国甲状腺疾病诊治指南》（2008年），2012年参加中华医学会内分泌学分会、中华医学会外科学分会、中华医学会核医学分会和中国抗癌协会头颈肿瘤专业委员会共同发布的《甲状腺结节和分化型甲状腺癌诊治指南》编写工作；参加编写2013、2020年中华医学会核医学分会发布的《^{131}I治疗格雷夫斯甲亢指南》和2014、2020年的《^{131}I治疗分化型甲状腺癌指南》；2015年参加编写《甲状腺癌诊断和治疗-国家标准》。

曾任中华医学会第八、九、十届核医学分会常委，第八、十届治疗学组组长和第九届肿瘤学组组长。现任中国医学影像研究会核医学分会主任委员、天津医学影像研究会理事长、天津医师协会核医学分会会长。

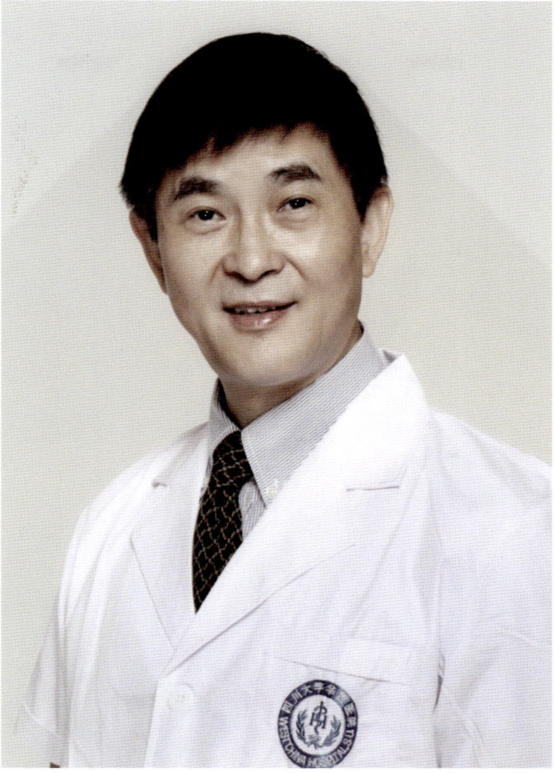

李　林，男，主任医师/教授，博士生导师。1983年毕业于四川医学院医学系。现任四川大学华西医院核医学科主任，四川省学术技术带头人，中华医学会核医学分会副主任委员，中国医师协会核医学医师分会副会长，《中华核医学与分子影像杂志》副总编辑。

先后承担国家和部、省级科研项目22项，在国家级刊物发表论文120余篇（其中SCI 50余篇），获发明专利4项。

专业特长：功能分子影像诊断与放射性核素靶向治疗。

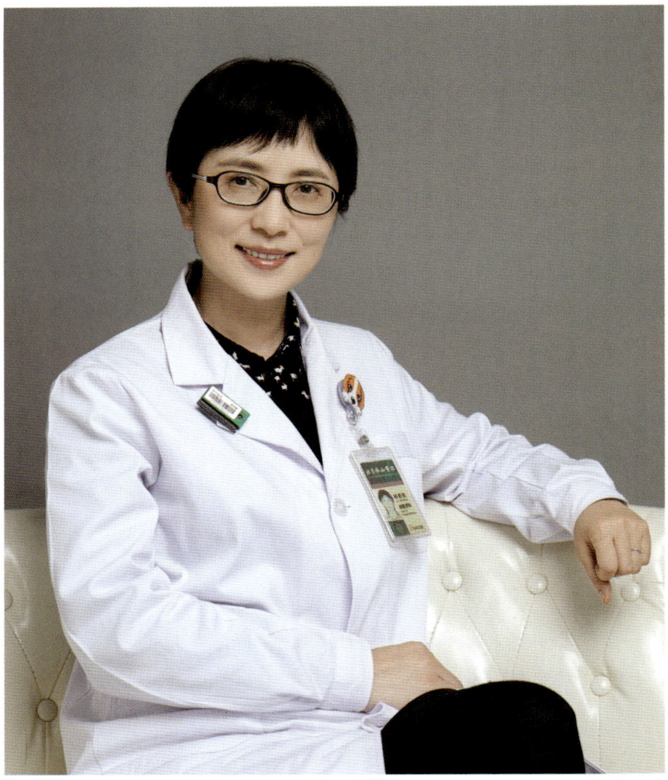

林岩松，女，1968 年生，主任医师 / 教授，1996 年毕业于上海医科大学，获博士学位，2000 年于中国协和医科大学博士后出站留北京协和医院核医学科工作至今。主要从事核医学治疗尤其是甲状腺疾病的诊治工作。曾被评为卫生部优秀青年科技人才（1999 年）；2019 年获中华医学会核医学分会突出贡献奖。围绕甲状腺疾病领域发表相关文章 100 余篇，SCI 30 文章余篇。主导并完成国家自然基金资助及国际合作项目 5 项。以第一完成人先后获得中华医学科技奖（2009 年、2016 年）及华夏医学科技奖（2018 年）。

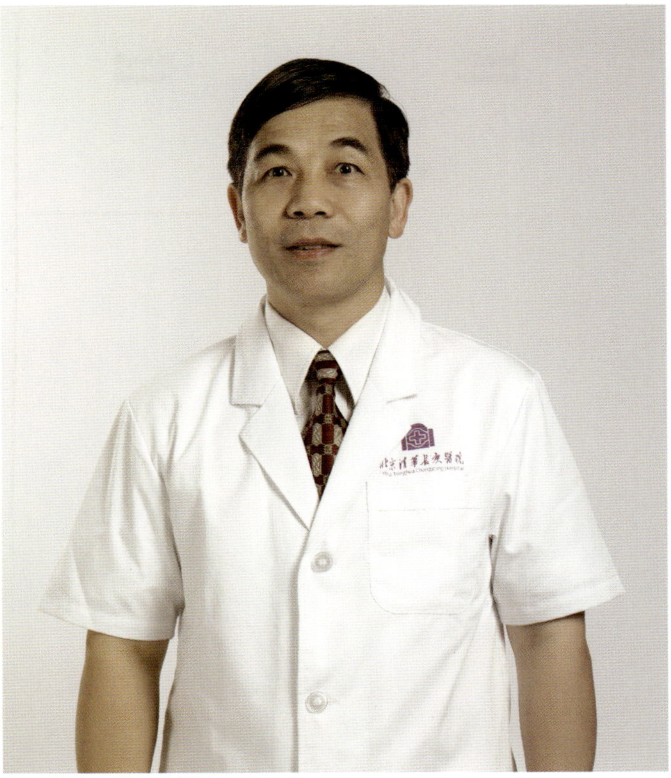

何作祥，男，1963年出生，1984年获湘雅医学院医学学士学位，1989年获协和医学院医学博士学位，清华大学长聘教授、精准医学研究院副院长，北京清华长庚医院核医学科主任，北京化工大学兼职教授、楚天学者三峡大学讲座教授，获百千万人才工程国家级人选、国务院政府特殊津贴专家和卫生部有突出贡献中青年专家等称号，主持国家科技支撑计划项目、国家自然科学基金重大国际合作和重大科研仪器研制项目等科研项目，在*Circulation*等国内外学术刊物发表论文200余篇，SCI他引5400多次，获得国家科技进步奖二等奖、中华医学科技奖二等奖等奖项，兼任中国核学会核医学分会理事长等职务。

编者名单

主　编　蒋宁一　谭　建　李　林　林岩松　何作祥

编　者（以姓氏笔画为序）

丁　勇［解放军总医院第五医学中心（北京解放军第 307 医院）］
马　超［上海交通大学医学院附属新华医院（现在上海市第十人民医院）］
王　妮（第四军医大学西京医院）
王　舰（浙江大学医学院附属邵逸夫医院）
王　喆（第四军医大学西京医院）
王任飞（天津医科大学总医院）
王叙馥（青岛大学附属医院）
石　峰（中南大学湘雅医院附属肿瘤医院）
刘婷婷（郑州大学第一附属医院）
安小利（第四军医大学西京医院）
李　飞（安徽医科大学第二附属医院）
李　林（四川大学华西医院）
李　娇（青岛大学附属医院）
李少华（南京市第一医院）
李林法（浙江省肿瘤医院）
李雪娜（中国医科大学附属第一医院）
李智勇（徐州医科大学附属医院）
杨　辉（河南省肿瘤医院）
杨爱民（西安交通大学第一附属医院）
杨福洲（四川省雅安市人民医院）
何作祥（中国医学科学院阜外医院）
汪　静（第四军医大学西京医院）
宋少莉（上海交通大学医学院仁济医院）
张　弘（中山大学孙逸仙医院）
张　青（南昌大学第一附属医院）
张迎强（中国医学科学院北京协和医院）
陆克义（山西医科大学第一医院）
陈文新（福建省立医院）
陈立波（上海交通大学附属第六人民医院）

陈志军（江西省肿瘤医院）
林岩松（中国医学科学院北京协和医院）
林承赫（吉林大学第一附属医院）
罗全勇（上海交通大学附属第六人民医院）
原武红（山西运城同德医院）
黄　蕤（四川大学华西医院）
曹　卫（华中科技大学同济医学院附属协和医院）
董孟杰（浙江大学医学院附属第一医院）
蒋宁一（中山大学附属第七医院）
程　兵（郑州大学第一附属医院）
程木华（中山大学附属第三医院）
温　强（吉林大学中日联谊医院）
谢良骏（中山大学附属第三医院）
楼　岑（浙江大学医学院附属邵逸夫医院）
谭　建（天津医科大学总医院）
颜　兵（北京霍普甲状腺医院）

秘书组

王任飞（兼），张英杰，刘斌，张弘（兼），程兵（兼）、邓渊鸿

前　言

核素治疗是核医学的主要组成部分，近80年的历史，经过多年的临床实践和总结，不断完善，不断发展，已成为现代医学的一个重要组成部分。由于它具有方法简便、疗效可靠、无创伤、无严重副作用、见效快，疗程短等优点，越来越受到临床医生的重视。现在核素治疗方法已应用到许多临床学科，如肿瘤科、内分泌科、皮肤科、内科、外科、耳鼻喉科及血液科等。核素治疗为一般临床学科难以解决或不能很好解决的一系列难治性疾病提供了一种有效的治疗手段。在我国，核素治疗已经全面开展，据中华医学会核医学分会普查结果表示，截至2019年全国有770家医疗机构开展核素治疗项目，共设有核素治疗专用病床2544张。常规开展的项目有^{131}I治疗Graves病（甲状腺功能亢进症）、^{131}I治疗分化型甲状腺癌、放射性粒子植入治疗肿瘤、放射性^{89}Sr治疗肿瘤骨转移、核素敷贴治疗皮肤血管瘤及瘢痕等项目。长期的临床实践和涉及的各种临床病例使大家积累了丰富的临床经验。本书汇集了多个单位的各种治疗病例，大多是治疗成功、效果满意的经典病例，可供大家在临床中参考。

全书共分六部分共84个病例，第一部分^{131}I治疗甲状腺功能亢进症，共28个病例；第二部分：^{131}I治疗分化型甲状腺癌，共31个病例；第三部分：骨转移瘤及恶性骨肿瘤的核素治疗，共4个病例；第四部分：放射性粒子植入治疗，共12个病例；第五部分：放射性核素敷贴治疗，共6个病例；第六部分：其他治疗，共3个病例。本书的特点是每个病例都有专家点评，由国内核医学知名专家执笔，对病例的特点、参考价值及临床意义进行分析和点评。

由于病例来自全国近40家医院，书写标准把握有差异，可能存在不足，另外编者水平有限，无论是病例的选择或具体内容书写上，都会存在缺点和不妥之处，谬误疏漏在所难免，恳请各位读者批评和指正。

蒋宁一　谭建　李林　林岩松　何作祥

2020年10月14日

目 录

第一部分 ^{131}I 治疗甲状腺功能亢进症 ……… 1
一、引言 …… 1
二、^{131}I 治疗 Graves 病甲状腺功能亢进症（格雷夫斯甲亢）典型病例 …… 1
病例 1 ^{131}I 治疗甲亢经典病例 …… 1
病例 2 ^{131}I 分次治疗巨大毒性弥漫性甲状腺肿 …… 4
病例 3 ^{131}I 治疗青少年甲亢合并突眼 …… 7
病例 4 ^{131}I 治疗甲亢术后复发 …… 10
三、^{131}I 治疗格雷夫斯甲亢伴各种并发或合并症 …… 12
病例 5 ^{131}I 治疗甲亢伴药物性肝损害、重度黄疸 …… 12
病例 6 ^{131}I 治疗格雷夫斯甲亢合并肝功能损害 …… 15
病例 7 ^{131}I 治疗格雷夫斯甲亢合并肝功能损害 …… 19
病例 8 ^{131}I 治疗格雷夫斯甲亢合并血细胞减少 …… 22
病例 9 ^{131}I 治疗格雷夫斯甲亢合并血细胞减少 …… 25
病例 10 ^{131}I 治疗格雷夫斯甲亢合并心脏病 …… 27
病例 11 ^{131}I 治疗格雷夫斯甲亢合并心脏病 …… 30
病例 12 ^{131}I 治疗格雷夫斯甲亢合并心脏病（心房扑动）…… 32
病例 13 ^{131}I 治疗格雷夫斯甲亢合并突眼 …… 35
病例 14 ^{131}I 治疗格雷夫斯甲亢合并周期性麻痹 …… 38
病例 15 ^{131}I 治疗格雷夫斯甲亢合并周期性麻痹 …… 40
病例 16 ^{131}I 治疗格雷夫斯甲亢合并周期性麻痹 …… 42
病例 17 ^{131}I 治疗格雷夫斯甲亢合并糖尿病 …… 45
病例 18 ^{131}I 治疗格雷夫斯甲亢合并糖尿病 …… 49
四、^{131}I 治疗重症（难治性）格雷夫斯甲亢 …… 51
病例 19 ^{131}I 治疗重症格雷夫斯甲亢 …… 51
病例 20 ^{131}I 治疗重症格雷夫斯甲亢 …… 55
病例 21 ^{131}I 治疗难治性格雷夫斯甲亢 …… 57
五、^{131}I 治疗小儿格雷夫斯甲亢 …… 61
病例 22 ^{131}I 治疗小儿格雷夫斯甲亢 …… 61
病例 23 ^{131}I 治疗小儿格雷夫斯甲亢 …… 63
六、甲亢合并甲状腺结节的治疗 …… 65
病例 24 ^{131}I 治疗格雷夫斯甲亢合并甲状腺结节 …… 65
病例 25 ^{131}I 治疗格雷夫斯甲亢合并甲状腺结节 …… 67
七、^{131}I 治疗功能自主性甲状腺结节 …… 70
病例 26 ^{131}I 治疗功能自主性甲状腺结节 …… 70
病例 27 ^{131}I 治疗功能自主性甲状腺结节 …… 73
病例 28 ^{131}I 治疗功能自主性甲状腺结节 …… 76

第二部分 ^{131}I 治疗分化型甲状腺癌（DTC）… 79
一、引言 …… 79
二、^{131}I 常规清甲治疗 …… 79

病例 29 ^{131}I 清甲治疗 ……………………79
病例 30 ^{131}I 清甲治疗 ……………………82
病例 31 ^{131}I 清甲治疗 ……………………87
三、^{131}I 清灶治疗……………………………88
病例 32 ^{131}I 治疗 DTC 淋巴结转移灶…88
病例 33 ^{131}I 治疗 DTC 淋巴结转移灶…92
病例 34 ^{131}I 治疗 DTC 淋巴结转移灶…96
病例 35 ^{131}I 治疗 DTC 肺转移灶……100
病例 36 ^{131}I 治疗 DTC 肺转移灶……105
病例 37 ^{131}I 治疗 DTC 肺转移灶……109
病例 38 ^{131}I 治疗 DTC 骨转移灶……114
病例 39 ^{131}I 治疗 DTC 骨转移灶……118
病例 40 ^{131}I 治疗 DTC 骨转移灶……121
病例 41 ^{131}I 治疗 DTC 脑转移灶……125
病例 42 ^{131}I 治疗 DTC 脑转移灶……127
病例 43 ^{131}I 治疗 DTC 皮肤转移灶…129
病例 44 ^{131}I 治疗 DTC 多发转移灶…134
病例 45 ^{131}I 治疗 DTC 多发转移灶…140
病例 46 ^{131}I 治疗 DTC 多发转移灶…146
四、儿童及青少年 DTC 术后 ^{131}I 治疗……150
病例 47 ^{131}I 治疗儿童及青少年 DTC‥150
病例 48 ^{131}I 治疗儿童 DTC 肺转移…155
病例 49 ^{131}I 治疗儿童 DTC 肺转移…158
病例 50 ^{131}I 治疗儿童 DTC 多发转移·165
病例 51 ^{131}I 治疗儿童 DTC（肺转移灶不摄碘）……………………………167
病例 52 甲状腺微小乳头状癌（PTMC）术后 ^{131}I 治疗 …………………171
五、难治性 DTC ^{131}I 治疗 …………………173
病例 53 难治性 DTC ^{131}I 治疗 ………173
病例 54 难治性 DTC ^{131}I 治疗 ………176
病例 55 难治性 DTC ^{131}I 治疗 ………181
病例 56 难治性 DTC ^{131}I 治疗 ………187
六、Tg 阳性而碘扫描阴性 DTC 患者的诊治……………………………………194
病例 57 Tg 阳性而碘扫描阴性 DTC 患者的诊治 …………………194
病例 58 Tg 阳性而碘扫描阴性 DTC 患者的诊治 …………………196
病例 59 Tg 阳性而碘扫描阴性 DTC 患者的诊治 …………………201

第三部分 骨转移瘤及恶性骨肿瘤的核素治疗 ……………………… 205

一、引言 ………………………………………205
二、$^{89}SrCl_2$ 治疗 ………………………………206
病例 60 $^{89}SrCl_2$ 治疗 …………………206
病例 61 $^{89}SrCl_2$ 治疗 …………………214
病例 62 $^{89}SrCl_2$ 治疗 …………………217
三、^{153}Sm-EDTMP 治疗……………………219
病例 63 ^{153}Sm-EDTMP 治疗 …………219

第四部分 放射性粒子植入治疗………… 223

一、引言 ………………………………………223
二、前列腺癌的粒子植入治疗 ……………223
病例 64 前列腺癌的粒子植入治疗…223
病例 65 前列腺癌的粒子植入治疗…227
三、头颈部肿瘤的粒子植入治疗 …………229
病例 66 ^{125}I 粒子植入治疗颈部转移性鳞癌 …………………………229
四、胸部肿瘤的粒子植入治疗 ……………234
病例 67 ^{125}I 粒子植入治疗肺转移癌‥234
病例 68 ^{125}I 粒子植入治疗难治性甲状腺癌纵隔淋巴结转移 …………237
五、腹部肿瘤的粒子植入治疗 ……………239
病例 69 ^{125}I 粒子植入治疗肝癌 ……239
六、其他部位肿瘤的粒子植入治疗 ………243
病例 70 ^{125}I 粒子植入治疗难治性阑尾癌腹壁转移 ……………………243
病例 71 ^{125}I 粒子植入治疗肺癌胸椎转移 ……………………………245
病例 72 ^{125}I 粒子植入治疗嗅神经母细胞瘤脑转移瘤 ……………………247
病例 73 ^{125}I 粒子植入治疗乳腺癌转移灶 ……………………………250
病例 74 ^{125}I 粒子植入治疗门静脉癌栓 253
病例 75 ^{125}I 粒子植入治疗右上颌骨腺样囊性癌 …………………………255

第五部分　放射性核素敷贴治疗…………… 259
一、引言 …………………………………… 259
二、敷贴治疗小儿皮肤血管瘤 ……………… 259
病例 76　敷贴治疗小儿唇部血管瘤…· 259
病例 77　敷贴治疗小儿头顶皮肤血管瘤 ………………………… 260
病例 78　敷贴治疗小儿鼻尖部皮肤血管瘤 ………………………… 262
病例 79　^{32}P 胶体注射治疗婴幼儿海绵状血管瘤 ………………… 263
病例 80　敷贴治疗左踝皮肤血管瘤…· 265
三、敷贴治疗瘢痕疙瘩 …………………… 266
病例 81　敷贴治疗瘢痕疙瘩………… 266

第六部分　其他治疗………………………… 268
病例 82　锝（^{99}Tc）亚甲基二膦酸盐（云克）治疗甲状腺相关眼病… 268
病例 83　^{131}I-MIBG 治疗多发性内分泌腺瘤病 2A 型 …………………… 271
病例 84　碘（^{131}I）美安昔单抗注射液（利卡汀）治疗肝癌 ………… 275

第一部分 ^{131}I 治疗甲状腺功能亢进症

一、引 言

甲状腺功能亢进症（简称甲亢）是甲状腺本身激素合成和分泌过度而引起的甲状腺毒症，最常见的原因包括 Graves 病（Graves' disease，GD），毒性多结节性甲状腺肿（toxic multinodular goiter，TMNG）和毒性腺瘤（toxic adenoma，TA）。甲亢的临床表现多样化，甲状腺激素可以影响几乎所有组织和器官系统。可增加组织产热及基础代谢率，降低血清胆固醇水平及体循环血管阻力。甲状腺激素水平升高主要影响心血管系统、神经系统和消化系统等。未经治疗或部分治疗的甲状腺毒症与食欲改变、体重减轻、骨质疏松、心房颤动、栓塞、肌无力、震颤、神经精神症状等有关，极少数重症者可发生心力衰竭和死亡。

格雷夫斯甲亢（GD 甲亢）的发生，一般认为是因为自身抗体刺激甲状腺细胞的促甲状腺受体，引起甲状腺激素生成过剩。导致这些免疫反应异常的具体机制比较复杂，目前尚未完全阐明。对于甲亢的治疗方式主要是利用放射性碘或外科手术对甲状腺进行功能性消除，或是应用药物抑制甲状腺激素合成。三种治疗方法均不是对因治疗，各自具有一定的优缺点。近年来，根据甲亢的诊治经验总结，国内外学者或相关组织修订和推出了多种版本的“专家共识”和“诊治指南”，包括常用三种治疗方法的适应证和禁忌证，抗甲状腺药物（ATD）的选择，放射性碘（RAI）治疗策略的优化，外科手术新技术的发展，以及对联合应用现有治疗手段的更多认识。

RAI 治疗甲亢，经过 70 多年的临床实践表明，这是一种安全实用、简便有效的经典治疗方法，已经使无数 GD 患者受益。特别是对重症 GD，GD 伴有并发症或 GD 不适宜采用 ATD 及手术治疗的患者有独特优势，可以挽救生命，取得很好疗效。我国开展 RAI（^{131}I）治疗甲亢的工作已有 60 余年，广大核医学专家积极进取，认真总结，推陈出新，在 ^{131}I 治疗 GD 方面积累了丰富的临床经验，形成了我国 RAI 治疗格雷夫斯甲亢的专家共识及诊治指南，在日趋规范化的基础上逐步向个体化精准治疗迈进，形成了相关学科专家认可、患者信赖的核医学 RAI 甲亢治疗团队。为了进一步总结经验，提高诊疗水平，加强学术交流，核医学专家团队汇总了在临床实践中遇到的典型病例汇聚于本部分，以供各位甲状腺医生临床参考。

二、^{131}I 治疗 Graves 病甲状腺功能亢进症（格雷夫斯甲亢）典型病例

病例 1 ^{131}I 治疗甲亢经典病例

患者女性，23 岁。

【主诉】消瘦、易怒、心悸 2 年余。

【现病史】患者 2 年余前无明显诱因出现体重下降、易怒、心悸、乏力、怕热、多汗等不适，起病以来体重减轻 10 kg。患者无多饮多

尿，无发热及颈部疼痛，无眼球外突、眼胀、眼痛、复视、视力下降等。2 年前于医院就诊，查游离 T_3、T_4 均高于正常、促甲状腺素（TSH）低于正常，血常规及肝功能未见明显异常，诊断为“甲亢”，给予“赛治 7.5 ～ 15 mg 1 次 / 日”及控制心率等药物治疗。患者遵嘱规律服药 2 年，期间病情反复，控制不佳。1 月前于我科门诊复查游离 T_3、T_4 均高于正常、TSH 低于正常，甲状腺彩超示双叶弥漫性病变声像，双侧颈前淋巴结未见肿大声像。患者甲亢药物控制不佳，予停 ATD，拟行 ^{131}I 治疗。

【既往史及家族史】患者既往体健，否认冠心病、高血压、糖尿病、肿瘤、脑卒中、精神病、创伤、肝硬化等病史。否认肝炎、结核等传染病史。否认骨折、外伤、手术史。否认食物及药物过敏史。家族中无甲状腺疾病以及遗传性疾病史。

【体格检查】

体温（T）36.5 ℃，脉搏（P）120 次 / 分，呼吸（R）18 次 / 分，血压（BP）110/ 80 mmHg。

神清，查体合作。全身皮肤黏膜无黄染，颈部浅表淋巴结未及肿大。突眼（－），咽部无充血，扁桃体未见肿大。甲状腺Ⅱ°肿大，质软，无压痛，杂音（－），震颤（－）。心率 120 次 / 分，律齐，未闻及杂音。双肺呼吸音清，未闻及干湿啰音。腹软，无压痛，肝脾肋下未触及。手颤（＋），双下肢无水肿。双侧膝、跟腱反射正常存在，巴宾斯基征（－），霍夫曼征（－）。

【实验室检查】

游离甲功：游离 T_3（FT_3）20.4（正常值 3.50 ～ 6.50）pmol/L，游离 T_4（FT_4）36.87（正常值 11.50 ～ 22.70）pmol/L，TSH 0.008（正常值 0.55 ～ 4.78）μIU/ml。

促甲状腺素受体抗体（TRAb）7.78（正常值 0 ～ 1.5）IU/L，甲状腺球蛋白抗体（TgAb）2000（正常值 0 ～ 40）IU/ml，甲状腺过氧化物酶抗体（TPOAb）2400（正常值 0.0 ～ 60.00）IU/ml。

血常规、肝功能、肾功能均未见异常。

【辅助检查】

心电图：窦性心动过速；

甲状腺摄碘率测定：最高吸 ^{131}I 率 84%，24 h 吸 ^{131}I 率 78.6%，有效半衰期 6.2 天；

甲状腺 ECT：双侧甲状腺弥漫性肿大伴摄取能力增强（见图 1-1）；

甲状腺彩超：甲状腺弥漫性病变声像；估重 11.8 g（见图 1-2）。

【诊断】

格雷夫斯甲亢

【治疗经过】

1. 围 ^{131}I 治疗期对症支持治疗：碳酸锂 0.25 g 2 次 / 日；比索洛尔 5 mg 2 次 / 日。连续 1 周。

2. 口服 ^{131}I 治疗：经与患者充分沟通后，在计算剂量的基础上，结合临床适当调整，服 ^{131}I 定为 11 mCi，一次性口服；同时配给口服维生素 C、泼尼松、比索洛尔口服治疗。

3. 服 ^{131}I 后患者无特殊不良反应，未见甲亢明显加重征象。遵嘱定期复查随诊。

【治疗效果】

1. 患者服 ^{131}I 后 1 个月复查，自觉症状好转。查体：无突眼。甲状腺Ⅱ°肿大，质软，无压痛。心率（HR）88 次 / 分，律齐，手颤（±）。

游离甲功：FT_3 23.9 pmol/L，FT_4 40.3 pmol/L，TSH 0.0079 μIU/ml。

处理：继续给予比索洛尔 5 mg 1 次 / 日治疗，不适随诊。

2. 患者服 ^{131}I 后 3 个月复查，自觉症状缓解，未诉特殊不适。查体：无突眼。甲状腺Ⅰ°肿大，质软。HR 84 次 / 分，律齐，手颤（－）。

游离甲功：FT_3 18.2 pmol/L，FT_4 23.6 pmol/L，TSH 0.37 μIU/ml。

TRAb：7.5 IU/L。

血常规及肝肾功能未见异常。

复查超声：甲状腺体积缩小，双侧叶血流较丰富，未见明显占位，估重约 4.5 g（见图 1-1）。

复查甲状腺发射型计算机断层成像（ECT）：双侧甲状腺大小、形态未见异常，摄碘功能正常（见图 1-2）；

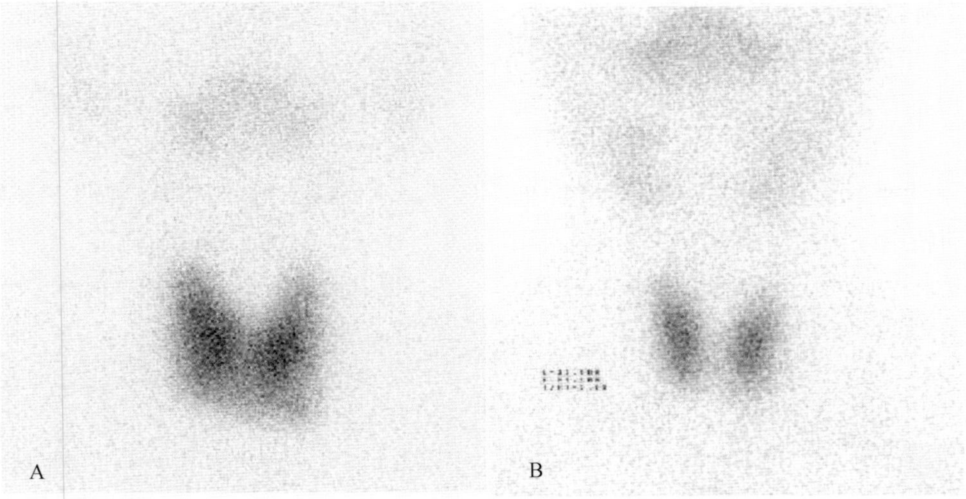

图 1-1 治疗前（**A**）、后（**B**）甲状腺 ECT

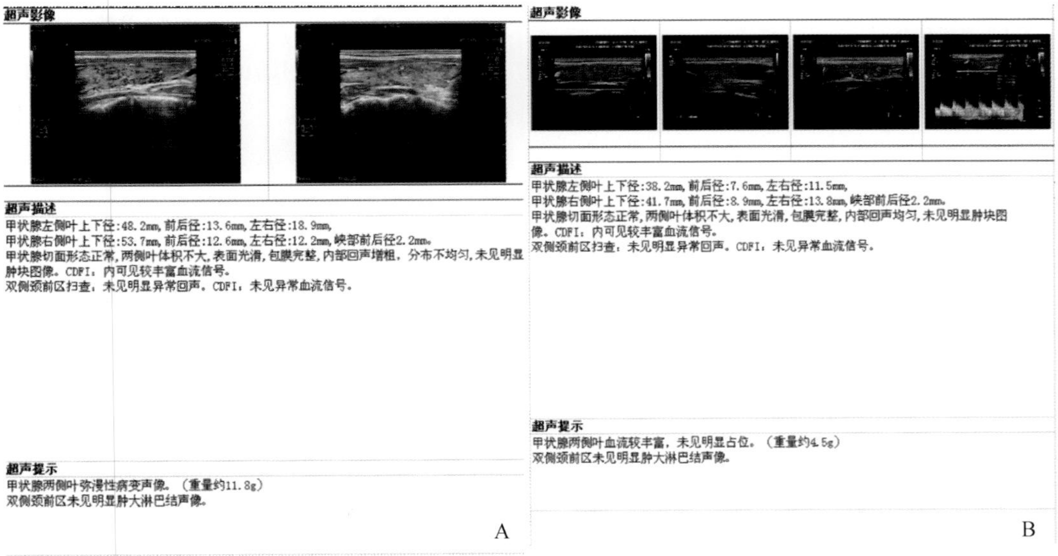

图 1-2 治疗前（**A**）、治疗后（**B**）超声

处理：给予比索洛尔 5 mg 1 次 / 日治疗。

3. 患者服 ^{131}I 后 4 个月复查，自觉症状缓解，未诉特殊不适。查体：无突眼。甲状腺Ⅰ°肿大，质软。HR 78 次 / 分，律齐，手颤（－）。

游离甲功：FT_3 2.94 pmol/L，FT_4 6.79 pmol/L，TSH 15.8 μIU/ml。

处理：给予优甲乐 50 μg 1 次 / 日、比索洛尔 5 mg 1 次 / 日治疗。

4. 患者服 ^{131}I 后 5 个月复查，诉偶感乏力。查体：无突眼。甲状腺未触及。心率（HR）72 次 / 分，律齐，手颤（－）。

游离甲功：FT_3 3.15 pmol/L，FT_4 11.00 pmol/L，TSH 10.11 μIU/ml。

处理：给予优甲乐 75 μg 1 次 / 日治疗。

5. 患者服 ^{131}I 后 6 个月复查，未诉特殊不适。查体：无突眼。甲状腺未触及。HR 72 次 / 分，律齐，手颤（－）。

游离甲功：FT_3 5.3 pmol/L，FT_4 16.8 pmol/L，TSH 4.01 μIU/ml。

TRAb：3.0 IU/L。

处理：继续给予优甲乐 75 μg 1 次 / 日治疗。

【专家点评】

1. 本病例是临床常见的格雷夫斯甲亢，诊疗过程基本规范。治疗结局转归为甲状腺功能减退症（甲减）是可以预见的。一般来说格雷夫斯甲亢 ATD 治疗 2 年以上效果不佳或不能正规服药的患者都应该推荐采用 ^{131}I 治疗，而且可以收到很好的效果。

2. 患者甲状腺 B 超估重 11.8 g 可能存在低估。由于目前超声评估甲状腺质量的影响因素较多，此值只能作为参考，应该考虑核素扫描图、触诊等方法综合评估。

（中山大学孙逸仙医院　张弘提供）

病例 2　^{131}I 分次治疗巨大毒性弥漫性甲状腺肿

患者女性，29 岁。

【主诉】甲亢病史 7 年余，加重 1 年。

【现病史】患者于 7 年前无明显诱因出现心慌、怕热、多汗、脾气急躁、易饥、多食，无多饮多尿，无发热及颈部疼痛；眼球轻度外突，无眼胀、眼痛、复视、视力下降等。外院诊断为甲状腺功能亢进症，并予丙硫氧嘧啶（PTU）治疗（100 mg 3 次 / 日）。治疗后症状好转，但药物减量后症状反复多次，复发后重新服用 PTU（100 mg 3 次 / 日），但至症状缓解时间逐渐延长。近 1 年来患者心慌症状加重，自感颈部肿胀较前加重，于外院检查血 FT_3、FT_4 显著高于正常，TSH 低于正常，建议患者转外科手术或核医学科行 ^{131}I 治疗。转诊多家医院外科，因术前准备困难（重症甲亢临床表现突出、抗甲状腺药物预期疗效差、复方碘溶液短缺等）均予拒绝。本次入院前已停服 PTU 2 周。

【既往史及家族史】患者既往体健，否认冠心病、高血压、糖尿病、肿瘤、脑卒中、精神病、创伤、肝硬化等病史。否认肝炎、结核等传染病史。否认骨折、外伤、手术史。否认食物及药物过敏史。家族中无甲状腺疾病以及遗传性疾病史。

【体格检查】T 36.8 ℃，P 112 次 / 分，R 19 次 / 分，BP 124/75 mmHg。

神清，查体合作。全身皮肤黏膜无黄染，颈部浅表淋巴结未及肿大。轻度突眼，咽部无充血，扁桃体未见肿大。甲状腺Ⅲ°弥漫肿大，质软，无压痛，未触及结节。心律齐，未闻及杂音，心界无扩大。双肺呼吸音清，未闻及干湿啰音。腹软，无压痛，肝脾肋下未触及。手颤（＋），双下肢无水肿。双侧膝、跟腱反射正常存在，巴宾斯基征（－），霍夫曼征（－）。

【实验室检查】

血常规：WBC 6.00×10^9/L，NEU 百分比 66.3%，NEU 3.98×10^9/L，均正常。

甲功及甲状腺相关抗体：FT_3 ＞ 30.8（正常值 3.50 ～ 6.50）pmol/L，FT_4 ＞ 154.8（正常值 12 ～ 22）pmol/L，TSH 0.002（正常值 0.35 ～ 5.5）μIU/ml；TRAb ＞ 40（正常值 0 ～ 1.75）IU/L；TgAb ＞ 1000（正常值＜ 110）IU/ml，TPOAb ＞ 100（正常值 0.16 ～ 10）IU/ml。

肝肾功能：正常。

【其他辅助检查】

心电图：窦性心动过速。

摄碘率测定：2 h 86.4%，24 h 72.2%。

甲状腺扫描：甲状腺双叶弥漫性摄锝功能增强。

甲状腺彩超：双叶弥漫性肿大，血流信号丰富，呈“火海征”，估重 207 g（见图 2-1）。

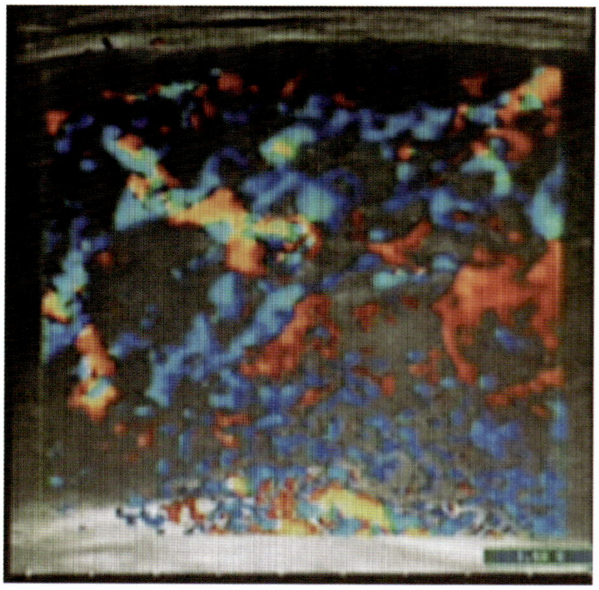

图 2-1　^{131}I 治疗前甲状腺彩超

甲状腺 CT：双叶弥漫肿大，腺体下缘在胸廓入口以上，气管未见明显受压形变（见图 2-2）。

【诊断】

毒性弥漫性甲状腺肿（Graves 病）

【^{131}I 治疗计划】

1. 围 ^{131}I 治疗期对症处理：

控制心率：美托洛尔（倍他乐克）50 mg 3 次 / 日；缓解局部肿胀：泼尼松 10 mg 3 次 / 日，1 周；缓解消化道症状：奥美拉唑（奥克）20 mg 3 次 / 日，1 周。

首次 ^{131}I 给药 3 日后 PTU 50 mg 3 次 / 日，2 个月。

2. 口服 ^{131}I 治疗：按照指南推荐公式计算 ^{131}I 治疗剂量，口服 ^{131}I 活度（MBq）=（计划量（5.5 MBq/g）× 甲状腺质量（g）/ 甲状腺 24 h 吸 ^{131}I 率。在计算剂量的基础上，综合考虑年龄、病程、ATD 服用史、摄碘提前与否、TRAb、甲状腺肿大程度、并发症等因素适当调整，^{131}I 服用剂量为 1998 MBq（54 mCi），分两次口服，首次服用 24 mCi，剩余 30 mCi 于 3 个月后服用。

3. ^{131}I 治疗后不良反应及处理：两次服 ^{131}I 后患者均无特殊不良反应，未见甲亢明显加重征象。遵嘱定期复查随诊。

【治疗效果及后续处理】

1. 首次服 ^{131}I 后 2 个月复查，自觉症状好转。查体：轻度突眼。甲状腺Ⅱ°肿大，质软，无压痛。HR 67 次 / 分，律齐，手颤（±）。血常规及肝功能无异常；游离甲功：FT_3 5.95 pmol/L，FT_4 5.49 pmol/L，TSH 0.01 μIU/ml。摄碘率：3 h 70.2%，24 h 54.2%。超声估算甲状腺重量：64.05 g。处理：停用 PTU。

2. 首次服 ^{131}I 后 3 个月复查，诉心慌、怕热、易怒。查体：轻度突眼。甲状腺Ⅱ°肿大，质软，无压痛。HR 106 次 / 分，窦性心动过速，心电图 V_2、V_3 导联 T 波高尖，手颤（+）。游离甲功：FT_3 > 30.08 pmol/L，FT_4 85.15 pmol/L，TSH 0.009 μIU/ml。摄碘率：3 h 75.3%，24 h 66.5%。超声估算甲状腺重量：81.08 g。处理：口服剩余剂量 ^{131}I（30 mCi）。

3. 首次服 ^{131}I 后 5 个月复查，诉乏力。查体：轻度突眼。HR 60 次 / 分，律齐，手颤（−）。游离甲功：FT_3 1.09 pmol/L，FT_4 1.79 pmol/L，TSH 50.49 μIU/ml。摄碘率：3 h 70.2%，24 h 54.2%。超声估算甲状腺重量：31.28 g。处理：无特殊处理。

4. 首次服 ^{131}I 后 6 个月复查，诉怕热。查体：轻度突眼。HR 88 次 / 分，律齐，手颤（±）。游离甲功：FT_3 14.66 pmol/L，FT_4 38.67 pmol/L，TSH 0.02 μIU/ml。摄碘率：3 h 67.9%，24 h 48.8%。超声估算甲状腺重量：29.33 g。处理：给予 PTU 25 mg 2 次 / 日。

5. 首次服 ^{131}I 后 8 个月复查，诉乏力。查体：轻度突眼。HR 63 次 / 分，律齐，手颤（−）。游离甲功：FT_3 3.46 pmol/L，FT_4 3.88 pmol/L，TSH 37.60 μIU/ml。摄碘率：3 h 30.1%，24 h 26.7%。超声估算甲状腺重量：14.36 g。处理：停用 PTU。

6. 首次服 ^{131}I 后 9 个月复查，诉怕热。查体：轻度突眼。HR 72 次 / 分，律齐，手颤（−）。游

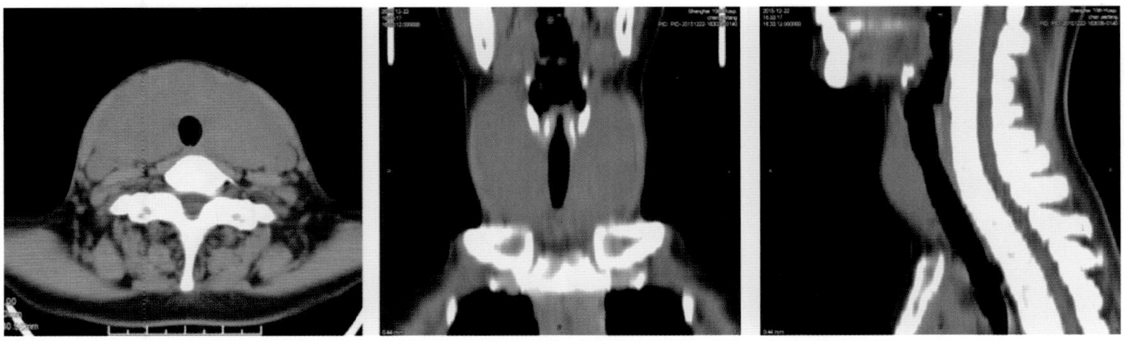

图 2-2 ^{131}I 治疗前甲状腺 CT

离甲功：FT_3 13.97 pmol/L，FT_4 38.69 pmol/L，TSH 0.01 μIU/ml。摄碘率：3 h 63.2%，24 h 69.5%。超声估算甲状腺重量：16.40 g。处理：给予 PTU 25 mg 2 次 / 日。

7. 首次服 ^{131}I 后 11 个月复查，诉乏力，怕冷。查体：轻度突眼。HR 62 次 / 分，律齐，手颤（－）。游离甲功：FT_3 3.27 pmol/L，FT_4 3.62 pmol/L，TSH 33.25 μIU/ml。处理：停用 PTU 1 周后给予 PTU 25 mg 1 次 / 日。

8. 首次服 ^{131}I 后 16、22 个月随访复查，均无不适主诉，无阳性体征。甲功正常。

【治疗体会】

1. 患者为有生育要求的青年女性，甲亢病史 7 年余，抗甲状腺药物疗效差，首诊医生应尽早推荐此类患者选择根治性方法，比如 ^{131}I 治疗。

2. 根据病史，结合目前患者高代谢症状、体征、实验室检查、摄碘率测定、甲状腺核素扫描等结果，患者格雷夫斯甲亢诊断明确，但考虑甲状腺激素水平较高、ATD 疗效极差、甲状腺重量高达 207 g（当前指南推荐 ^{131}I 治疗格雷夫斯甲亢的甲状腺重量上限为 80 g 以下），处理上应首先建议患者进行手术治疗，但该患者因术前准备困难无法进行手术，在充分知情同意的情况下可以进行 ^{131}I 治疗。

3. ^{131}I 治疗前对患者进行全面评估发现甲状腺肿大程度重，且所需 ^{131}I 用量大（54 mCi），但下缘尚在胸廓入口以上，亦未明显压迫气管，进一步通过 ^{131}I 分次给药、联合糖皮质激素、抗甲状腺药物和 β 受体阻滞剂等方法控制由于 ^{131}I 治疗引起放射性甲状腺炎而导致的甲状腺肿胀；通过 ^{131}I 治疗，患者甲状腺缩容明显（见图 2-3、图 2-4）。出于医疗安全考虑，大剂量 ^{131}I 治疗甲亢宜收入病房处理。

4. 尽管临床工作中，甲减和甲功正常均可为 ^{131}I 治疗的最佳终点，但患者更愿意选择后者。在现有条件下，这种以甲功正常为终点的理念难免会增加治疗次数。建议在决定 ^{131}I 治疗前与患者充分沟通 ^{131}I 治疗终点的不确定性，即除了甲减和甲功正常的可能外，还包括甲亢持续或复发。

5. 尽管抗甲状腺药物可能会影响 ^{131}I 疗效，但在停用适当时间后，这种负面作用将明显减弱。更重要的是，此类重症患者接受 ^{131}I 治疗后

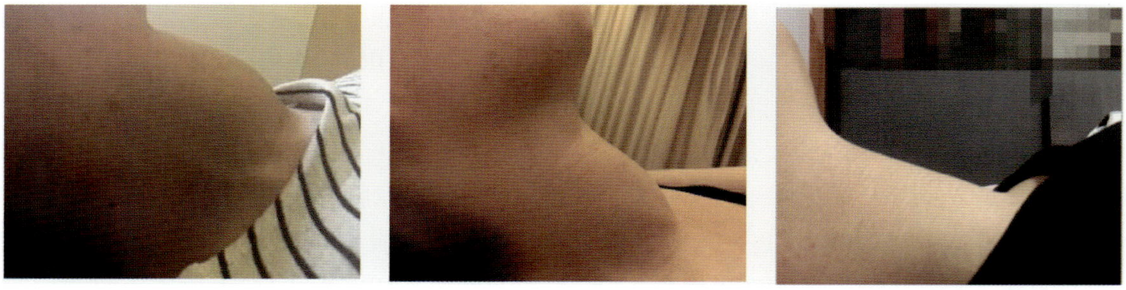

图 2-3 ^{131}I 首次治疗前（左）、首次治疗后 3 个月（中）、首次治疗后 9 个月（右）颈部照片

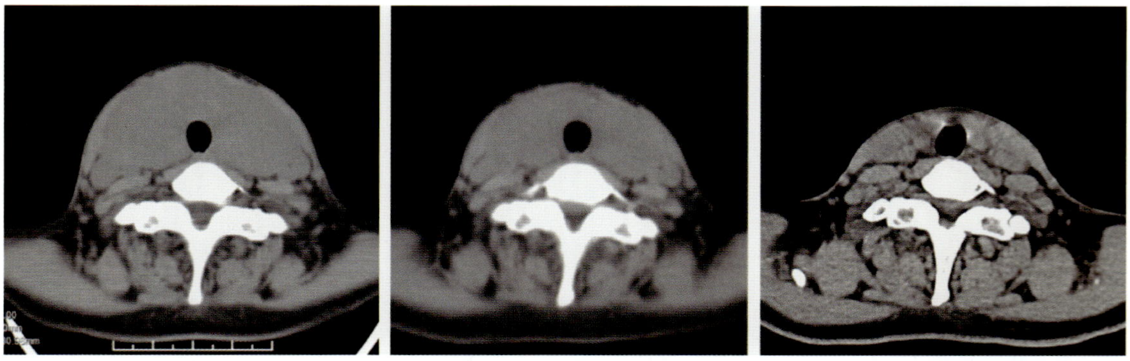

图 2-4 ^{131}I 首次治疗前（左）、首次治疗后 3 个月（中）、首次治疗后 9 个月（右）甲状腺 CT

辅以抗甲状腺药物很可能有利于改善患者甲亢症状和体征，提高患者的信心和安全感。若有甲亢症状，在 ^{131}I 分次治疗间隙辅以适量的抗甲状腺药物也是必要的。服用抗甲状腺药物期间应对患者的临床症状及血常规、甲功、肝功等进行随访监测，并及时进行药物用法和用量的调整。

【专家点评】

1. 作者的治疗体会已经全面总结了病例的治疗经验。该病例特点是病史长，病情重，体积大，伴有突眼，不愿意手术。综合评估后应该考虑碘治疗，而且取得了很好的效果。

2. 对于甲状腺Ⅲ°以上肿大的患者，在排除合并癌变及气管压迫症状等情况下应该首先考虑碘治疗。可以取得很好的效果。

3. 本患者一共使用 ^{131}I 54 mCi 两次服用。两次治疗本身没有原则性错误，是否可以一次服用，如果一次用药可能的风险多大，这个问题存在争议也值得讨论。按照有关文件规定，超过 11 mCi 就应该住院隔离，大家应该自觉遵守。

（上海交通大学附属第六人民医院
陈立波提供）

病例 3　^{131}I 治疗青少年甲亢合并突眼

患者女性，15 岁。

【主诉】反复心慌手抖、怕热多汗 9 年，再发 3 年余。

【现病史】患者 9 年前无明显诱因出现心慌手抖，怕热多汗，烦躁易怒，多食，易渴，易累，伴突眼，无眼胀、眼痛、复视、视力下降等，至当地医院就诊，行甲状腺超声、心电图和甲状腺功能检查，诊断为“甲亢”，予“甲巯咪唑（赛治）、左甲状腺素钠（优甲乐）、普萘洛尔等药物治疗（具体用量不详）”，患者遵嘱规律服药 6 年，复查甲功及 TSH 恢复正常，遵医嘱停药。停药 1 个月后复查甲功再次高于正常、TSH 低于正常，且患者再次出现心慌手抖，怕热多汗，烦躁易怒，多食，易渴，易累表现，遂再次予赛治治疗，并遵嘱规律服药 3 年。患者 2016 年 7 月于我院就诊前用药：“赛治 25 mg 1 次 / 日、普萘洛尔 10 mg 2 次 / 日”。本院复查甲功高于正常、TSH 低于正常，患者颈部明显增粗，睡觉右侧卧位时觉颈部压迫感，自觉症状控制欠佳，遂停用赛治拟行 ^{131}I 治疗。

【既往史及家族史】既往体健，否认冠心病、高血压、糖尿病、肿瘤、脑卒中、精神病、创伤、肝硬化等病史。否认肝炎、结核等传染病史。否认骨折、外伤、手术史。否认食物及药物过敏史。家族中无甲状腺疾病以及遗传性疾病史。

【体格检查】

T 36℃，P 139 次 / 分，R 20 次 / 分，BP 122/77 mmHg。

神清，查体合作，全身皮肤黏膜无黄染，颈部浅表淋巴结未及肿大，突眼（+），咽部无充血，扁桃体未见肿大。甲状腺Ⅲ°肿大，质软，无压痛，血管杂音（+），震颤（−）；HR139 次 / 分，律齐，未闻及杂音。双肺呼吸音清，未闻及干湿啰音。腹软，无压痛，肝脾肋下未触及。手颤（+），双下肢无水肿。双侧膝、跟腱反射正常存在，巴宾斯基征（−），霍夫曼征（−）。

【实验室检查】

血常规：未见异常。

甲功：TSH 0.00（正常值 0.35 ～ 4.94）mIU/L，FT3 > 30.00（正常值 1.71 ～ 3.71）pg/ml，TF_4 2.85（正常值 0.70 ～ 1.48）ng/dl；TRAb > 40.00（正常值 0.00 ～ 1.22）IU/L；TgAb > 1000.00（正常值 0.00 ～ 4.11）IU/ml，TPOAb > 1000.00（正常值 0.00 ～ 5.61）IU/ml。

肝功能：碱性磷酸酶（速率法）157（正常值 35 ～ 135）U/L，略高于正常，余均未见异常。

肾功能：未见明显异常。

血脂：总胆固醇（酶法）2.49（正常值 3.10 ～ 5.17）mmol/L，略低于正常，余未见异常。

空腹血糖：5.72（正常值 4.16 ～ 5.83）mmol/L。

【辅助检查】

心电图：窦性心动过速。

甲状腺功能测定：2 h 摄碘率 42.1%，24 h 摄碘率 51.4%，明显高于本实验室正常范围（25% ～ 35%）。

甲状腺 ECT 显像：双侧甲状腺明显增大伴摄锝功能明显增强（总重约 212.59 g；30 min 甲状腺摄锝率为 42.5%，正常参考范围：0.5% ～ 3%）。

甲状腺彩超：甲状腺显著增大（右叶大小约 11.5 cm×4.2 cm×3.6 cm，左叶大小约 11.8 cm×4.5 cm×3.2 cm），血流信号丰富（图 3-1）。

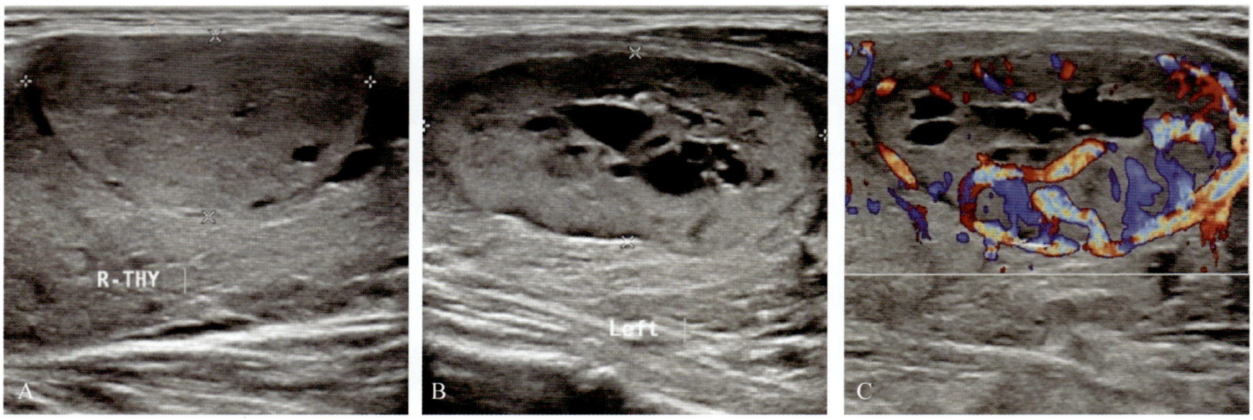

图 3-1 甲状腺超声图像

A. 甲状腺右叶图像；**B.** 甲状腺左叶图像；**C.** 甲状腺血流图像

甲状腺 CT 平扫：甲状腺明显增大（大小约 107 mm×48 mm），内密度欠均，结节性甲状腺肿伴甲亢表现（图 3-2）。

心脏超声：射血分数（EF）：60.8%；心动过速，HR 101 次 / 分。

【诊断】

甲状腺功能亢进症

Graves 眼病

【治疗经过】

1. 围 ^{131}I 治疗期对症支持治疗：

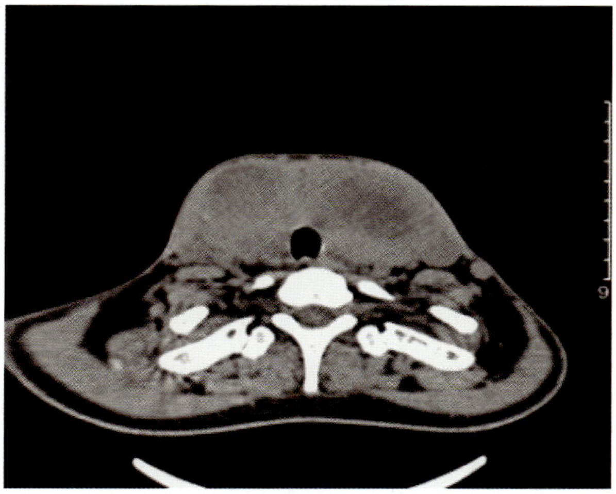

图 3-2 甲状腺 CT 图像

（1）控制心率：普萘洛尔 10 mg 2 次 / 日口服，用药 2 周。

（2）预防突眼进展：第一周至第三周：泼尼松 10 mg 3 次 / 日口服；第四周：泼尼松 5 mg 3 次 / 日口服；共用药 4 周。

首次治疗前耳鼻喉科会诊结果示：喉镜示会厌无红肿，双声带活动对称。

2. 口服 ^{131}I 治疗：

（1）按照指南推荐公式计算 ^{131}I 治疗剂量，口服 ^{131}I 剂量（MBq）=［计划量（7.4 MBq/g）×甲状腺质量（g）］/［甲状腺 24 h 最高吸 ^{131}I 率（%）］。在计算剂量的基础上，根据患者病情及具体相关临床资料，经医疗小组讨论，并且与患者充分沟通后，确定适当的 ^{131}I 治疗剂量，1110 MBq（30 mCi）一次性口服。

（2）首次 ^{131}I 治疗间隔 6 个月后行第二次 ^{131}I 治疗，^{131}I 治疗剂量 814 MBq（22 mCi）一次性口服。

（3）第二次 ^{131}I 治疗间隔 6 个月后行第三次 ^{131}I 治疗，^{131}I 治疗剂量 1110 MBq（30 mCi）一次性口服。

3. ^{131}I 治疗后不良反应及处理：服 ^{131}I 后患者

恶心、呕吐不适，予昂丹司琼 4 mg（即刻）、地塞米松 0.75 mg（即刻）、甲氧氯普胺 5 mg 3 次 / 日止吐；奥美拉唑肠溶胶囊 20 mg 2 次 / 日护胃，治疗后定期复查。

4. 连续 3 次 ^{131}I 治疗遵循相同治疗原则与处理措施，治疗过程中患者未出现严重不良反应，未见甲亢明显加重征象，后遵嘱定期复查。

【治疗效果】

1. 患者 ^{131}I 治疗前后相关指标比较（表 3-1）。

2. 患者 3 次 ^{131}I 治疗前甲状腺功能显像比较（图 3-3）。

3. 患者 3 次 ^{131}I 治疗前甲状腺超声显像比较：

（1）首次 ^{131}I 治疗前甲状腺彩超：甲状腺显著增大（右叶大小约 11.5 cm×4.2 cm×3.6 cm，左叶大小约 11.8 cm×4.5 cm×3.2 cm），血流信号丰富。

（2）第二次 ^{131}I 治疗前甲状腺彩超：甲状腺显著增大（右叶大小约 10.2 cm×3.58 cm×2.95 cm，左叶大小约 9.06 cm×4.02 cm×3.18 cm），血流信号丰富。

（3）第三次 ^{131}I 治疗前甲状腺彩超：甲状腺增大（右叶大小约 8.0 cm×3.57 cm×2.14 cm，左叶大小约 7.81 cm×3.83 cm×2.79 cm），血流信号丰富。

4. 患者 3 次治疗前、治疗后 1 个月复查血常规及肝肾功能均未见明显异常，第三疗程后 4 个月复查甲功 FT_3 及 FT_4 均已恢复正常。

【治疗体会】

1. 患者青少年女性，结合其高代谢症状、体征、甲功、TRAb 以及甲状腺吸碘率高于正常，ECT 示双叶甲状腺明显增大伴摄锝功能显著增强，患者格雷夫斯甲亢诊断明确，符合 ^{131}I 治疗指征。

2. 患者甲亢病史 9 年余，ATD 疗效差，规律治疗 9 年，停药后甲亢复发且患者颈部明显增

表 3-1　患者 ^{131}I 治疗时间、剂量、治疗时甲功指标及第三疗程后复查甲功指标

治疗疗程	治疗时间	治疗剂量（MBq）	甲状腺重量（g）	TSH（mIU/L）	FT_3（pg/ml）	FT_4（ng/dl）	TRAb（IU/L）
第一疗程	2016 年 7 月	1110	212.59	0	＞30	2.85	＞40
第二疗程	2017 年 1 月	814	133.34	0	18.3	3.73	＞40
第三疗程	2017 年 7 月	1110	91.27	0	10.31	2.76	＞40
复查	2017 年 8 月	—	—	0.03	2.65	0.59	—
复查	2017 年 11 月	—	—	0.27	3.47	0.89	—

注："—" 为未检测

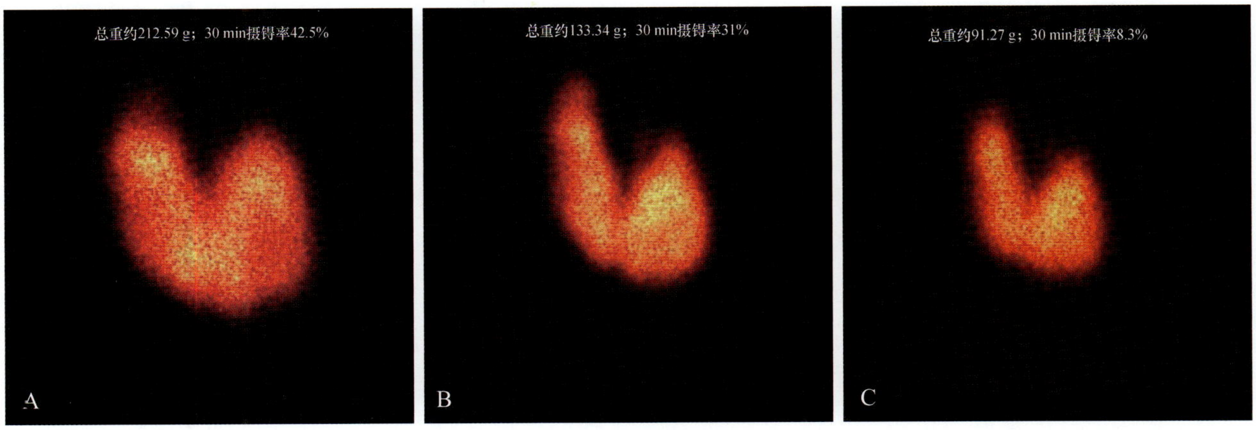

图 3-3　甲状腺 ECT 图像

A. 首次 ^{131}I 治疗前双侧甲状腺外形明显增大伴摄锝功能明显增强；**B.** 第二次 ^{131}I 治疗前甲状腺 ECT 图像；**C.** 第三次 ^{131}I 治疗前甲状腺 ECT 图像，可见经过两次 ^{131}I 治疗后双侧甲状腺形态明显缩小，摄锝功能明显降低

粗，右侧卧位颈部压迫感明显，患者及家属拒绝行手术治疗，此种情况尤其适合行 ^{131}I 治疗。

3. 患者首次治疗前，经综合临床评估（血常规未见异常、肝肾功能尚可、耳鼻咽喉科会诊及颈部 CT 平扫评估气管压迫情况），患者病情平稳，无严重合并症或并发症，首次 ^{131}I 治疗时机适宜。

4. 患者 ^{131}I 治疗剂量的确定，以计算法为基础，但首次治疗患者甲状腺明显增大，经综合临床评估考虑有治疗后颈部肿胀压迫气管风险，故适当减少剂量；首次治疗半年后及时行第二疗程及第三疗程治疗，结合患者意愿（可接受甲减的结局），故采取较大剂量治疗。

5. 患者每次治疗前后 1 个月血常规及肝肾功能均未见明显异常，治疗后未出现严重不良反应，第三疗程后 4 个月复查甲功 FT_3 及 FT_4 均已恢复正常，故 ^{131}I 治疗对此例患者是安全有效的选择。

【专家点评】

1. Graves 病是儿童青少年甲状腺功能亢进症最常见的病因，大约有 95% 的儿童和青少年甲状腺功能亢进与 Graves 病有关，发病率约 1∶10 000。青少年 Graves 病的诊治模式与成人不同，大量循证医学证据[1]证实放射性 ^{131}I 治疗是 Graves 病儿童和青少年的安全有效的选择。对于青少年患者 ^{131}I 治疗剂量，有学者[2]研究建议应为成年人相应甲状腺质量所给 ^{131}I 总剂量的 63% 左右或每克剂量的 74% 左右。

2. 本例患者为青少年女性、病程长、规律药物治疗症状控制欠佳、随着生长发育甲状腺逐渐肿大甚至出现颈部压迫症状，3 个疗程 ^{131}I 治疗剂量的确定，均以计算法为基础，但首次治疗适当减少剂量，第二、三疗程均采用较大剂量，治疗后不良反应主要是恶心、呕吐等胃肠道刺激症状，经止吐、护胃治疗好转。治疗期间患者生长发育及智力均正常，第三疗程治疗时甲状腺明显缩小，治疗后 1 个月复查甲功 FT_3 已恢复正常，目前患者一般状况良好，可正常生活与学习。故对于年龄小、颈部明显肿大、存在严重甲状腺功能亢进的临床症状及生化指标的儿童青少年，应该向患者及家属传达放射性 ^{131}I 作为潜在一线治疗的益处，使家庭能做出明智的决定[3]。

3. 本例患者初诊时 TPOAb、TgAb 均大于 1000 IU/ml，应该考虑同时伴有桥本病。在治疗与随访中应注意分析和采取相应的辅助治疗。

4. 本例患者有突眼，仅描述伴突眼，无眼胀、眼痛、复视、视力下降等，没有叙述相关的分类及严重程度的诊断。在围 ^{131}I 治疗期进行了预防突眼进展的波尼松治疗，这是常用的临床治疗方案，可以借鉴。建议临床中对甲亢伴有突眼的患者进行专科评估，根据评估结果采用合适的治疗方案。

参考文献

[1] Cohen，Reuven Zev，Felner，et al. Outcomes analysis of radioactive iodine and total thyroidectomy for pediatric Graves' disease，JPEM，2016，29（3）：319-325.

[2] Zheng Yan，Zhao De-shah，Fu Song-hai，et al. The dose analysis of ^{131}I treatment in pediatric patients with Graves hyperthyroidism. International Journal of Radiation Medicine and Nuclear Medicine，2013，37（2）：69-73.

[3] West JD，Cheetham TD，Dane C，et al. Should radioiodine be the first-line treatment for paediatric Graves' disease？ J Pediatr Endocrinol Metab，2015，28（7-8）：797-804.

（浙江大学医学院附属邵逸夫医院
楼岑提供）

病例 4　^{131}I 治疗甲亢术后复发

患者男性，23 岁。

【主诉】甲亢 9 年，术后 6 年复发。

【现病史】患者 9 年前于当地医院诊断为“甲亢”，口服他巴唑片治疗，效果不佳，后于 2010 年在当地县医院行“甲亢手术”，切除右叶部分腺体，3 年前再次出现甲亢症状，当地医院诊断为甲亢复发，口服甲巯咪唑片治疗，近半年发现甲状腺明显肿大，为进一步诊治，至我科拟行 ^{131}I 治疗。

【既往史及家族史】否认冠心病、高血压、糖尿病、肿瘤、脑卒中、精神病、创伤、肝硬化等病史，否认肝炎、结核等传染病史。否认骨折、外伤、手术史。否认食物及药物过敏史，家族中无甲状腺疾病以及遗传性疾病史。

【体格检查】

T 37.0 ℃，P 104 次 / 分，R 20 次 / 分，BP 120/85 mmHg。

神清，查体合作。全身皮肤黏膜无黄染，颈部浅表淋巴结未及肿大。突眼（－），咽部无充血，扁桃体未见肿大。颈部见手术瘢痕，甲状腺右叶Ⅰ°肿大，左叶Ⅲ°肿大，质中，无压痛，未触及明显包块，杂音（－），震质（－）。HR 108 次 / 分，律齐，未闻及杂音。双肺呼吸音清，未闻及干湿啰音，无压痛，肝肋下未触及。手颤（＋），双下肢无水肿。双侧膝、跟腱反射正常存在，巴宾斯基征（－）。

【实验室检查】

血常规：白细胞（WBC）4.76×10^9/L，中性粒细胞（NEU）3.55×10^9/L，血小板（PLT）190×10^9/L。

甲状腺功能：FT_3 31.7（正常值 3.5 ～ 6.5）pmol/L，FT_4 71.9（正常值 11.5 ～ 22.7）pmol/L，TT_3 7.3（正常值 0.92 ～ 2.79）nmol/L，TT_4 253.7（正常值 58.1 ～ 162.5）nmol/L，TSH 0.017（正常值 0.35 ～ 5.5）μIU/ml。

TRAb：202.8（＜ 12）IU/L；TPOAb：373.6 IU/ml，TgAb：24.7 IU/ml。

肝功能：未见异常。

肾功能：未见异常。

【辅助检查】

心电图：窦性心动过速：HR 108 次 / 分。心电图大致正常。

甲状腺摄 ^{131}I 功能测定：2 h 67.8%，24 h 95.2%。

甲状腺 ECT：甲状腺右叶轻度肿大，左叶显著肿大；双叶过度显影（图 4-1）。SPECT/CT 勾画体积，125.48 cm^3（图 4-2）。

甲状腺超声：甲状腺右叶术后，弥漫性肿，左叶显著，血供丰富，考虑甲亢改变，请结合甲功。双侧颈部未见肿大淋巴结。

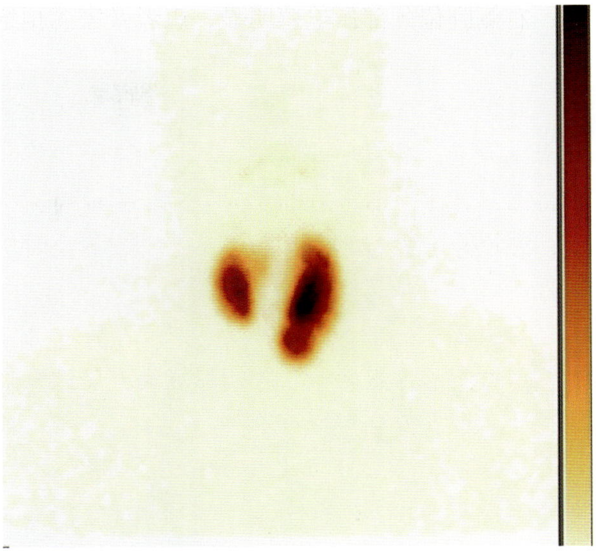

图 4-1　甲状腺 ECT

【诊断】

1. 毒性弥漫性甲状腺肿

2. 甲状腺功能亢进术后

【治疗经过】

1. 围 ^{131}I 治疗期对症支持治疗。

2. 口服 ^{131}I 治疗：按照指南推荐公式计算 ^{131}I 治疗剂量，在剂量计算基础上，经与患者充分沟通后适当调整，服 ^{131}I 定为 555 MBq（15 mCi），一次性口服。

3. 治疗后不良反应及处理：服 ^{131}I 后患者无特殊不良反应，未见甲亢明显加重征象。遵嘱定期复查随诊。

【治疗效果】

患者服 ^{131}I 后 5 个月复查，自觉症状好转。查体：无突眼。甲状腺Ⅱ°肿大，质软无压痛。

血常规：WBC：4.79×10^9/L。

甲功：FT_3 14.0（正常值 3.5 ～ 6.5）pmol/L，FT_4 38.2（正常值 11.5 ～ 22.7）pmol/L，TT_3 3.8（正常值 0.92 ～ 2.79）nmol/L，TT_4 162.5（正常值 58.1 ～ 162.5）nmol/L，TSH 0.006（正常值 0.35 ～ 5.5）μIU/ml。

TPOAb：＞ 600.0 IU/ml；TgAb：229.2 IU/ml。

处理：观察随诊；目前患者甲功水平仍较高，与患者沟通后，建议 2 个月后复查，如无改善，

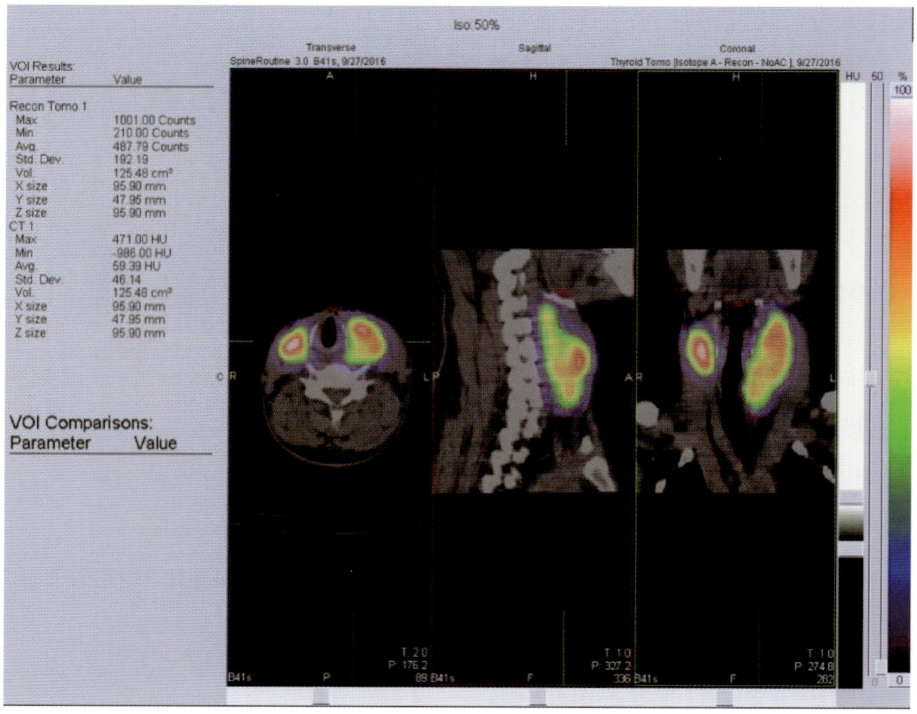

图 4-2 SPECT/CT 勾画甲状腺体积

可考虑第二次 ^{131}I 治疗。

【治疗体会】

1. 患者为青年男性，曾因甲亢行手术切除，现患者高代谢症状及相关检查提示复发，诊断明确。

2. 患者病史较长，且术后复发，这时应进行 ^{131}I 治疗。

3. 碘治疗前各项检查符合 ^{131}I 治疗指征。

4. 结合病史及患者意愿，给予患者常规最大剂量，治疗效果明显。但 5 个月后仍存在甲功偏高的状态，考虑患者病史长、易复发的病变特征，必要时需进行第二次 ^{131}I 治疗。

【专家点评】本病例参考价值在于甲亢行手术切除后可能复发，复发后仍然可以选择 ^{131}I 治疗。手术使甲状腺正常解剖形态改变，在影像诊断中注意修正质量，尽量减少剂量估算的误差。

（第四军医大学西京医院　王妮提供）

三、^{131}I 治疗格雷夫斯甲亢伴各种并发或合并症

病例 5　^{131}I 治疗甲亢伴药物性肝损害、重度黄疸

患者男性，42 岁。

【主诉】心慌、怕热、手抖、乏力、消瘦 1 月余。

【现病史】因心慌、怕热、手抖、乏力、体重减少 10 kg 以上 1 月余，外院诊断甲亢。停甲巯咪唑（MMI）2 周后来我院要求用 ^{131}I 治疗。乙型肝炎病史 20 年余。实验室检查发现：甲功重度异常：TT_3 > 12.32 nmol/L，TT_4 > 387.0 nmol/L，FT_3 > 30.80 pmol/L，FT_4 116.86 pmol/L，TSH < 0.008 μIU/ml。TRAb 10.95 IU/L，TPO-Ab > 600 IU/mL，Tg-Ab 115.0 IU/ml。肝功能：谷丙转氨酶（ALT）58 U/L，谷草转氨酶（AST）43 U/L，总胆红素（TBil）15.0 μmol/L，直接胆红素（DBil）

4.8 μmol/L。因有效半衰期（T_{eff}）< 3 日，暂不适合 ^{131}I 治疗。在准备复查 T_{eff} 期间，去另一医院用 MMI 10 mg 3 次 / 日治疗，20 天后，ALT 升至 211 U/L，MMI 减为 15 mg 1 次 / 日 + 护肝片治疗，8 天后 ALT 284 U/L。先后住北京 2 个传染病医院肝病科治疗，但肝功能恶化，出现黄疸，凝血功能障碍：凝血酶原活动度（PTA）63.8%，凝血酶原时间（PT）13.3 s，纤维蛋白原（FIB）1.81 g/L。1 月余后（2015 年 11 月 2 日）TBil 258.3 μmol/L，DBil 205.1 μmol/L。甲型肝炎病毒 IgM 抗体、丙型肝炎病毒抗体、戊型肝炎病毒抗体 IgM 均阴性，但乙型肝炎表面抗原、乙型肝炎表面抗体和乙型肝炎 e 抗原均阳性，乙型肝炎 e 抗体和乙型肝炎核心抗体均阴性。

【体格检查】

体温不高，脉搏 96 次 / 分，脉律齐，右眼球微突，甲状腺Ⅲ°肿大，质软，有杂音。全身皮肤及巩膜明显黄染。

【实验室检查】

甲功：TT_3 4.57（正常值 1.02 ~ 2.96）nmol/L，TT_4 204.9（正常值 55.50 ~ 161.30）nmol/L，FT_3 13（正常值 2.80 ~ 6.30）pmol/L，FT_4 44.4（正常值 11.50 ~ 22.70）pmol/L，TSH < 0.008（正常值 0.55 ~ 4.87）μIU/ml。

TRAb 38（正常值 < 1.75）IU/L，TPO-Ab > 600（正常值 ≤ 34）IU/ml，Tg-Ab 236.3（正常值 ≤ 115）IU/ml。

肝功能：ALT 116（正常值 9 ~ 50）U/L，AST 111（正常值 15 ~ 40）U/L，TBil 379.4（正常值 2 ~ 20）μmol/L，DBil 194.4（正常值 0 ~ 6.8）μmol/L，总胆汁酸（TBA）283.0（正常值 0 ~ 15）μmol/L，碱性磷酸酶（ALP）150（正常值 40 ~ 150）U/L。

【辅助检查】

甲状腺摄碘功能测定：2 h：65%，4 h：67.6%，24 h：45.5%，T_{eff} 2.25 日。

$^{99m}TcO_4^-$ ECT 显像甲状腺估重 70 g。

【诊断】

1. 甲亢

2. MMI 致肝功能损害

3. 重度黄疸

【治疗经过】

1. 围 ^{131}I 治疗期对症支持治疗：为了克服 T_{eff} < 3 日的不利影响，于 ^{131}I 治疗前 2 日至治疗后第 3 日加用碳酸锂 0.5 g，3 次 / 日，同时继续用恩替卡韦 0.5 mg，1 次 / 日抑制 HBV DNA 复制。

2. 口服 ^{131}I 治疗：按甲状腺估重 80 g、每克甲状腺给予 ^{131}I 200 μCi、RAIU 65.9% 计算治疗活度，于 2 日后（2015 年 11 月 5 日）1 次给予 ^{131}I 899.1 MBq（24.3 mCi）口服。

【治疗效果】

1. ^{131}I 治疗第 3 日（+ 3 d），服 ^{131}I 后无不适主诉，甲功和肝功能开始逐步改善，+ 3 d 血清 TT_3、TT_4、FT_3、FT_4 水平和 ^{131}I 治疗前 2 日（− 2 d）比较，分别下降 50.5%、23.8%、48.5%、33.9%（表 5-1）。

2. ^{131}I 治疗第 6 日（+ 6 d）分别下降 77.7%、42.6%、71.5%、54.1%；血清 TBil 和 DBil 水平和 − 2 d 比较，分别下降 12.6% 和 11.1%，+ 6 d 分别下降 41.4% 和 33.5%。

3. + 6 d 血清碳酸锂浓度 0.0824 mmol/L（参考范围 0.6 ~ 1.2 mmol/L）。

4. ^{131}I 治疗第 26 日（+ 26 d）出现甲减（TSH 35 μIU/ml），用 L-T_4 替代治疗。

5. + 26 d ALT 20 U/L，TBil 28.5 μmol/L，DBil 24.8 μmol/L，巩膜黄疸基本消失（图 5-1，图 5-2）。

6. ^{131}I 治疗第 95 日（+ 95 d）肝功能正常：ALT 16 U/L，TBil 12.5 μmol/L，DBil 3.1 μmol/L。临床痊愈，恢复工作。

7. ^{131}I 治疗后 4 个月至 19 个月（+ 4 m ~ + 19 m）复查 6 次甲功和肝功能，均正常。

计算患者主要脏器 ^{131}I 吸收剂量：甲状腺 710 Gy，红骨髓 10.8 cGy，睾丸 2.34 cGy，肝 3.87 cGy。

【治疗体会】

甲亢并发重度黄疸表明病情危重，已不适合用 ATD 或手术治疗，需尽早用 ^{131}I 做决定性治疗。否

表 5-1　^{131}I 治疗前后甲功和肝功能变化

^{131}I 治疗前后日期	TT_3 nmol/L	TT_4 nmol/L	FT_3 pmol/L	FT_4 pmol/L	TSH μIU/ml	ALT IU/L	TBil μmol/L	DBil μmol/L	L-T_4 μg/d
2015 年 11 月 3 日（－ 2 d）*	4.57	204.9	13.0	44.04	＜ 0.008	116	379.4	194.5	
2015 年 11 月 8 日（＋ 3 d）△	2.26	156.2	6.7	29.1	＜ 0.008	92	331.6	172.9	
2015 年 11 月 11 日（＋ 6 d）	1.02	117.7	3.7	20.2	＜ 0.008	79	222.3	172.9	
2015 年 11 月 18 日（＋ 13 d）	0.77	38.3	2.4	6.42	0.01	69	84.8	55.8	
2015 年 12 月 1 日（＋ 26 d）	0.95	27.8	2.0	5.29	35.06	20	28.5	24.8	75.0
2015 年 12 月 30 日（＋ 55 d）	1.73	100.1	4.0	11.02	24.97	20	24.0	17.5	100.0
2016 年 3 月 9 日（＋ 4 m）	1.47	137.2	3.7	13.97	18.20	16	12.5	3.1	125.0
2016 年 11 月 16 日（＋ 12 m）	1.56	167.5	5.2	21.56	1.04	20	15.8	3.1	125.0
2017 年 2 月 8 日（＋ 15 m）	1.82	160.1	4.9	20.22	0.50	13	17.3	3.3	137.5
2017 年 6 月 7 日（＋ 19 m）	1.55	142.7	4.5	20.76	1.32	17	13.8	3.4	150.0

*：“－”表示 ^{131}I 治疗前，如－ 2 d 表示 ^{131}I 治疗前 2 日，下同；

△：“＋”表示 ^{131}I 治疗后，如＋ 3 d 表示 ^{131}I 治疗后 3 日，＋ 4 m 表示 ^{131}I 治疗后 4 个月，下同

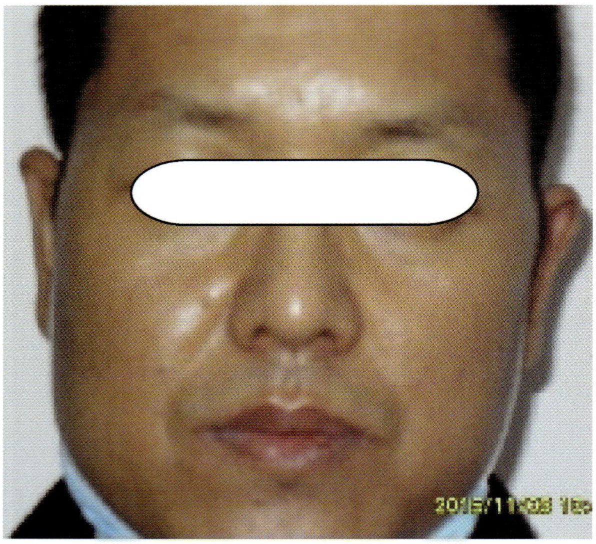

图 5-1　^{131}I 治疗前 2 日，巩膜显著黄疸

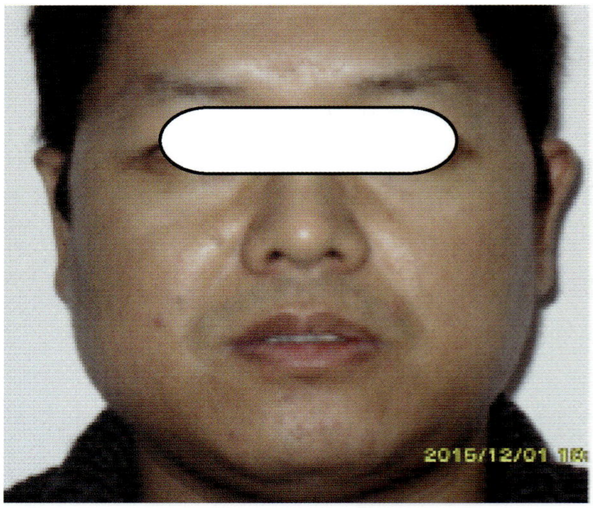

图 5-2　^{131}I 治疗后 26 日，巩膜黄疸消失

则，患者预后不佳。病例由 MMI 引起重度黄疸，黄疸发展迅速，TBil 相隔 1 日就由 258.3 μmol/L（2015 年 11 月 2 日）猛增至 379.4 μmol/L（2015 年 11 月 3 日），增加 46.9%，按此发展有可能发生肝性昏迷死亡。甲状腺外科专家认为，因病情不能手术治疗，又不可能再用 ATD 治疗时，唯一可能挽救患者生命的只有 ^{131}I 治疗。

^{131}I 治疗甲亢合并短期使用碳酸锂有助于缩短治愈时间，提高治愈率和防止 ^{131}I 治疗后血清中甲状腺激素“波涛（surge）”状升高，尤其对于 T_{eff} ＜ 3 日的患者，口服碳酸锂和加大 ^{131}I 治疗活度保证了治疗效果。患者在 1 次给予口服较大剂量 ^{131}I（24.3 mCi）治疗，同时加用碳酸锂治疗。治疗后 2 周内在门诊 3 次（＋ 3 d、＋ 6 d 和＋ 13 d）随访患者，没有甲亢症状加重现象，相反，血中甲状腺激素水平在＋ 6 d 就恢复正常（考虑是 ^{131}I 和碳酸锂的复合效果），＋ 26 d 出现甲减，同时 ALT 正常，TBil 和 DBil 接近正常（见表 5-1）。我们迄今在综合治疗的基础上，用 ^{131}I 治疗甲亢合并重度黄疸患者共 10 例，^{131}I 治

疗后3～4个月黄疸全部消失，而后甲功恢复正常，取得很好的疗效。实践证明，^{131}I是唯一能够挽救这些患者生命的有效治疗措施。

【专家点评】

1. 甲亢伴肝功能损害临床中比较常见。可以是患者本身患有肝脏疾病，也可以是ATD治疗过程中的药物性损害，或是二者同时存在。一旦诊断明确，^{131}I治疗是最佳选择，应该尽早实施。

2. 多种版本有关^{131}I治疗甲亢的指南中都推荐甲亢伴肝功能损害时^{131}I治疗是最佳选择。这个观点获得内外科及核医学专家的共识。

3. ^{131}I治疗甲亢伴肝功能损害的基本原则是积极治疗肝功能损害，在肝功能相对稳定或好转的前提下及时、足量、彻底治愈甲亢，而无需顾及可能造成的甲减或以治疗成为甲减为目的。

4. 特别提议，在处理比较重症的甲亢伴肝功能损害患者时应该积极与内、外科配合，多学科合作、沟通和配合尤为重要。

参考文献

[1] 邢家骝，张友仁，刘广贤，等，^{131}I治疗甲状腺功能亢进性心脏病68例远期疗效．中华内科杂志，1995，34：591-594.

[2] Ross DS，Burch HB，Cooper DS，et al. 2016 American thyroid association guidelines for diagnosis and management of hyperthyroidism and other causes of thyrotoxicosis. Thyroid，2016，26（10）：1343-1421.

[3] 申川，赵彩彦，刘芳，等．重度黄疸、多汗、腹泻、心脏杂音1例．国际内科学杂志，2009，36（12）：739-741.

[4] Williams KV，Nayak S，Becker D，et al. Fifty years of experience with propylthiouracil-associated hepatotoxicity：what have we learned? J Clin Endocrinol Metab，1997，28：1727-1733.

[5] Bhuyan AK，Sarma D，Saikia UK，et al. Grave's disease with severe hepatic dysfunction：a diagnostic and therapeutic challenge. Case Reports in Medicine，2014，Article ID 790458，5 pages. http：//dx.doi.org/10.1155/2014/790458.

[6] Bogazzi F，Giovannetti C，Fessehatsion R，et al. Impact of Lithium on Efficacy of Radioactive Iodine Therapy for Graves' Disease：A Cohort Study on Cure Rate，Time to Cure，and Frequency of Increased Serum Thyroxine After Antithyroid Drug Withdrawal. J Clin Endocrinol Metab，2010，95（1）：201-208.

[7] Yong Ding，Jialiu Xing，Zewu Qiu，et al. Radioactive iodine therapy without recent antithyroid drug pretreatment for hyperthyroidism complicated by severe hyperbilirubinemia due to hepatic dysfunction：experience of a chinese medical center. Endocr Pract，2016，22（2）：173-179. DOI：10.4158/ER15736.OR

［解放军总医院第五医学中心（北京解放军第307医院）丁勇提供］

病例6 ^{131}I治疗格雷夫斯甲亢合并肝功能损害

患者女性，18岁。

【主诉】颈粗、消瘦4年余。

【现病史】患者4年前（2012年）无明显诱因出现颈粗伴体重减轻，同时伴记忆力减退、盗汗，当时无心慌胸闷、无怕热、手抖及消瘦等不适，诊断为“甲状腺功能亢进症”，给予甲巯咪唑（methimazole，MMI）5 mg 1次/日，其后患者一直在本院随诊，但服药不规律。于2015年12月17日门诊复查白细胞计数4.1×10^9/L、中性粒细胞40.0%；FT_4 93.08 pmol/L↑、FT_3 > 30 pmol/L↑、TT_4 > 387 nmol/L↑、TT_3 11.83 nmol/L↑、TSH 0.011 mIU/L↓、TPOAb > 6500 IU/ml↑，肝功能未见异常。遂予甲巯咪唑（MMI）10 mg 1次/日、升白胺片28 mg 3次/日治疗。2015年12月31日患者复查白细胞计数5.2×10^9/L、中性粒细胞2.31×10^9/L；肝功能：谷丙转氨酶139 U/L↑、谷草转氨酶106 U/L↑；2016年1月2日因“甲状腺功能亢进、肝功能损害”住院治疗。

患者神清，精神可，饮食睡眠一般，大小便无殊，近期体重无明显增减。

【既往史及家族史】患者既往体健，按国家规定接种疫苗；有过敏史，对花粉过敏；无高血压病史、糖尿病史、心脏病史、肾病史；无肺结核史、病毒性肝炎史、其他传染病史，无手术史；无外伤史；无输血史；无中毒史；无药物成瘾。家族中无类似患者，母亲曾行甲状腺良性肿瘤切除术，否认二系三代有遗传病史。

【体格检查】

T 37℃，P 121 次 / 分，R 18 次 / 分，BP 116/61 mmHg，身高 164 cm，体重 58 kg，体重指数（BMI）21.56 kg/m^2。

神清，查体合作。全身浅表淋巴结未及肿大，全身皮肤黏膜无黄染，双眼眼球稍突出；颈软，甲状腺Ⅰ°肿大，质软，无触痛结节，左侧可闻及血管杂音；双肺呼吸音清，未闻及干湿啰音，HR 121 次 / 分，心律齐，未闻及明显杂音；腹平软，无压痛及反跳痛；肝脾肋下未及，双下肢无水肿；双侧足背动脉搏动正常，神经系统检查病理征阴性。

【实验室检查】

血常规：白细胞计数 5.2×10^9/L、中性粒细胞 52.5%。

甲功：FT_4 106.25 ↑（正常值 10.45 ～ 24.38）pmol/L、FT_3 ＞ 30.8 ↑（正常值 2.77 ～ 6.31）pmol/L、TT_4 ＞ 387.0 ↑（正常值 55.47 ～ 161.25）nmol/L、TT_3 ＞ 12.32 ↑（正常值 1.02 ～ 2.96）nmol/L、TSH 0.020 ↓（正常值 0.380 ～ 4.34）mIU/L、TPOAb ＞ 6500 ↑（正常值 0.00 ～ 100.0）IU/ml。

肝功能：谷丙转氨酶 153 ↑（正常值 5 ～ 35）U/L、谷草转氨酶 106 ↑（正常值 8 ～ 40）U/L。

肾功能未见明显异常。

血脂：总胆固醇 2.24 mmol/L，低密度脂蛋白 1.0 mmol/L，略低于正常，余未见异常；甲乙型、丙型、丁型、戊型肝炎病毒前 S1 抗原抗体测定均阴性；抗髓过氧化物酶抗体、抗蛋白酶 3 抗体均正常；肿瘤标志物［甲胎蛋白（AFP）、癌胚抗原（CEA）、CA125、CA199、铁蛋白、CA153］均正常。

【辅助检查】

心电图：窦性心动过速。

心脏彩色多普勒超声：心动过速，余未见异常（图 6-1）。

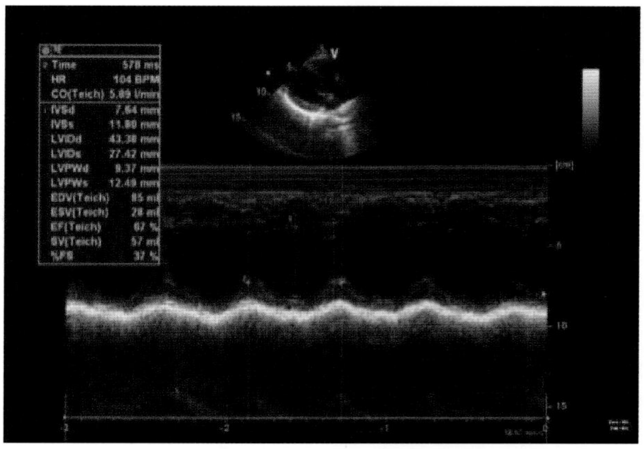

图 6-1 心脏彩色多普勒超声

甲状腺＋颈部淋巴结彩色超声：双侧甲状腺弥漫性病变，血流丰富，双侧颈部未见明显肿大淋巴结（见图 6-2）。

甲状腺静态显像：双叶甲状腺肿大，甲状腺吸锝功能明显增高，符合甲亢（见图 6-3）；估重左叶 21 g，右叶 23 g。

甲状腺摄碘功能测定：最高摄碘率 99.8%，24 h 摄碘率 85%（图 6-4）。

磁共振扫描：垂体近鞍底小结节影，微腺瘤首先考虑。

【诊断】

1. 格雷夫斯甲亢
2. 肝功能损害（药物性首先考虑）
3. 垂体微腺瘤（首先考虑）

【治疗经过】

1. 入院后予停 MMI，完善检查，对症支持治疗

（1）控制心率：美托洛尔 12.5 mg 2 次 / 日。

（2）护肝治疗：多烯磷脂酰胆碱（易善复）胶囊 228 mg 3 次 / 日；氯化钠注射液 0.9% 250 ml 1 袋，1 次 / 日静滴 250 ml；复方甘草酸苷针（美能）20 ml 1 支，每日 40 ml。

护肝治疗 1 周后复查肝功能：谷丙转氨酶 66 ↑（正常值 5 ～ 35）U/L、谷草转氨酶 47 ↑（正常值 8 ～ 40）U/L。

2. 口服 ^{131}I 治疗：按照指南推荐公式计算 ^{131}I 治疗剂量，口服 ^{131}I 活度（MBq）＝［计划量（3.7 MBq/g）× 甲状腺质量（g）］/［甲状腺

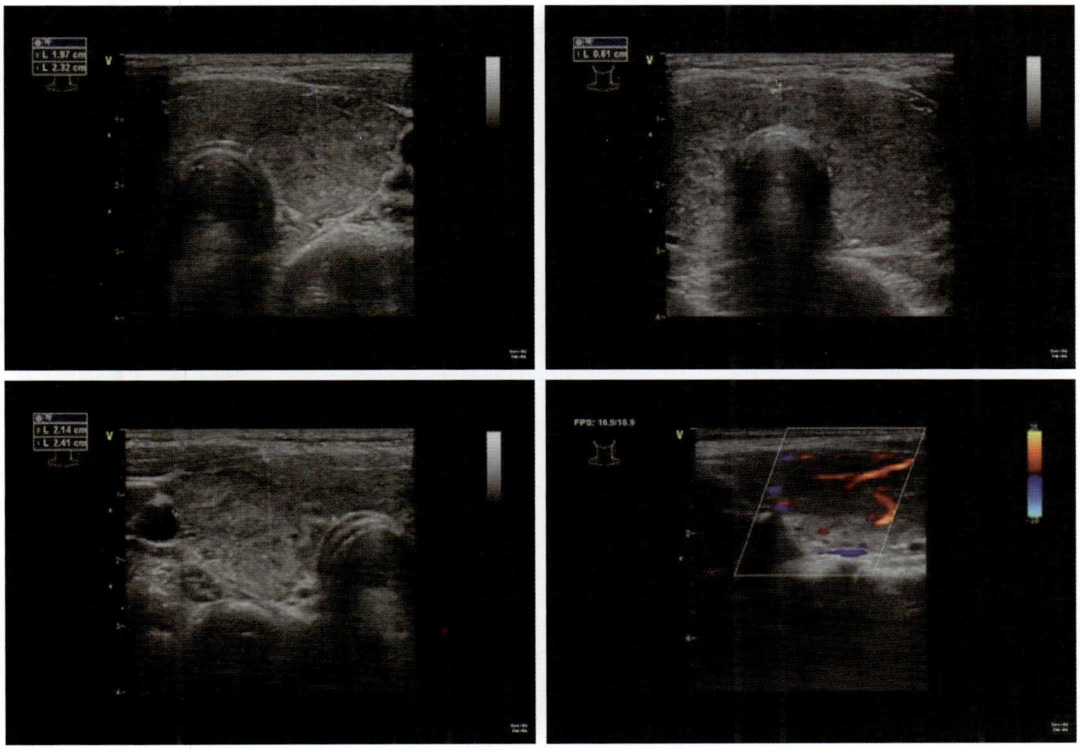

图 6-2 甲状腺及颈部淋巴结彩超

图 6-3 甲状腺静态显像

24 h 摄碘率（%）]。在计算剂量的基础上，考虑了综合因素进行剂量修正，服 ^{131}I 剂量定为 314.5 MBq（8.5 mCi），一次性口服。

3. ^{131}I 治疗后不良反应及处理：服 ^{131}I 后无特殊不良反应，无明显甲亢加重征象，予出院。出院继续口服美托洛尔 12.5 mg 2 次 / 日；多烯磷脂酰胆碱（易善复）胶囊 228 mg 3 次 / 日 2 周。医嘱定期复查随诊。

【治疗效果】

1. 患者服 ^{131}I 后 3 个月复查，体重增加十余斤，查体：无突眼，甲状腺未见明显肿大，心率 70 次 / 分，律齐。血常规：白细胞计数 6.0×10^9/L、中性粒细胞 47.5%；肝功能：谷丙转氨酶 15（正常值 5 ～ 35）U/L、谷草转氨酶 16（正常值 8 ～ 40）U/L；甲功：FT_4 6.84 ↓（正常值 10.45 ～ 24.38）pmol/L、FT_3 0.79 ↓（正常值 2.77 ～ 6.31）pmol/L、TT_4 27.6 ↓（正常值 55.47 ～ 161.25）nmol/L、TT_4 0.79 ↓（正常值 1.02 ～ 2.96）nmol/L、TSH ＞ 150 ↑（正常值 0.380 ～ 4.34）mIU/L。

处理：左甲状腺素钠（优甲乐）50 μg 1 次 / 日，晨起空腹口服，1 个月后复查甲功。

2. 患者服 ^{131}I 后 9 个月复查，查体无特殊。

甲功：FT_4 22.34（正常值 10.45 ～ 24.38）pmol/L、FT_3 7.26（正常值 2.77 ～ 6.31）pmol/L、TT_4 151.7

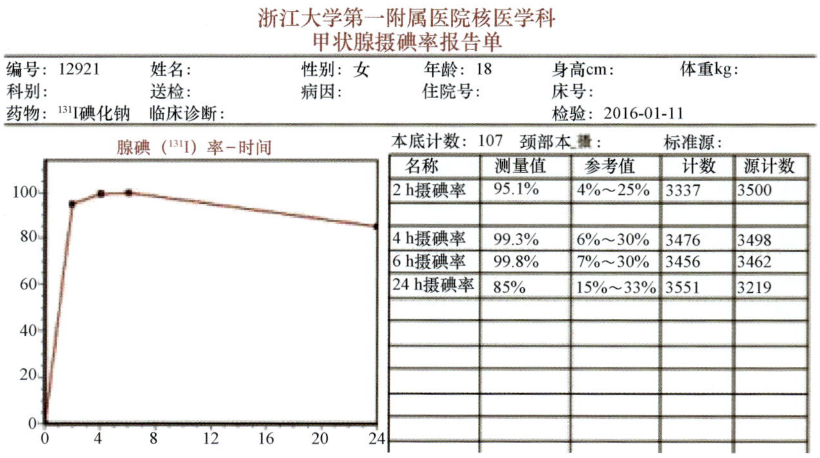

浙江大学第一附属医院核医学科
甲状腺摄碘率报告单

编号：12921　姓名：　性别：女　年龄：18　身高cm：　体重kg：
科别：　送检：　病因：　住院号：　床号：
药物：^{131}I碘化钠　临床诊断：　检验：2016-01-11

本底计数：107　颈部本底：　标准源：

名称	测量值	参考值	计数	源计数
2 h摄碘率	95.1%	4%～25%	3337	3500
4 h摄碘率	99.3%	6%～30%	3476	3498
6 h摄碘率	99.8%	7%～30%	3456	3462
24 h摄碘率	85%	15%～33%	3551	3219

图 6-4　甲状腺摄碘功能测定结果

（正常值 55.47 ～ 161.25）nmol/L、TT_3 2.19（正常值 1.02 ～ 2.96）nmol/L、TSH ＜ 0.008 ↓（正常值 0.380 ～ 4.34）mIU/L。

处理：改左甲状腺素钠（优甲乐）25 μg 1 次 / 日，晨起空腹口服，1 个月后复查甲功。

3. 患者服 ^{131}I 后 11 个月复查，查体无特殊。

甲功：FT_4 20.36（正常值 10.45 ～ 24.38）pmol/L、FT_3 5.48（正常值 2.77 ～ 6.31）pmol/L、TT_4 158.7（正常值 55.47 ～ 161.25）nmol/L、TT_3 2.08（正常值 1.02 ～ 2.96）nmol/L、TSH 0.041 ↓（正常值 0.380 ～ 4.34）mIU/L。

磁共振扫描：垂体近鞍底小结节影，与 2016 年 1 月 10 日 MR 图像大致相仿。

处理：改左甲状腺素钠（优甲乐）12.5 μg 1 次 / 日，晨起空腹口服，1 个月后复查甲功。

4. 患者服 ^{131}I 后 13 个月复查，查体无特殊。

甲功：FT_4 17.13（正常值 10.45 ～ 24.38）pmol/L、FT_3 5.2（正常值 2.77 ～ 6.31）pmol/L、TT_4 134.7（正常值 55.47 ～ 161.25）nmol/L、TT_3 2.21（正常值 1.02 ～ 2.96）nmol/L、TSH 0.012（正常值 0.380 ～ 4.34）mIU/L、TPO Ab ＞ 6500（正常值 0.00 ～ 100.0）IU/ml。

处理：停左甲状腺素钠（优甲乐）。1 个月后复查甲功。

5. 患者服 ^{131}I 后 19 个月复查，查体无特殊。

甲功：FT_4 13.85（正常值 10.45 ～ 24.38）pmol/L、FT_3 4.21（正常值 2.77 ～ 6.31）pmol/L、TT_4 108.2（正常值 55.47 ～ 161.25）nmol/L、TT_3 1.53（正常值 1.02 ～ 2.96）nmol/L、TSH 3.765（正常值 0.380 ～ 4.34）mIU/L、TPOAb 3523.1（正常值 0.00 ～ 100.0）IU/ml。

处理：嘱定期复查。

【治疗体会】

患者青年女性，甲亢病史 4 年，曾不规律应用抗甲状腺药物治疗；本次因 MMI 治疗后肝功能异常入院。结合患者高代谢症状、体征、甲功实验室检查、摄碘率增高（摄碘高峰提前）、甲状腺 B 超提示血供丰富、ECT 提示甲状腺双叶肿大伴摄锝功能增高，患者诊断为格雷夫斯甲亢；抗甲状腺药物治疗后出现肝功能异常，为放射性碘治疗适应证。患者经护肝治疗后肝功能好转，适时行 ^{131}I 治疗。患者 ^{131}I 治疗剂量的确定，以计算法为基础，签署知情同意书进行甲亢 ^{131}I 治疗。

患者 ^{131}I 治疗后 3 个月发生甲减，给予左甲状腺素钠（优甲乐）替代治疗后甲功逐渐恢复正常，至治疗后 9 个月时甲功提示轻度甲亢，左甲状腺素钠（优甲乐）逐渐减量至第 13 个月时停服，考虑为剂量相关性早发甲减，经过定期复查，甲功恢复正常。

【专家点评】

格雷夫斯甲亢伴肝功能损害的机制与甲状腺毒症、自身免疫反应等因素有关[1]：如甲状腺激素对肝的直接毒性作用；甲状腺激素长期过量分泌，引起代谢紊乱，促使肝糖原和蛋白质分解加速，肝营养不良，肝细胞变性；在高代谢状态下，肝负担相对增加，而血供相对减少，导致肝细胞缺氧；自身免疫机制参与的损伤；甲亢性心脏病合并心力衰竭时可发生肝淤血及肝细胞坏死；抗甲状腺药物也可致肝损害这一重要不良反应。

此病例为年轻女性，有不规则抗甲状腺药物 MMI 治疗史 4 年，甲亢控制不理想。继续服用 MMI 后出现肝功能异常。服用 MMI 导致肝损伤的病例已有较多报道。虽然多数患者属于轻度肝功能损伤，但少数重度肝功能损伤患者因病情严重可危及生命。研究表明关于甲巯咪唑（MMI）和丙硫氧嘧啶（PTU）引起肝损伤的发生率和严重程度不完全一致。多数文献报道 MMI 引起的肝损害主要表现为黄疸，胆红素明显升高；PTU 在体内形成的活性代谢产物具有肝细胞毒性，引起不同程度的肝细胞坏死，主要表现为转氨酶升高，偶可引起肝坏死。在排除其他原因后，停用药物是治疗肝损害的关键[2]。Wang 等[3]对 71 379 例服用抗甲状腺药物治疗患者进行回顾性分析，结果显示服用 MMI 所致肝损伤发生率高于 PTU，并且与 MMI 剂量相关，但发生急性重型肝炎（急性肝坏死）和胆汁淤积情况与 PTU 相似。Yang 等[4]回顾了 13 年抗甲状腺药物治疗所发生的严重肝损伤病例，发现虽然 PTU 所致胆汁淤积发病率为 35.3%，高于 MMI 所致的 17.9%，但 MMI 与 PTU 所致严重肝损伤的类型无明显区别。

格雷夫斯甲亢合并肝功能损害的治疗原则是及时有效地控制甲亢，辅以保肝治疗的同时建议首先考虑 ^{131}I 治疗。指南指出，肝功能损害严重者，可在加强护肝保肝、拮抗应激、抑制免疫反应的同时考虑用 ^{131}I 治疗。绝大多数格雷夫斯甲亢肝功能损害在甲状腺激素水平恢复正常后可逐渐恢复[1-2]。

本例还描述了早期甲减经过左甲状腺素（LT4）替代治疗后甲状腺功能慢慢恢复的过程，说明 ^{131}I 治疗后早期甲减经过左甲状腺素（LT4）调理，部分患者有可能慢慢恢复。

参考文献

[1] 中华医学会核医学分会. ^{131}I 治疗格雷夫斯甲亢指南（2013 版）. 中华核医学与分子影像杂志，2013，33（2）：83-94.

[2] Ross DS，Burch HB，Cooper DS，et al. 2016 American Thyroid Association guidelines for Diagnosis and Management of Hyperthyroidism and other causes of Thyrotoxicosis. Thyroid，2016，26（10）：1343-1421.

[3] Wang MT，Lee WJ，Huang TY，et al. Antithyroid drug-related hepatotoxicity in hyperthyroidism patients：a population-based cohort study. Br J Clin Pharmacol，2014，78（3）：619-629.

[4] Yang J，Li LF，Xu Q，et al. Analysis of 90cases-ofantithyroid drug-induced severe hepatotoxicity over 13 years in China. Thyroid，2015，25（3）：278-283.

（浙江大学医学院附属第一医院
董孟杰提供）

病例 7　^{131}I 治疗格雷夫斯甲亢合并肝功能损害

患者女性，23 岁，未婚。

【主诉】全身黄染、疲乏 1 个月。

【现病史】患者 2007 年在当地县人民医院诊断为甲亢，间断性 ATD 治疗，2008 年 11 月在服用甲巯咪唑（赛治）期间发现肝功能异常，遂停用赛治，服用护肝药物及中草药治疗（具体不详），逐渐出现黄疸、皮肤瘙痒、纳差、恶心、腹胀并加重，合并心悸、双下肢水肿，无呕吐、发热、无出血。2008 年 11 月 26 日入住当地县人民医院，血清总胆红素＞600 μmol/L，使用甘利欣甘草酸二铵胶囊、注射用门冬氨酸鸟氨酸等药物治疗，水肿减轻，黄疸继续加深，于 2009 年 1 月 4 日入住我院感染科。发病以来，精神委靡，食欲明显减退，大便次数增多，淡黄色稀便，每日 3～4 次，无里急后重，无脓血便。小便量减少，色黄。体重减轻 10 余斤。

【既往史、个人史及家族史】否认冠心病、高血压、糖尿病、肿瘤、脑卒中、精神病、创伤、肝硬化等病史。否认病毒性肝炎、结核等传染病史。否认骨折、外伤、手术史。否认食物及药物过敏史，平日饮米酒，2两/日。家族中无甲状腺疾病以及遗传性疾病史。

【体格检查】

T 36.5℃，P 112次/分，R 20次/分，BP 115/70 mmHg。神清，查体合作。极度消瘦，体重33 kg，巩膜、皮肤深度黄染，皮肤黏膜无出血，甲状腺Ⅱ°对称性肿大，质软，触及震颤。S_1有力、律齐，无杂音。肺部查体阴性。肝脾未触及肿大，无液波震颤。双手颤（+），双下肢无水肿。膝腱反射（+）。

【实验室检查】2009年1月5日：

血常规：WBC 3.2×10^9/L，NEU 1.6×10^9/L，RBC 1.42×10^{12}/L，血红蛋白（HGB）63 g/L（均略低于正常）。大便潜血3+。

肝功能：ALT 28（正常值7～40）U/L，AST 125（正常值13～35）U/L，TBil 996（正常值3.42～20.5）μmol/L，DBil 690（正常值0～6.84）μmol/L，凝血时间（PT）10（正常值9.8～12.1）s，凝血酶原活动度（PTA）50%（正常值70%～130%）。

肾功能：未见明显异常。

甲功：FT_3 > 50（正常值3.1～6.8）pmol/L，FT_4 > 100（正常值12～22）pmol/L，TSH < 0.001（正常值0.27～4.2）μIU/ml。

甲肝抗体、乙肝HBsAg、丙肝抗体、戊肝抗体均阴性。自身免疫性肝炎抗体均阴性。

【辅助检查】

心电图：窦性心动过速。

甲状腺功能测定：2 h吸^{131}I率56%，6 h 78%，24 h 85%。

甲状腺单光子发射计算机断层显像（SPECT）：双侧甲状腺肿大伴摄取能力增强，估重40 g。

甲状腺彩超：双叶弥漫性肿大伴散在结节样改变，血流信号丰富。

【诊断】

1. 毒性弥漫性甲状腺肿

2. 亚急性肝衰竭

【治疗经过】

1. 围^{131}I治疗期对症支持治疗。控制心率：盐酸普萘洛尔20 mg 3次/日。护肝：静脉滴注门冬氨酸鸟氨酸5 g 1次/日；促肝细胞生长素0.12 g 1次/日，前列腺素E_1 10 μg 2次/日、丹参酮40 mg 1次/日，还原型谷胱甘肽1.2 g 1次/日，输入血浆加强支持。分别于2009年1月8日、1月12日、2月5日进行3次人工肝血浆置换术，实验室结果如表7-1。

2. ^{131}I治疗：2009年2月6日按照指南推荐公式计算^{131}I治疗剂量，口服活度（MBq）=［计划量（3.7 MBq/g）×甲状腺质量（g）］/［甲状腺24 h吸^{131}I率（%）］，在计算剂量的基础上，

表7-1　实验室检查

日期＼指标	ALT（U/L）	AST（U/L）	TBil（μmol/L）	DBil（μmol/L）	PT（s）	FT_3（pmol/L）	FT_4（pmol/L）	s-TSH（μIU/ml）
2009年1月3日	60	140	934.7	541.1	10	> 50	> 100	< 0.001
2009年1月5日	28	125	996.2	690.2	10	> 50	> 100	< 0.001
2009年1月8日	98	154	951	679	11	> 50	> 100	< 0.001
人工肝血浆置换后	46	66	477	320	9	24.9	70.2	< 0.005
2009年1月12日	124	132	700	402	38	26.2	> 100	< 0.001
人工肝血浆置换后	56	53	341	219	17	20.2	78	0.048
2009年1月19日	68	133	420	296	12			
2009年2月1日	109	169	585	421	11	38.5	> 100	< 0.001
2009年2月5日人工肝血浆置换后	103	188	370	279		24.6	78	0.035

经与患者充分沟通后适当调整，服 ^{131}I 为 222 MBq（6 mCi），一次性口服。

3. ^{131}I 治疗后：服 ^{131}I 后患者无特殊不良反应。精神食欲尚可，无腹胀、便血，无明显心悸，但肝功能、甲状腺激素水平逐渐反弹，2009 年 2 月 17 日再次行人工肝血浆置换术一次，其后继续护肝治疗。

【治疗效果】

精神逐渐好转，怕热、心悸等高代谢症状逐步改善，黄疸逐渐消退，大便次数逐渐减少，体重增加，于 2009 年 2 月 26 日出院，半年后复查未诉特殊不适，查体：轻度突眼，无结膜充血，甲状腺未触及肿大，甲功三项正常。实验室指标动态变化如表 7-2，治疗前后照片见图 7-1。

【治疗体会】

1. 本病例甲亢合并严重肝损害，黄疸深，TBil 高达 900 μmol/L，甲亢毒症重，甲功水平均为测量值上限，患者极度委靡。肝损害的主要原因是甲巯咪唑所致的药物性肝炎以及甲亢自身所致，此时甲亢和肝损害形成恶性循环，治疗的原则是立即停用一切可能损肝的药物，在积极保肝的同时尽快控制甲亢毒症。

2. 治疗甲亢的 3 种方法，此时 ATD 已排除，甲状腺手术此时也属禁忌，^{131}I 是可以考虑的有效方法，但治疗时机应该在肝功能明显改善以后进行。保肝的内科方法基本一致，近年的人工肝技术如血浆置换术已较多运用于肝衰竭或肝衰竭前期的患者。因此利用人工肝替代肝解毒功能，清

表 7-2　实验室指标动态变化

	ALT（U/L）	AST（U/L）	TBil（μmol/L）	DBil（μmol/L）	PT（s）	FT_3（pmol/L）	FT_4（pmol/L）	s-TSH（μIU/ml）
2009 年 2 月 17 日	71	119	431	273	11	30.0	91	＜0.001
2009 年 2 月 18 日人工肝血浆置换后	54	98	370	198	10	20.0	58.5	0.34
2009 年 2 月 23 日	72	106	152	111	10	24.6	78	＜0.005
2009 年 2 月 26 日	43	45	71	42	10	20.0	65	0.003
2009 年 8 月 8 日	34	32	20	8		5.9	20.8	0.42

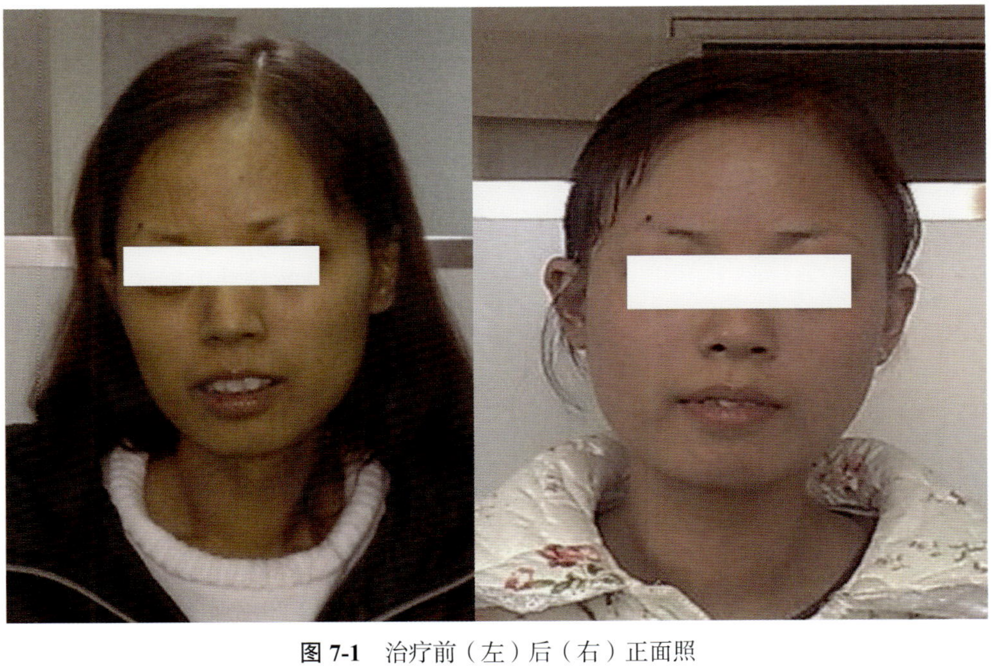

图 7-1　治疗前（左）后（右）正面照

除肝衰竭时储积的水溶性和蛋白质结合毒素，辅助肝细胞再生，迅速改善黄疸和患者的甲状腺激素水平，使患者度过危险期以及为 ^{131}I 治疗做准备。

3. 若仅仅护肝，本病例在各种保肝及 3 次人工肝技术治疗后黄疸及甲状腺激素仍有反弹，^{131}I 治疗后则逐渐恢复，充分说明了 ^{131}I 治疗是关键，联合人工肝技术则提高 ^{131}I 治疗的疗效和安全性。

【专家点评】

本例患者属于甲亢伴肝功能严重损害，甲亢不改善，肝功能损害很难恢复，而严重肝功能损害不控制则难以实行 ^{131}I 治疗。两个问题都要考虑和重视，这种情况下必须多学科合作，首先应该积极治疗肝损害，控制肝衰竭，终止肝损害进一步加重，为 ^{131}I 治疗创造条件。人工肝技术是一种积极有效的治疗方法，效果很好，值得推荐。

^{131}I 治疗甲亢伴肝损害的时机很重要。需要在积极治疗肝损害，使肝功能在一种稳定或明显好转的前提下实施 ^{131}I 治疗，以确保不出现肝衰竭或危及生命的情况发生，防止发生可能的不良医疗事件及医疗纠纷[1-3]。

参考文献

[1] 张庆，张伦理，向天新，等．人工肝系统联合 ^{131}I 治疗甲状腺功能亢进症合并肝衰竭研究．中华肝脏病杂志，2016，24：778-782.

[2] ^{131}I 联合分子吸附再循环系统治疗甲亢合并重症肝损害．中华核医学与分子影像杂志，2012，32（4）：298-301.

[3] Qing Zhang，Yanxing Guan，Tianxin Xiang，et al. Combination of molecular adsorbent recirculating system and radioiodine for the treatment of concurrent hyperthyroidism and severe liver dysfunction：a retrospective cohort study. Endocr Pract，2017，23（2）：141-148.

（南昌大学第一附属医院　张青提供）

病例 8　^{131}I 治疗格雷夫斯甲亢合并血细胞减少

患者女性，20 岁。

【主诉】多汗、心慌、乏困 1 个月，咽痛、发热 6 个月，加重 3 天。

【现病史】患者于 2014 年 7 月因“出汗多、怕热、心慌，大便每日 2 ～ 3 次”就诊于某县人民医院内科，当时诊断为“甲亢”，给予抗甲状腺药物（ATD）治疗，具体 ATD 名称、剂量及服用时间不详，药物服用明显有间断。2014 年 9 月至 2015 年 8 月间，患者未服用 ATD、未复诊、未监测甲功及血常规、肝功能等项目。2015 年 8 月 3 日，检查甲功血清甲状腺激素水平明显高于正常，TSH 明显低于正常，TRAb 39.28（正常值 0 ～ 1.75）IU/L。血常规：WBC 9.07×10^9/L，NEU 9.07×10^9/L，肝功：AST、ALT、TBil、DBil 正常。诊断为格雷夫斯甲亢（复发），给予 ATD 服用：甲巯咪唑（MMI）10 mg 3 次 / 日，盐酸普萘洛尔 10 mg 3 次 / 日等口服。2015 年 9 月中旬，因“咽喉部疼痛、发热”就诊于某三甲医院，检查血常规：WBC 0.78×10^9/L，NEU 无法计数。诊断“粒细胞缺乏”，立即停止 MMI 服用并给予退热、抗炎、升白细胞等治疗（具体治疗方案不详），至 2015 年 9 月末，血常规 WBC 恢复正常（结果不详）。2015 年 9 月至 2016 年 1 月，未进一步诊治甲亢、未服用 ATD。2016 年 1 月底患者再次感觉“心慌、乏困”，未进行任何检查，自行服用 MMI 20 ～ 30 mg/d。2016 年 3 月 17 日，患者又出现“咽喉部疼痛、发热”，体温最高达 40℃，院外检查血常规：WBC 0.48×10^9/L，NEU 无法计数，红细胞沉降率（ESR）84 mm/h。2016 年 3 月 18 日 14 时于急诊收住院治疗。

【既往史及家族史】患者既往体健，否认糖尿病、高血压、精神病、心脏病等病史，否认肝炎、结核等传染病史，无外伤、手术史及食物药物过敏史，预防接种史不详。家族中父母患有高血压，无甲状腺疾病、糖尿病及遗传性疾病史。

【体格检查】

T 38.8 ℃，P 120 次 / 分，R 18 次 / 分，BP 106/74 mmHg，身高 160 cm，体重 52 kg。

神志清，查体合作，全身皮肤细腻，黏膜无黄染。颈部及浅表淋巴结未触及肿大，双眼突眼（－），咽部充血、扁桃体Ⅱ°肿大、有脓苔。甲状腺Ⅱ°肿大、质地软，无压痛，未触及结节，双叶甲状腺上下极未触及血管震颤、无血管杂音。双肺呼吸音清、未闻及干湿啰音。心率 120 次 / 分，心律齐，未闻及血管杂音。腹部平软、无压痛，肝、脾肋下未触及。四肢自如，双手细颤（+），双下肢无水肿，无胫前黏液水肿。肌力 5 级、肌张力正常，生理反射正常，病理反射未引出、凯尔尼格征（-）、巴宾斯基征（-）霍夫曼征（-）。

【实验室检查】

血常规：WBC 0.8×10^9/L，NEU 0.01×10^9/L，淋巴细胞（LYM）0.79×10^9/L，红细胞（RBC）、血红蛋白（HGB）、PLT 均正常。

甲状腺功能：TT_3 8.94（正常值 1.3 ~ 3.1）nmol/L、TT_4 289.90（正常值 66 ~ 181）nmol/L、FT_3 37.50（正常值 3.1 ~ 6.8）pmol/L、FT_4 > 100.00（正常值 12 ~ 22）pmol/L，TSH < 0.01（正常值 0.27 ~ 4.2）μIU/ml。

TRAb 17.31（正常值 0 ~ 1.75）IU/L，TPOAb < 5.00（正常值 0 ~ 34）IU/ml。

ESR：84（正常值 0 ~ 20）mm/h，C 反应蛋白（CRP）160.2（正常值 0 ~ 5）mg/L，血降钙素原（PCT）4.95（正常值 0 ~ 0.1）ng/ml。血钾 3.36（正常值 3.5 ~ 5.5）mmol/L、血钠、氯、钙、磷、镁等正常，血白蛋白 30.8（正常值 35 ~ 53）g/L，总蛋白 56.1（正常值 60 ~ 80）g/L，球蛋白、白蛋白 / 球蛋白（白球比）正常，肝功能、肾功能、空腹血糖等均未见明显异常。

【辅助检查】

心电图：窦性心动过速。

甲状腺摄碘（^{131}I）功能测定：2 h 80.4%、6 h 91.3%b、24 h 81.8%；甲状腺摄 ^{131}I 有效半衰期测定：6.1 天。

甲状腺彩色多普勒检查：甲状腺位置正常、形态饱满、包膜光整。峡部厚约 0.32 cm，双叶弥漫肿大、实质回声增粗、不均匀，实质血流丰富，呈“火海征”（见图 8-1）。

甲状腺核素扫描平面显像：双侧甲状腺位置、形态正常，轮廓清晰，呈弥漫肿大伴摄取功能增强（见图 8-2）。甲状腺质量测定：41.2 g。

【诊断】

1. 毒性弥漫性甲状腺肿大
2. 粒细胞缺乏症
3. 上呼吸道感染
4. 泌尿系统感染

【治疗经过】

1. 抗炎、抗感染、降温等对症治疗

（1）抗炎、抗感染：0.9% 氯化钠注射液 100 ml +注射用头孢哌酮钠 / 舒巴坦钠 3 g 静点 2 次 / 日；5% 葡萄糖注射液 100 ml +氢化可的松注射液 100 mg 静点 1 次 / 日。

（2）控制心率：盐酸普萘洛尔 30 mg 口服 3 次 / 日。降温对症治疗：复方氨林巴比妥 2 ml 肌内注射、柴胡注射液 2 ml 肌内注射。

2. 提升白细胞治疗：重组人粒细胞刺激因子注射液 300 μg 皮下注射 1 次 / 日；咖啡酸片 0.30 g 口服 3 次 / 日[1]，鲨肝醇片 40 mg 口服 3 次 / 日。

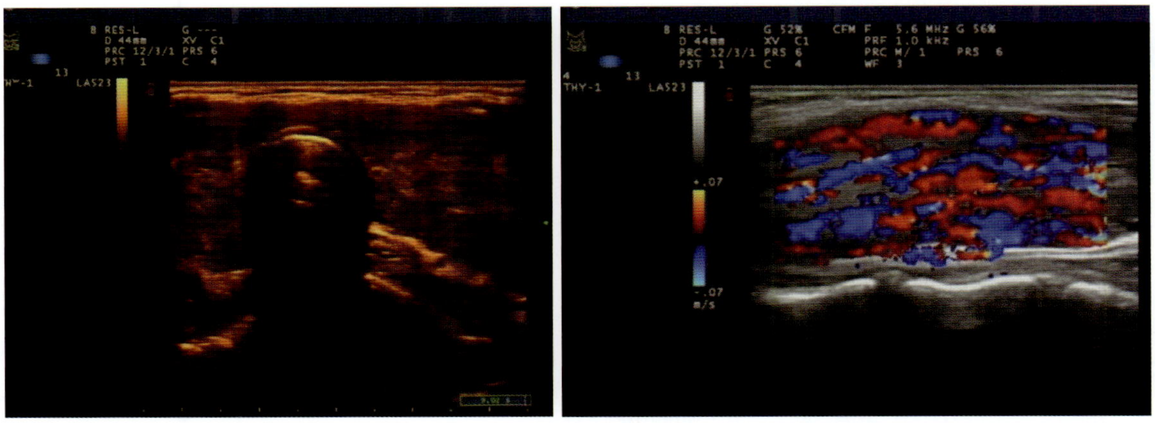

图 8-1 甲状腺超声图像

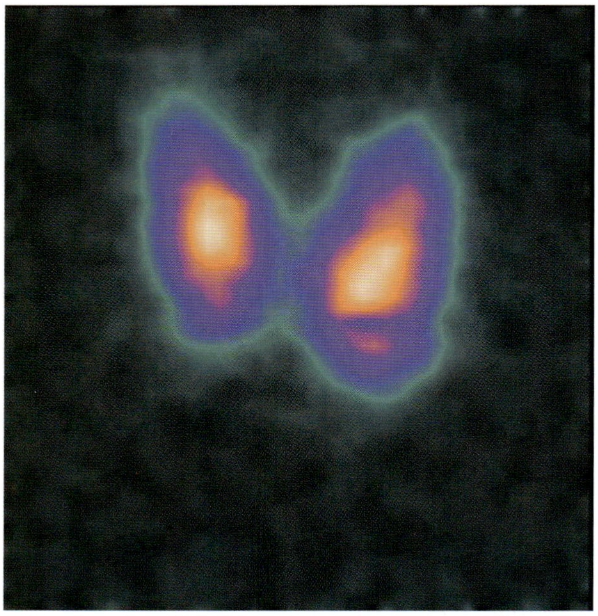

图 8-2 甲状腺核素显像图

3. 口服 ^{131}I 治疗：根据指南推荐公式计算 ^{131}I 治疗剂量，计算所口服的 ^{131}I 剂量（活度）（MBq）=［计划量（3.7 MBq/g）× 甲状腺质量（g）］÷［甲状腺 24 h 摄 ^{131}I 率（%）］。在计算 ^{131}I 剂量的基础上，参考患者的年龄、病史等因素适当加以调整，且经充分与患者及家属沟通并获得知情同意后，最后确定 ^{131}I 剂量为 222 MBq（6.0 mCi），于 2016 年 4 月 11 日，一次性口服治疗。

4. ^{131}I 治疗前后的注意事项、不良反应及处理按常规进行。

5. ^{131}I 治疗后给予升白细胞治疗及监测。

【治疗效果】

1. 患者抗炎、抗感染及升白细胞治疗效果

患者入院后给予积极消炎、抗感染及升白细胞等治疗，入院后的前两日体温升高，最高达 39.8 ℃。2016 年 3 月 20 日（入院第 3 天）上午 11 时，体温恢复正常后未再出现升高。

2016 年 3 月 23 日（入院第 6 天），血常规有好转：WBC 3.2×10^9/L，NEU 0.21×10^9/L。

2016 年 3 月 28 日（入院第 11 天），血常规正常：WBC 6.4×10^9/L，NEU 2.54×10^9/L。ESR 48（正常值 0 ～ 20）mm/h，CRP 13.2（正常值 0 ～ 5）mg/L，PCT 0.058（正常值 0 ～ 0.1）ng/ml。血白蛋白、总蛋白、白球比等恢复正常，血电解质、肝功能、肾功能、空腹血糖等均正常。

2. 服 ^{131}I 治疗后 1.5 个月（2016 年 5 月 31 日）复查

患者心慌、多汗等症状缓解。查体：皮肤细腻感消失，甲状腺Ⅱ°肿大、质地软、无压痛，心率 92 次 / 分，双手细颤（＋）。

血常规：WBC 6.25×10^9/L，NEU 3.71×10^9/L。甲功：TT_3 3.01（正常值 1.3 ～ 3.1）nmol/L、TT_4 200.3（正常值 66 ～ 181）nmol/L、FT_3 8.25（正常值 3.1 ～ 6.8）pmol/L、FT_4 27.13（正常值 12 ～ 22）pmol/L，TSH 0.41（正常值 0.27 ～ 4.2）μIU/ml。肝功能正常。

处理：给予盐酸普萘洛尔 10 mg 口服 3 次 / 日。

3. 服 ^{131}I 治疗后 3 个月（2016 年 7 月 25 日）复查

患者体重增加 2.5 ～ 3 kg，无不适感觉。查体：甲状腺Ⅰ°肿大、质地软、无压痛，心率 75 次 / 分，双手细颤（－）。

血常规：WBC 5.17×10^9/L，NEU 2.99×10^9/L。甲功：$FT_3$6.56（正常值 3.1 ～ 6.8）pmol/L、FT_4 19.35（正常值 12 ～ 22）pmol/L，TSH 1.36（正常值 0.27 ～ 4.2）μIU/ml。肝功能：正常。处理：停止盐酸普萘洛尔服用。

4. 服 ^{131}I 治疗后 6 个月（2016 年 10 月 6 日）复查

患者体重未继续增加，无不适感觉。查体：甲状腺Ⅰ°肿大、质地软、无压痛，心率 66 次 / 分，双手细颤（－）。

血常规：WBC 6.41×10^9/L，NEU 3.98×10^9/L。甲功：FT_3 3.03（正常值 3.1 ～ 6.8）pmol/L、FT_4 11.65（正常值 12 ～ 22）pmol/L，TSH 3.59（正常值 0.27 ～ 4.2）μIU/ml。观察病情变化。

5. 服 ^{131}I 治疗后 17 个月（2017 年 9 月 12 日）复查

患者 1 年来体重无明显变化，无不适感觉。查体：甲状腺肿大不明显，心率 66 次 / 分，双手细颤（－）。检查血常规：WBC7.01×10^9/L，NEU 4.63×10^9/L。甲功：$FT_3$3.03（正常值 3.1 ～ 6.8）

pmol/L、FT_4 11.65（正常值 12 ～ 22）pmol/L，TSH 3.59（正常值 0.27 ～ 4.2）μIU/ml，TRAb 3.19（正常值 0 ～ 1.75）IU/L，TPOAb 65.2（正常值 0 ～ 34）IU/ml。观察病情变化。

【治疗体会】

1. 患者症状明显、化验检查结果明确，“格雷夫斯甲亢”诊断肯定。该格雷夫斯甲亢患者为一青年女性，ATD 治疗通常首先被人们所接受。但在接受 ATD 治疗前必须检测血常规、肝功能等，而且在 ATD 治疗的前 6 ～ 8 周内需密切监测血常规中的白细胞和中性粒细胞，建议每周检测血常规[2]。

2. 该患者 ATD 服用不规律，ATD 治疗中未及时检测血常规。患者先后两次服用 MMI，第二次服用 MMI 后导致粒细胞缺乏，这是一个极大的教训。有文献指出粒细胞缺乏可发生在第二次用药时，尤其是两次用药相隔一年或数年时[3]。在服用 MMI 致粒细胞缺乏后，必须停止 ATD，立即使用重组人粒细胞刺激因子，以期缩短粒细胞的恢复时间[4]。待粒细胞恢复正常后，考虑核素 ^{131}I 或甲状腺次全切除术治疗甲亢。

3. 采用 ^{131}I 治疗甲亢需要选择适当的时机，当彻底提升血白细胞、患者病情平稳，并经过临床综合评估后方可考虑进行 ^{131}I 治疗。

4. 该患者适宜采用 ^{131}I 治疗甲亢[5]。但是 ^{131}I 的服用剂量及治疗后的效果因人而异。采用 ^{131}I 治疗甲亢前需与患者及患者家属充分沟通，在经患者及其家属理解并签字同意之后方可考虑进行 ^{131}I 治疗[6]。

5. 甲减仍然是甲亢 ^{131}I 治疗后容易出现的一种结果，服用 ^{131}I 之后，长时间内定期检测甲功很有必要。

【专家点评】

1. 甲亢伴白细胞减少症比较常见，伴粒细胞缺乏相对少一点。这种情况的发生可以是甲亢本身所致，而较多的发生在 ATD 治疗过程中，可以在 ATD 治疗后的任何时间发生，治疗开始几个月多见。粒细胞缺乏一旦出现，必须停药并予相应的支持治疗。几乎所有患者都可以恢复，之后需要更换治疗方案。

2. 发现甲亢伴有粒细胞缺乏后，除了停用 ATD 后要特别防范和治疗感染，积极防治感染亦很重要，是治疗成功的关键。使用重组人粒细胞刺激因子是常用而有效的选择。

3. 关键问题是尽快控制甲状腺毒症。^{131}I 治疗是最佳选择，需要掌握治疗时机，当白细胞有所回升且趋于相对稳定时及时采用 ^{131}I 治疗。使用剂量尽可能一次足量，无需考虑甲减问题。

4. 本例患者治疗获得成功，对于类似病例值得借鉴。

参考文献

[1] 原武红，陈艳峰．咖啡酸治疗甲巯咪唑致 Graves 病患者白细胞减少的临床分析．基层医学论坛，2014，18（2）：264-265.

[2] 赵咏桔．甲状腺功能亢进症．// 陈家伦，宁光，潘长玉，等．临床内分泌学．上海：上海科学技术出版社，2011：337-362.

[3] Kobayashi S，Noh JY，Mukasa K，et al. Characteristics of agranulocytosis as an adverse effect of anti-thyroid drugs in the second or later course of treatment. Thyroid，2014，24：796-801.

[4] Andres E，Zimmer J，Mecili M，et al. Clinical presentation and management of drug-induced agranulocytosis. Expert Rev Hematol，2011，4：143-151.

[5] 原武红．甲状腺疾病核素技术诊治．// 随萍，苏钢，马明福，等．实用内分泌与代谢疾病诊疗学．北京：科学技术文献出版社，2017：403-412.

[6] ^{131}I 治疗格雷夫斯甲亢指南编撰委员会．^{131}I 治疗格雷夫斯甲亢指南．中华核医学与分子影像杂志，2013，33（2）：83-95.

（山西运城同德医院　原武红提供）

病例 9　^{131}I 治疗格雷夫斯甲亢合并血细胞减少

患者女性，22 岁。

【主诉】怕热、多汗 4 个月，发热、咽痛 5 天。

【现病史】患者于 4 个月前无明显诱因开始感怕热、多汗、体重下降（约 6 kg），无发热、畏寒、咳嗽等，1个月前就诊于当地医院检查提示“甲亢”，予以抗甲状腺药物甲巯咪唑（赛治）10 mg 2次/日治疗后症状缓解，3天前受凉后出现发热，最高温度40.0℃，热型不详，伴有咽喉疼痛，无寒战、盗汗，无胸痛、咯血等，诊断为“急性上呼吸道感染、粒细胞缺乏、甲亢”予以“抗感染、升白细胞、停赛治”等对症处理后于2015年8月18日转入我院。拟行 ^{131}I 治疗。

【既往史及家族史】患者既往体健，否认冠心病、高血压、糖尿病、肿瘤、肝炎等病史。否认食物及药物过敏史，家中无甲状腺疾病及遗传性疾病史。

【体格检查】

T 38.8℃，P 117次/分，R 19次/分，BP 91/59 mmHg。

体重42 kg，全身皮肤黏膜无黄染，颈部浅表淋巴结未及肿大。双眼无突出，咽部无充血，无淋巴滤泡增生，扁桃体Ⅱ°肿大，无发红，表面有少许白色脓性分泌物。甲状腺Ⅰ°～Ⅱ°弥散性肿大，质韧，未及结节，闻及血管杂音，心率117次/分，心律规则。腹软，无压痛，肝脾肋下未触及。双上肢震颤（＋），双下肢水肿（＋）。双侧膝、跟腱反射正常，巴宾斯基征（－），霍夫曼征（－）。

【实验室检查】

2015年8月18日甲状腺激素测定：FT_3 15.5（正常值3.1～6.8）pmol/L，FT_4 59（正常值12～22）pmol/L，sTSH＜0.005（正常值0.27～4.2）μIU/ml，TgAb 72.45（正常值0～15）IU/ml，TPOAb 121.90（正常值0～34）IU/ml。

血常规：WBC 1.99×10^9［正常值（3.69～9.16）×10^9］/L、NEU 0.21×10^9［正常值（2～7）×10^9］/L、NEU% 6%（正常值50%～70%）、HGB 89（正常值113～151）g/L、血细胞比容（HCT）0.283（正常值0.335～0.45）。

CRP 7.52（正常值0～8）mg/L、ESR 32（正常值0～20）mm/h。

痰液培养：未培养出致病菌。

【辅助检查】

心电图：窦性心动过速

甲状腺彩超：左叶5.0 cm×1.8 cm×1.3 cm；右叶5.7 cm×1.7 cm×1.3 cm，甲状腺增大，形态饱满，彩色多普勒血流显像（CDFI）提示甲状腺内部血流丰富，呈“火海”样改变。

【诊断】

1. 格雷夫斯甲亢
2. 急性粒细胞缺乏症
3. 急性上呼吸道感染

【治疗经过】

1. 围 ^{131}I 治疗期对症支持治疗：低碘饮食，注意休息。控制心率：盐酸普萘洛尔（心得安）10 mg 口服3次/日；抗感染：亚胺培南西司他丁钠（泰能）1 g＋生理盐水（0.9%NS）100 ml静点每8 h一次；升白细胞：重组人粒细胞集落刺激因子注射液（瑞白）300 μg皮下注射，1次/日，用3日。

2. 严密监测生命体征，避免着凉，嘱患者佩戴口罩。

3. 对症处理6天后，患者体温恢复正常，扁桃体Ⅰ°肿大无发红，血常规提示白细胞及中性粒细胞接近正常，调整泰能用量（1 g 2次/日），尽快完善相关检查，择期 ^{131}I 治疗。

4. 2015年8月25日血常规：WBC 7.28/L、NEU 4.05/L、NEU% 55.6%、HGB 110 g/L、HCT 0.32；甲状腺摄碘功能测定：2 h 60.8%；6 h 74.5%；24 h 77.2%；SPECT显像提示：双侧甲状腺肿大并摄锝功能增强，符合甲亢征象，双叶甲状腺估重约45 g。

5. 口服 ^{131}I 治疗：按照指南推荐公式计算 ^{131}I 治疗剂量，口服 ^{131}I 活度（MBq）＝［计划量（3.7 MBq/g）×甲状腺质量（g）］/［甲状腺24 h吸 ^{131}I 率（%）］。在计算剂量的基础上，经过与患者沟通后适当调整，服用 ^{131}I 定为233 MBq（6.3 mCi），一次性口服。

6. 继续升白治疗（地榆升白片0.2 g 3次/日口服）、控制心率［普萘洛尔（心得安）10 mg 3次/日口服］对症处理。

7. ^{131}I 治疗后不良反应及处理：服用 ^{131}I 后患者无特殊不良反应，未见甲亢症状明显加重征象，遵期复查随诊。

【治疗效果】

1. 患者服 ^{131}I 后 2 个月复查，诉怕热、心悸等高代谢症状明显缓解。查体：无突眼，甲状腺Ⅰ°肿大，质韧，无压痛。HR82 次 / 分，律齐，手颤（－）。实验室检查：2015 年 10 月 24 日血常规：WBC 5.24×10^9/L，NEU 3.05×10^9/L，NEU% 58.2%，HGB 126 g/L、HCT 0.384；甲功 FT_3 3.8 pmol/L，FT_4 20 pmol/L，sTSH 7.7 μIU/ml，TPOAb（＋）。窦性心律，大致正常心电图。

处理：低碘饮食，注意休息，停药观察。

2. 患者服 ^{131}I 后 4 个月复查，诉无明显不适。查体：体重 46 kg，双眼无突出，甲状腺未触及肿大，质软，无压痛。HR78 次 / 分，律齐，手颤（－）。实验室检查：2016 年 1 月 4 日血常规正常；甲功 FT_3 2.35 pmol/L，FT_4 10.2 pmol/L，sTSH 40 μIU/ml，TPOAB（＋）；处理：考虑甲减，予以左甲状腺素钠片（优甲乐）75 μg 1 次 / 日口服。

3. 患者服 ^{131}I 后 6 个月复查，诉无明显不适。查体：体重 50 kg，无突眼，甲状腺未触及肿大，无压痛。HR78 次 / 分，律齐，手颤（－）。实验室检查：2016 年 3 月 27 日甲功 FT_3 5.31 pmol/L，FT_4 19.3 pmol/L，sTSH 3.8 μIU/ml，TPOAB（＋）。处理：左甲状腺素钠（优甲乐）75 μg 1 次 / 日口服。

4. 患者服 ^{131}I 后 1 年复查，未诉明显不适。甲状腺查体阴性，实验室指标正常。左甲状腺素钠（优甲乐）75 μg 1 次 / 日维持用药。

【治疗体会】

1. 患者青年女性，结合患者高代谢症状、体征、甲功、彩超、甲状腺吸 ^{131}I 率高于正常，ECT 示双叶甲状腺肿大伴摄取功能增强，格雷夫斯甲亢诊断明确，符合 ^{131}I 治疗指征。

2. 患者甲亢病史 4 月余，行甲巯咪唑（赛治）治疗引起严重粒细胞缺乏（WBC ＜ 2×10^9/L、NEU ＜ 0.5×10^9/L）。考虑患者高热、粒细胞缺乏，前期予以抗感染、升白细胞等对症处理，待患者病情稳定后再择期行 ^{131}I 治疗。

3. 患者 ^{131}I 治疗剂量的确定，以计算法为基础，基于患者甲亢及 ATD 药物导致粒细胞缺乏严重并发症，考虑 ^{131}I 治疗中的每克甲状腺使用剂量适当增加，一次性口服 233 MBq（6.3 mCi）^{131}I。

4. 患者服 ^{131}I 4 个月后发生临床甲减，服用左甲状腺素钠（优甲乐）替代治疗后甲功逐渐恢复正常，随着时间延长，始终用优甲乐替代剂量维持甲状腺功能。

5. 甲亢合并粒细胞缺乏是甲亢 ATD 治疗的严重并发症之一，治疗的关键在于尽早停用抗甲状腺药物，予以抗感染、升白细胞等对症处理，并行 ^{131}I 治疗尽快恢复甲状腺功能。

6. ^{131}I 治疗后监测血细胞水平，均未见骨髓及外周血抑制情况发生，说明与 ATD 类药物比较，^{131}I 治疗甲亢合并粒细胞缺乏不会引起骨髓造血系统的损伤，具有安全有效的优势。

【专家点评】

1. 本病例诊断明确，治疗及时，临床路径较规范，最后获得较好的治疗效果。

2. 患者早期有感染病史和症状，控制感染和升白细胞应同等重视，积极治疗。

3. 此类患者的常规治疗基本原则是及时停药（ATD）、抗感染；选择粒细胞集落刺激因子，或选择丙种球蛋白、地塞米松等对症处理。而去除原发疾病甲亢是最终必须解决的问题，选择 ^{131}I 治疗是公认为最有效、最适宜的方法。一旦控制感染，白细胞稳定于适当水平时，就是碘治疗的最佳时机。一般选择以达到甲减为治疗目的，无需担忧转归甲减的情况。

（南昌大学第一附属医院　张青提供）

病例 10　^{131}I 治疗格雷夫斯甲亢合并心脏病

患者男性，32 岁。

【主诉】心慌、胸闷 10 余年，碘治疗后 8 年，胸闷、心慌 2 个月。

【现病史】患者 10 余年前无明显诱因出现心

悸、多汗、手抖、心慌、皮肤潮湿、烦躁易怒、精神状态亢奋、注意力不集中伴眼球突出，无眼内异物感、眼胀、眼痛、复视、视力下降等，无多饮多尿，无体重减轻，无咳嗽咳痰，无潮热盗汗。遂就诊于“某医院”，甲功异常（具体数值不详），诊断为“甲状腺功能亢进症”，给予 ^{131}I 治疗（剂量不详），治疗后服用“甲巯咪唑每次 10 mg，3 次 / 日”，后逐渐减量，服用 1 年后，自行停药，未复查甲功，近 8 年未服药。2 月余前，出现胸闷、心慌（不能平卧）、腹胀、乏力、纳差、双下肢肿胀，再次就诊于“某医院”住院治疗，诊断为“甲亢性心脏病 心房颤动 弥漫性甲状腺肿伴甲状腺功能亢进症 低蛋白血症”，查甲功示：TT_3 ＞ 10 nmol/L，TT_4 ＞ 272.5 nmol/L，FT_3 32.49 pmol/L，FT_4 ＞ 100 pmol/L，TSH 0.01 μIU/ml，抗甲状腺球蛋白抗体（ATG）＞ 4000 IU/ml，TPOAb 375.9 IU/ml，TRAb ＞ 40 IU/L，给予抗甲状腺药物，β 受体阻滞剂纠正心力衰竭等治疗（具体药名及剂量不详）。出院后坚持服用“氢氯噻嗪每次 12.5 mg 2 次 / 日，甲巯咪唑每次 10 mg 3 次 / 日，普萘洛尔每次 10 mg 3 次 / 日，单硝酸异山梨酯（欣康）每次 20 mg 2 次 / 日”，效果不明显。1 个月前复查甲功示：TT_3 ＞ 5.77 nmol/L，TT_4 168.2 nmol/L，FT_3 16.3 pmol/L，FT_4 ＞ 52.76 pmol/L，TSH 0.01 μIU/ml，ATG ＞ 4000 IU/ml，TPOAb 450.4 IU/ml，TRAb ＞ 40 IU/L，血常规未见异常，就诊于我院门诊，以“甲亢 甲亢性心脏病 心律失常 心房颤动”收入院，自发病以来，乏力，睡眠欠佳，大便每日 1 ～ 2 次，质软、成形，小便无异常。

【既往史及家族史】患者既往体健，否认冠心病、高血压、糖尿病、肿瘤、脑卒中、精神病、创伤、肝硬化等病史。否认肝炎、结核等传染病史。否认骨折、外伤、手术史。否认食物及药物过敏史。家族中无甲状腺疾病以及遗传性疾病史。

【体格检查】

T 36.8℃，P 92 次 / 分，R 20 次 / 分，BP 107/62 mmHg。

神清，查体合作。全身皮肤黏膜无黄染，颈部浅表淋巴结未及肿大。突眼（＋），咽部无充血，扁桃体未见肿大。甲状腺Ⅲ°肿大，质韧，无压痛，杂音（＋），震颤（－）。HR 92 次 / 分，心律绝对不齐，心音强弱不等，未闻及杂音。双肺呼吸音清，未闻及干湿啰音。腹软，无压痛，肝脾肋下未触及。手颤（＋），双下肢无水肿。双侧膝、跟腱反射正常存在，巴宾斯基征（－），霍夫曼征（－）。

【实验室检查】

血常规：正常。

甲功：TT_4 8.01（正常值 4.2 ～ 13.5）μg/dl，TT_3 1.17（正常值 0.78 ～ 2.20）ng/ml，FT_4 14.6（正常值 9.05 ～ 25.5）pmol/L，FT_3 4.58（正常值 2.91 ～ 9.08）pmol/L，TSH ＜ 0.07（正常值 0.25 ～ 5.0）μIU/ml。

TRAb ＞ 42（正常值＜ 9.31）U/L。

肝功能：碱性磷酸酶（ALP）329（45 ～ 125）U/L，总胆红素 18.5(正常值 3.4 ～ 17.1)μmol/L，直接胆红素 10.1（正常值 0 ～ 3.4）μmol/L，间接胆红素 8.4（正常值 0 ～ 17.1）μmol/L，总蛋白 59.5（正常值 65 ～ 85）g/L，白蛋白 32.8（正常值 40 ～ 65）g/L。

肾功能未见明显异常。

血脂：甘油三酯 0.33 mmol/L，总胆固醇 2.34 mmol/L，略低于正常，余未见异常。空腹血糖：2.83（正常值 3.6 ～ 5.8）mmol/L。B 型前脑钠肽 1895 pg/ml。

【辅助检查】

心电图：异位心律，心房颤动，V_1、V_2 导联可见 q 波。

甲状腺功能测定：24 h 吸 ^{131}I 率 69.25%，有效半衰期＞ 7 d。

甲状腺 ECT：双侧甲状腺明显肿大伴摄取能力增强，甲状腺多发“温”“凉”结节（见图 10-1）。

甲状腺彩超：甲状腺弥漫性肿大，血流丰富。甲状腺双侧叶多发实性结节，部分囊性变，双侧颈部可见淋巴结。

超声心动图：全心增大伴二尖瓣中量、三尖瓣大量反流，左心室整体收缩功能减低，右心

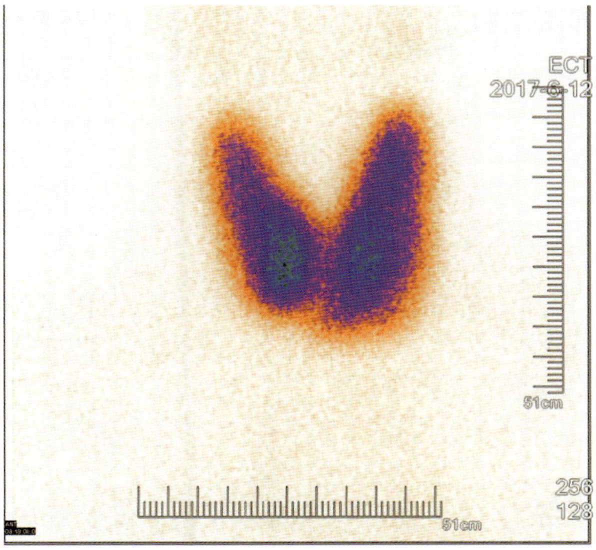

图 10-1 甲状腺显像图

整体收缩功能减低，主肺动脉增宽，肺动脉高压（轻度），心房颤动。

【诊断】

1. 格雷夫斯甲亢

2. 甲亢性心脏病 心律失常（心房颤动）心功能Ⅳ级 客观评定 D

【治疗经过】

1. 围 ^{131}I 治疗期对症支持治疗：纠正心功能，应用比索洛尔 5 mg 3 次 / 日、螺内酯 20 mg 2 次 / 日、氢氯噻嗪 12.5 mg 2 次 / 日。停用抗甲状腺药物约两周。

2. 口服 ^{131}I 治疗：在甲状腺估重 180 g 计算剂量的基础上，经与患者充分沟通后适当调整，出于安全考虑达到我科给药上限，服 ^{131}I 剂量定为 15 mCi，一次性口服。

3. 服 ^{131}I 后患者无特殊不良反应，未见甲亢明显加重征象。心慌胸闷较前减轻、腹胀。遵嘱定期复查随诊。

【治疗效果】

1. 患者服 ^{131}I 后 1 个月复查：1 周前再次出现心慌伴胸闷气短、腹胀。查体：眼球突出。甲状腺Ⅲ°肿大，质软，无压痛。HR 138 次 / 分，心律绝对不齐，脉搏短绌。颈静脉怒张，肝颈静脉回流征阳性。

甲功：TT_4 12.1（正常值 4.2 ～ 13.5）μg/dl，TT_3 1.02（正常值 0.78 ～ 2.20）ng/ml，FT_4 24.6（正常值 9.05 ～ 25.5）pmol/L，FT_3 5.11（正常值 2.91 ～ 9.08）pmol/L，TSH 3.98（正常值 0.25 ～ 5.0）μIU/ml。

TRAb ＞ 42（正常值＜ 9.31）U/L。B 型前脑钠肽 2247 pg/ml。

超声心动图：全心扩大伴三尖瓣重度关闭不全；左心室整体收缩功能减低。

处理：抗甲状腺药物：甲巯咪唑（赛治）10 mg 2 次 / 日；纠正心功能：螺内酯 20 mg 2 次 / 日，呋塞米 20 mg 2 次 / 日，美托洛尔（倍他乐克）25 mg 2 次 / 日。

2. 患者服 ^{131}I 后 3 个月复查，自觉症状明显缓解，偶感胸闷。查体：眼球突出。甲状腺Ⅱ°肿大，质软。HR 88 次 / 分，律齐，手颤（－）。

血常规：正常。

甲功：TT_4 7.96（正常值 4.2 ～ 13.5）μg/dl，TT_3 1.63（正常值 0.78 ～ 2.20）ng/ml，FT_4 11.7（正常值 9.05 ～ 25.5）pmol/L，FT_3 4.59（正常值 2.91 ～ 9.08）pmol/L，TSH ＜ 0.07（正常值 0.25 ～ 5.0）μIU/ml。

肝功能：ALP 225（正常值 45 ～ 125）U/L，总胆红素 17.9（正常值 3.4 ～ 17.1）μmol/L，直接胆红素 6.2（正常值 0 ～ 3.4）μmol/L，总蛋白 59.5（正常值 65 ～ 85）g/L，白蛋白 32.8（正常值 40 ～ 65）g/L。

B 型前脑钠肽 227.4 pg/ml。心电图：窦性心律，88 次 / 分。

处理：抗甲状腺药物：甲巯咪唑（赛治）5 mg 3 次 / 日，

纠正心功能：氢氯噻嗪 25 mg 2 次 / 日，美托洛尔（倍他乐克）12.5 mg 2 次 / 日。

【治疗体会】

1. 患者中青年男性，结合患者高代谢症状、体征、甲功、TRAb，以及甲状腺吸 ^{131}I 率高于正常，ECT 示双叶甲状腺肿大伴摄取能力增强，患者格雷夫斯甲亢诊断明确，符合 ^{131}I 治疗指征。

2. 患者甲亢病史 10 年余，于外院行 ^{131}I 治疗 1 次未愈，无法坚持规律服用抗甲状腺药物，心房颤动，心力衰竭（心功能Ⅳ级）。在临床对症处理，确保安全的情况下适合行 ^{131}I 治疗。

3. 患者此次甲亢复发后以心功能受损为主要表现，ATD 控制效果不佳，经综合临床评估，患者迫切需及时行 ^{131}I 治疗。

4. 患者 ^{131}I 治疗剂量的确定，以计算法为基础，结合安全考虑，拟分次治疗，本次剂量达到我院给药上限 15 mCi。

5. 患者服 ^{131}I 后 1 个月出现急性心功能受损，给予对症治疗进行有效纠正；同时早期应用抗甲状腺药物有效控制甲亢相关症状。

6. 患者服 ^{131}I 后 3 个月心功能得到有效纠正：症状明显缓解，心电图由心房颤动转为窦性心律，B 型前脑钠肽由治疗前 1895 pg/ml 明显降低至 227.4 pg/ml。

【专家点评】

甲亢性心脏病是由于过量的甲状腺激素对心脏的直接毒性作用或间接影响引起的一系列心血管系统症状和体征，同时增加了心律失常、心肌梗死、心脏衰竭等心脏不良事件的发生率。对于甲亢性心脏病的治疗，强调快速有效控制甲亢以尽快缓解心脏症状，甲亢性心脏病经过有效治疗，大部分心血管症状是可以逆转的，本病例控制甲亢后心脏症状随之改善，及时有效控制甲亢是缓解甲亢性心脏病的关键。^{131}I 治疗有着抗甲状腺药物及手术无法取代的优势，可作为治疗甲亢性心脏病的首选手段，而对于本病例中这样重症患者可给予以 ^{131}I 治疗为主的综合性治疗，包括短程抗甲状腺药物[1-3]。

本病例有过一次 ^{131}I 治疗史，遗憾的是资料不全。遇有这种情况，接诊者应该尽量收集相关资料，分析治疗失败的原因，对于下一步精准治疗的实施很重要。病例最后结果是症状缓解，但仍没有停止 ATD 治疗，如果能继续随访，完善病例结果更能说明问题。

关于 ^{131}I 门诊一次治疗的上限问题，指南及相关指导性文件没有明确规定。有关文件提出“一次门诊放射性核素治疗允许使用的内照射放射性活度为≤ 400 MBq（11 mCi）的 ^{131}I”。笔者提议各单位执行规范。

参考文献

［1］周朋，邱娟，王朋，等 . 167 例精细个体化 ^{131}I 治疗中老年格雷夫斯甲亢疗效观察 . 标记免疫分析与临床，2015，22（2）：125-128.

［2］宋娟娟，林岩松，朱立，等 . 甲亢性心脏病 ^{131}I 治疗疗效评价 . 中国医学科学院学报，2013，35（2）：166-170.

［3］刑家骝，张友仁 . ^{131}I 治疗甲状腺功能亢进性心脏病 68 例远期疗效 . 中华内科杂志，1995，9：591-594.

（西安交通大学第一附属医院　杨爱民提供）

病例 11　^{131}I 治疗格雷夫斯甲亢合并心脏病

患者女性，51 岁。

【主诉】反复怕热、多汗、乏力伴心悸半年余。

【现病史】患者因反复怕热、多汗、乏力伴心悸半年余，于当地医院确诊为“甲亢”，予以抗甲状腺药物丙硫氧嘧啶（PTU 50 mg 3 次 / 日）治疗，效果欠佳，间断服药，症状反复。现就诊于我科门诊，查甲功及肝功能异常，心电图示心房颤动。诊断为“格雷夫斯甲亢 甲亢性心脏病 肝功能异常”。患者未停用 PTU，考虑行 ^{131}I 治疗。

【既往史、个人史及家族史】患者既往体健，否认冠心病、高血压、糖尿病、肿瘤、肝炎等病史。否认食物及药物过敏史，家中无甲状腺疾病及遗传性疾病史。

【体格检查】

T 37.2 ℃，P 116 次 / 分，R 19 次 / 分，BP 116/75 mmHg。

体重 45 kg，全身皮肤黏膜无黄染，颈部浅表淋巴结未及肿大。双眼无突出，甲状腺Ⅱ°弥散性肿大，质韧，未及结节，闻及血管杂音，心率 116 次 / 分，心律绝对不齐。腹软，无压痛，肝脾肋下未触及。双上肢震颤（＋），双下肢水肿（＋）。双侧膝、跟腱反射正常，巴宾斯基征（－），霍夫曼征（－）。

【实验室检查】：

血常规 WBC 6.5×10^9/L，NEU 1.6×10^9/L，

余基本正常。甲状腺激素测定 FT_3 33.4（正常值 3.1 ～ 6.8）pmol/L，FT_4 ＞ 100（正常值 12 ～ 22）pmol/L，sTSH 0.02（正常值 0.27 ～ 4.2）μIU/ml，TgAb 98.9（正常值 0 ～ 15）IU/ml，TRAb 30（正常值 0 ～ 1.75）IU/ml；肝功能 ALT 76（正常值 13 ～ 34）U/L，AST88（正常值 7 ～ 40）U/L，余基本正常；甲乙型肝炎及自身免疫性肝炎相关检查阴性。

【辅助检查】

心电图：快室率心房颤动。

甲状腺彩超：左叶 5.5 cm×2.7 cm×2.4 cm；右叶 5.2 cm×2.6 cm×2.4 cm，甲状腺内部血流丰富，呈“火海”征。

【诊断】

1. 格雷夫斯甲亢

2. 甲亢性心脏病（心房颤动）

3. 肝功能异常

【治疗经过】

1. 围 ^{131}I 治疗期对症支持治疗：低碘饮食，注意休息；控制心率：美托洛尔（倍他乐克缓释片）47.5 mg 1 次 / 日；强心：毛花苷 C（地高辛）0.125 mg 1 次 / 日；营养心肌：盐酸曲美他嗪（万爽力）35 mg 3 次 / 日；抗凝：阿司匹林 0.1 g 1 次 / 日；保肝：还原型谷胱甘肽（阿托莫兰）0.1 g 3 次 / 日。

2. 嘱患者停用 PTU 3 周。

3. 3 周后复诊：自述心悸症状较前稍有缓解；完善相关检查：

甲功：FT_3 37.6 pmol/L，FT_4 ＞ 100 pmol/L，sTSH ＜ 0.01 μIU/ml。

肝功能基本恢复正常。

甲状腺摄碘功能测定（RAIU）：2 h 42%；6 h 68%；24 h 82%。

SPECT 显像提示：双侧甲状腺肿大并摄锝功能增强，符合甲亢征象，双叶甲状腺估重约 70 g。

4. 口服 ^{131}I 治疗：按照指南推荐公式计算 ^{131}I 治疗剂量，口服 ^{131}I 活度（MBq）＝［计划量（5.18 MBq/g）× 甲状腺质量（g）］/［甲状腺 24 h 吸 ^{131}I 率（%）］。在计算剂量的基础上，经与患者沟通后适当调整，服用 ^{131}I 定为 444 MBq（12 mCi），一次性口服。

5. 继续控制心率（倍他乐克）、强心（地高辛）、营养心肌（万爽力）、抗凝（阿司匹林）对症处理。服碘 3 天后加用泼尼松 30 mg 1 次 / 日饭后 30 min 服用。

6. ^{131}I 治疗后不良反应及处理：服用 ^{131}I 后患者无特殊不良反应，未见甲亢症状明显加重征象，遵期复查随诊。

【治疗效果】

1. 患者服 ^{131}I 后 1 个月复查，诉怕热、心悸等高代谢症状明显缓解。

查体：体重 46 kg，无突眼，甲状腺Ⅰ°～Ⅱ°肿大，质韧，无压痛。HR90 次 / 分，心律不齐，手颤（＋）。

实验室检查：血常规＋肝功能（－）。甲功 FT_3 12.1 pmol/L，FT_4 40 pmol/L，sTSH 0.05 μIU/ml，TPOAb ＞ 600 IU/ml。

处理：低碘饮食，注意休息，继续控制心率（倍他乐克）、强心（地高辛）、营养心肌（万爽力）对症处理。

2. 患者服 ^{131}I 后 3 个月复查，诉无明显不适。

查体：体重 48 kg，双眼无突出，甲状腺Ⅰ°肿大，质软，无压痛。HR82 次 / 分，律齐，手颤（－）。

实验室检查：血常规＋肝功能（－）；甲功 FT_3 2.4 pmol/l，FT_4 7.8 pmol/l，sTSH 11.86 μIU/ml；TgAb/TPOAb（＋），TRAb（－）

心电图：窦性心律，大致正常心电图。

处理：考虑甲减，予以左甲状腺素（优甲乐）50 mg 1 次 / 日 口服。

3. 患者服 ^{131}I 后 6 个月复查，诉无明显不适。

查体：体重 52 kg，无突眼，甲状腺未触及肿大，无压痛。HR82 次 / 分，律齐，手颤（－）。

实验室检查：甲功 FT_3 7.8 pmol/L，FT_4 22.8 pmol/L，sTSH 0.02 μIU/ml。

血常规＋肝功能（－）。

处理：左甲状腺素（优甲乐）剂量减半 25 μg

1 次 / 日 口服。

4. 患者服 ^{131}I 后 1 年后复查，未诉明显不适。甲状腺查体阴性，实验室指标正常。左甲状腺素（优甲乐）25 μg 1 次 / 日维持用药。

【治疗体会】

1. 患者中老年女性，结合患者高代谢症状、体征、甲功、彩超、甲状腺摄 ^{131}I 率高于正常，ECT 示双叶甲状腺肿大伴摄取功能增强，格雷夫斯甲亢诊断明确，符合 ^{131}I 治疗指征。

2. 患者甲亢病史半年余，ATD 疗效差，并发甲亢性心脏病，且出现药物性肝损害，此种情况亦适合行 ^{131}I 治疗。

3. 考虑丙硫氧嘧啶 PTU 对 RAIU 的影响，停药后 3 周予以 ^{131}I 治疗，期间予以护肝、强心控制心率等对症处理改善症状，^{131}I 治疗时机选择适宜。

4. 患者 ^{131}I 治疗剂量的确定，以计算法为基础，基于患者甲亢及相关并发症，服用 ATD 药物有加重肝损害的风险，并可接受甲减结局。因此考虑 ^{131}I 治疗，每克甲状腺使用剂量适当增加为 5.18 MBq（140 μCi），口服 ^{131}I 活度（MBq）＝ 5.18 MBq/g×88 g/82% ＝ 444 MBq（12 mCi），一次性口服。

5. 患者经大剂量 ^{131}I 治疗后，短期内因甲状腺滤泡细胞的破坏，可能使机体内甲状腺激素大量释放入血从而使甲亢加重甚至引起甲亢危象。可以在控制心率等对症治疗基础上，经验性使用糖皮质激素或者复方碘溶液来控制甲状腺激素水平，预防甲亢危象的发生。

6. 患者服 ^{131}I 后 3 个月后发生甲减，服用左甲状腺素（优甲乐）替代治疗后甲功逐渐恢复正常，随着时间延长，优甲乐剂量减少并始终用低剂量维持甲状腺功能。

7. 甲亢性心脏病是甲亢的严重并发症之一，治疗的关键在于尽早控制甲亢，缩短病程，减少治疗费用，有利于心脏病变的逆转和恢复。

【专家点评】

1. 甲亢伴有 2 种或 2 种以上并发症的情况临床较常见。这种情况的处理原则仍然是以缓解原发病为目的，同时要积极治疗并发症。根据轻重缓急的原则以处理最重的为主，其他的也应兼顾。本病例肝功能损害较轻，主要考虑甲亢性心脏病，经对症处理，^{131}I 治疗甲亢，最后取得较好的效果。治疗过程比较规范，值得参考。

2. 甲亢性心脏病，特别是出现心房颤动者，采用 ^{131}I 治疗时重点应为治愈甲亢而不要过多考虑甲减的发生。本例患者最终以甲减为结局，属于成功的病例。

（南昌大学第一附属医院　张青提供）

病例 12　^{131}I 治疗格雷夫斯甲亢合并心脏病（心房扑动）

患者女性，22 岁。

【主诉】颈粗、心慌 1 年余，眼部不适半月余。

【现病史】患者 1 年前无意中发现颈部增粗，无疼痛、发热，伴心慌，无明显怕热、多汗，就诊于某医院诊断为甲亢后口服甲巯咪唑及美托洛尔治疗，平素服药不规律，时有漏服，曾多次自行停药。病程中定期复查肝功能及血常规，自诉未发现明显异常。近半月患者感眼部不适，上眼睑增厚，伴视物模糊、畏光流泪，无红肿、眼胀，就诊于门诊建议停药行 ^{131}I 治疗。现患者停甲巯咪唑 5 天，要求行 ^{131}I 治疗。

【既往史及家族史】患者既往体健，否认冠心病、高血压、糖尿病、肿瘤及精神病、创伤、肝硬化等病史。否认肝炎、结核等传染病史。否认骨折、外伤、手术史。否认食物及药物过敏史。否认家族成员类似疾病史及遗传性疾病史。

【体格检查】

T 36.3 ℃，P 117 次 / 分，R 19 次 / 分，BP 122/86 mmHg。

神清，精神可。全身皮肤黏膜无黄染，颈部浅表淋巴结未及肿大。甲亢面容，双眼略突出，上眼睑增厚。咽部无充血，扁桃体未见肿大。双侧甲状腺Ⅱ°肿大，质地中等，未触及明显结节，压痛（－）。双肺呼吸音清。心率 117 次 / 分，律齐。腹软，无压痛及反跳痛。双下肢无水肿。双侧膝、跟腱反射正常存在，巴宾斯基征（－），霍夫曼征（－）。

【实验室检查】

1. 血常规、肾功能、血栓与止血指标、心肌梗死标志物、B型脑钠肽（BNP）正常。

2. 肝功能＋血脂：间接胆红素 12.2（正常值 0 ～ 10）μmol/L，前白蛋白 128（正常值 190 ～ 380）mg/L，总胆固醇 2.82（正常值 2.86 ～ 5.98）mmol/L，高密度脂蛋白胆固醇 0.87（正常值 0.94 ～ 2.00）mmol/L，低密度脂蛋白胆固醇 1.70（正常值 2.07 ～ 3.12）mmol/L，余正常范围。

3. 甲功：TT_3 5.060（正常值 1.3 ～ 3.1）nmol/L，TT_4 181.700（66 ～ 181）nmol/L，TSH ＜ 0.005（正常值 0.27 ～ 4.2）mIU/L。

4. T系列五项：促甲状腺受体抗体 7.33（正常值 0 ～ 1.75）IU/L，甲状腺球蛋白抗体＞4000.00（正常值 0 ～ 40）IU/ml，甲状腺过氧化物酶抗体 321.90（正常值 0 ～ 35）IU/ml，甲状腺结合球蛋白 18.40（正常值 13 ～ 39）μg/ml，甲状腺球蛋白 0.67（正常值 1.4 ～ 78）ng/ml。

【辅助检查】

10月26日心电图：心房扑动（2：1下传）（图 12-1）。

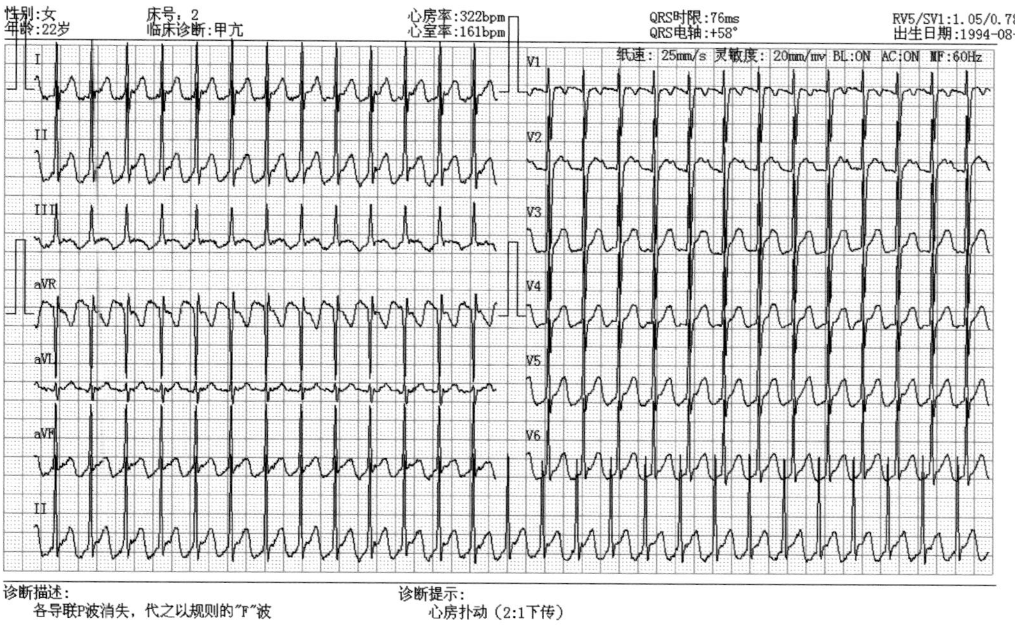

图 12-1 心电图示房扑，2：1下传

10月26日胸片：双肺纹理增多。

10月26日心脏超声：静态超声心动图未见明显异常。

10月27日心电图：大致正常心电图（心率 89 次/分）。

10月27日甲状腺超声：甲状腺弥漫性病变（图 12-2）。

10月27日甲状腺 ECT：甲状腺弥漫性增大，摄锝功能增强，符合甲亢表现（图 12-3）。

10月28日甲状腺摄碘功能测定（摄碘率）：

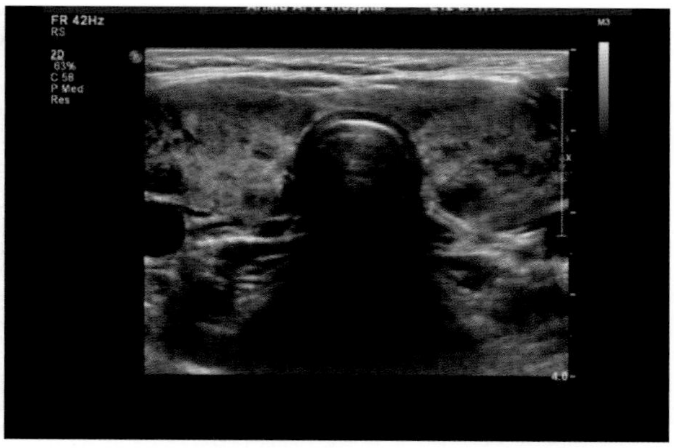

图 12-2 甲状腺超声示弥漫性病变，实质内回声增粗，强弱分布不均匀

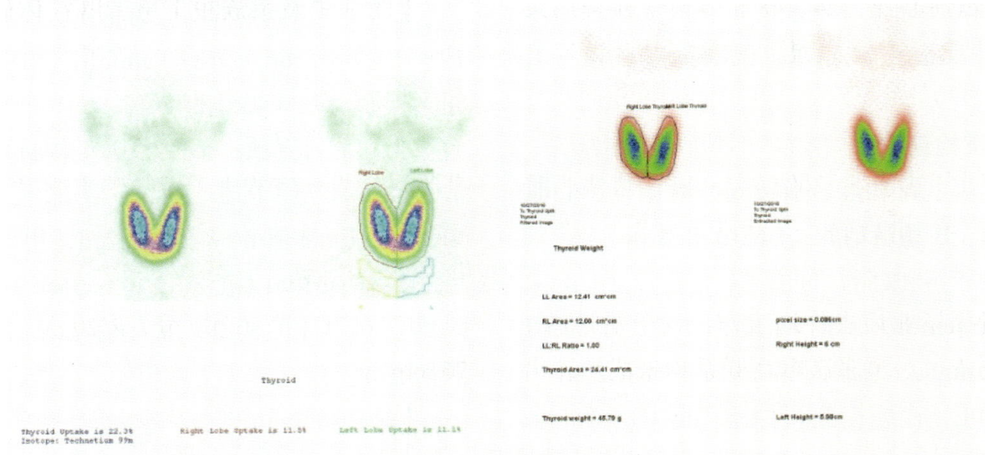

图 12-3 甲状腺 ECT 示甲状腺体积增大，估重约为 45.79 g；双叶放射性分布尚均匀，未见明显放射性分布增高或减低区。甲状腺摄锝功能增强，22.3%

2 h 80.42%、6 h 95.30%、24 h 87.83%、48 h 77.68%，有效半衰期为 3.4 天。

【诊断】

1. 格雷夫斯病

2. 甲状腺功能亢进性心脏病

3. 阵发性心房扑动

【治疗经过】

1. 围 ^{131}I 治疗期对症支持治疗（患者入院后当晚约 22 时出现心慌、胸闷不适，急查心电图提示心房扑动，经积极对症治疗近 2 h 后转复为正常心律）。

（1）一般处理：24 h 心电监护，吸氧，监测血压；

（2）复律：5%GS 20 ml ＋胺碘酮 150 mg 静推；＞ 20 min；

5%GS 44 ml ＋胺碘酮 300 mg 泵入 10 ml/h；

（3）抗凝：低分子肝素 3200 U，皮下注射 1 次 / 日；

（4）控制心率：盐酸普萘洛尔 20 mg 3 次 / 日。

2. 口服 ^{131}I 治疗（患者 48 h 摄碘率检查结束后）：按照指南推荐公式计算 ^{131}I 治疗剂量：口服 ^{131}I 活度（Mbq）＝［计算剂量（4.07 MBq/g）× 甲状腺重量（g）］/［甲状腺 24 h 吸 ^{131}I 率（%）］。在计量剂量的基础上，经与患者充分沟通后适当调整，服 ^{131}I 剂量为 192.4 MBq（5.2 mCi），一次性口服。

3. ^{131}I 治疗后不良反应及处理：服 ^{131}I 后患者无特殊不良反应，未见甲亢明显加重征象。出院后遵嘱定期复查随诊。

【治疗效果】

患者服 ^{131}I 治疗后 1 个月复查：

（1）自觉症状好转；

（2）血常规正常；

（3）甲状腺激素：FT_3 29.96（正常值 2.8 ～ 7.1）pmol/L，FT_4 93.09（正常值 12 ～ 22）pmol/L，TSH ＜ 0.005（正常值 0.27 ～ 4.2）mIU/L。

处理：继续随访观察，口服盐酸普萘洛尔 10 mg 3 次 / 日治疗。

【治疗体会】

1. 患者年轻女性，结合患者高代谢症状、体征、甲功及 T 系列五项检查，甲状腺摄碘率高于正常，甲状腺显像示甲状腺体积增大伴摄锝功能增强，患者格雷夫斯病诊断明确。

2. 患者甲亢病史 1 年余，抗甲状腺药物治疗过程中患者配合较差，不规律治疗后出现眼部症状，且此次入院后合并甲亢性心脏病、阵发性心房扑动，此种情况下尤其适合行 ^{131}I 治疗。

3. 患者诊为甲亢后口服抗甲状腺药物，现停药后要求行 ^{131}I 治疗。6 h 摄碘率检查结束后当天夜间突发心房扑动，虽静推及泵入少量胺碘酮约

2 h 后恢复窦性心律，24、48 h 摄碘率检查结果仍明显高于正常水平，考虑胺碘酮虽对摄碘率检查产生影响，但影响不大，鉴于患者甲亢症状较重，临床综合评估后，^{131}I 治疗时间仍较适宜。

4. 患者 ^{131}I 治疗剂量的确定，以计算法为基础，结合患者年龄较轻（未结婚及妊娠），适当减少剂量。

5. 患者因毕业后去外地工作，仅于治疗后 1 个月来院复查，后虽多次电话联系均未成功，出现失访。

【专家点评】

1. 甲亢伴心房扑动者应尽快控制甲亢，甲亢没有控制时心房扑动随时可能发生，选择 ^{131}I 治疗是甲亢治疗的最好方法。

2. 胺碘酮是治疗心房扑动最常用的药物，由于含有碘，可能会影响 ^{131}I 治疗。但在治疗过程中只要不影响甲状腺摄碘率或摄碘率在符合碘治疗的范围内就不会影响 ^{131}I 治疗的效果。

3. 本病例没有获得最后随访结果是一个遗憾。但仍具有一定临床参考价值。

（安徽医科大学第二附属医院　李飞提供）

病例 13　^{131}I 治疗格雷夫斯甲亢合并突眼

患者，女性，51 岁。

【主诉】心悸、气短、乏力 8 年，突眼 1 年余。

【现病史】患者 8 年前无明显诱因出现心悸、气短、怕热、多汗等不适，多食、消瘦明显，近 1 个月体重减轻 20 余斤。化验甲功增高，诊断为“甲亢”，血常规及肝功能未见明显异常，给予“赛治 30 ～ 5 mg/d”及控制心率等药物治疗。患者遵医嘱规律服药 2 年，以及间断口服甲巯咪唑（赛治）近 5 年，反复发作。近 1 年来突眼逐渐加重。曾行口服及静点激素治疗，效果不佳。20 天前行球后放疗一个疗程（2 Gy/ 天，共 12 次），治疗期间口服泼尼松 60 mg，1 次 / 日，甲巯咪唑（赛治）10 mg 2 次 / 日。拟停甲巯咪唑（赛治）1 周后行 ^{131}I 治疗。

【既往史及家族史】患者既往体健，否认冠心病、高血压、糖尿病、肿瘤、脑卒中、精神病、创伤、肝硬化等病史。否认肝炎、结核等传染病史。否认骨折、外伤、手术史。否认食物及药物过敏史。家族中无甲状腺疾病以及遗传性疾病史。

【体格检查】

T 36.3℃，P 76 次 / 分，R 20 次 / 分，BP 124/76 mmHg。

神清，查体合作。全身皮肤黏膜无黄染，颈部浅表淋巴结未及肿大。突眼（＋＋），咽部无充血，扁桃体未见肿大。甲状腺Ⅱ°＋肿大，质地软，无压痛，杂音（－），震颤（－）。HR 76 次 / 分，律齐，未闻及杂音。双肺呼吸音清，未闻及干湿啰音。腹软，无压痛，肝脾肋下未触及。手颤（－），双下肢无水肿。双侧膝、跟腱反射正常存在，巴宾斯基征（－），霍夫曼征（－）。

【实验室检查】

1. 血常规：WBC 4.3×10^9/L（－），NEU 百分比 44%（－），NEU 2.3×10^9/L（－）。

2. 甲功：FT_3 12.44（正常值 3.50 ～ 6.50）pmol/L，FT_4 27.92（正常值 11.50 ～ 22.70）pmol/L，TSH ＜ 0.01（正常值 0.55 ～ 4.78）μIU/ml，TRAb：15（正常值＜ 5 IU/L），TgAb 21.25（正常值 0 ～ 60）IU/ml，TPOAb 216.5（正常值 0 ～ 60）IU/ml。

3. 肝功能：ALT 12 U/L（－），AST 17 U/L（－）。

4. 肾功能：尿素氮（BUN）3.60 mmol/L（－），肌酐（Cr）31.1 μmol/L（－）。

5. 空腹血糖：5.39（正常值 3.6 ～ 5.8）mmol/L。

【辅助检查】

1. 心电图：窦性心动过速。

2. 突眼：突眼度（左 28；右 27），视力（左 0.4；右 0.4），Graves 眼病活动（CAS）评分（6 分）。

3. 甲状腺摄碘功能测定（摄 ^{131}I 率）：3 h 78.8%，6 h 81.1%，24 h 83.6%。

4. 甲状腺 ECT：双侧甲状腺明显肿大伴摄锝

功能增强，估重 86 g（图 13-1A）。

5. 甲状腺彩超：双叶弥漫性明显肿大，血流信号丰富（火海征）。

6. 放疗前眼眶 SPECT/CT（^{99m}Tc-DTPA）：球后眼肌增粗且摄取阳性（图 13-2A），球后体积（左 28.04，右 29.61）。

【诊断】

1. 毒性弥漫性甲状腺肿

甲状腺相关眼病

2. 甲状腺相关眼病放射治疗后

【治疗经过】

1. 围 ^{131}I 治疗期对症支持治疗：

（1）控制心率：比索洛尔 5 mg 1 次 / 日；

（2）泼尼松 60 mg 1 次 / 日，2 周后逐周减量 5 mg 至停药；

（3）维生素 C 0.6 g 3 次 / 日。

2. 口服 ^{131}I 治疗：参照甲状腺大小（重、大）、质地（软）、摄碘率（增高）、结合患者病程、合并突眼，在计算剂量的基础上，经与患者充分沟通后适当调整，确定服 ^{131}I 20 mCi 剂量，一次性口服。

3. 服 ^{131}I 后患者无特殊不良反应，未见甲亢及突眼明显加重征象。遵嘱定期复查随诊。

【治疗效果】

1. 患者服 ^{131}I 后 1 个月复查，自觉症状好转。查体：突眼（++）。甲状腺Ⅰ°～Ⅱ°肿大，质地软，无压痛。HR 75 次 / 分，律齐，未见突眼加重。

（1）突眼：突眼度（左 27；右 27），视力（左 0.4；右 0.4），CAS 评分（5 分）；

（2）处理：泼尼松遵医嘱规律减量。

2. 患者服 ^{131}I 后 3 个月复查，自觉症状缓解，未诉特殊不适。查体：突眼（+）。甲状腺Ⅰ°肿大，质软。HR 70 次 / 分，律齐；突眼症状缓解。

（1）甲功：FT_3 5.76 pmol/L，FT_4 16.03 pmol/L，TSH 0.14 μIU/ml，TRAb 45 IU/ml；

（2）突眼：突眼度（左 27；右 27），视力（左 0.4；右 0.4），CAS 评分（4 分）；

（3）处理：口服甲巯咪唑（赛治）10 mg 1 次 / 日，1.5 个月后停药。

3. 患者服 ^{131}I 后 6 个月复查，未诉特殊不适。查体：突眼（+）。甲状腺Ⅰ°肿大，质软，估重 25 g（图 13-1B）。HR 70 次 / 分，律齐；突眼症状明显缓解。

（1）甲功：FT_3 4.66 pmol/L，FT_4 17.14 pmol/L，TSH 1.66 μIU/ml，TRAb 67 IU/ml；

（2）突眼：突眼度（左 25；右 25），视力（左 0.5；右 0.5），CAS 评分（3 分）；

（3）处理：观察。

4. 患者服 ^{131}I 后 12 个月复查，未诉特殊不适。查体：突眼（+）。甲状腺未触及。HR70 次 / 分，律齐；突眼症状明显缓解。

（1）甲功：FT_3 3.52 pmol/L，FT_4 12.77 pmol/L，TSH 15.39 μIU/ml，TRAb 4.55 IU/ml。

（2）突眼：突眼度（左 23；右 22），视力（左 0.5；右 0.6），CAS 评分（2 分）；

（3）眼眶 SPECT/CT（^{99m}Tc-DTPA）：比较治疗前，球后眼肌稍增粗且摄取弱阳性（图 13-2B），球后体积（左 22.39，右 22.41）；

（4）处理：左甲状腺素钠（优甲乐）50 μg 1 次 / 日替代治疗，2～3 复查甲功。

【治疗体会】

1. 患者老年女性，结合患者高代谢症状、体征、甲功，以及甲状腺吸 ^{131}I 率高于正常，ECT 示双叶甲状腺明显肿大伴摄取能力增强，患者格雷夫斯甲亢诊断明确，符合 ^{131}I 治疗指征。

2. 患者甲亢病史 8 年，ATD 疗效差，虽曾规律治疗 2 年，但停药后甲亢复发多次，现间断 ATD 治疗不能停药；突眼 1 年余，行口服及静点激素治疗，效果不佳，现行球后放疗一个疗程（2 Gy/ 日，共 12 次），治疗期间口服泼尼松 60 mg，1 次 / 日，甲巯咪唑（赛治）10 mg 2 次 / 日。考虑尽快控制甲功，可行 ^{131}I 治疗。

3. 患者甲亢伴突眼治疗是一个综合治疗的过程，其眼部症状与体征的改变是一个长期和时刻需对症处理的问题，该患者于治疗后 1 年症状及体征有明显好转。^{131}I 治疗对突眼有相对的加重诱因，需要配合泼尼松等对症处理。该患者碘疗前已行球后放疗和泼尼松治疗，给予碘疗相对较

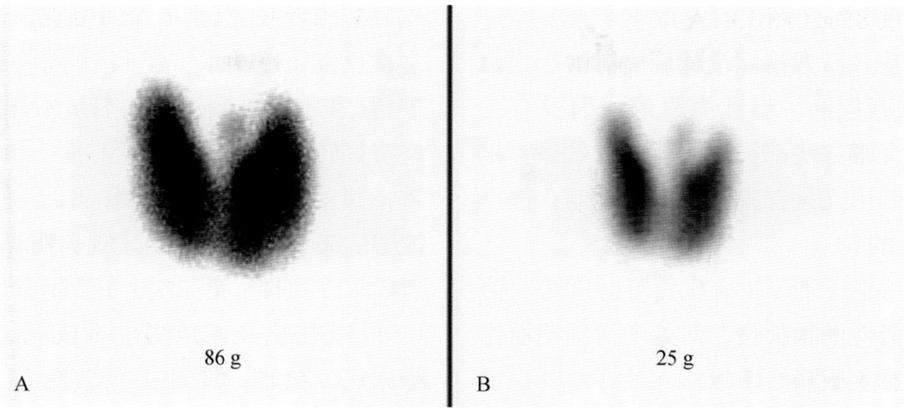

图 13-1 ^{131}碘治疗前后的甲状腺影像及估重

A. 治疗前；**B.** 治疗后 6 个月

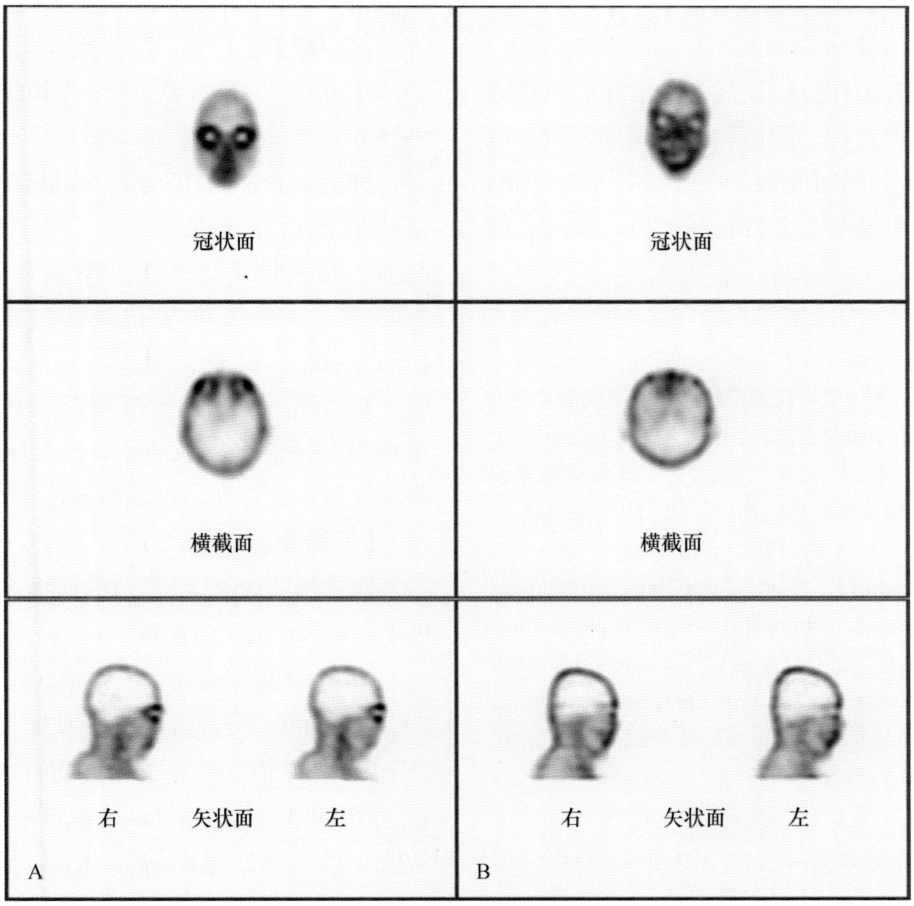

图 13-2 球后放射治疗前后眼眶 ^{99m}Tc-DTPA SPECT 影像

A. 治疗前；**B.** 治疗后

为安全。

4. 患者 ^{131}I 治疗剂量的确定，以计算法为基础，征求患者意愿（可接受甲减的结局，行甲状腺素替代治疗），适当增加剂量。

5. 患者服 ^{131}I 后时刻注意治疗一过性甲减（不利于突眼的恢复），服用左甲状腺素钠（优甲乐）替代治疗，并逐渐调整，直至甲状腺功能稳定维持于正常状态。

【专家点评】

1. 本例特点是针对甲亢伴有突眼的患者处

理。患者 ^{131}I 治疗前已经伴有突眼 1 年余，经过了口服及静脉输入激素治疗及球后放射治疗。由于患者甲亢没有控制，导致突眼的病因没有去除，其他治疗突眼方法都很难获得好的效果。尽可能、尽快控制甲亢是首先要考虑的问题，选择 ^{131}I 治疗是可行的。

2. 甲亢伴突眼选择 ^{131}I 治疗要审时度势，治疗前需要一些必要的预处理，对处于活动期而比较重的患者不要急于开始碘治疗，最好使其稳定或好转后进行。而对于轻中度患者最好在碘治疗同时使用糖皮质激素，可以减轻因碘治疗而使突眼加重的情况。这方面国内外有许多文献可以参考。

3. 本例患者治疗过程较规范，治疗时机把握较好，辅助治疗合理，随访和药物调理及时，取得良好的效果。同时也提到可以用 ^{99m}Tc-DTPA SPECT 影像学检查评价治疗前后眼眶的改变，值得参考[1-3]。

参考文献

[1] 吴中耀，宋国祥. 重视我国甲状腺相关眼病的基础与临床研究. 中华眼科杂志，2005，41（9）：769-771.

[2] 段炼，李险峰，陆克义，等. ^{99}Tc^{m}- 奥曲肽眼眶显像在甲状腺相关眼病中的临床应用. 中华眼科杂志，2006，42（12）：1068-1072.

[3] Laszlo G，Andras L，Zsolt SF et al. Imaging of disease activity in Graves' orbitopathy with different methods comparison of ^{99m}Tc-DTPA and ^{99m}Tc-depreotide single photon emission tomography，magnetic resonance imaging and clinical activity scores. Nucl Med Comm，2005，26（5）：407-414.

（山西医科大学第一医院　陆克义提供）

病例 14　^{131}I 治疗格雷夫斯甲亢合并周期性麻痹

患者男性，32 岁。

【主诉】甲亢 10 年，第一次碘治疗后 6 个月，拟行 2 次碘治疗。

【现病史】患者甲亢病史 10 年，曾服用“丙硫氧嘧啶”“他巴唑片”“甲巯咪唑”治疗，病情多次反复，甲功水平控制不佳，6 个月前在外院进行 ^{131}I 治疗 1 次，具体剂量不详，用药后症状略有好转，近 2 个月自觉心慌、怕热等症状仍较重，并发生数次无力瘫倒，给予补钾治疗后迅速改善。来我院复查甲功表现为明显甲亢特征，患者要求在我科行第二次 ^{131}I 治疗。

【既往史及家族史】否认冠心病、高血压、糖尿病、肿瘤、脑卒中、精神病、创伤、肝硬化等病史，否认肝炎、结核等传染病史。否认骨折、外伤、手术史。否认食物及药物过敏史，家族中无甲状腺疾病以及遗传性疾病史。

【体格检查】

T 36.5 ℃，P 121 次 / 分，R 20 次 / 分，BP 130/85 mmHg。

神清，查体合作。全身皮肤黏膜无黄染，颈部浅表淋巴结未及肿大。突眼（－），咽部无充血，扁桃体未见肿大。甲状Ⅱ°肿大，质韧，无压痛，未触及明显包块，杂音（－），震质（－）。HR：121 次 / 分，律齐，未闻及杂音。双肺呼吸音清，未闻及干湿啰音，无压痛，肝肋下未触及。手颤（＋），双下肢无水肿。双侧膝、跟腱反射正常存在，巴宾斯基征（－）。

【实验室检查】

血常规：WBC 4.82×10^9/L，NEU 2.38×10^9/L，PLT 234×10^9/L，均正常。

甲功：FT_3 ＞ 50.0（正常值 3.5 ～ 6.5）pmol/L，FT_4 ＞ 100.0（正常值 11.5 ～ 22.7）pmol/L，TT_3 ＞ 10.0（正常值 0.92 ～ 2.79）nmol/L，TT_4 ＞ 320.0（正常值 58.1 ～ 162.5）nmol/L，TSH 0.0050.01（正常值 0.35 ～ 5.5）μIU/ml。

TgAb 419.4（正常值 0 ～ 115）IU/ml；TPOAb ＞ 600（正常值 0 ～ 34）IU/ml。

肝功能：ALT 63 IU/L；AST 46 IU/L；ALP 445 IU/L。

电解质：钾 3.41（正常值 3.50 ～ 5.30）mmol/L，钠 136.2（正常值 137.0 ～ 147.0）mmol/L，氯 103.0（正常值 99.0 ～ 110.0）mmol/L，总钙 2.13（正常值 2.11 ～ 2.52）mmol/L，二氧化碳 23.3（正

常值 20.0 ～ 29.0）mmol/L。

【辅助检查】

心电图：窦性心动过速，心率 121 次 / 分。心电图大致正常。

甲状腺摄碘（^{131}I）功能测定：2 h 40%，24 h 70%。

甲状腺 ECT：双侧甲状腺肿大，过度显影（图 14-1）。

甲状腺超声：甲状腺大，弥漫性病变。双侧叶混合型结节，考虑良性结节。左叶实性结节伴点状钙化，建议密切观察。

【诊断】

1. 毒性弥漫性甲状腺肿
2. 甲状腺左叶结节性质待定
3. 甲亢伴周期性麻痹

【治疗经过】

1. 围 ^{131}I 治疗期对症支持治疗，患者存在轻度电解质紊乱情况，钾离子、钠离子偏低，给予补钾、补钠。

2. 口服 ^{131}I 治疗：按照指南推荐公式计算 ^{131}I 治疗剂量，在剂量计算基础上，考虑患者为二次治疗，甲亢病史长、症状重，有周期性麻痹出现，目前主要矛盾为解除甲亢对机体的严重影响，经与患者充分沟通后，^{131}I 剂量定为 666 MBq（18 mCi），一次性口服。

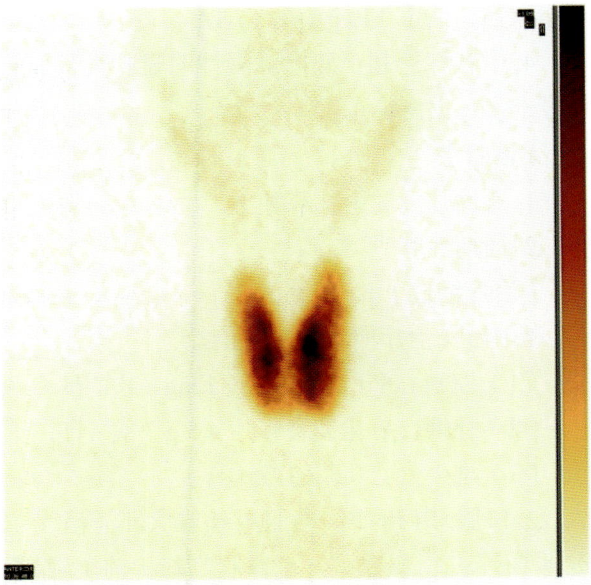

图 14-1 甲状腺 ECT 显像

3. 治疗后不良反应及处理：服 ^{131}I 后患者无特殊不良反应，未出现甲亢明显加重征象。遵嘱定期复查随诊。

【治疗效果】

患者服 ^{131}I 后 2 个月复查，自觉症状明显好转。查体：无突眼。甲状腺Ⅱ°－肿大，质软无压痛。

血常规：WBC 6.2×10^9/L。

甲功：FT_3 5.8（正常值 3.5 ～ 6.5）pmol/L，FT_4 9.6（正常值 11.5 ～ 22.7）pmol/L，TT_3 2.8（正常值 0.92 ～ 2.79）nmol/L，TT_4 77.2（正常值 58.1 ～ 162.5）nmol/L，TSH 0.009（正常值 0.35 ～ 5.5）μIU/ml。

TgAb 595.6（正常值 0 ～ 115）IU/ml；TPOAb ＞ 600（正常值 0 ～ 34）IU/ml。

肝功能未见明显异常。

处理：密切检测甲功，预防早发甲减，1 个月后复查甲功。

【治疗体会】

1. 患者为青年男性，结合患者高代谢症状及相关检查，诊断明确。

2. 患者病史较长，曾行碘治疗，现甲亢复发，并伴有周期性麻痹，现距离前次碘治疗半年，这时，患者应再次进行 ^{131}I 治疗。

3. 碘治疗前各项检查符合 ^{131}I 治疗指征。

4. 结合患者病史，应避免甲亢复发，结合患者意愿，加大单位体积的 ^{131}I 用量。

5. 仍应密切监测甲状腺左叶结节性质，必要时行穿刺。

6. 二次碘治疗后 2 个月复查甲功，有早发甲减的倾向，应密切监测甲功，发生甲减应早日行甲状腺素替代治疗。

【专家点评】

1. 甲亢性周期性麻痹在临床比较常见，属于甲亢肌病，其特点是：中青年男性多见；发作前多有肌肉酸痛；多于凌晨发作。有些患者往往以突发性下肢麻痹为首发症状，要引起重视。纠正甲亢状态是治疗甲亢性周期性麻痹最明确的治疗方法。甲亢不缓解，周期性麻痹随时可以发生。所以，常常选择 ^{131}I 治疗使甲亢尽早恢复，而周期性麻痹也随之好转或痊愈。

2. 发现周期性麻痹后要注意测定血钙及电解质并补钙，一般治疗及时，症状可以很快缓解，在甲亢没有完全恢复时要注意维持治疗和随访。

（第四军医大学西京医院　王喆提供）

病例 15　^{131}I 治疗格雷夫斯甲亢合并周期性麻痹

患者男性，28 岁。

【主诉】心悸、手抖、下肢乏力 14 年，加重 3 个月。

【现病史】患者 14 年前无明显诱因出现心悸、手抖、怕热、多汗等不适，多食、消瘦明显，近 1 个月体重减轻 10 余斤。化验甲功增高，血常规及肝功能未见明显异常，诊断为“甲亢”，给予“赛治 15 mg/d 至 5 mg/d”及控制心率等药物治疗。患者遵嘱规律服药 2 年，一直未愈，间断口服甲巯咪唑（赛治）近 10 年，反复发作。最近 5 年内发生多次周期性麻痹，约 2 ～ 3 次 / 年，在甲功增高时为著。近半年周期性麻痹发作频繁（约 1 次 / 月），1 周前再次发生（赛治 5 mg 1 次 / 日），复查甲功再次高于正常、TSH 低于正常，甲状腺彩超示双叶弥漫性明显肿大，拟停甲巯咪唑（赛治）1 周后行 ^{131}I 治疗。

【既往史及家族史】患者既往体健，否认冠心病、高血压、糖尿病、肿瘤、脑卒中、精神病、创伤、肝硬化等病史。否认肝炎、结核等传染病史。否认骨折、外伤、手术史。否认食物及药物过敏史。家族中无甲状腺疾病以及遗传性疾病史。

【体格检查】

T 36.0℃，P 93 次 / 分，R 18 次 / 分，BP 120/80 mmHg。

神清，查体合作。全身皮肤黏膜无黄染，颈部浅表淋巴结未及肿大。突眼（－），咽部无充血，扁桃体未见肿大。甲状腺Ⅲ°＋肿大，质地中等，无压痛，杂音（－），震颤（－）。HR 93 次 / 分，律齐，未闻及杂音。双肺呼吸音清，未闻及干湿啰音。腹软，无压痛，肝脾肋下未触及。手颤（＋），双下肢无水肿。双侧膝、跟腱反射正常存在，巴宾斯基征（－），霍夫曼征（－）。

【实验室检查】

1. 血常规：WBC 8.9×10^9/L（－），NEU 百分比 69%（－），NEU 2.5×10^9/L（－）。

2. 甲功：FT_3 18.24（正常值 3.50 ～ 6.50）pmol/L，FT_4 43.70（正常值 11.50 ～ 22.70）pmol/L，TSH 0.01（正常值 0.55 ～ 4.78）μIU/ml，TRAb 0.10 IU/L（－），TgAb ＞ 500（正常值 0 ～ 60）IU/ml，TPOAb ＞ 1300（正常值 0 ～ 60）IU/ml。

3. 肝功能：ALT 44 U/L（－），AST 21 U/L（－）。

4. 肾功能：BUN 5.95 mol/L，Cr 56.1 μmol/L。

5. 空腹血糖：8.07（3.6 ～ 5.8）mmol/L。

6. 钾离子（K^+）：3.6（3.5 ～ 5.5）mmol/L（口服氯化钾缓释片 1 g 3 次 / 日）。

【辅助检查】

1. 心电图：窦性心动过速。

2. 甲状腺摄碘功能测定（吸 ^{131}I 率）：3 h 64.5%，6 h 87.9%，24 h 83.8%。

3. 甲状腺 ECT：双侧甲状腺明显肿大伴摄锝功能增强，估重 140 g（图 15-1A）。

4. 甲状腺彩超：双叶弥漫性明显肿大，血流信号丰富（火海征）。

【诊断】

1. 毒性弥漫性甲状腺肿

2. 周期性麻痹

【治疗经过】

1. 围 ^{131}I 治疗期对症支持治疗：

（1）控制心率：比索洛尔 5 mg 1 次 / 日；

（2）补钾：氯化钾缓释片 4.5 g 3 次 / 日；

（3）维生素 C 0.6 g 3 次 / 日。

2. 口服 ^{131}I 治疗：参照甲状腺大小（巨大）、质地（中等）、摄碘率（增高且高峰提前），结合患者病程、合并周期性麻痹频繁发作，在计算剂量的基础上，经与患者充分沟通后适当调整，确定服 ^{131}I 30 mCi 剂量，一次性口服。

3. 服 ^{131}I 后患者无特殊不良反应，未见甲亢明显加重征象。遵嘱定期复查随诊。

【治疗效果】

1. 患者服 ^{131}I 后 1 个月复查，自觉症状好转。查体：无突眼。甲状腺Ⅰ°～Ⅱ°肿大，质地中等，无压痛。HR 80 次 / 分，律齐，手颤（±）；无周期性麻痹发作。

（1）钾离子（K^+）：4.6（正常值 3.5 ～ 5.5）mmol/L。

（2）处理：补氯化钾缓释片 1.5 g 3 次 / 日，半个月后停服。

2. 患者服 ^{131}I 后 3 个月复查，自觉症状缓解，未诉特殊不适。查体：无突眼。甲状腺Ⅰ°肿大，质软。HR 68 次 / 分，律齐，手颤（－）；无周期性麻痹发作。

（1）甲功：FT_3 1.45 pmol/L，FT_4 4.55 pmol/L，TSH 85.23 μIU/ml。

钾离子（K^+）：4.3（正常值 3.5 ～ 5.5）mmol/L。

（2）处理：给予左甲状腺素钠（优甲乐）75 μg 1 次 / 日替代治疗。

3. 患者服 ^{131}I 后 6 个月复查，未诉特殊不适。查体：无突眼。甲状腺未触及。HR 72 次 / 分，律齐，手颤（－）；无周期性麻痹发作。

（1）甲功：FT_3 4.54 pmol/L，FT_4 19.45 pmol/L，TSH 2.66 μIU/ml。

钾离子（K^+）：4.1（正常值 3.5 ～ 5.5）mmol/L。

（2）处理：维持左甲状腺素钠（优甲乐）75 μg 1 次 / 日继续替代治疗。

4. 患者服 ^{131}I 后 9 个月复查，未诉特殊不适。查体：无突眼。甲状腺未触及。HR 80 次 / 分，律齐，手颤（－）；无周期性麻痹发作。

（1）甲功：FT_3 6.54 pmol/L，FT_4 25.38 pmol/L，TSH 0.35 μIU/ml。

（2）处理：减少左甲状腺素钠（优甲乐）至 25 μg 1 次 / 日继续替代治疗。

5. 患者服 ^{131}I 后 11 个月复查，未诉特殊不适。查体：无突眼。甲状腺未触及。HR 75 次 / 分，律齐，手颤（－）；无周期性麻痹发作。

（1）甲功：FT_3 5.54 pmol/L，FT_4 21.49 pmol/L，TSH 1.23 μIU/ml。

（2）处理：停用左甲状腺素钠（优甲乐）替代治疗。

6. 患者服 ^{131}I 后 14 个月复查，未诉特殊不适。查体：无突眼。甲状腺未触及。HR 70 次 / 分，律齐，手颤（－）；无周期性麻痹发作。行甲状腺 ECT：双侧甲状腺大小正常且摄锝功能正常，估重 21 g（图 15-1B）。

（1）甲功：FT_3 4.04 pmol/L，FT_4 14.28 pmol/L，TSH 2.35 μIU/ml。

（2）处理：观察，不适随诊。

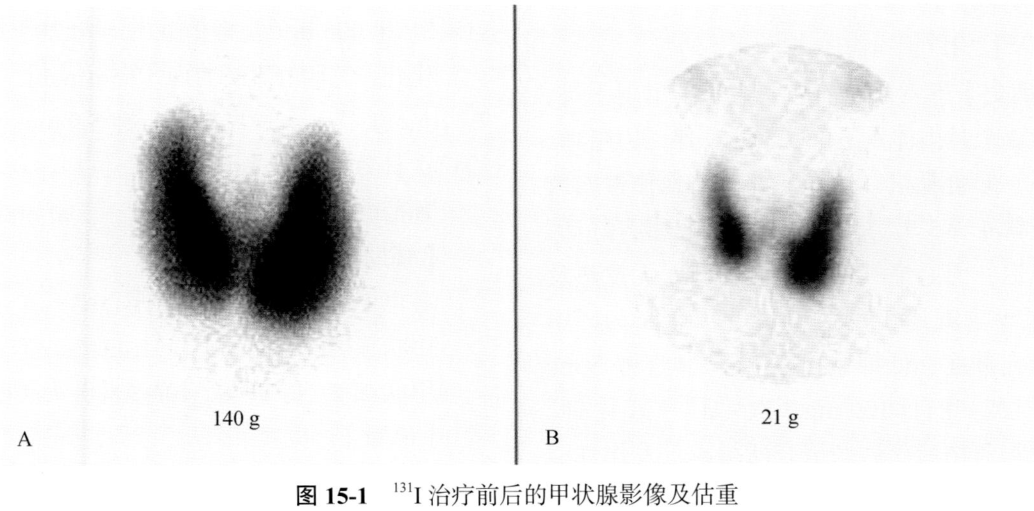

图 15-1 ^{131}I 治疗前后的甲状腺影像及估重

A. 治疗前；**B.** 治疗后 14 个月

【专家点评】

1. 患者青年男性，结合高代谢症状、体征、甲功，以及甲状腺摄 ^{131}I 率高于正常且高峰提前，ECT 示双叶甲状腺明显肿大伴摄取能力增强，患者格雷夫斯甲亢诊断明确，符合 ^{131}I 治疗指征。

2. 患者甲亢病史 14 年余，ATD 疗效差，虽曾规律治疗 2 年，但停药后甲亢复发多次，现间断 ATD 治疗不能停药；且 5 年来甲亢复发后伴有周期性麻痹发作，且半年来发作频繁，此种情况尤其适合行 ^{131}I 治疗。

3. 患者此次诊疗时，甲亢仍处于小剂量 ATD 治疗中，且口服氯化钾缓释片补充钾治疗稳定，经综合临床评估，患者病情平稳，无严重合并症或并发症，停 ATD 1 周甲状腺摄碘率明显增高，给予 ^{131}I 治疗时机适宜。

4. 患者 ^{131}I 治疗剂量的确定，以计算法为基础，结合患者意愿（可接受甲减的结局），适当增加剂量。

5. 患者服 ^{131}I 后 3 个月发生一过性甲减，服用左甲状腺素钠（优甲乐）替代治疗，并逐渐调整，直至 1 年后甲功逐渐恢复正常。

（山西医科大学第一医院　陆克义提供）

病例 16　^{131}I 治疗格雷夫斯甲亢合并周期性麻痹

患者男性，19 岁。

【主诉】“甲亢” 4 年余拟行 ^{131}I 治疗。

【现病史】患者 4 年前无明显诱因出现手抖、消瘦，近 3 个月内体重下降 2.5 kg，伴乏力嗜睡、怕热多汗、多食易饥、焦虑易怒，伴发作性四肢无力、瘫软 4～5 次。无多饮、多尿、多言好动、记忆力减退，无心慌气促、恶心呕吐、无发热及颈部肿痛等。就诊于邵武市医院，诊断为“甲状腺功能亢进症、低钾血症”，予“他巴唑 5 mg 1 次 / 日”或“PTU 100 mg 3 次 / 日”“氯化钾”等抗甲状腺药物治疗后病情有所缓解；发作性四肢瘫软发作时在当地医院曾诊断为“低钾型周期性瘫痪”，予急诊“15% 氯化钾 15 ml 静脉滴注”、口服“维生素 B_1”后症状缓解，此后间断服用氯化钾（0.5 g 2 次 / 日）。2 年后发现白细胞减低，全身多发皮疹，用“利血生”升白，“扑尔敏”“地塞米松”抗过敏等治疗后仍反复致间断停药多次，遂拟行 ^{131}I 治疗。

【既往史及家族史】否认肝炎、结核、疟疾病史，否认手术、外伤史，否认输血史，否认食物过敏史，对“他巴唑、PTU”过敏，预防接种史不详。父母健在，一姐健在，否认家族性遗传病史及家族性肿瘤病史，否认三代以内甲状腺疾病病史。

【体格检查】

T 36.7℃，P 128 次 / 分，R 17 次 / 分，BP 105/60 mmHg。

神情，查体合作。全身皮肤黏膜无黄染，颈部浅表淋巴结未触及肿大。双手轻度震颤，无突眼，双眼可闭合。咽部无肿痛，扁桃体未见肿大。甲状腺Ⅲ°肿大，质中，无压痛，未触及结节，未闻及血管杂音，震颤（－）。HR 128 次 / 分，律齐，未闻及杂音。双肺呼吸音清，未闻及干啰音。腹软，无压痛，肝脾肋下未触及。

【实验室检查】

血常规：WBC 3.3（正常值 3.5 ～ 9.5）× 10^9/L ↓；单核细胞（MO）15.5（正常值 3.0 ～ 10.0）% ↑；LY 0.9（正常值 1.1 ～ 3.2）× 10^9/L ↓。

甲功：FT_3 > 50（正常值 3.10 ～ 6.80）pmol/L ↑；FT_4 > 100（正常值 12.00 ～ 22.00）pmol/L ↑；sTSH < 0.005 m（正常值 0.27 ～ 4.20）IU/L ↓。

生化：总胆红素（TB）17.5 μmol/L ↑；DBIL 7.7 μmol/L ↑；余未见异常，钾 5.0 mmol/L。（^{131}I 治疗次日急诊血钾 1.4 mmol/L ↓）。

葡萄糖：6.75（正常值 4.10 ～ 5.90）mmol/L ↑。

【辅助检查】

心电图：窦性心动过速伴心律不齐。

甲状腺摄碘功能测定：3 h 43.5%，24 h 61.6%。

甲状腺 ECT：甲状腺弥漫性肿大（图 16-1）。

【诊断】

1. 格雷夫斯甲亢

2. 甲状腺毒性周期性麻痹

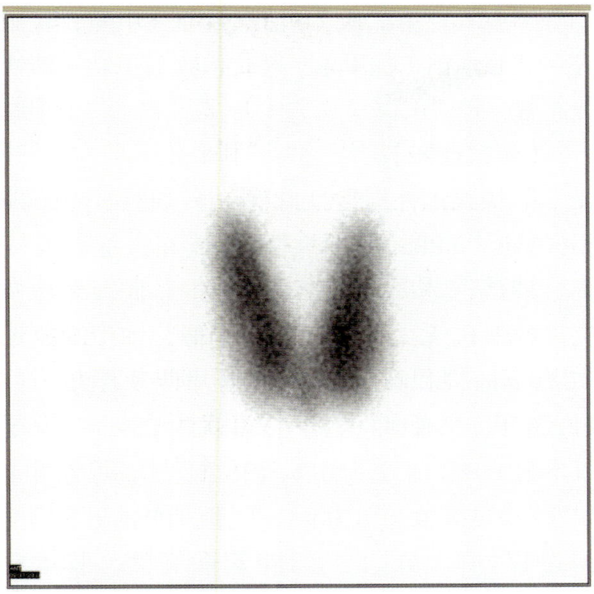

图 16-1 ^{131}I 治疗前甲状腺显像示弥漫性肿大

3. 粒细胞减少症。

【治疗经过】

1. 围 ^{131}I 治疗期对症支持治疗：

（1）升白细胞：鲨肝醇 50 mg 3 次 / 日；

（2）补钾：氯化钾缓释片 0.5 2 次 / 日（备用）；

（3）控制心率：普萘洛尔 10 mg 3 次 / 日（但患者未规律服用）。

2. 口服 ^{131}I 治疗：口服 ^{131}I 活度（MBq）=［计划量（3.7 MBq/g）× 甲状腺质量（g）］/［甲状腺 24 h 吸 ^{131}I 率（%）］。甲状腺估重：65 g；在计算剂量的基础上，经与患者充分沟通后适当调整，服 ^{131}I 定为 351.5 MBq（9.5 mCi）行第一次 ^{131}I 治疗，一次性口服。

3. 服 ^{131}I 治疗后不良反应及处理：患者于服 ^{131}I 后当天夜里突然出现双下肢无力、瘫痪，至凌晨达高峰，无高热、胸闷、气促、恶性呕吐、腹泻等，于我院急查血钾 1.4 mmol/L ↓，结合病史诊断为甲状腺毒性周期性麻痹（thyrotoxic periodic paralysis，TPP），给予静滴补钾、支持疗法、普萘洛尔口服等，病情迅速缓解，2.5 h 后症状消失。服 ^{131}I 治疗后患者无特殊不良反应，未见甲亢明显加重征象，遵嘱定期随访复查。

【治疗效果】

1. 患者第一次服 ^{131}I 后 3 个月复查，自觉症状好转，原乏力、嗜睡、多食、焦虑症状有所减轻，未诉特殊不适。查体：无突眼。甲状腺Ⅱ°肿大，质中。HR 70 次 / 分，律不齐。

甲功：sTSH＜0.005 mIU/L↓；FT_3 12.43 pmol/L↑；FT_4 38.27 pmol/L ↑。

血常规：WBC 4.5×10^9/L；NEU 72.8%；MO 9.9%；LY 0.7×10^9/L ↓。

生化：TB 14.2 μmol/L；DBil 6.2 μmol/L ↑；钾 4.7 mmol/L。

心电图：窦性心律不齐；V_2 ～ V_3 导联 T 波高尖；左心室综合高电压。

处理：随访复查。

2. 患者第一次服 ^{131}I 后 6 个月复查，自觉症状缓解，未诉特殊不适。查体：无突眼。甲状腺Ⅱ°肿大，质中。HR 66 次 / 分，律齐。

甲功：sTSH＜0.005 mIU/L↓；FT_3 17.79 pmol/L↑；FT_4 46.78 pmol/L ↑。

血常规：WBC 3.1×10^9/L ↓；LY 0.8×10^9/L ↓，余无异常。

生化：未见异常。

ECG：窦性心律，早期复极综合征？

甲状腺功能测定＋甲状腺 ECT：甲状腺肿大，与旧片对比较前减小，甲状腺摄 ^{131}I 率高于正常（3 h 47.3%，24 h 66%），符合甲亢表现（图 16-2）。

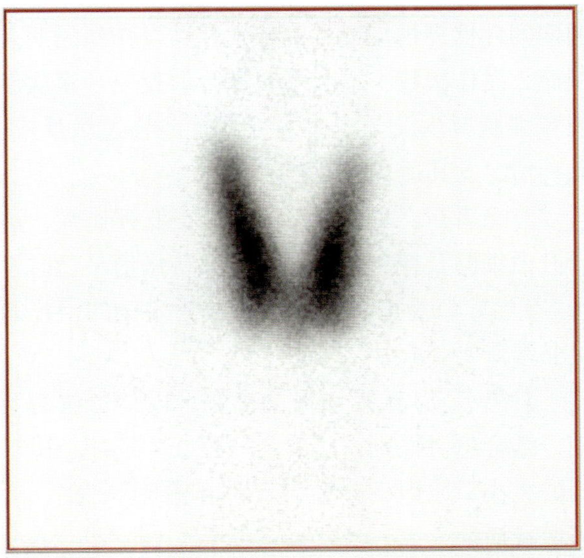

图 16-2 第二次治疗前甲状腺显像，较第一次治疗前略缩小

处理：进行第二次 ^{131}I 治疗，计划量改为 4.44 Mbq/g，甲状腺估重 60 g，服 ^{131}I 407 MBq（11 mCi），剂量的计算、围 ^{131}I 治疗期对症支持治疗方法及服 ^{131}I 治疗后不良反应及处理方法同前。

3. 患者第二次服 ^{131}I 3 个月后复查，自述无明显不适。查体：无突眼。甲状腺未触及明显肿大。HR 54 次 / 分，律齐。

甲功：sTSH＞100 mIU/L ↑；FT_3 1.16 pmol/L ↓；FT_4 2.31 pmol/L ↓。

血常规：未见异常。

处理：给予左甲状腺素钠（优甲乐）125 μg 1 次 / 日替代治疗。

4. 患者第二次服 ^{131}I 3.5 个月后复查，患者一般情况尚可，无特殊不适。查体：无突眼。甲状腺未触及明显肿大。

游离甲功：sTSH 52.3 mIU/L ↑；FT_3 3.72 pmol/L；FT_4 13.561 pmol/L。

处理：左甲状腺素钠（优甲乐）继续按原剂量给予，进行甲状腺激素替代治疗，定期随访。

【治疗体会】

1. 患者青年男性，结合患者高代谢症状、体征、甲功，以及甲状腺摄 ^{131}I 率高于正常，ECT 示双叶甲状腺弥漫性肿大，患者格雷夫斯甲亢诊断明确，符合 ^{131}I 治疗指征。

2. 患者甲亢病史 4 年余，虽曾规律治疗 2 年，但期间伴低钾性周期性麻痹发作，发作间隔期无规律，发作次数不定。ATD 治疗时反复、多次出现粒细胞减少及全身多发皮疹等药物过敏反应，此种情况尤其适合行 ^{131}I 治疗。

3. 患者行 ^{131}I 治疗前及时纠正低钾血症，进行升白细胞及控制心率等治疗，待病情平稳时再行 ^{131}I 治疗，为患者创造一个较为安全的治疗时机非常重要。

4. 患者 ^{131}I 治疗剂量的确定，以计算法为基础，结合患者性别、年龄、病程、并发症、甲状腺的大小、质地、有无结节等情况综合评估，适当增减剂量。

5. 根据患者本身病情的复杂性及 ^{131}I 治疗后的随访结果等确认是否有必要再次行 ^{131}I 治疗。

6. 患者行第二次 ^{131}I 治疗后发生甲减，服用左甲状腺素钠（优甲乐）替代治疗后甲功逐渐恢复正常。

【专家点评】

甲状腺毒性周期性麻痹（thyrotoxic periodic paralysis，TPP），即甲状腺功能亢进症合并周期性麻痹，是以甲状腺功能亢进、低钾血症及突发性肌肉无力为表现的症候群，发作时血钾＜ 3.0 mmol/L，具有东亚青壮年男性多发的特点。TPP 在甲亢患者中的发病率，中国约 1.8% ～ 3.9%，日本为 1.9%，北美为 0.1% ～ 0.2%[1-3]。尽管甲亢以女性多见（女：男为 9：1），但 TPP 的男女比例却为 17：1 ～ 70：1[4]。TPP 起病突然，肢体对称性瘫痪，不累及脑神经支配的肌肉，近端重于远端，首发症状以下肢多见。少数严重时可累及呼吸肌和肋间肌，引起呼吸困难而危及生命。甲状腺毒性周期性麻痹的确切发病机制尚不明确，主要原因是过多的甲状腺激素刺激细胞膜的 Na^+-K^+-ATP 酶（钠泵）活性，并提高 β 受体的数量和敏感性，促进血钾向细胞内转移；而雄激素能增加 Na^+-K^+-ATP 酶的活性可能是男性 TPP 易感性较高的原因。

本患者为青年男性，具有相对较长的甲亢病程。突发性肌肉无力发作时血钾明显降低，在恢复期血钾可正常，临床表现典型，而且起病突然，于 1 h 后症状达高峰，首次服药后当夜至凌晨仍发病一次，由于平时有诊断“甲亢伴周期性麻痹”的病史，得以及时接受静脉补钾等治疗，未出现其他并发症。

APP 为低钾性、继发性周期性麻痹，可在大量摄入碳水化合物、高糖饮料、剧烈运动后发作，但有时并无明显诱发因素，如本例患者。低钠高钾饮食可能预防发作，对于发作频繁的患者可加乙酰唑胺 0.25 g 4 次 / 日以及保钾排钠的利尿剂。但去除甲状腺毒症是根治本病的根本方法。由于本例患者有皮疹、血象异常等过敏反应，ATD 治疗时断时续，TPP 反复发作，不但对生活、学习造成较大的影响，也加重了患者的心理负担，引起恐惧。本例患者在首次用药后虽然甲亢未痊愈，但病情明显缓解，至今已 18 个月未再发作，因此甲亢控制后 TPP 即终止发作。对该类患者 ^{131}I 治疗是首选的方法，简便、有效、安全、副作用少，患者配合度高。

多数 TPP 患者甲状腺激素仅轻度升高且仅有 10% ～ 17% 的患者有轻度甲亢症状[4-5]。因此，以 TPP 为首发症状者，在甲亢的交感神经兴奋症状和高代谢症状不明显的情况下，往往容易误诊，需与重症肌无力、吉兰-巴雷综合征等相鉴别。还应与其他低钾性麻痹如原发性醛固酮增多症、肾小管性酸中毒、长期使用噻嗪类利尿剂或皮质类固醇药物相鉴别，心动过速（本例患者平均心率＝ 105 次 / 分）是其与其他低钾性麻痹相鉴别的最明显特征[6]。

行 ^{131}I 治疗前停用抗甲亢药物和 ^{131}I 治疗时对甲状腺组织的破坏，可能使甲状腺激素水平升高、甲状腺毒症加重，可能增加 TPP 的发生率。本例患者在给药当天夜间 TPP 复发。因此，^{131}I 治疗前后要加强病情监测，及时对症处理[7]，预防 TPP 的发作，口服普萘洛尔与氯化钾，同时避免高碳水化合物饮食、饮酒、过度劳累等诱发因素。

参考文献

[1] Okinaka S，Shizume K. Iino S，et al. The association of periodic paralysis and hyperthyroidism in Japan. J Clinical Endocrinology & Metabolism，1957，17（12）：1454-1459.

[2] McFadzean AJ and Yeung R. Periodic paralysis complicating thyrotoxicosis in Chinese. The British Medical Journal，1967，1（538）：451-455.

[3] 劳丹华，叶学和，黄庆娟，等．甲状腺功能亢进症并周期性麻痹的临床特征与治疗转归分析．中国慢性病预防与控制，2012，20（4）：459-461.

[4] Ko GTC，Chow C. C，Yeung VTF，et al. Thyrotoxic periodic paralysis in a Chinese population. QJM，1996，89（6）：463-468.

[5] Chang CC，Cheng CJ，SungCC，et al. A 10-year analysis of thyrotoxic periodic paralysis in 135 patients：focus on symptomatology and precipitants. European Journal of Endocrinology，2014，169（5）：529-536.

[6] Vijayakumar A，Ashwath G，Thimmappa D. Thyrotoxic periodic paralysis：clinical challenges. Journal of Tyroid Research，2014，2014（3）：1-6.

[7] 中华医学会核医学分会．^{131}I 治疗格雷夫斯甲亢指南（2013 版）．中华核医学与分子影像杂志，2013，33（2）：83-95.

（福建省立医院　陈文新提供）

病例 17　^{131}I 治疗格雷夫斯甲亢合并糖尿病

患者女性，16 岁。

【主诉】心慌、多汗、手抖 7 年，口渴、多尿、恶心伴呕吐 4 年。

【现病史】患者于 2006 年初，无诱因出现心慌、出汗多、手抖等不适症状，自觉食量有增加、容易饥饿。2006 年 5 月就诊于我院，门诊检测血清甲状腺激素水平明显增高，TSH 低下，当时诊断为“甲亢”，给予抗甲状腺药物（ATD）治疗：甲巯咪唑（MMI），初始剂量 10 mg 3 次 / 日服用。2006 年 5 月至 2009 年 7 月，患者 MMI 服药剂量为 30 mg/d 至 5 mg/d，服药有间断，未及时复诊，未规律检测血甲状腺素及 TSH 水平。

2009 年 7 月，患者无明显诱因出现口舌干燥、口渴，饮水量增加、每日饮水量大于 4000 ml，尿量、尿次明显增加。2009 年 7 月 15 日患者口渴感明显加重，并出现恶心、呕吐、困乏无力，急诊住院。住院后，查血糖增高，随机血糖 21.9 mmol/L，尿酮体定性试验（＋＋＋＋）。检测血清甲状腺素及 TSH 等均提示正常。当时诊断为“1 型糖尿病（T1DM）”“糖尿病酮症酸中毒（DKA）”。经补液、补钾及胰岛素皮下注射等治疗后血、尿酮体消失、血糖恢复正常而出院。

2009 年 7 月至 2013 年 12 月，患者未服用 ATD，数次检查血清甲状腺素及 TSH 均提示正常。给予胰岛素皮下注射控制血糖水平。胰岛素使用中多次有间断，先后于 2010 年 5 月和 2012 年 6 月两次因出现恶心、呕吐住院，均诊断为“糖尿病酮症”。均经补液、补钾及胰岛素皮下注射等治疗后血、尿酮体消失，病情好转。

2013 年 12 月 24 日，患者再次出现心慌、手抖、恶心伴呕吐，2013 年 12 月 27 日，患者上述症状明显加重，合并出汗多、心悸、大便次数增多、间断腹痛，再次急症入院治疗。

【既往史及家族史】患者既往体健，否认糖尿病、高血压、精神病、心脏病等病史，否认肝炎、结核等传染病史，无外伤、手术病史及食物药物过敏史，预防接种史不详。家族中无甲状腺疾病、糖尿病及遗传性疾病史。

【体格检查】

T 37.2℃，P 130 次 / 分，R 20 次 / 分，BP 110/70 mmHg，身高 158 cm，体重 49.5 kg，BMI 19.83 kg/m^2。

神志清，查体合作，全身皮肤细腻，黏膜无黄染。颈部及浅表淋巴结未触及肿大，双眼突眼（－），咽部无充血、扁桃体未见肿大。甲状腺Ⅱ°肿大、质地软，无压痛，未触及结节，杂音（－）、震颤（－）。双肺呼吸音清、未闻及干湿啰音。心率 130 次 / 分，心律齐，未闻及血管杂音。腹部平软、无压痛，肝、脾肋下未触及。四肢自如，双手细颤（＋），双下肢无水肿，无胫前黏液水肿。肌力 5 级、肌张力正常，生理反射正常，病理反射未引出，凯尔尼格征（－），巴宾斯基征（－），霍夫曼征（－）。

【实验室检查】

血常规：WBC 5.8×10^9/L，NEU 3.07×10^9/L，LYM 2.40×10^9/L，RBC 6.54×10^{12}/L，HGB 183 g/L，PLT 正常。

甲状腺功能：TT_3 4.03（正常值 1.3 ～ 3.1）nmol/L、TT_4 167.30（正常值 66 ～ 181）nmol/L、FT_3 14.22（正常值 3.1 ～ 6.8）pmol/L、FT_4 43.04（正常值 12 ～ 22）pmol/L，TSH 0.01（正常值 0.27 ～ 4.2）μIU/ml。

TRAb 4.99（正常值 0 ～ 1.75）IU/L，TPOAb 60.00（正常值 0 ～ 34）IU/ml，TGAb 116.80（正常值 0 ～ 115）IU/ml。

尿常规：GLU（＋＋＋＋），尿酮体（KET）（＋＋＋），潜血（BLD）、蛋白（PRO）、白细胞（LEU）均（－）。

空腹血糖（FPG）21.1 mmol/L；糖化血红蛋白（HbA_1c）10.1%。

肝功能：ALT 57（正常值 0 ～ 34）U/L，DBil 11.4（正常值 0 ～ 8.5）μmol/L，TBil 30.9（正常值 3 ～ 20）μmol/L，血钾、钠、氯、钙、磷、镁及肾功能等正常。

【辅助检查】

心电图：窦性心动过速。

甲状腺摄碘（^{131}I）功能测定：2 h 16.7%、6 h 47.8%、24 h 53.8%；甲状腺摄 ^{131}I 有效半衰期测定：6.35 天。

甲状腺彩色多普勒检查：甲状腺位置、形态正常，包膜完整。峡部厚约 0.3 cm，双叶实质回声增粗、不均匀，血流分布比较丰富（图 17-1）。

甲状腺核素扫描平面显像：双侧甲状腺位置、形态正常，轮廓清晰，呈弥漫肿大伴摄取功能增强（见图 17-2）。甲状腺质量测定：36.8 g。

【诊断】

1. 毒性弥漫性甲状腺肿（格雷夫斯甲亢）

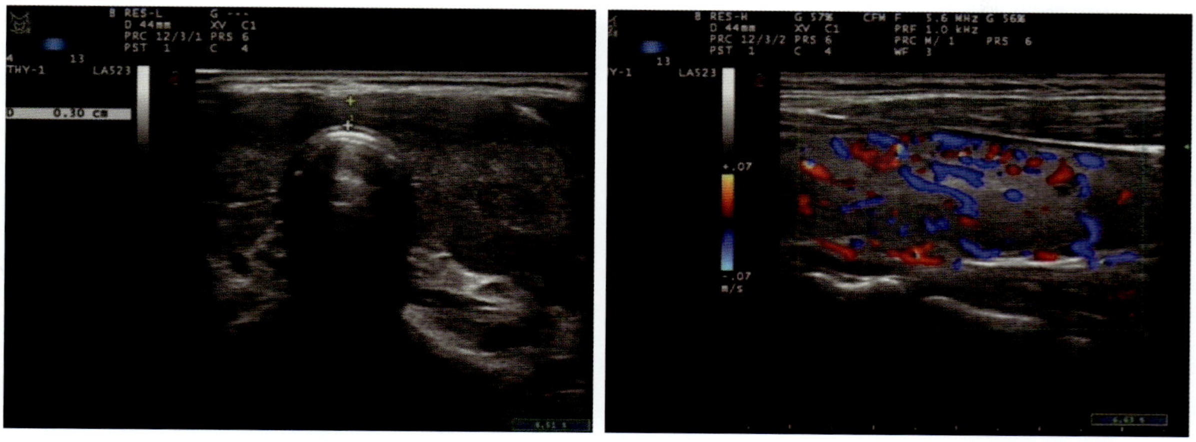

图 17-1　甲状腺超声图像

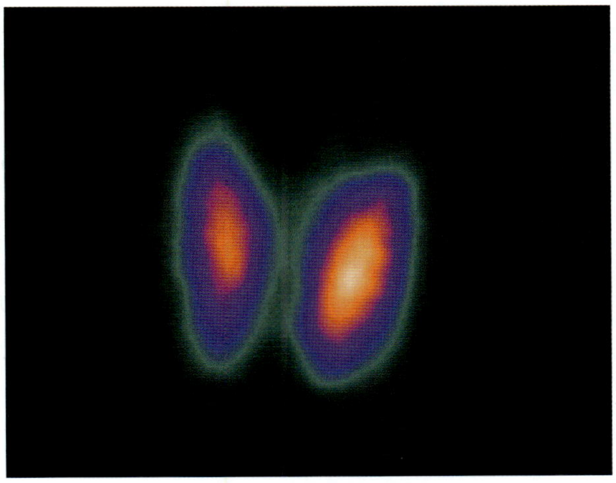

图 17-2 甲状腺核素显像

2. 1 型糖尿病

3. 糖尿病酮症

【治疗经过】

1. 补液、补钾、消除酮体等治疗：大量补液、积极补钾、小剂量胰岛素持续静脉滴注：0.9% 氯化钠注射液 500 ml ＋ 10% 氯化钾注射液 10 ml ＋ 胰岛素注射液 5 U 静脉点滴 2 次 / 日。

2. 降血糖及控制心率治疗：胰岛素注射液：21 U 早餐前 15 min 皮下注射、15 U 午餐前 15 min 皮下注射、15 U 晚餐前 15 min 皮下注射，中效胰岛素注射液 19 U 晚 10 时皮下注射。

控制心率：酒石酸美托洛尔 25 mg 口服 2 次 / 日。

3. 口服 ^{131}I 治疗：根据指南推荐公式计算 ^{131}I 治疗剂量，计算所口服的 ^{131}I 剂量（活度）（MBq）＝［计划量（3.7 MBq/g）× 甲状腺质量（g）］/［甲状腺 24 h 摄 ^{131}I（%）率］。在计算 ^{131}I 剂量的基础上，参考患者的年龄、病史等因素适当加以调整，且经充分与患者及家属沟通并获得知情同意后，于 2014 年 1 月 5 日，最后确定 ^{131}I 剂量为 185 MBq（5.0 mCi），给予患者一次性口服。

4. ^{131}I 治疗前后的注意事项、不良反应及处理：

（1）服 ^{131}I 前后注意事项：服 ^{131}I 前空腹禁食 6 ～ 8 h；服 ^{131}I 后 2 h 内多饮水、不宜进食；服 ^{131}I 后 3 ～ 5 天内禁忌随意吐痰，妥善处理分泌、排泄物；2 周内与周围人群保持＞ 2 m 的距离；服 ^{131}I 后 6 个月内定期门诊复诊，不适时随时就诊。

（2）不良反应及处理：服 ^{131}I 后患者无特殊不良反应，未见甲亢明显加重征象。

5. ^{131}I 治疗后控制及监测血糖：服用 ^{131}I 后，继续在三餐前及晚上睡前（22:00）给予胰岛素皮下注射，检查血糖水平基本正常达标：空腹血糖（FPG）6.7 ～ 9.0 mmol/L，三餐后 2 h 血糖 8.0 ～ 11.0 mmol/L。

【治疗效果】

1. 补液、补钾、消除酮体及降血糖治疗效果：患者入院后大量补液，24 h 补液 3500 ml；积极补钾，24 h 补钾 7 g；小剂量胰岛素持续静脉滴注。入院后第 2 天 14:10，复查尿常规，尿酮体（－）。在入院正常进食后，即在三餐前及晚上睡前（22:00）给予胰岛素皮下注射控制血糖水平。入院治疗 1 周，控制血糖水平基本正常达标：空腹血糖（FPG）6.7 ～ 9.0 mmol/L，三餐后 2 h 血糖 8.0 ～ 11.0 mmol/L。

2. 服 ^{131}I 治疗后 1 个月复查

患者口渴、多尿等症状明显缓解，心慌、多汗等症状缓解。查体：皮肤无细腻，甲状腺 I° 肿大、质地软、无压痛，心率 88 次 / 分，双手细颤（＋）。

检查血常规：WBC 6.05×10^9/L，NEU 3.74×10^9/L。甲功：$FT_3$7.15（正常值 3.1 ～ 6.8）pmol/L，FT_4 36.04（正常值 12 ～ 22）pmol/L，TSH 0.06（正常值 0.27 ～ 4.2）μIU/ml。空腹血糖（FPG）9.1 mmol/L，早餐后 2 h 血糖 12.6 mmol/L。肝功能：AST41（正常值 0 ～ 31）U/L、ALT 68（正常值 0 ～ 34）U/L，余正常。

处理：给予盐酸普萘洛尔 10 mg 3 次 / 日口服。坚持在三餐前及晚上睡前（22:00）胰岛素皮下注射控制血糖水平。

3. 服 ^{131}I 治疗后 3 个月复查

患者口渴、多尿、心慌、多汗等症状消失。查体：甲状腺肿大不明显、质地软、无压痛，心率 68 次 / 分，双手细颤（－）。

检查血常规：正常。甲功：FT_3 4.16（正常值 3.1 ～ 6.8）pmol/L，FT_4 11.54（正常值 12 ～ 22）

pmol/L，TSH 3.19（正常值 0.27 ～ 4.2）μIU/ml。空腹血糖（FPG）7.5 mmol/L，早餐后 2 h 血糖 9.2 mmol/L。HbA_1c 7.1%。肝功能正常。

处理：坚持在三餐前及晚上睡前（22:00）胰岛素皮下注射控制血糖水平。

4. 服 ^{131}I 治疗后 6 个月复查

患者自觉近 1 个月来，体重增加明显。查体：甲状腺肿大不明显、质地软、无压痛，心率 70 次 / 分，双手细颤（－）。

检查血常规：正常。甲功：TT_3 0.60（正常值 1.3 ～ 3.1）nmol/L，TT_4 10.7（正常值 66 ～ 181）nmol/L，FT_3 1.45（正常值 3.1 ～ 6.8）pmol/L，FT_4 3.00（正常值 12 ～ 22）pmol/L，TSH 70.73（正常值 0.27 ～ 4.2）μIU/ml。HbA_1c 8.1%。

处理：给予左甲状腺素钠（L-T_4）起始剂量 50 μg 1 次 / 日口服，5 天后加量至 75 μg 1 次 / 日口服。调整三餐前及晚上睡前（22:00）胰岛素用量，监测空腹及三餐后血糖水平。

5. 服 ^{131}I 治疗后 8 个月复查

患者无不适感觉。查体甲状腺无肿大，心率 75 次 / 分，双手细颤（－）。

检查甲功：FT_3 5.19（正常值 3.1 ～ 6.8）pmol/L、FT_4 18.85（正常值 12 ～ 22）pmol/L，TSH 2.30（正常值 0.27 ～ 4.2）μIU/ml。空腹及三餐后血糖平稳。给予：L-T_4 75 μg 1 次 / 日口服。胰岛素规律皮下注射控制血糖水平。

6. 服 ^{131}I 治疗后 39 个月复查

患者服用 L-T_4，自 2016 年 11 月以来坚持 125 μg 1 次 / 日口服。患者饮食未控制、胰岛素皮下注射不规律、有中断，未监测血糖水平。自诉无特殊不适感觉。查体甲状腺无肿大，心率 78 次 / 分，双手细颤（－）。

检查甲功：FT_3 4.36（正常值 3.1 ～ 6.8）pmol/L，FT_4 20.18（正常值 12 ～ 22）pmol/L，TSH 1.55（正常值 0.27 ～ 4.2）μIU/ml。HbA_1c 11.30%，空腹血糖（FPG）16.8 mmol/L，早餐后 2 h 血糖 18.3 mmol/L。尿常规：GLU（＋＋＋＋），KET（－），BLD、PRO、LEU 均（－）。

处理：给予 L-T_4 125 μg 1 次 / 日口服。调整三餐前及晚上睡前（22:00）胰岛素用量，监测空腹及三餐后血糖水平。

【治疗体会】

1. 患者症状明显、化验检查典型，“格雷夫斯甲亢”诊断明确。同时又合并“T1DM”，且多次出现 DKA。DKA 的发生容易诱发甲亢的复发和加重[1]。

2. 该格雷夫斯甲亢患者系一青少年女性，ATD 治疗通常首先被人们所接受。但在患者合并出现 T1DM 后，随着甲亢的复发和加重，选择 ^{131}I 根治甲亢显得尤为重要[2]。

3. 采用 ^{131}I 治疗甲亢需要选择适当的时机，当彻底纠正糖尿病酮症等并发症、平稳控制血糖、患者病情平稳，并经过临床综合评估后方可考虑进行 ^{131}I 治疗。

4. ^{131}I 服用剂量及 ^{131}I 治疗后的效果因人而异。甲减仍然是甲亢 ^{131}I 治疗后容易出现的一种结果，采用 ^{131}I 治疗甲亢前需要与患者及患者家属充分沟通，在经患者及其家属理解并签字同意之后方可考虑进行 ^{131}I 治疗[3]。

5. ^{131}I 治疗甲亢与其他方法（如抗甲状腺药物治疗、外科手术治疗等）相比较，效果和满意度都一样[4]。服用 ^{131}I 之后，需要定期检测甲功，如果出现甲减，需要及时适量地补充、替代 L-T_4 治疗，并且需要长期规律治疗[5]。L-T_4 治疗的同时平稳控制血糖也很必要。

【专家点评】

1. 甲状腺功能亢进合并糖尿病是临床上比较常见的内分泌系统疾病，对患者的影响较大，应该采取联合治疗的方式。针对发病因素采取针对性治疗措施，对糖尿病和甲亢同时进行控制，才能取得满意效果。

2. 选择 ^{131}I 治疗甲亢是明智的，但是要掌握时机，基本原则是在 ATD 控制甲亢的同时控制血糖水平，使其病情达到稳定状态，特别要注意纠正 DKA。

3. 注意碘治疗后随访，甲状腺功能和血糖都要定期监测，使其稳定。

参考文献

[1] 洪洁，林丽香．内分泌疾病和药物性继发高血糖及糖尿病．// 陈家伦，宁光，潘长玉，等．临床内分泌学．上海：上海科学技术出版社，2011：972-973.

[2] 邢家骝．碘-131 治疗甲状腺疾病．北京：人民卫生出版社，2011：169-171.

[3]《131I 治疗格雷夫斯甲亢指南》编撰委员会．131I 治疗格雷夫斯甲亢指南．中华核医学与分子影像杂志，2013，33（2）：83-95.

[4] Abraham-Nordling M，Torring O，Hamberger B，et al. Graves disease：A long-term quality-of-life follow-up of patients randomized to treatment with anti-thyroid drug，radioiodine，or surgery. Thyroid，2005，15：1279-1286.

[5] 中华医学会内分泌学会．成人甲状腺功能减退症诊治指南．中华内分泌代谢杂志，2017，33（2）：167-180.

（山西省运城同德医院　原武红提供）

病例 18　^{131}I 治疗格雷夫斯甲亢合并糖尿病

患者女性，18 岁。

【主诉】心悸、怕热、颈部肿大 3 年余。

【现病史】患者 3 年前无明显诱因出现心悸、乏力、怕热、多汗、心慌、乏力、多饮多尿、颈部肿大，体重减轻约 7 kg。患者就诊于我院，诊断为“1 型糖尿病并甲亢”，给予胰岛素控制血糖，甲巯咪唑（赛治）20 mg/d 及控制心率等药物治疗。患者服赛治 3 年，效果欠佳，症状明显加重，血糖控制不佳，期间曾发生一次糖尿病酮症酸中毒，考虑行 ^{131}I 治疗。

【既往史、个人史及家族史】否认冠心病、高血压、肿瘤、肝炎等病史。否认食物及药物过敏史，家中无甲状腺疾病史。

【体格检查】

T 36.5 ℃，P 120 次 / 分，R 19 次 / 分，BP 116/75 mmHg。

神清，查体合作。全身皮肤黏膜无黄染，颈部浅表淋巴结未及肿大。突眼（+），咽部无充血，扁桃体未见肿大。甲状腺Ⅱ°肿大，质软，无压痛，杂音（－），震颤（+）。律齐，未闻及杂音。双肺呼吸音清，未闻及干湿啰音。腹软，无压痛，肝脾肋下未触及，手颤（+），双下肢无水肿。双侧膝、跟腱反射正常。

【实验室检查】

血常规：WBC 5.7×10^9/L，NEU 百分比 50%，NEU 1.5×10^9/L。

肝功能：ALT58（正常值 7 ～ 40）U/L，AST42（正常值 13 ～ 35）U/L，GLU 14.4（正常值 3.9 ～ 6.1）mmol/L，余基本正常。

甲功：FT_3 39.94（正常值 3.1 ～ 6.8）pmol/L，FT_4 > 100（正常值 12 ～ 22）pmol/L，sTSH 0.012（正常值 0.27 ～ 4.2）μIU/ml，TRAb 20（正常值 0 ～ 1.75 IU/L），TPOAb384（正常值 0 ～ 34）IU/ml，TgAb 231（正常值 0 ～ 115）IU/ml。

【辅助检查】

心电图：窦性心动过速。

甲状腺摄碘功能测定：2 h 35%，6 h 56%，24 h 90%。

甲状腺彩超：双叶弥漫性肿大。

【诊断】

1. 格雷夫斯甲亢

2. 1 型糖尿病

【治疗经过】

1. 对症治疗：普萘洛尔（心得安）10 mg 3 次 / 日，胰岛素（诺和锐联合来得时）。

2. 口服 ^{131}I 治疗（甲状腺估重约 45 g）：按照指南推荐公式计算 ^{131}I 治疗剂量，口服 ^{131}I 活度（MBq）=［计划量（3.7 MBq/g）× 甲状腺质量（g）］/［甲状腺 24 h 吸 ^{131}I 率（%）］。在计算剂量的基础上，经与患者充分沟通后适当调整，服 ^{131}I 定为 203.5 MBq（5.5 mCi），一次性口服。

3. ^{131}I 治疗后不良反应及处理：患者服用 ^{131}I 治疗后，继续对症治疗，服用普萘洛尔（心得安）10 mg 3 次 / 日，使用胰岛素控制血糖，在服用 ^{131}I 3 日后，服用甲巯咪唑（赛治）5 mg 1 次 / 日。

【治疗效果】

患者服 ^{131}I 后 1 个月复查，诉症状有所缓解。查体：无突眼，甲状腺Ⅰ°肿大，质软，无压痛。HR 90 次 / 分，律齐，手颤（+）。

血常规+肝功能（－），空腹血糖 10.8 mmol/L，早餐后 2 h 血糖 14.6 mmol/L。

甲功：FT_3 31.53 pmol/L，FT_4 77.49 pmol/L，sTSH 0.008 μIU/ml，TPOAb 415 IU/ml。

处理：甲巯咪唑（赛治）10 mg 2 次 / 日，普萘洛尔（心得安）10 mg 3 次 / 日，继续使用胰岛素（诺和锐早 16 U 中 12 U 晚 14 U，来得时 16 U 睡前）降血糖。

患者服 ^{131}I 后 3 个月复查，诉症状明显缓解。查体：无突眼，甲状腺基本未触及，无压痛。HR 80 次 / 分，律齐，手颤（－）。血常规+肝功能（－），空腹血糖 8.4 mmol/L，早餐后 2 h 血糖 11.4 mmol/L。

甲功：FT_3 1.76 pmol/L，FT_4 3.99 pmol/L，sTSH 0.631 μIU/ml。

处理：甲巯咪唑（赛治）10 mg 1 次 / 日，继续使用胰岛素（诺和锐早 14 U 中 12 U 晚 14 U，来得时 14 U 睡前）降血糖。

患者服 ^{131}I 后 5 个月复查，诉症状明显缓解。查体：无突眼，甲状腺未触及，无压痛。HR76 次 / 分，律齐，手颤（－）。

血常规+肝功能（－），空腹血糖 6.8 mmol/L，早餐后 2 h 血糖 8.8 mmol/L。

甲功：FT_3 4.53 pmol/L，FT_4 13.30 pmol/L，sTSH 0.014 μIU/ml。

处理：甲巯咪唑（赛治）5 mg 1 次 / 日，继续使用胰岛素（诺和锐早 12 U 中 10 U 晚 12 U，来得时 12 U 睡前）降血糖。

患者服 ^{131}I 后 6 个月复查，未诉明显不适。查体：无突眼，甲状腺未触及，无压痛。HR76 次 / 分，律齐，手颤（－）。

血常规+肝功能（－），空腹血糖 7.2 mmol/L，早餐后 2 h 血糖 8.6 mmol/L。

甲功：FT_3 5.28 pmol/L，FT_4 20.59 pmol/L，sTSH 0.009 μIU/ml。

处理：甲巯咪唑（赛治）5 mg 隔天一次；继续使用（诺和锐早 12 U 中 10 U 晚 12 U，来得时 12 U 睡前）。

患者服 ^{131}I 后 12 个月复查，未诉明显不适。查体：无突眼，甲状腺未触及，无压痛。HR76 次 / 分，律齐，手颤（－）。

血常规+肝功能（－），空腹血糖 6.8 mmol/L，早餐后 2 h 血糖 8.6 mmol/L。

甲功：FT_3 3.82 pmol/L，FT_4 12 pmol/L，sTSH 0.048 μIU/ml，TRAb 1.44 IU/L。

处理：停服甲巯咪唑（赛治），继续使用胰岛素（诺和锐早 12 U 中 12 U 晚 12 U，来得时 12 U 睡前）。

患者服 ^{131}I 后 18 个月复查，未诉明显不适。查体：无突眼，甲状腺未触及，无压痛。HR76 次 / 分，律齐，手颤（－）。

血常规+肝功能（－），空腹血糖 6.0 mmol/L。

甲功：FT_3 3.08 pmol/L，FT_4 12 pmol/L，sTSH 0.464 μIU/ml。

处理：定期观察，继续使用胰岛素（诺和锐早 10 U 中 10 U 晚 12 U，来得时 10 U 睡前）降血糖。

患者服 ^{131}I 后 24 个月复查，诉体重增加。查体：无突眼，甲状腺未触及，无压痛。HR76 次 / 分，律齐，手颤（－）。

血常规+肝功能（－），空腹血糖 6.7 mmol/L。

甲功：FT_3 3.55 pmol/L，FT_4 7.85 pmol/L，sTSH 10.51 μIU/ml。

处理：左甲状腺素钠（优甲乐）50 μg 1 次 / 日，继续使用胰岛素（诺和锐早 10 U 中 10 U 晚 12 U，来得时 10 U 睡前）降血糖。

患者服 ^{131}I 后 26 个月复查，未诉不适，并产下一健康男婴。查体：无突眼，甲状腺未触及，无压痛。HR76 次 / 分，律齐，手颤（－）。

血常规+肝功能（－），空腹血糖 5.2 mmol/L。

甲功：FT_3 3.98 pmol/L，FT_4 20.72 pmol/L，sTSH 1.77 μIU/ml。

处理：左甲状腺素钠（优甲乐）50 μg 1 次 / 日，继续使用胰岛素（诺和锐早 10 U 中 10 U 晚 10 U，来得时 8 U 睡前）治疗。

【治疗体会】

1. 患者女性，结合患者高代谢症状、体征、甲功、TRAb，以及甲状腺摄 ^{131}I 率高于正常，患者格雷夫斯甲亢诊断明确，符合 ^{131}I 治疗指征。

2. 患者甲亢病史 3 年余，服用 ATD 疗效差，且未规律服用，停药后甲亢复发，同时血糖控制不佳，并发生一次糖尿病酮症酸中毒，此种情况尤其适合 ^{131}I 治疗。

3. 甲亢合并糖尿病时，不论患者先患甲亢或是先患糖尿病，二者都相互使病情加重，甲亢使糖尿病患者的糖代谢恶化，血糖水平显著升高，常用的降糖药包括胰岛素都难以使血糖得到满意控制，可能促发糖尿病酮症酸中毒等急性并发症，糖尿病病情失控反过来又可使甲亢病情加重，甚至诱发甲亢危象。甲亢合并糖尿病时应同时治疗甲亢和糖尿病，对于甲亢治疗的关键是选用既有效又能较快控制甲亢的方法。因此，该患者选用 ^{131}I 治疗，在治疗 24 个月后发生甲减，服用左甲状腺素钠（优甲乐）替代治疗后甲功逐渐恢复正常，糖尿病血糖控制在正常范围之内，同时胰岛素使用量亦逐渐下降。在随访期间产下一健康男婴，证明 ^{131}I 治疗育龄期格雷夫斯甲亢患者安全、简便，对妊娠及子代无不良影响。

【专家点评】

1. 甲亢合并糖尿病实际上是两种病同时存在，互相影响，必须两病同治，综合治疗。选择 ^{131}I 治疗甲亢能在短期内治愈甲亢，缓解糖尿病，取得见效快、疗效稳定的最佳效果。

2. 在制订 ^{131}I 治疗甲亢的方案中可以不必顾忌甲减问题，碘用量一次到位，对迅速缓解甲亢和糖尿病都是有益的。要注意与患者交流和沟通。

3. 本例患者治疗方案合理，临床路径规范，疗效满意，可供参考。

（南昌大学第一附属医院　张青提供）

四、^{131}I 治疗重症（难治性）格雷夫斯甲亢

病例 19　^{131}I 治疗重症格雷夫斯甲亢

患者男性，51 岁。

【主诉】间断心悸 15 年，阵发胸痛 10 年，加重 10 天，双下肢水肿 3 天

【现病史】患者于入院前 15 年无明显诱因出现心悸、乏力等症状，无怕热、多汗，无易饥、多食，无眼胀、复视及视力下降，无发热及颈部疼痛等，体重无明显变化。患者就诊于当地医院，查甲功 FT_3、FT_4 高于正常，TSH 低于正常，诊断“甲亢”，给予他巴唑等药物治疗。患者间断不规律服药，病情时有反复。入院前 10 年患者出现阵发胸痛，发作前无明显诱因，持续数秒至数分钟，曾在当地医院诊为“冠心病”，给予单硝酸异山梨酯口服对症治疗。患者亦未遵嘱规律服药。10 天前患者心悸、胸痛等症状加重，就诊于我院心内科，考虑“冠心病”，给予阿司匹林 0.1 g 1 次 / 日，单硝酸异山梨酯片 20 mg 2 次 / 日，盐酸曲美他嗪片 20 mg 3 次 / 日对症治疗，患者自觉胸痛缓解。3 天前患者出现双下肢水肿，无夜间阵发性呼吸困难，可平卧。患者转诊至我科，拟行 ^{131}I 治疗。

【既往史及家族史】

患者既往“癫痫”病史 20 年，病因不明，不规律口服“卡马西平 1 片 1 次 / 日”治疗，近 10 余年未发作。“高血压”病史 10 余年，血压最高 180/100 mmHg，平时口服“美托洛尔 12.5 mg 2 次 / 日”降压治疗，血压控制在 130/80 mmHg 左右。“冠心病”史 10 年，不规律服用“单硝酸异山梨酯”治疗，胸痛时有发作。“糖尿病”史 7 年，口服“伏格列波糖 0.2 mg 3 次 / 日，格列美脲 2 mg 1 次 / 日”降糖治疗，近期空腹血糖 10 mmol/L 左右。否认精神病、肿瘤、脑卒中、创伤、肝硬化等病史，否认肝炎、结核等传染病史。否认骨折、外伤、手术史。否认食物、药物过敏史。家族中无甲状腺疾病及遗传性疾病史。

【体格检查】

T 36.5℃，P 86 次 / 分，R 17 次 / 分，BP 130/

80 mmHg。

神清，查体合作。全身皮肤黏膜无黄染，颈部浅表淋巴结未及肿大。突眼（－），咽部无充血，扁桃体未见肿大。颈静脉无怒张。甲状腺Ⅲ°肿大，质中稍韧，无压痛，杂音（－），震颤（－）。心浊音界无明显扩大。HR86 次 / 分，律齐，未闻及病理性杂音。双肺呼吸音清晰，未闻及干湿啰音。腹软，无压痛，肝脾肋下未触及。手颤（＋），双下肢水肿（＋）。双侧膝、跟腱反射正常存在，巴宾斯基征（－），霍夫曼征（－）。

【实验室检查】

血常规：WBC 6.72×10^9/L，NEU 百分比 65.5%。

甲功：FT_3＞30.8 pmol/L↑，FT_4＞154.8 pmol/L↑，TSH 0.013 μIU/ml ↓。

TRAb 30.63 IU/L ↑，TgAb 21.3 IU/ml，TPOAb ＞ 1000 IU/ml ↑。

肝功：ALT 73 U/L ↑，谷氨酰转移酶（GGT）160 U/L ↑，TBil 12 μmol/L ↑，余未见明显异常。

空腹血糖：8.1 mmol/L ↑。

电解质：Na^+ 146 mmol/L，K^+ 3.78 mmol/L。

心肌酶：胸痛发作后 2 h 查肌钙蛋白 T（TNT）0.016 ng/ml（略高于正常），肌酸激酶同工酶（CKMB）26 U/L（略高于正常），肌酸激酶（CK）、AST 及肝细胞线粒体内 AST（m-AST）在正常范围。

胸痛发作后 10 h 查 TNT 0.14 g/ml ↑，CK 178 U/L ↑，CKMB 43 U/L ↑，AST 69 U/L ↑，m-AST 22.8 U/L ↑。

胸痛发作后 12 h 查 TNT 0.207 g/ml ↑，CK 180 U/L ↑，CKMB 45 U/L ↑。

【辅助检查】

心电图：

（1）平稳期：窦性心律，Ⅱ、Ⅲ、aVF 导联 T 波倒置（图 19-1）。

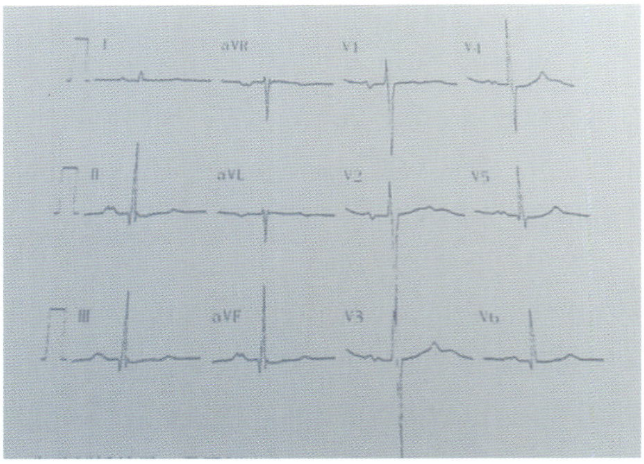

图 19-1 平稳期心电图

（2）胸痛发作时：窦性心律，Ⅱ、Ⅲ、aVF 导联可见 q 波，T 波低平；Ⅰ、aVL 导联 T 波低平；Ⅱ、Ⅲ、aVF、V_3 ～ V_6 导联 ST 段压低 0.3 mV，V_2 ～ V_6 导联 T 波倒置（图 19-2）。

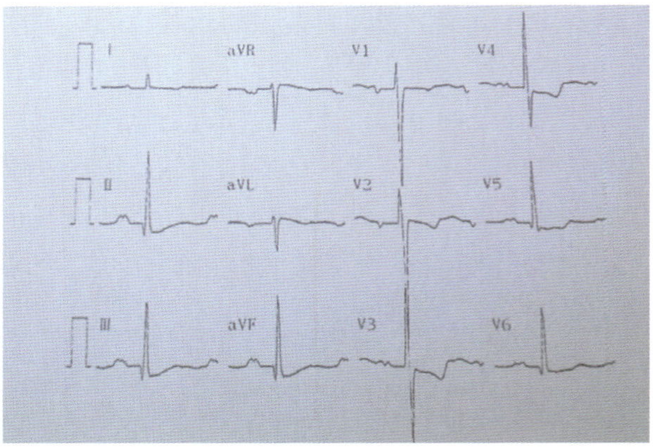

图 19-2 胸痛发作时心电图

超声心动图：左心室射血分数（EF）60%，二尖瓣反流Ⅰ度，三尖瓣反流Ⅰ度，左心室下壁基底段运动障碍。

甲状腺摄碘（^{131}I）功能测定：最高摄 ^{131}I 率 75%，24 h 摄 ^{131}I 率 70%，有效半衰期 5.9 日。

甲状腺 ECT：双叶甲状腺肿大伴摄取能力增强（图 19-3）。

甲状腺彩超：双叶甲状腺肿大伴多发结节，估重 125 g（图 19-4）。

腹部彩超示：肝胆胰未见明显异常，右肾囊肿，左肾未见明显异常。

【诊断】

1. 冠状动脉性心脏病

急性非 ST 段抬高型心肌梗死

心功能Ⅰ级（Killip 分级）

2. 甲状腺功能亢进症

毒性多结节性甲状腺肿

3. 高血压 3 级（很高危）

4. 2 型糖尿病

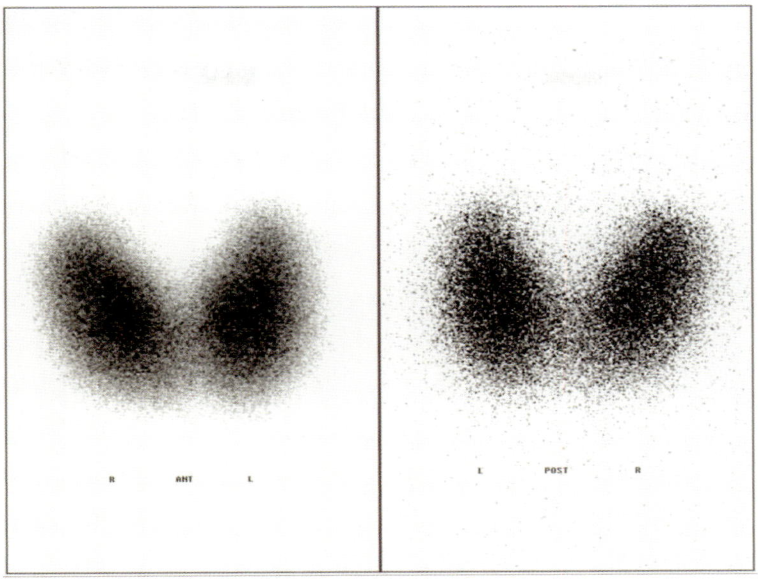

图 19-3 甲状腺显像

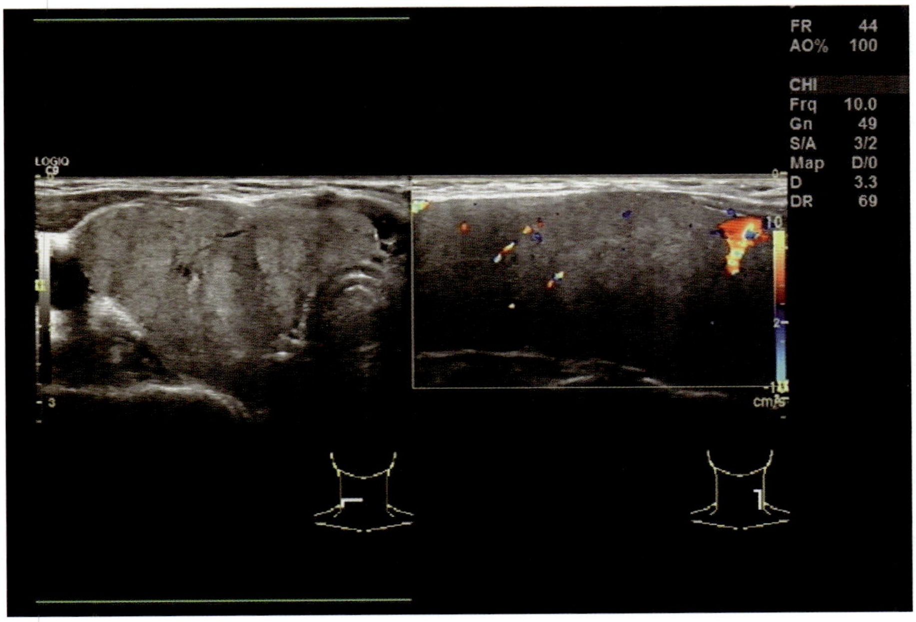

图 19-4 甲状腺超声图像

5. 肝功能异常

【治疗经过】

（一）急性期的综合治疗

1. 甲亢合并急性心肌梗死的处理

患者在 ^{131}I 治疗前常规临床评估时发生急性心肌梗死，不宜再按原计划行 ^{131}I 治疗。

（1）控制甲亢病情：复方碘溶液 0.8 ml（20 滴）3 次 / 日。

（2）针对急性心肌梗死的综合处置

1）扩冠：硝酸异山梨酯 30 mg ＋生理盐水 20 ml 持续静脉泵入，或地尔硫䓬 50 mg ＋生理盐水 50 ml 持续静脉泵入，二者交替使用；

2）缓解心绞痛：盐酸曲美他嗪 20 mg 3 次 / 日；

3）三联抗凝：阿司匹林 0.1 g 1 次 / 日＋氢氯吡格雷 75 mg 1 次 / 日＋低分子肝素钙注射液 0.4 ml 皮下注射每 12 h；

4）稳定斑块：阿托伐他汀钙片 20 mg 每晚；

5）利尿：氢氯噻嗪 25 mg 3 次 / 日、螺内酯

20 mg 3 次 / 日；

6）补钾补镁：门冬氨酸钾镁片 2 片 3 次 / 日；

7）镇静：地西泮 5 mg 3 次 / 日；

8）心绞痛急性发作时：硝酸甘油 0.5 mg 即刻舌下含服，如疼痛剧烈且持续未缓解，可给予吗啡 3 mg 即刻静脉推注。

（3）其他对症支持治疗

心电监护，血压及血氧饱和度等监测。

持续吸氧，急性发作时高流量氧气吸入。

记出入量。

通便：麻仁软胶囊 1.2 g 2 次 / 日。

2. 针对合并基础疾病的处理

（1）降压：患者接受静脉扩冠以及美托洛尔控制心率治疗后，密切监测血压，以防降得过低或过快进一步影响心脏血流灌注。

（2）降糖：赖脯胰岛素 25 R 10 IU 早餐前皮下注射；8 IU 晚餐前皮下注射。

3. 其他治疗

（1）保肝：水飞蓟宾胶囊 70 mg 3 次 / 日；

（2）控制心率：美托洛尔 25 mg 4 次 / 日。

（二）平稳期的维持治疗

经上述方案综合治疗 2 周后，患者病情明显好转，未再发作心绞痛，复查心肌酶降至正常，心电图未再出现 ST 段明显压低。复查的主要指标如下：

甲功：FT_3 17.8 pmol/L ↑，FT_4 55.4 pmol/L ↑，TSH < 0.004 μIU/ml ↓。

肝功能：ALT 60 U/L ↑、GGT158 U/L ↑，余未见明显异常。

电解质：Na^+ 140 mmol/L，K^+ 3.98 mmol/L。

1. 针对甲亢

复方碘溶液减至 0.4 ml（10 滴）3 次 / 日 ×1 周，0.2 ml（5 滴）3 次 / 日 ×1 周后停用；

停复方碘溶液前 1 周，加用丙硫氧嘧啶 100 mg 3 次 / 日。

2. 针对冠心病

扩冠：单硝酸异山梨酯 20 mg 2 次 / 日，地尔硫䓬 90 mg 3 次 / 日；

缓解心绞痛：盐酸曲美他嗪 20 mg 3 次 / 日；

稳定斑块：阿托伐他汀钙片 20 mg 每晚；

抗凝：阿司匹林 0.1 g 1 次 / 日，氢氯吡格雷 75 mg 1 次 / 日。

3. 其他对症支持治疗

控制心率、保肝、补钾、降压、降糖等治疗同前。

（三）择期 ^{131}I 治疗

3 个月后，患者病情持续稳定，多次复查甲功均在正常水平。考虑到患者甲亢病史长，病情多次反复，且甲亢的治愈可减轻心血管系统症状，经与患者充分沟通后，拟采取 ^{131}I 治疗。

复查甲状腺超声，估算重量为 120 g。测甲状腺 24 h 摄 ^{131}I 率为 66%。按照指南推荐公式计算 ^{131}I 治疗剂量，口服 ^{131}I 活度（MBq）=［计划量（3.7 MBq/g）× 甲状腺重量（g）］/［甲状腺 24 h 摄 ^{131}I 率（%）］。在计算剂量（672.7 MBq，18.2 mCi）的基础上，结合患者个体化病情适当上调，服 ^{131}I 定为 740 MBq（20 mCi），一次性口服。

患者口服 ^{131}I 后无特殊不良反应，无甲亢明显加重征象，未再发作胸痛，经住院隔离观察 1 周后出院。

【治疗效果】

1. 患者服 ^{131}I 后未再服用 ATD。1 个月后复查，自觉心悸、多汗，偶发作胸痛，持续时间不超过 1 min，可自行缓解。查体：无突眼，甲状腺Ⅲ°肿大，质韧，无压痛。HR 92 次 / 分，律齐，手颤（+）。

血常规：WBC 6.55×10^9/L，NEU 百分比 61%。

甲功：FT_3 22.8 pmol/L ↑，FT_4 60.4 pmol/L ↑，TSH < 0.004 μIU/ml ↓。

肝功能：ALT 57 U/L ↑、GGT150 U/L ↑，余未见明显异常。

血糖：6.5 mmol/L ↑。

电解质：K^+ 4.08 mmol/L。

心肌酶：未见异常。

处理：加用丙硫氧嘧啶 100 mg 3 次 / 日控制甲亢治疗，余扩冠、抗凝、稳定心绞痛、控制心率、保肝、补钾等治疗同前。

2. 患者服 ^{131}I 后 2 个月复查，自觉症状好转。

查体：无突眼，甲状腺Ⅱ°＋肿大，质韧，无压痛。HR 84 次 / 分，律齐，手颤（＋）。

血常规：WBC $6.04 \times 10^9/L$，NEU 百分比 71%。

甲功：FT_3 8.8 pmol/L ↑，FT_4 20.8 pmol/L ↑，TSH 0.01 μIU/ml ↓。

肝功能：GGT 110 U/L ↑，余未见明显异常。

处理：将丙硫氧嘧啶减量至 50 mg 3 次 / 日，余治疗基本同前。

3. 患者服 ^{131}I 后 3 个月复查，未诉特殊不适。查体：无突眼，甲状腺Ⅱ°肿大，质韧，无压痛。HR 70 次 / 分，律齐，手颤（－）。

血常规：WBC $5.16 \times 10^9/L$，NEU 百分比 78%。

甲功：FT_3 5.04 pmol/L（正常），FT_4 10.8 pmol/L（略低于正常），TSH 0.014 μIU/ml ↓。

肝功能未见明显异常。

处理：停丙硫氧嘧啶，停水飞蓟宾胶囊保肝治疗，余基本同前。

4. 患者服 ^{131}I 后半年复查，自觉乏力、嗜睡，未再发作胸痛。查体：无突眼，甲状腺Ⅰ°＋肿大，质韧，无压痛。HR 64 次 / 分，律齐，手颤（－）。

血常规：WBC $5.34 \times 10^9/L$，NEU 百分比 65%。

甲功：FT_3 2.82 pmol/L ↓，FT_4 9.8 pmol/L ↓，TSH 75.66 μIU/ml ↑。

肝功能未见明显异常。

处理：加用左甲状腺素钠（优甲乐）50 μg 1 次 / 日纠正甲减治疗。

5. 患者服 ^{131}I 后 7 月余复查，自觉乏力、嗜睡等不适好转。复查甲功示 FT_3 3.82 pmol/L（正常），FT_4 13.8 pmol/L（正常），TSH 2.66 μIU/ml（正常）。嘱继续口服左甲状腺素钠（优甲乐）50 μg 1 次 / 日，定期门诊随诊。冠心病病情平稳，遵嘱口服内科药物，未行介入检查及治疗，嘱定期于心血管内科随诊。

【专家点评】

1. 本病例的特点是甲亢同时伴有几种并发症，而且甲状腺激素水平超过正常 3 倍以上，归属于重症。当同时有几种并发症存在时，应该积极综合治疗，特别是重点及时处理危及生命的主要并发症。当病情稳定时，把握时机，及时采用 ^{131}I 治疗甲亢，可以取得好的效果。

2. 甲亢合并急性心肌梗死（心梗）时应该积极治疗心梗，同时可以选择其他药物控制甲亢，此时不宜实施 ^{131}I 治疗，待心梗缓解并稳定时再考虑。建议多学科合作，配合心内科等实施治疗方案。

3. 本病例在早期处理心梗时控制甲亢病情采用复方碘溶液，此方法值得参考和借鉴。实践证明对严重甲状腺毒症患者及时适量给予复方碘溶液可以迅速控制甲亢，有助于综合治疗。

4. 对甲亢伴有严重并发症患者采用 ^{131}I 治疗时应尽量使用足量，一次到位，无需考虑甲减问题。

5. 本例患者治疗过程规范，治疗效果很好，有很好参考价值。因为同时有几种并发症的处理，牵涉相关用药品种较多，需要仔细体会。

（天津医科大学总医院　谭建提供）

病例 20　^{131}I 治疗重症格雷夫斯甲亢

患者男性，45 岁。

【主诉】活动气短、平卧困难 1 月余。

【现病史】活动气短、平卧困难，患甲亢 2 年，长期 MMI 治疗无效。1 月前在某医院诊断甲亢性心脏病，用 MMI 等治疗，效果差，建议来我科用 ^{131}I 治疗。

【体格检查】

体温不高，P 108 次 / 分，脉律绝对不齐。甲状腺Ⅲ°肿大，质地偏软。卧位颈静脉怒张，心尖搏动在左锁骨中线外 1 cm。双下肢轻度可凹性水肿。全身皮肤及巩膜明显黄染。

【实验室检查】

甲功重度异常：TT_3 9.67（正常值 1.02 ～ 2.96）nmol/L，TT_4 ＞ 387（正常值 55.50 ～ 161.30）nmol/L，FT_3 23.5（正常值 2.80 ～ 6.30）pmol/L，FT_4 81.86（正常值 11.50 ～ 22.70）pmol/L，TSH ＜ 0.008（正常值 0.55 ～ 4.87）μIU/ml。TRAb 25.47（正常值＜ 1.75）IU/L，TPOAb 292.8（正常值≤ 34）

IU/ml，TgAb 576.0（正常值≤ 115）IU/ml。

肝功能：TBil 35.6（正常值 2 ～ 20）μmol/L，DBil 20.6（正常值 0 ～ 6.8）μmol/L。

【辅助检查】

心电图：房颤伴快速心室率。

超声心动图：全心扩大，主肺动脉内径增宽（28 mm），LVEF 43%。

RAIU：24 h 69.4%，T_{eff} > 3 日。

甲状腺彩超测重 47.1 g。

$^{99m}TcO_4^-$ ECT 显像甲状腺估重 69 g。

【诊断】

1. 重度甲亢并发持续性心房颤动
2. 全心脏增大，心功能不全 心功能Ⅲ级
3. 胆汁淤积

【治疗经过】

1. 围 ^{131}I 治疗期对症支持治疗：低碘饮食，地高辛 0.125 mg 1 次 / 日、富马酸比索洛尔 2.5 mg 1 次 / 日、氢氯噻嗪 50 mg 1 次 / 日。

2. 口服 ^{131}I 治疗：5 日后，按甲状腺每克 ^{131}I 120 μCi，质量 70 g，RAIU 69.4%，^{131}I 447.7 MBq（12.1 mCi）一次口服。

【治疗效果】

1. 治疗后 2 个月，活动气短减轻，甲功好转，仍心房颤动，心力衰竭。

2. 治疗后 3 个月，TT_3 1.80 nmol/L，TT_4 117.4 nmol/L，FT_3 5.4 pmol/L，FT_4 20.86 pmol/L，TSH 0.008 μIU/ml。

3. 治疗后 4 个月，P 72 次 / 分，脉律齐，原有颈静脉怒张消失（图 20-1，图 20-2），TBil

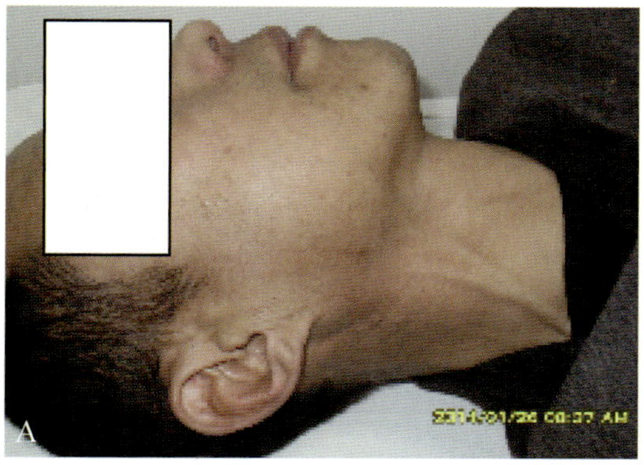

图 20-1　^{131}I 治疗前，颈静脉怒张

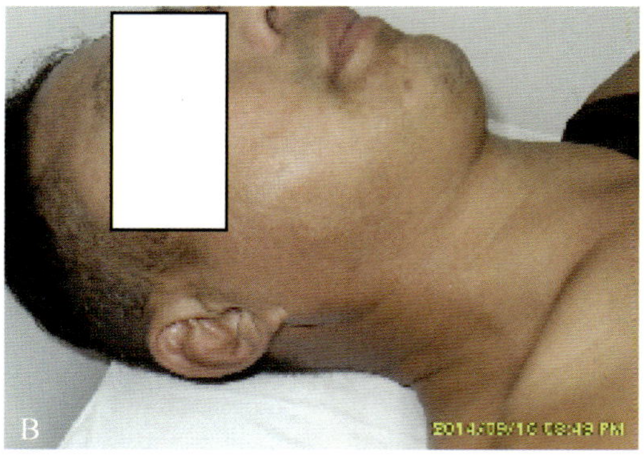

图 20-2　^{131}I 治疗后 4 个月，颈静脉怒张消失

17.3 μmol/L，DBil 4.6 μmol/L。心电图正常，恢复窦性心律（图 20-3，图 20-4）。TT_3 等 4 项正常，但 TSH 16 μIU/ml，开始 L-T_4 替代治疗。

4. 治疗后 20 个月，甲状腺彩超测重 16.3 g，比 ^{131}I 治疗前缩小 65.4%。甲功正常：TT_3 1.11 nmol/L，TT_4 114.8 nmol/L，FT_3 4.8 pmol/L，FT_4 22.24 pmol/L，TSH 3.76 μIU/ml。超声心动图（UCG）：心内结构未见明显异常，主肺动脉内径正常（21 mm），左心室射血分数（LVEF）66%（图 20-5 至图 20-7 及表 20-1）。临床痊愈。继续 L-T_4 150 μg 每晚睡前服用。

5. 治疗后 37 个月，TT_3 等 4 项正常，TSH 0.84 μIU/ml，可胜任较重体力工作。

【专家点评】

1. 甲亢性心脏病（甲亢心）的基本治疗原则是

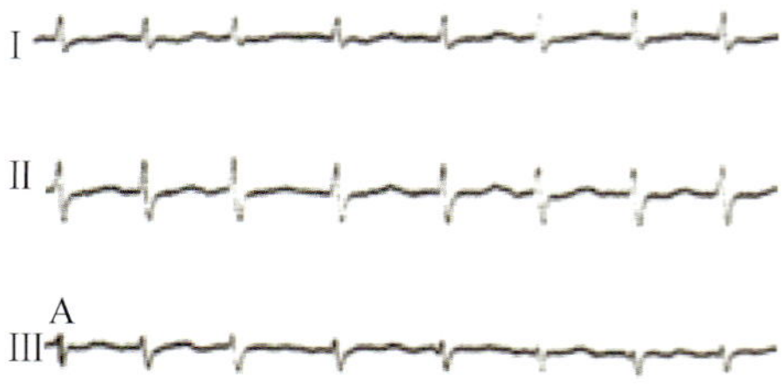

图 20-3　^{131}I 治疗前，心房颤动

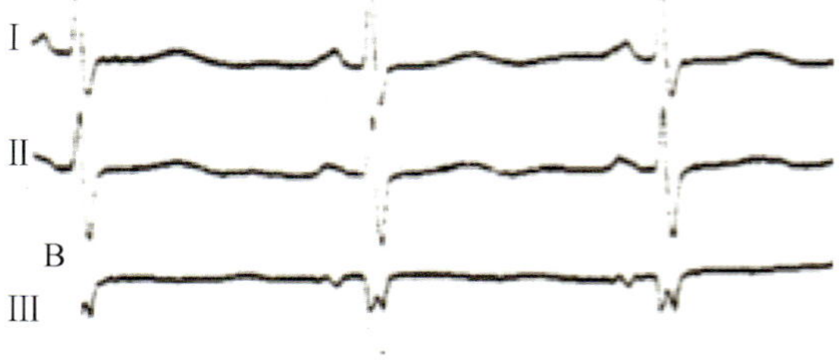

图 20-4　^{131}I 治疗后 4 个月，窦性心律

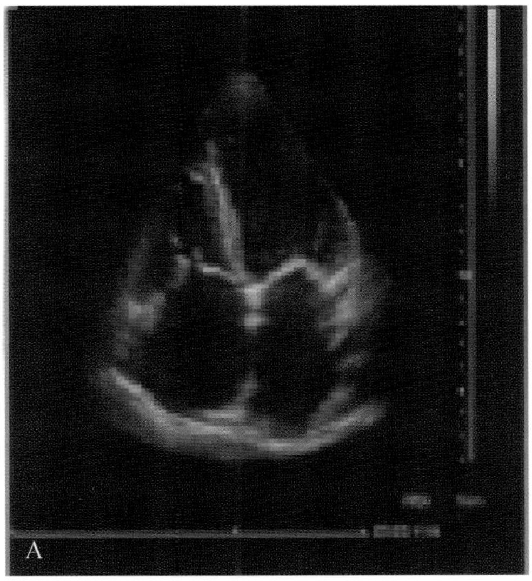

图 20-5 ^{131}I 治疗前，UCG 示全心扩大

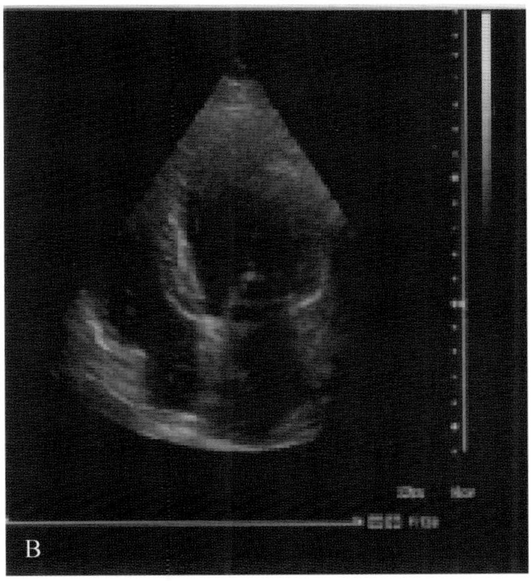

图 20-6 ^{131}I 治疗后 8 个月，UCG 示左心房扩大

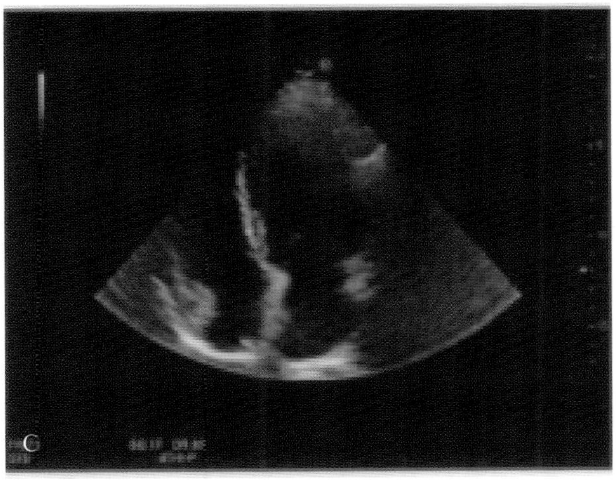

图 20-7 ^{131}I 治疗后 20 个月，UCG 示心内结构未见异常

表 20-1 ^{131}I 治疗甲亢前后 UCG 有关指标的变化

项目 Items	检查日期		
	2014 年 1 月 22 日	2014 年 9 月 16 日	2015 年 9 月 15 日
^{131}I 治疗	－5 d	＋8 m	＋20 m
RA 内径，mm	50	27	32
LA 内径，mm	47	40	36
RV 内径，mm	36	31	32
LV 收缩末期内径，mm	41	37	32
LV 舒张末期内径，mm	51	51	50
主肺动脉内径，mm	28	26	21
LVEF%	43	51	66
诊断	全心扩大，主肺动脉内径增宽，LV 收缩功能减低	LA 扩大，LV 舒张功能减低	心内结构未见明显异常

RA：右心房；LA：左心房；RV：右心室；LV：左心室；LVEF：左心室射血分数

控制甲亢及对心脏病的对症处理。绝大多数患者随着甲亢控制心脏病可以完全恢复。60% 的心房颤动自发转为窦性心律。但房颤如果持续 6 个月以上虽甲亢被控制其自然恢复的难度仍较大。所以，需要尽早治愈甲亢。而 ^{131}I 治疗甲亢是最明智的选择。

2. 如果同时出现心力衰竭，更要尽快控制甲亢，只要治疗及时，部分患者的器质性损害也会随之好转并恢复。本例患者资料提供了有力证据。

［解放军总医院第五医学中心（北京解放军第 307 医院） 丁勇提供］

病例 21 ^{131}I 治疗难治性格雷夫斯甲亢

患者女性，30 岁。

【主诉】心悸、乏力、消瘦 10 年，“心累、气紧” 6 年，加重伴肝功能异常 2 周。

【现病史】患者于入院前 10 年无明显诱因出现心悸、乏力、怕热、多汗等不适，伴有消瘦，体重减轻约 10 kg。患者无易饥、多食，无多饮多尿，无发热及颈部疼痛，无眼球外突、眼胀、眼痛、复视、视力下降等。查甲功高于正常、TSH 低于正常，血常规及肝功能未见明显异常，诊断为“甲亢”，长期服用“他巴唑”治疗，但未规律服药控制甲亢。入院前 6 年患者自觉“心累、气紧”，活动后明显加重，曾于我院诊断“重症甲状腺功能亢进，甲亢性心肌病 心功能不全”（具体情况不详）。入院前 2 周，患者自觉上述症状加重，发现皮肤黏膜黄染，伴有尿黄，患者于院外辗转多家医院，甲功检测 FT_3、FT_4 均高于上限，促甲状腺激素低于下限，心电图示：快速性心房颤动；心脏彩超：全心扩大，肺动脉增粗，二三尖瓣重度反流，功能不全、全心扩大、房颤心律；甲亢性心脏病明确，胆红素进行性升高、肝功能重度损伤。3 天前，患者因病情加重转当地上级医院诊治，行肝功能检查示“白蛋白 29.2 g/L，总胆红素 160.6 μmol/L，直接胆红素 99.1 μmol/L，间接胆红素 61.5 μmol/L，谷丙转氨酶 1887 U/L，谷草转氨酶 3439 U/L”；甲状腺彩超示“甲状腺不均匀增大伴结节”，胸部 CT 示“左肺及右肺中下叶见散在炎症，肺动脉增宽，心脏增大，双侧胸腔少量积液，双侧胸膜增厚粘黏，肝密度降低”，期间皮肤黏膜黄染进行性加重，尿色黄，予以保肝（具体不详）等治疗后，复查肝功能“总胆红素 305.5 μmol/L，直接胆红素 222.5 μmol/L，间接胆红素 83.0 μmol/L，谷丙转氨酶 946 U/L，谷草转氨酶 536 U/L”，因患者个人原因转入我院治疗。自患病来，患者精神、食欲、睡眠差，尿黄，体重有所下降。

【既往史】否认高血压、糖尿病、冠心病、高血脂病史，预防接种史不详，否认结核、肝炎等传染病史，否认外伤史，否认手术史，否认精神病史，否认过敏史。

【个人史】

出生于雅安，长期居住此地，否认疫区居住史，否认冶游史，否认烟酒不良嗜好。

【婚育史】

适龄结婚，配偶体健，发病前 4 月余有妊娠史。

【家族史】

无家族遗传病及传染病史。

【体格检查】

T 36.8 ℃，P 112 次 / 分，R 28 次 / 分，BP 118/69 mmHg。

平车推入病房，发育正常，营养差，甲亢面容，神志清，精神欠佳，查体合作。全身皮肤、黏膜可见散在斑点状色素沉着，全身皮肤黏膜黄染，全身浅表淋巴结未触及。结膜无充血，巩膜重度黄染，角膜透明，口唇无发绀，牙龈无出血，甲状腺Ⅱ°肿大，颈静脉怒张，双侧胸廓对称，双肺呼吸音增粗，闻及少许湿啰音。心界增大，心率 120 次 / 分，律不齐。腹部膨隆，全腹无压痛，移动性浊音可疑阳性，肠鸣音减弱。左侧可见股静脉置管，双下肢轻度对称性凹陷性水肿。

【辅助检查】

入我院后完善相关检查，（2015 年 6 月 9 日）血常规正常；凝血四项示凝血酶原时间：20.1 s ↑；甲状腺功能检查：TT_3 8.68 nmol/L ↑，TT_4 313.2 nmol/L ↑，FT_3 15.77 pmol/L，FT_4 91.19 pmol/L ↑，TSH ＜ 0.005 μIU/ml ↓，血清反三碘甲状腺原氨酸（rT_3）3.06 nmol/L，甲状腺球蛋白 15.24 ng/ml，甲状腺过氧化酶抗体：521.30 IU/ml ↑，甲状腺球蛋白抗体 41.480 IU/ml；自身免疫性肝病及抗核抗体谱各项正常；乙肝两对半 HBeAb（＋），余各项及肝炎全套正常。输血前检查正常。肝功能：白蛋白 29.1 g/L ↓，球蛋白 23.8 g/l，TBil 347.0 μmol/L ↑，DBil 292.1 μmol/L ↑，间接胆红素（UDBil）54.9 μmol/L ↑，ALT 591.5 U/L ↑，AST 119.4 U/L ↑，ALP 93.6 IU/L。肿瘤标志物：癌胚抗原 2.74 ng/ml，甲胎蛋白 9.45 IU/ml ↑，CA125 421.9 U/ml ↑，CA19-9 61.88 U/ml ↑，神经元特异性烯醇化酶 18.50 ng/ml ↑，细胞角蛋白 19 片段 3.60 ng/ml ↑，人附睾蛋白 146.2 pmol/L ↑；葡萄糖 6.60 mmol/L ↑；降钙素原 0.30 ng/ml ↑。腹部彩超：肝回声偏低，胆囊壁增厚，腹腔积液，双侧胸腔积液。

【入院诊断】

1. 重症甲状腺功能亢进症

2. 甲亢性心脏病：快速性心房颤动，二三尖瓣重度反流，全心扩大，心功能不全

3. 亚急性重型肝炎

4. 肺部感染

【治疗经过】

入院后予以多烯磷脂酰胆碱 465 mg 静脉点滴 1 次 / 日、还原型谷胱甘肽 1.8 静脉点滴 1 次 / 日、丁二酰腺苷蛋氨酸退黄、利尿、头孢曲松抗感染及对症等治疗，输血浆纠正凝血功能。2015 年 6 月 12 日（入院后第三天）患者腿部出现明显风团样皮疹，不排除药物过敏反应可能，治疗上停用多烯磷脂酰胆碱、还原型谷胱甘肽、头孢曲松等，予以维生素 C、葡萄糖酸钙抗过敏治疗，患者左侧股静脉置管处可见少量淡黄色渗液，拔出股静脉置管。6 月 15 日双侧下肢风团样皮疹及皮肤瘙痒明显好转，故加用还原型谷胱甘肽及多烯磷脂酰胆碱保肝。6 月 15 日 17:10 患者出现全身大汗、心悸、恶心、腹部隐痛不适，测 P 144 次 / 分，BP 92/51 mmHg，R 25 次 / 分，血氧饱和度（SPO_2）99%，查体：心率 150 次 / 分，心律不齐，脉搏短促，全腹无明显压痛、反跳痛及肌紧张。立即予以心电监护，请内分泌科急会诊，会诊意见：重症甲亢、快速性心房颤动，予以琥珀氢考 200 mg 静滴（药房缺药改用甲泼尼龙 40 mg）；请心内科会诊，建议予以地高辛 0.125 mg 口服，后患者症状渐缓解。

2015 年 6 月 16 日复查：

甲功：TT_3 3.28 nmol/L ↑，TT_4 204.8 nmol/L ↑，FT_3 15.39 pmol/L ↑，FT_4 77.03 pmol/L ↑，TSH ＜ 0.005 μIU/ml ↓，rT3 3.18 nmol/L ↑，甲状腺球蛋白 4.66 ng/ml，甲状腺过氧化酶抗体 768.70 IU/ml ↑，甲状腺球蛋白抗体 72.050 IU/ml。

肝功能：白蛋白 38.9 g/L，球蛋白 29.2 g/l，TP 419.7 μmol/L ↑，DBil 361.8 μmol/L ↑，UDBil 57.9 μmol/L ↑，ALT 85.5 U/L ↑，AST 62.0 U/L ↑。

肾功能：BUN 11.83 mmol/L ↑，Cr 57 μmol/L。

电解质：钾 3.86 mmol/L，钠 138.2 mmol/L，钙 2.34 mmol/L，氯 89.4 mmol/L ↓。

降钙素原：0.13 ng/ml ↑。

BNP：2558 pg/ml。

治疗上加用头孢曲松抗感染，托拉塞米利尿，普萘洛尔控制心率，继续还原型谷胱甘肽、多烯磷脂酰胆碱保肝，丁二磺酸腺苷蛋氨酸退黄。

患者重症甲状腺功能亢进诊断明确，患者有 10 余年甲亢病史，未规律服用药物控制甲亢，发病前不久有妊娠史，同时引起甲亢心及重症肝功能损害，目前患者心功能差、肝功能衰竭、胆红素进行性升高、肺部感染较明确，请各科会诊评估目前病情及下一步治疗方案。

会诊后综合意见：目前患者并发症重，继续加强脏器功能维护，改善心功能后行 ^{131}I 治疗。

2015 年 6 月 29 日患者一般情况较为稳定，心力衰竭逐渐控制，肝功能好转，与患者家属沟通后行 ^{131}I 治疗，治疗上加用泼尼松 15 mg 2 次 / 日口服，其他治疗不变。

2015 年 6 月 30 日 ^{131}I 治疗后第一天，患者一般情况尚可，复查肝功能试验：TP 219.6 μmol/L ↑，DBil 198.6 μmol/L ↑，UDBil 21 μmol/L ↑，ALT 54.1 U/L ↑，AST 54.9 U/L ↑，患者病情稳定。

2015 年 7 月 1 日 ^{131}I 治疗后第二天，患者一般情况尚可。患者 ^{131}I 治疗后无特殊不适，病情较前好转，心率仍较快，且心律不齐，美托洛尔控制心室率。

2015 年 7 月 4 日 ^{131}I 治疗后第五天，患者出现颜面部水肿，体重增加，不能排除心力衰竭加重可能，加用氢氯噻嗪适当利尿改善心功能。

2015 年 7 月 6 日 ^{131}I 治疗后第七天，患者精神可，未再诉心累、乏力不适，颜面部水肿消退，心功能改善，体重 2 天内下降 4 kg，停用利尿剂避免血流动力学改变过大引起器官灌流不足。

2015 年 7 月 9 日复查甲功：FT_3 9.53 pmol/L ↑，FT_4 46.58 pmol/L ↑，TSH ＜ 0.005 μIU/ml ↓；肝功能试验：总蛋白（TP）56.1 g/l ↓，TBil 180.9 μmol/L ↑，DBil 163.1 μmol/L ↑，UDBIL 17.8 μmol/L ↑，ALT 42.0 U/L ↑，AST 45.6 U/L ↑；BNP 2545 pg/ml。

2015 年 7 月 14 日复查血细胞分析：血红蛋白 100.00 g/L ↓，血细胞比容 33.40% ↓。甲功：

FT_3 7.58 pmol/L ↑，FT_4 39.81 pmol/L ↑，TSH ＜ 0.005 μIU/ml ↓。肝功能：DBil 136.2 μmol/L ↑，UDBil 16 μmol/L ↑，ALT 51.7 U/L ↑，AST 46.2 U/L ↑。根据患者目前临床症状及复查结果，上级医师查房后指出现患者具有出院指征。

【治疗效果】

1. 入院后经予多烯磷脂酰胆碱 465 mg 静脉点滴 1 次 / 日、还原型谷胱甘肽 1.8 静脉点滴 1 次 / 日、丁二酰腺苷蛋氨酸、门冬氨酸鸟氨酸等保肝后，患者肝功能逐渐好转，皮肤黄染、尿色黄得到改善（表 21-1）。

2. 未予 ^{131}I 治疗前，患者甲状腺功能进行性加重，给予 ^{131}I 治疗后甲状腺功能逐渐好转（表 21-2 至表 21-3）。

3. 入院后短时期给予以小剂量毛花苷 C（西地兰）及米力农强心，适当利尿改善心功能，普萘洛尔及美托洛尔控制心室率等对症治疗，患者症状得到改善，颜面水肿及双下肢水肿基本消退。

4. 患者门诊复查出现甲减，口服左甲状腺素钠（优甲乐）治疗后甲状腺功能正常。

2015 年 10 月 12 日（^{131}I 治疗后 105 天）复查肝功能试验：DBil 12.8 μmol/L ↑，UDBil 7.1 μmol/L，ALT 24.6 U/L，AST 20.2 U/L，肝功能恢复正常。

表 21-1　肝功能变化

日期	TBil（μmol/L）	DBil（μmol/L）	UDBil（μmol/L）	ALT（U/L）	AST（U/L）
2015 年 6 月 9 日	—	267.6	—	519.8	170.5
2015 年 6 月 16 日	419.7	361.8	57.9	85.5	62.0
2015 年 6 月 24 日	290.1	252.5	37.6	75.5	96.4
2015 年 6 月 30 日	219.6	198.6	21	54.1	54.9
2015 年 7 月 9 日	180.9	163.1	17.8	42	45.6
2015 年 7 月 14 日	—	136.2	16	51.7	46.2

表 21-2　甲状腺功能变化（一）

日期	TT_3（nmol/L）	TT_4（nmol/L）	FT_3（nmol/L）	FT_4（pmol/L）	TSH（IU/L）	rT_3（nmol/L）	TG（ng/ml）	TPOAb（IU/ml）	TGAb（IU/ml）
2015 年 6 月 9 日	1.68	113.3	5.77	41.19	＜ 0.005	1.06	15.24	521.30	41.480
2015 年 6 月 16 日	3.28	204.8	15.39	77.03	＜ 0.005	3.18	4.66	768.70	72.050
2015 年 6 月 24 日	5.71	＞ 320.0	31.43	＞ 100.0	＜ 0.005	—	—	—	—
2015 年 7 月 9 日（^{131}I 治疗后第 10 天）	—	—	9.53	46.58	＜ 0.005	—	—	—	—
2015 年 7 月 14 日（^{131}I 治疗后第 15 天）	—	—	7.58	39.81	＜ 0.005	—	—	—	—

表 21-3　甲状腺功能变化（二）

日期	TT_3（nmol/L）	TT_4（nmol/L）	FT_3（nmol/L）	FT_4（pmol/L）	TSH（IU/L）
2015 年 8 月 14 日（^{131}I 治疗后 46 天）	0.756	85.60	2.13	14.59	0.26
2015 年 10 月 12 日（^{131}I 治疗后 105 天）	0.824	16.68	1.67	2.23	＞ 100.0
2015 年 11 月 23 日（^{131}I 治疗后 147 天，口服优甲乐 100 μg 后 42 天）	1.90	111.0	4.63	16.81	1.71

【专家点评】

1. 患者甲亢表现重，甲亢性心脏病症状重，肝功能损害重，伴有肺部感染，属于重症患者。多学科合作，积极综合治疗才会取得好的效果。最后患者基本痊愈，说明治疗措施得当，是一个很有参考价值的病例。

2. 严重甲亢性心脏病、严重肝损害如果不尽快控制，都可能发生严重后果，而发生在严重甲亢同时，必须全面综合考虑，其中最根本的是要尽快控制甲亢。^{131}I 治疗是最佳选择。最终转归为甲减是很好的结局。

（四川省雅安市人民医院　杨福洲提供）

五、^{131}I 治疗小儿格雷夫斯甲亢

病例 22　^{131}I 治疗小儿格雷夫斯甲亢

患者女性，8 岁。

【主诉】心悸、易饥、手抖 2 年余。

【现病史】患者 2 年前因心悸、易饥、手抖就诊，诊断为“甲状腺功能亢进症”，给予口服甲巯咪唑（赛治）治疗 2 年余（具体剂量、用法不详）。近 4 月余，口服甲巯咪唑（赛治）7.5 mg 1 次 / 日。因疗效不佳，现已停药约半月。患者目前自觉心慌、易饥、手抖，每日大便 2 次。

【既往史及家族史】无特殊情况。其父亲患甲亢（半年前已行 ^{131}I 治疗）。

【体格检查】

眼睑水肿，双眼突；甲状腺Ⅱ°肿大，质地中，无压痛，无血管杂音，无震颤；心率 114 次 / 分，律齐，心尖区第一心音亢进，未闻及收缩期杂音；双手抖、双下肢无胫前黏液水肿。

【实验室检查】

甲状腺相关项目：TT_3 > 8（正常值 0.6 ～ 1.81）ng/ml，FT_3 > 20（正常值 2.3 ～ 4.2）pg/ml，TT_4 > 30（正常值 4.5 ～ 10.9）μg/dl，FT_4 > 12（0.89 ～ 1.80）ng/dl，TSH 0.005（0.55 ～ 4.78）μIU/ml，TgAb 456.40（0 ～ 115）IU/ml，TPO-Ab 261.00（0 ～ 34）IU/ml，TRAb 31.54（0 ～ 1.75）IU/ml。

血常规：正常。

肝功能：ALT 71.0 U/L，AST 65.0 U/L，其余指标正常。

【辅助检查】

心电图提示：窦性心动过速，T 波改变，心室率 147 次 / 分。

甲状腺超声提示：甲状腺弥漫肿大伴回声均匀。

甲状腺摄碘功能测定：4 h 64%，24 h 90%。

甲状腺显像：甲状腺弥漫性肿大，甲状腺重量为 49.6 g（SPECT 断层积分测定法）。

【诊断】

1. 格雷夫斯病

2. 甲状腺相关眼病（GO）

【治疗经过】

1. 口服 ^{131}I 治疗

采用计算剂量法计算 ^{131}I 剂量。给予一次口服 ^{131}I 剂量 307.1 MBq（8.3 mCi），即甲状腺摄取 ^{131}I 5.55 MBq/g（150 μCi/g）。

2. ^{131}I 治疗后辅助治疗

（1）控制心率：美托洛尔 12.5 mg 2 次 / 日，30 天。

（2）补钾：氯化钾缓释片 0.5 g 2 次 / 日，24 天。

（3）预防甲状腺相关眼病加重：泼尼松 5 mg 2 次 / 日，30 天。

【治疗效果】

1. ^{131}I 治疗 1 个月后电话随访

^{131}I 治疗后患者无明显甲亢加重表现。

2. ^{131}I 治疗 5 个月后复诊

食欲差，乏力，易感冒，余无不适。

体格检查：突眼，甲状腺未触及，心率 78 次 /

分，律齐，双下肢无黏液水肿，余无阳性体征。

辅助检查：FT_3 2.48（正常值 2.3 ～ 4.2）pg/ml，FT_4 0.43（正常值 0.89 ～ 1.80）ng/dl，TSH 61.37（正常值 0.55 ～ 4.78）μIU/ml。

处理：左甲状腺素钠（优甲乐）75 μg 1 次 / 日；1 个月后复查 FT_3、FT_4、TSH。

3. 甲状腺激素替代补充治疗 1 个月后复诊

口服左甲状腺素钠（优甲乐）75 μg 1 次 / 日 1 个月，诉心累，食欲差，余无不适。

体格检查：突眼，甲状腺未触及，心率 72 次 / 分，律齐，余无阳性体征。

辅助检查：FT_3 4.73（2.3 ～ 4.2）pg/ml，TT_3 1.06（0.6 ～ 1.81）ng/ml，FT_4 1.75（0.89 ～ 1.80）ng/dl，TT_4 9.5（4.5 ～ 10.9）μg/dl，TSH 0.308（0.55 ～ 4.78）μIU/ml。

处理：左甲状腺素钠（优甲乐）62.5 μg 1 次 / 日；3 ～ 6 个月后复查甲状腺功能。

4. 甲状腺激素替代补充治疗 12 个月后复诊

口服左甲状腺素钠（优甲乐）50 μg 1 次 / 日近 1 年，无不适。

体格检查：突眼，余无阳性体征。

辅助检查：FT_3 2.85（2.3 ～ 4.2）pg/ml，TT_3 0.91（0.6 ～ 1.81）ng/ml，FT_4 1.3（0.89 ～ 1.80）ng/dl，TT_4 8.3（4.5 ～ 10.9）μg/dl，TSH 13.1（0.55 ～ 4.78）μIU/ml。

处理：左甲状腺素钠（优甲乐）62.5 μg 1 次 / 日；1 ～ 2 个月后复查甲状腺功能。

【治疗体会】

1. 结合患者高代谢症状和体征、甲状腺功能、TRAb 以及甲状腺摄 ^{131}I 率高于正常，患者格雷夫斯病诊断明确。

2. ATA 推荐碘治疗最小年龄[1]为 5 岁。患者年龄 8 岁，ATD 治疗 2 年余，效果差，甲亢症状无明显缓解，甲状腺功能仍然明显高于正常，TRAb 高于正常值上限近 20 倍，以及甲状腺较大，患者通过 ATD 治疗缓解的可能性很小，适合 ^{131}I 治疗，也符合 2016 年 ATA 指南的推荐原则[1]。

3. 2016 年 ATA 指南推荐儿童 ^{131}I 治疗前给予 ATD 和 β 受体阻滞剂进行预处理，直至 TT_4 和（或）FT_4 水平恢复正常[1]。该病例 ^{131}I 治疗前未给予预处理，而是改用 ^{131}I 治疗后预防性处理，患者在 ^{131}I 治疗后并没有出现甲亢症状加重表现。该病例提示将 ^{131}I 治疗前预处理改为治疗后预防性处理可能更适宜。省去 ^{131}I 治疗前预处理，这样既可以缩短患者的诊疗时间，又减少患者的经济支出，同时也没有增加患者 ^{131}I 治疗后的医疗风险。

4. 患者甲状腺重量 49.6 g，属于甲状腺较大体积（50 ～ 80 g）。ATA 指南推荐为了达到甲减状态，^{131}I 剂量需要达到 7.4 ～ 11.1 MBq/g（200 ～ 300 μCi/g）。该病例给予 150 μCi/g，^{131}I 治疗 5 个月后出现甲减，这可能提示人种之间是否存在差异，同时也提示个体化计算剂量法的优势，使患者，尤其是儿童不必接受更高的辐射剂量。

5. 虽然患者 TRAb 高于正常值上限近 20 倍，但是 ^{131}I 治疗后患者 GO 并没有出现加重，这可能与 ^{131}I 治疗后口服糖皮质激素 10 mg/d 30 天有关。虽然剂量较小，也许同样可能起到了预防 GO 加重的作用。

【专家点评】

1. 儿童甲亢治疗一般首选 ATD，如果药物治疗效果不好（常见情况是药物治疗 2 年以上没有缓解或明显好转）或有过敏，或肝功能损害、白细胞减少等并发症应该选用 ^{131}I 治疗。本例患儿临床表现、实验室检查、ATD 治疗史均满足碘治疗适应证，选择 ^{131}I 是明智的。

2. ^{131}I 治疗小儿甲亢的基本原则与成人类似。ATA 指南提出如果儿童 GD 选择 ^{131}I 治疗，应该单次给予足够剂量的放射性碘使患者变为甲减，其治疗目的是达到甲减状态而不是维持甲状腺功能正常。本例患儿一次给予足够剂量，最后转归为甲减，治疗目的明确，治疗方案规范，疗效满意，可供参考。

3. 甲亢伴突眼在儿童甲亢中也属于常见情况，碘治疗同时采用糖皮质激素辅助治疗可以防止突眼加重，其理论依据和实施方法与成人类似。本例患者常规使用获得较好的效果。

参考文献

[1] Ross DS, Burch HB, Cooper DS, et al. 2016 American Thyroid Association Guidelines for Diagnosis and Management of Hyperthyroidism and other causes of Thyrotoxicosis. Thyroid, 2016, 26（10）: 1343-1421.

（北京霍普甲状腺医院　颜兵提供）

病例 23　^{131}I 治疗小儿格雷夫斯甲亢

患者男性，10 岁。

【主诉】心悸、怕热、消瘦 3 年余。

【现病史】患者 3 年前无明显诱因出现心悸、乏力、怕热、多汗、心慌、乏力、颈部肿大，体重减轻约 5 kg。患者无多饮多尿，无发热及颈部疼痛，眼球稍突，无胀痛、眼痛、视力下降等，诊断为“甲亢”，给予甲巯咪唑（赛治）等抗甲亢药物治疗。患者不规律服用抗甲亢药物 3 年，效果不佳，颈部逐渐增大，病情加重，拟行 ^{131}I 治疗。

【既往史、个人史及家族史】患者既往体健，否认冠心病、高血压、糖尿病、肿瘤、肝炎等病史。否认食物及药物过敏史，无甲状腺疾病家族史。

【体格检查】

T 36.5 ℃，P 120 次 / 分，R 19 次 / 分，BP 116/75 mmHg。

神清，查体合作。全身皮肤黏膜无黄染，颈部浅表淋巴结未及肿大。突眼（＋），咽部无充血，扁桃体未见肿大。甲状腺Ⅱ°肿大，质硬，无压痛，杂音（－），震颤（＋）。律齐，未闻及杂音。双肺呼吸音清，未闻及干湿啰音。腹软，无压痛，肝脾肋下未触及。手颤（＋），双下肢无水肿。双侧膝、跟腱反射正常。

【化验】实验室检查

血常规：WBC 6.7×10^9/L，NEU 百分比 51%，NEU 1.7×10^9/L，余基本正常。

甲功：FT_3 20.73（正常值 3.1 ～ 6.8）pmol/L，FT_4 53.42（正常值 12 ～ 22）pmol/L，sTSH 0.05（正常值 0.27 ～ 4.2）μIU/ml，TRAb 15（正常值 0 ～ 1.75）IU/L，TPOAb ＞ 600（正常值 0 ～ 34）IU/ml，TgAb 1231（正常值 0 ～ 115）IU/ml。肝功能正常。

【辅助检查】

心电图：窦性心动过速；

甲状腺摄碘功能测定：2 h 55%，6 h 76%，24 h 88%。

甲状腺静态显像：双叶甲状腺肿大，摄锝功能增强。

甲状腺彩超：双叶弥漫性肿大。

【诊断】

格雷夫斯甲亢

【治疗经过】

1. 对症治疗：普萘洛尔（心得安）10 mg 3 次 / 日。

2. 口服 ^{131}I 治疗（甲状腺估重约 35 g）：按照指南推荐公式计算 ^{131}I 治疗剂量，口服 ^{131}I 活度（MBq）＝［计划量（2.96 MBq/g）× 甲状腺质量（g）］/［甲状腺 24 h 吸 ^{131}I 率（%）］。在计算剂量的基础上，基于患者年龄和可服用抗甲状腺药物，并与患者家属充分沟通后适当调整，服 ^{131}I 定为 92.5 MBq（2.5 mCi），一次性口服。

3. ^{131}I 治疗后不良反应及处理：患者服用 ^{131}I 治疗后，继续对症治疗，服用普萘洛尔（心得安）10 mg 3 次 / 日，在服用 ^{131}I 3 日后，服用甲巯咪唑（赛治）5 mg 1 次 / 日。

【治疗效果】

患者服 ^{131}I 后 1 个月复查，甲亢症状明显好转，体重增加。查体：双眼轻突，甲状腺Ⅰ°肿大，质软，无压痛。HR90 次 / 分，律齐，手颤（＋）。

血常规＋肝功能（－）。

甲功：FT_3 15.19 pmol/L，FT_4 40.03 pmol/L，sTSH 0.05 μIU/ml，TPOAb ＞ 600 IU/ml。

处理：甲巯咪唑（赛治）5 mg 1 次 / 日，普萘洛尔（心得安）10 mg 3 次 / 日。

患者服 ^{131}I 后 2 个月复查，无明显不适。查体：双眼轻突，甲状腺未触及肿大，无压痛。

HR80 次 / 分，律齐，手颤（－）。

血常规＋肝功能（－）；

甲功：FT_3 2.35 pmol/L，FT_4 5.66 pmol/L，sTSH 0.302 μIU/ml，TPOAb 590 IU/ml。

处理：停用甲巯咪唑（赛治），嘱患者 1 个月后复查。

患者未按医嘱定期复查，于 ^{131}I 治疗后 5 个月复查，怕冷，体重明显增加。查体：双眼轻突，甲状腺未触及肿大，无压痛。HR80 次 / 分，律齐，手颤（－）。

血常规＋肝功能（－）。

甲功：FT_3 4.16 pmol/L，FT_4 11.07 pmol/L，sTSH 18.12 μIU/ml，TPOAb 582 IU/ml。

处理：左甲状腺素钠（优甲乐）50 μg 1 次 / 日。

患者服 ^{131}I 后 7 个月复查，体重未见明显增加，怕冷症状改善。查体：双眼轻突，甲状腺未触及肿大，无压痛。HR80 次 / 分，律齐，手颤（－）。

血常规＋肝功能（－）。

甲功：FT_3 7.99 pmol/L，FT_4 20.46 pmol/L，sTSH 0.02 μIU/ml。

处理：左甲状腺素钠（优甲乐）25 μg 1 次 / 日，定期复查。

患者未按医嘱定期复查，于 ^{131}I 后 1 年后复查，无明显不适。查体：双眼轻突，甲状腺未触及肿大，无压痛。HR80 次 / 分，律齐，手颤（－）。

血常规＋肝功能（－）。

甲功：FT_3 7.48 pmol/L，FT_4 21.75 pmol/L，sTSH 0.067 μIU/ml。

处理：停用左甲状腺素钠（优甲乐），定期复查。

患者服 ^{131}I 1.5 年后复查，无明显不适。查体：双眼轻突，甲状腺未触及肿大，无压痛。HR80 次 / 分，律齐，手颤（－）。

血常规＋肝功能（－）。

甲功：FT_3 5.65 pmol/L，FT_4 13.39 pmol/L，sTSH 1.64 μIU/ml，TPOAb 583 IU/ml，TRAb 1.1 IU/L。

处理：定期复查。

患者服 ^{131}I 后 2 年后复查，无明显不适。查体：双眼轻突，甲状腺未触及肿大，无压痛。HR80 次 / 分，律齐，手颤（－）。

血常规＋肝功能（－）。

甲功：FT_3 2.35 pmol/L，FT_4 5.66 pmol/L，sTSH 0.302 μIU/ml，TPOAb 590 IU/ml，TRAb 0.9 IU/L。

处理：定期复查。

患者服 ^{131}I 3 年后复查，家长代诉患者无明显不适。查体：无突眼，甲状腺未触及肿大，无压痛。HR72 次 / 分，律齐，手颤（－）。

血常规＋肝功能（－）。

甲功：FT_3 6.39 pmol/L，FT_4 15.45 pmol/L，sTSH 1.79 μIU/ml，TPOAb 590 IU/ml。

处理：定期复查。

【治疗体会】

1. 患者儿童，男性，结合患者高代谢症状、体征、甲功、TRAb，以及甲状腺吸 ^{131}I 率高于正常，患者格雷夫斯甲亢诊断明确。

2. 儿童甲亢如不及时治愈，将影响生长发育，致学习能力降低，本例患者甲亢病史 3 年余，服用 ATD 疗效差，且不规律服用，依从性较差，停药后甲亢复发，颈部逐渐增大，症状明显加重，考虑行 ^{131}I 治疗。

3. 患者 ^{131}I 治疗剂量的确定，以计算法为基础，基于患者年龄、可服用甲巯咪唑（赛治），因此考虑使用 ^{131}I 联合甲巯咪唑（赛治）治疗，同时每克甲状腺使用剂量适当减少，在 ^{131}I 治疗后 3 日，开始服用甲巯咪唑（赛治）5 mg 1 次 / 日。

4. 患者服 ^{131}I 后 5 个月后发生甲减，服用左甲状腺素钠（优甲乐）替代治疗后甲功逐渐恢复正常，随着时间延长，左甲状腺素钠（优甲乐）剂量逐渐减少，直至停用，考虑该患者为早发甲减。

5. 儿童及青少年格雷夫斯甲亢，服用抗甲状腺药物仍是首选的治疗方法，对于抗甲状腺药物无效或复发的儿童及青少年甲亢患者，^{131}I 是可供选择的一种较好的治疗方法，南昌大学第一附属医院核医学科团队的治疗经验表明 ^{131}I 联合抗甲状腺药物治疗可降低格雷夫斯甲亢患者的甲减发生率，提高完全缓解率，而本例患者治疗经过也佐证了此观点。但在治疗后应定期监测甲状腺功能，出现甲减应及时进行甲状腺激素替代治疗。

【专家点评】

1. 本例儿童甲亢，ATD 治疗效果不好，选择碘治疗，最终获得痊愈。虽然治疗过程中采用甲巯咪唑（赛治）辅助治疗，但最后结局仍然体现了碘治疗的疗效。ATA 指南提出对儿童甲亢采用 ^{131}I 治疗应该以达到甲减为目的，而不建议小剂量是基于减少甲状腺肿瘤发生的风险提出的。是否可以采用碘治疗联合 ATD 以减少甲减提高完全缓解率，需要进一步积累资料，特别是远期效应的评估。

2. 患儿在恢复过程中出现甲减，经治疗最后恢复正常，这种现象包括成人甲亢碘治疗后，有学者称为早发甲减，后期恢复可能是部分受损的甲状腺细胞功能经过一段时间的修复而恢复了功能，或者是未受损的甲状腺细胞产生了代偿作用。

（南昌大学第一附属医院　张青提供）

六、甲亢合并甲状腺结节的治疗

病例 24　^{131}I 治疗格雷夫斯甲亢合并甲状腺结节

患者女性，50 岁。

【主诉】心慌、乏力、消瘦 2 月余。

【现病史】患者无明显诱因出现心慌、乏力、消瘦 2 月余，于当地医院确诊为甲亢，后服用“甲亢灵”，服药不规律，症状无明显改善。患者于 3 周前就诊于我院内分泌科，后服用“甲巯咪唑片” 10 mg，2 次 / 日，服用 1 周后复查血常规发现白细胞明显降低，遂停服甲状腺相关药物至今，为进一步诊治，至我科拟行 ^{131}I 治疗。

【既往史及家族史】既往体健，否认冠心病、高血压、糖尿病、肿瘤、脑卒中、精神病、创伤、肝硬化等病史，否认肝炎、结核等传染病史。否认骨折、外伤、手术史。否认食物及药物过敏史，家族中无甲状腺疾病以及遗传性疾病史。

【体格检查】

T 36.7℃，P 95 次 / 分，R 20 次 / 分，BP 115/70 mmHg。

神清，查体合作。全身皮肤黏膜无黄染，颈部浅表淋巴结未及肿大。突眼（－），咽部无充血，扁桃体未见肿大。甲状腺Ⅱ°肿大，质软，无压痛，未触及明显包块，杂音（－），震质（－）。HR：95 次 / 分，律齐，未闻及杂音。双肺呼吸音清，未闻及干湿啰音，成软，无压痛，肝肋下未触及。手颤（＋），双下肢无水肿。双侧膝、跟腱反射正常存在，巴宾斯基征（－）。

【实验室检查】

血常规：WBC 2.94×10^9/L，NEU 1.27×10^9/L，PLT 113×10^9/L，均略低于正常。

甲功：FT_3 28.53（正常值 3.5 ～ 6.5）pmol/L，FT_4 63.49（正常值 11.5 ～ 22.7）pmol/L，TT_3 10.18（正常值 0.92 ～ 2.79）nmol/L，TT_4 348.00（正常值 58.1 ～ 162.5）nmol/L，TSH ＜ 0.01（正常值 0.35 ～ 5.5）μIU/ml。

TRAb 18.6（＜ 12）IU/L；TPOAb ＞ 1300 IU/ml。

肝功能：均未见异常。

肾功能：均未见异常。

【辅助检查】

心电图：窦性心律：95 次 / 分。心电图提示：Ⅱ、Ⅲ、aVF、V_4、V_5 导联 T 波低平。

甲状腺摄 ^{131}I 功能测定：2 h 40%，24 h 70%。

甲状腺 ECT：双侧甲状腺肿大，过度显影，双叶未见明显冷、热结节（见图 24-1）。

甲状腺超声：甲状腺大，双侧叶多发结节（低回声或混合回声，右叶最大一个 1.1 cm×1.0 cm×0.7 cm，左叶最大一个 0.8 cm×0.6 cm×0.4 cm），

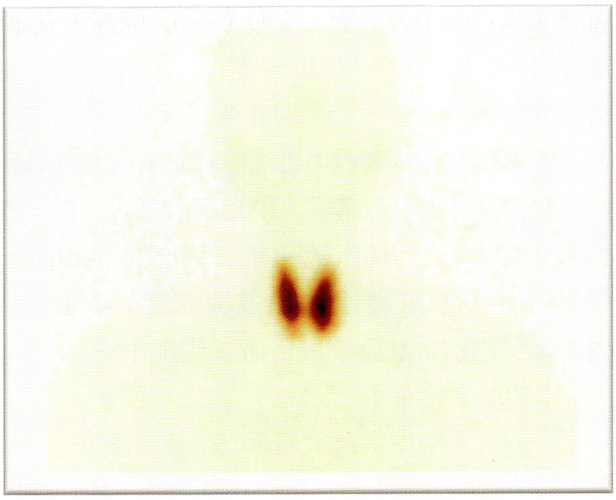

图 24-1 甲状腺 ECT

多考虑良性，建议 1 年后复查。双叶血流丰富。双侧颈部大血管旁可见数个肿大淋巴结，多考虑反应增生性改变。

【诊断】

1. 毒性弥漫性甲状腺肿
2. 甲状腺结节
3. 粒细胞减少症

【治疗经过】

1. 围 ^{131}I 治疗期对症支持治疗。升白细胞：咖啡酸片 0.2 g 2 次 / 日，益气补血片 1.5 g 3 次 / 日，瑞白注射液 1 支 / 日连续 4 日，碘治疗当日复查血常规，WBC：10.12×10^9/L。

2. 口服 ^{131}I 治疗：按照指南推荐公式计算 ^{131}I 治疗剂量，在剂量计算基础上，经与患者充分沟通后适当调整，服 ^{131}I 定为 326.8 MBq（8.6 mCi），一次性口服。

3. 治疗后不良反应及处理：服 ^{131}I 后患者无特殊不良反应，未见甲亢明显加重征象。遵嘱定期复查随诊。

【治疗效果】

患者服 ^{131}I 后 3 个月复查，自觉症状好转。查体：无突眼。甲状腺Ⅱ°肿大，质软无压痛。

血常规：WBC 3.12×10^9/L。

甲功：FT_3 2.8（正常值 3.5 ～ 6.5）pmol/L，FT_4 6.6（正常值 11.5 ～ 22.7）pmol/L，TT_3 1.0（正常值 0.92 ～ 2.79）nmol/L，TT_4 9.9（正常值 58.1 ～ 162.5）nmol/L，TSH ＞ 100.0（正常值 0.35 ～ 5.5）μIU/ml。

处理：左甲状腺素钠 50 μg，口服 1 次 / 日，1 周后改为 75 μg，口服 1 次 / 日，2 周后改为 100 μg，口服 1 次 / 日。

后服用左甲状腺素钠维持甲功，基本稳定。

甲状腺超声随访甲状腺双叶结节基本无明显变化。

【治疗体会】

1. 患者为中老年女性，结合患者高代谢症状及相关检查，诊断明确。

2. 患者病史较短，首选抗甲状腺药治疗，但治疗后出现白细胞及粒细胞明显减少，患者应进行 ^{131}I 治疗。但是该患者存在甲状腺双叶结节的情况，超声考虑良性病变，在此基础上可以考虑进行 ^{131}I 治疗。

3. 碘治疗前对症予以升白细胞及粒细胞治疗，各项检查符合 ^{131}I 治疗指征。

4. 结合患者病史，应避免甲亢复发，结合患者意愿，加大单位体积的 ^{131}I 用量。

5. 患者碘治疗后复查发现早发甲减，及时行甲状腺素替代治疗，稳定甲功。并仍应定期复查甲状腺功能及甲状腺超声，观察甲状腺结节变化情况。

【专家点评】

1. 甲亢伴甲状腺结节的治疗，首先要了解结节的详细情况，如果结节属于良性病变、没有相应临床症状而且不大（＜ 2 cm）可以暂不做外科处理，以治疗甲亢为主。在选择治疗方法时应考虑 ^{131}I 治疗是最有效的方法之一。

2. 甲亢伴结节选择碘治疗时其 ^{131}I 用量可以适量增加，对于部分属于温结节的患者，碘治疗可能对结节的抑制和缩小有一定作用。本例患者同时伴有白细胞减少，更有理由适当增加 ^{131}I 剂量。作者提出避免甲亢复发是治疗的目的，很赞同这个观点。

（第四军医大学西京医院　汪静提供）

病例 25　^{131}I 治疗格雷夫斯甲亢合并甲状腺结节

患者男性，40 岁。

【主诉】发现甲状腺肿物 2 年，心悸、手颤、易怒 4 个月。

【现病史】患者入院前 2 年查体发现甲状腺肿物，无明显不适，未予任何治疗。4 个月前患者出现心悸、手颤、易怒等症状，无胸闷、气短及胸痛，无怕热、多汗，无易饥、多食，体重无明显变化。患者无发热及颈部疼痛，无吞咽及呼吸困难，无声音嘶哑等症状。患者就诊于当地医院，查游离甲功示 FT_3 11.68 pmol/L（升高），FT_4 29.18 pmol/L（升高），TSH 0.01 μIU/ml（降低）；复查颈部超声示：甲状腺右叶中下极见 1.7 cm×1.1 cm×1.4 cm 实质不均质光团，边界不清晰，形态欠规则，诊断为"甲亢、甲状腺肿物"。患者转诊至我院，拟行 ^{131}I 治疗。

【既往史及家族史】既往体健。否认冠心病、高血压、糖尿病、肿瘤、脑卒中、精神病、创伤、肝硬化等病史，否认肝炎、结核等传染病史。否认骨折、外伤、手术史。否认食物、药物过敏史。家族中无甲状腺疾病及遗传性疾病史。

【体格检查】

T 36.5℃，P 78 次 / 分，R 17 次 / 分，BP 120/60 mmHg。

神清，查体合作。全身皮肤黏膜无黄染，颈部浅表淋巴结未及肿大。突眼（－），咽部无充血，扁桃体未见肿大。甲状腺Ⅰ°肿大，质中，其中右叶可触及一直径约 2 cm 的肿物，质硬，无压痛，可随吞咽活动，双叶杂音（－），震颤（－）。HR 78 次 / 分，律齐，未闻及杂音。双肺呼吸音清，未闻及干湿啰音。腹软，无压痛，肝脾肋下未触及。手颤（＋），双下肢无水肿。双侧膝、跟腱反射正常存在，巴宾斯基征（－），霍夫曼征（－）。

【实验室检查】

血常规：WBC 6.51×10^9/L，NEU 百分比 42.4%。

游离甲功：FT_3 15.55 pmol/L（升高），FT_4 37.85 pmol/L（升高），TSH 0.005 μIU/ml（降低）。

TPOAb ＜ 10 IU/ml，TRAb 5.63 IU/L（升高）。

肝功能：ALT 66 U/L（升高），余未见异常。

肾功能：尿酸（UA）433 μmol/L（升高），余未见异常。

甲状旁腺素（PTH）3.37 pmol/L，血钙 2.21 mmol/L，血磷 1.42 mmol/L。

甲状腺球蛋白（Tg）22.30 ng/ml，TgAb ＜ 20 IU/ml，降钙素 3.31 pg/ml，CEA 1（正常值 0 ～ 5）ng/ml，均未见异常。

【辅助检查】

心电图：窦性心律，心率 78 次 / 分。

甲状腺超声：甲状腺右叶低回声实性结节（位于中下部，大小约 0.9 cm×0.7 cm×0.7 cm，边界不清，形态不规则，结节内见沙砾样钙化），甲状腺影像报告与数据系统（TI-RADS）4b 类（图 25-1）。

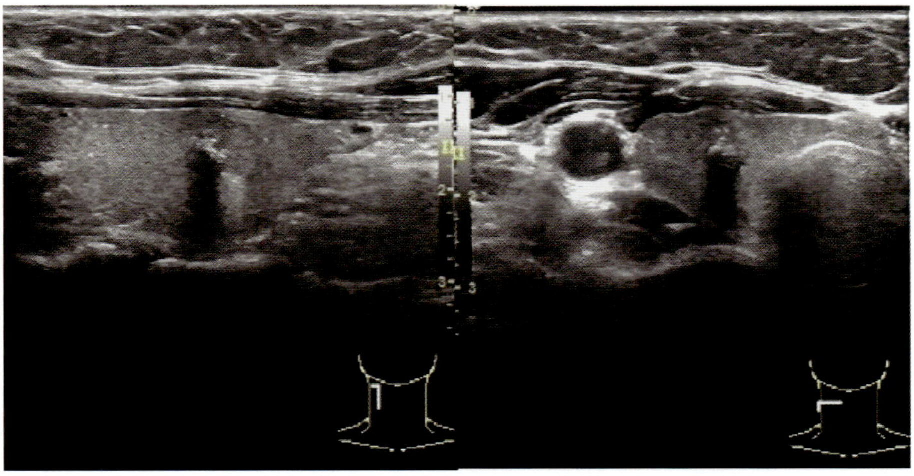

图 25-1　甲状腺右叶中下部结节

颈部淋巴结超声：双侧颈部多发肿大淋巴结，未见明显异型（图 25-2）。

甲状腺 24 h 摄碘率：52.4%。

甲状腺 ECT：右叶冷结节，右叶其余部位及左叶摄取能力不均匀增强（图 25-3）。

【诊断】

1. 甲状腺功能亢进症

毒性弥漫性甲状腺肿

2. 甲状腺右叶结节

甲状腺癌?

3. 肝功能异常

【治疗经过】

1. 进一步明确结节性质

入院当天复查甲状腺超声后提示甲状腺右叶结节不除外恶性可能，故行甲状腺结节细针穿刺细胞学检查（FNAB）。细胞病理学回报：可疑甲状腺乳头状癌。考虑到疑诊甲状腺癌是 ^{131}I 治疗的相对禁忌证，故建议患者首选手术治疗。经与患者充分沟通后，拟尽快控制甲亢后行手术治疗。

2. 控制甲亢病情，积极术前准备

控制甲亢：复方碘溶液 10 滴 3 次 / 日，甲巯咪唑（赛治）10 mg 2 次 / 日。

保肝：水飞蓟宾 70 mg 3 次 / 日

胸片：两肺纹理增多；气管轻度左偏。

超声心动图：二尖瓣、三尖瓣轻度反流，左

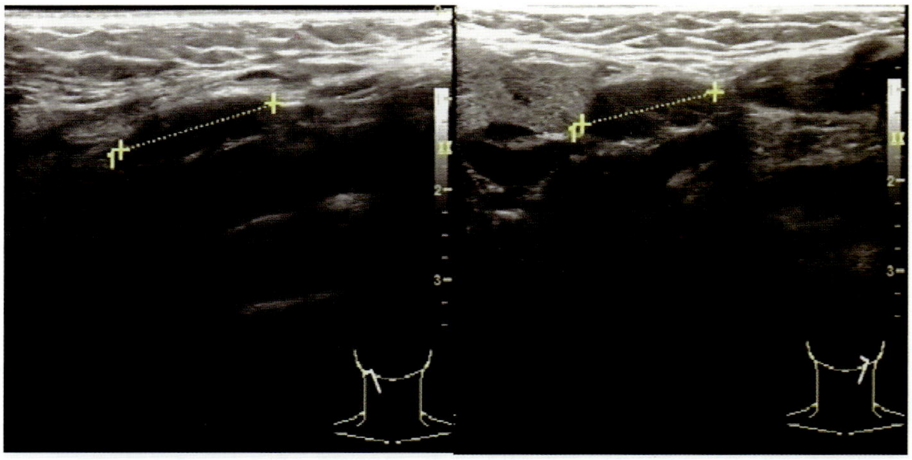

图 25-2 双侧颈部多发肿大淋巴结

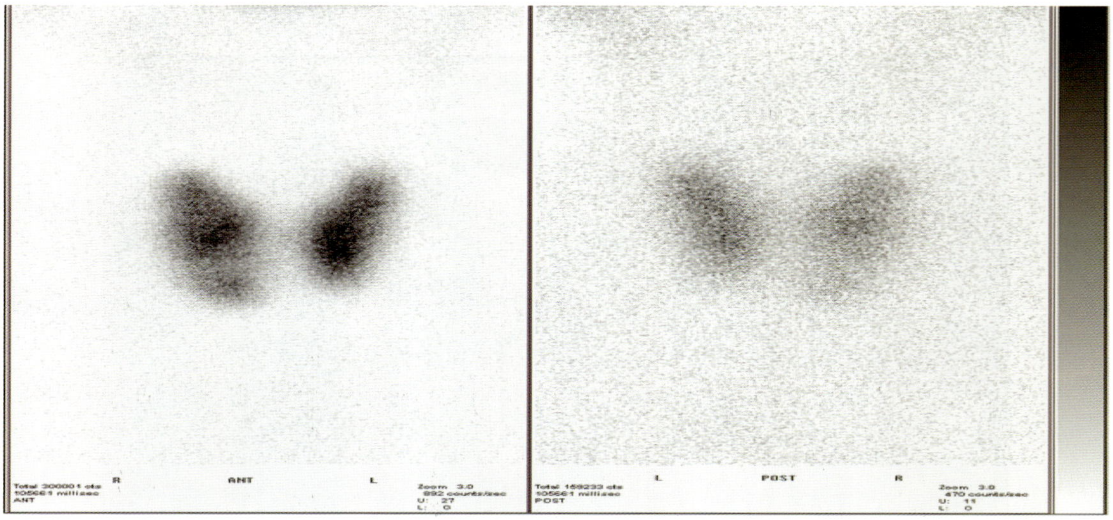

图 25-3 甲状腺右叶冷结节

心室舒张及收缩功能正常，EF 65.4%。

电子支气管镜：慢性咽喉炎。

3. 手术治疗

患者口服药物治疗 1 周后复查甲功 FT_3 3.7 pmol/L（正常低值），FT_4 10.51 pmol/L ↓，TSH 0.245 μIU/ml ↓；血常规 WBC 5.48×10^9/L，NEU 百分比 56.5%；肝功能 ALT 45 U/L（略高于正常），余未见明显异常。

患者全麻下接受“全甲状腺切除、右侧中央区淋巴结清扫、双侧喉返神经探查、伤口引流术”，冰冻病理：（右叶及峡部）甲状腺乳头状癌。

术后组织学病理：

（右叶及峡部）甲状腺乳头状癌（1.2 cm×1 cm×1 cm），侵及被膜（图 25-4）；

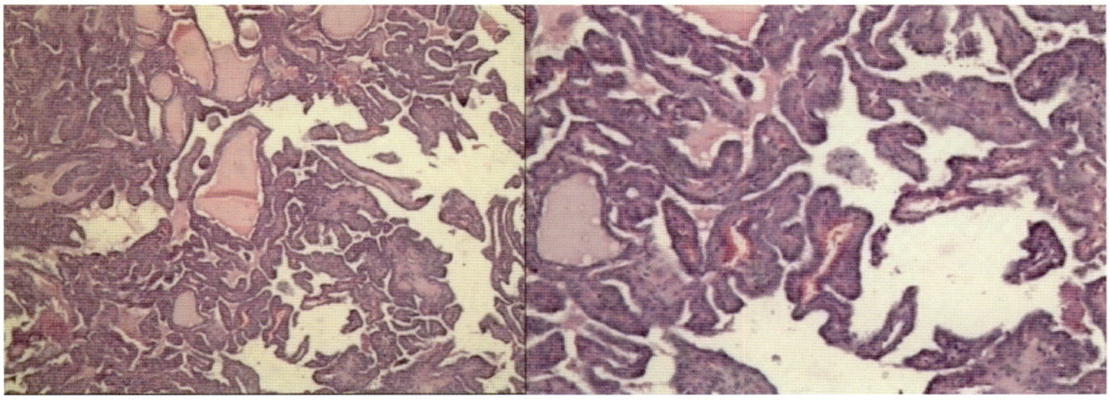

图 25-4 （右叶及峡部）甲状腺乳头状癌

（左叶）结节性甲状腺肿，局部滤泡上皮乳头状增生，免疫组化染色示增生滤泡上皮呈 TPO 阳性，Galectin-3 部分阳性，CK19 阳性；

（右中央区 1 号、喉前、右喉返神经后）淋巴结未见转移癌（分别为 0/1、0/1、0/3）；（右中央区）淋巴结未见转移癌（0/1），并见少许胸腺组织。免疫组化染色示 TTF-1 和 Tg 阴性。

4. 术后对症支持治疗

术后密切监护，加用左甲状腺素钠（优甲乐）75 μg 1 次 / 日纠正甲减，并给予抗炎、补液等对症支持治疗。患者手术伤口愈合好，无红肿、渗出、硬结等，无声音嘶哑、饮水呛咳、手足搐搦等。

【治疗效果】

患者出院后 1 个月于我科门诊复查，手术伤口愈合佳，未诉特殊不适。

复查游离甲功：FT_3 4.1 pmol/L，FT_4 17.66 pmol/L，TSH 1.059 μIU/ml。

Tg ＜ 0.2 ng/ml，TgAb ＜ 20 IU/ml。

患者在充分了解自身病情、^{131}I 清甲治疗获益与风险的基础上，拟择期行 ^{131}I 治疗。故嘱患者停用左甲状腺素钠（优甲乐），2 ～ 3 周后复查游离甲功及 Tg、TgAb 等。

【专家点评】

1. 本例患者为甲亢伴甲状腺癌，对此类患者必须首先明确诊断，一旦甲状腺癌诊断成立，就应该以《甲状腺结节与分化型甲状腺癌诊治指南》为依据而规范化治疗。常以手术治疗为主，根据临床评估而制订个体化治疗方案。

2. 甲亢伴甲状腺癌患者，一方面推荐外科手术，一方面要积极控制甲亢，配合外科尽早手术。常选用药物治疗为主，不推荐 ^{131}I 治疗。

（天津医科大学总医院　王任飞提供）

七、^{131}I 治疗功能自主性甲状腺结节

病例 26　^{131}I 治疗功能自主性甲状腺结节

患者女性，47 岁。

【主诉】 劳力性心悸、气促 1 年余，加重 3 月余。

【现病史】 患者于入院前 1 年余一般体力活动后出现心悸、气促，夜间喜高枕卧位。患者无胸痛、胸闷，无多食、易饥，无进行性消瘦，无眼球外突、眼胀、眼痛、复视、视力下降等。3 月余前，患者活动耐力明显下降，水平步行 500 m 即感心悸、乏力、气促，伴腹胀、少尿及双下肢水肿。患者无咳嗽、咳痰，无恶心、呕吐等不适。我院门诊给予"复代文、倍他乐克"等治疗后，上述症状无明显缓解，并进行性加重，穿衣、吃饭等活动后即感乏力、气促，入我院心内科。

【既往史及家族史】 患者既往体健，否认冠心病、高血压、糖尿病、肿瘤、脑卒中、精神病、创伤、肝硬化等病史。否认肝炎、结核等传染病史。否认骨折、外伤、手术史。否认食物及药物过敏史。家族中无甲状腺疾病以及遗传性疾病史。

【体格检查】

T 36.3℃，P 120 次 / 分，R 18 次 / 分，BP 90/70 mmHg。

神清，查体合作。巩膜轻度黄染，颈部浅表淋巴结未及肿大。突眼（－），咽部无充血，扁桃体未见肿大。甲状腺右叶扪及一包块，质中，活动，无压痛，杂音（－），震颤（－），颈静脉怒张。HR 120 次 / 分，心界向左下扩大，心律不齐，二尖瓣区闻及 4/6 级收缩期吹风样杂音。双肺呼吸音清，未闻及干湿啰音。腹软，无压痛，肝脾肋下未触及。手颤（＋），双下肢重度凹陷性水肿。双侧膝、跟腱反射正常存在，巴宾斯基征（－），霍夫曼征（－）。

【化验】

血常规：HGB 108（正常值 110 ～ 150）g/L，WBC 5.35×10^9（正常值 3.5 ～ 9.5）/L，PLT 153×10^9（正常值 100 ～ 300）/L。

甲功：TSH ＜ 0.005（正常值 0.27 ～ 4.2）mU/L，FT_3 14.36（正常值 3.6 ～ 7.5）pmol/L，FT_4 32.93（正常值 12 ～ 22）pmol/L，TgAb 11.51（正常值＜ 115）IU/ml，TPOAb 9.22（正常值＜ 34）IU/ml，TRAb ＜ 0.3（正常值≤ 3）IU/L。

PRO-BNP（B 型前脑钠肽）9378（正常值 0 ～ 153）pg/ml。

凝血常规：凝血酶原时间 PT 22.7（正常值 9.6 ～ 12.8）s，国际标准化比值（INR）2.43（0.88 ～ 1.15），活化部分凝血活酶时间 APTT 35.2（正常值 20 ～ 40）s。

肝功能：TBil 79.8（正常值 5 ～ 28）μmol/L，DBil 72.4（正常值≤ 8.8）μmol/L，白蛋白 34.8（正常值 40 ～ 55）g/L 稍降低，其余指标均未见明显异常。

肾功能未见明显异常。

【辅助检查】

心电图：快心室率心房颤动。

甲状腺摄碘功能测定（摄碘率）：3 h 11.2%，24 h 43.7%。

甲状腺彩超：甲状腺右侧叶见大小约 33 mm×18 mm×18 mm 囊实混合回声团块，边界清、形态规则，周边见血流信号环绕；左侧叶及峡部未见占位（图 26-1 A 和 B）。

$^{99m}TcO_4$-SPECT 甲状腺显像：甲状腺右侧叶结节区明显放射性摄取，而左侧叶很浅淡放射性显影（图 26-1C）。

胸部 CT：双侧胸腔积液、双下肺感染、心脏增大。

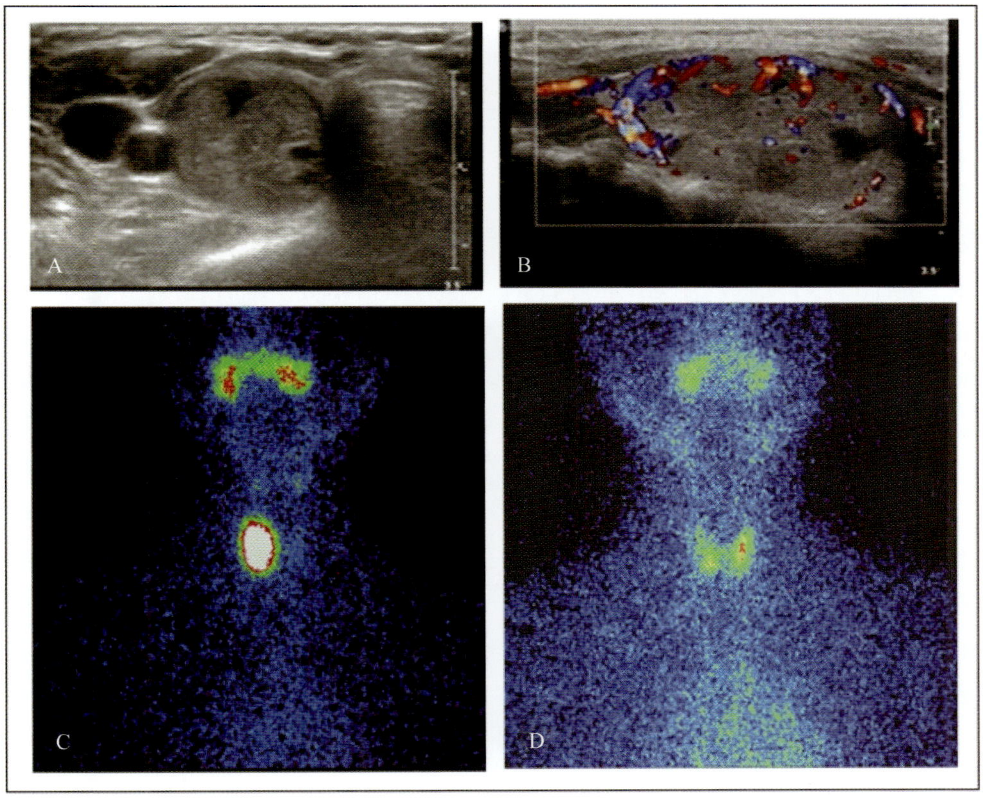

图 26-1 **A.** 彩超示甲状腺右侧叶见大小约 33 mm×18 mm×18 mm 囊实混合回声团块；**B.** 结节边界清、形态规则，周边见血流信号环绕；**C.** $^{99m}TcO_4^-$ 甲状腺显像示甲状腺右侧叶结节区明显放射性摄取，而左侧叶很浅淡放射性显影；**D.** ^{131}I 治疗后复查 $^{99m}TcO_4^-$ 甲状腺显像示右侧叶结节区放射性较治疗前明显减低，可见双侧甲状腺组织显影

心脏彩超：风湿性心脏病、左心房增大，二尖瓣轻度狭窄伴中度反流、主动脉瓣轻度反流、心包少量积液、左心室收缩功能正常（65%）。

腹部彩超：胆囊结石、胆囊壁增厚、腹腔积液。

【诊断】

1. 甲状腺功能亢进症、甲状腺右叶高功能腺瘤
2. 慢性风湿性心脏病、二尖瓣狭窄（轻度）伴反流（中度）、主动脉瓣反流（轻度）、心脏增大、心房颤动、心功能Ⅳ级
3. 肺部感染，胸腔积液
4. 肝功能异常，胆囊结石
5. 腹腔积液

【治疗经过】

1. 围 ^{131}I 治疗期对症支持治疗

抗感染：哌拉西林钠（他唑仙）4.5 g 每 12 h 静点。抗凝：华法林，将 INR 控制于 2.0 ～ 3.0。强心：毛花苷 C（西地兰）、地高辛。利尿：呋塞米注射液（速尿）20 mg 即刻静脉给予；螺内酯 20 mg 2 次 / 日口服，呋塞米 20 mg 2 次 / 日口服。保肝：多烯磷脂酰胆碱（易善复）228 mg 3 次 / 日口服；降胆红素：熊去氧胆酸（优思弗）250 mg 2 次 / 日口服。控制心率：比索洛尔 2.5 mg 1 次 / 日口服。监测电解质，根据指标补钾：氯化钾口服液。

甲状腺外科会诊：患者存在手术禁忌证（风湿性心脏病心功能不全），建议选择 ^{131}I 治疗，后转入我科。

2. 口服 ^{131}I 治疗

甲状腺摄碘率：3 h 11.2%，24 h 43.7%。

按照指南推荐公式计算 ^{131}I 治疗剂量，口服 ^{131}I 活度（kBq）＝［cGy/g× 结节重量（g）× 247］/［Teff（天）× 碘 131 吸碘率（%）］备注：结节重量（g）＝ $4\pi/3 \times X \times Y^2$，X ＝ 1/2 结节长径（cm），Y ＝ 1/2 结节短径（cm）。在计算剂量的基础上，经与患者充分沟通后适当调整，于

2016 年 5 月 4 日口服 ^{131}I 15 mCi。

3. ^{131}I 治疗后不良反应及处理

服 ^{131}I 后患者无特殊不良反应，未见心力衰竭（心衰）、心室率明显加快征象。继续控制心率、利尿、保肝治疗，遵嘱定期复查随诊。

【治疗效果】

1. 患者服 ^{131}I 后 1 个月复查，自觉症状好转。

甲功：TSH < 0.005 mU/L，FT_3 4.10 pmol/L，FT_4 16.01 pmol/L。

肝功能：TBil 99.8 μmol/L，DBil 87.4 μmol/L，间接胆红素、ALT 及 AST 均正常；白蛋白轻度减低。

处理：继续口服保肝及退黄药：多烯磷脂酰胆碱（易善复）228 mg 3 次 / 日；熊去氧胆酸（优思弗）250 mg 2 次 / 日

2. 患者服 ^{131}I 后 2 个月复查，自觉症状缓解。

甲功：TSH 3.65 mU/L，FT_3 2.82 pmol/L，FT_4 9.41 pmol/L。

肝功能：TBil 42.8 μmol/L，DBil 25.2 μmol/L，间接胆红素、ALT 及 AST 均正常。

$^{99m}TcO_4^-$ SPECT 甲状腺显像：右侧叶结节区放射性较治疗前明显减低，可见双侧甲状腺组织显影（图 26-1D）。

处理：给予左甲状腺素钠（优甲乐）50 μg 1 次 / 日治疗。

3. 风湿性心脏病（风心病）及复律手术

2016 年 7 月于我院心外科行二尖瓣置换术、三尖瓣成形术、射频消融术，术后恢复良好。2017 年 7 月 24 h 动态心电图：快室率心房扑动 2∶1 至 6∶1 下传；最长 R-R 间期 1.35 s；多源性室性早搏 48 次 /24 小时，电生理检查提示为房性心动过速（左房前壁起源），射频消融后恢复窦性心律。

【治疗体会】

患者甲状腺功能亢进通过彩超、甲状腺显像、TRAb 测定判断为自主高功能腺瘤。自主高功能腺瘤 / 毒性结节性甲状腺肿治疗方法包括手术、^{131}I 和抗甲状腺药物（ATD）三种。手术最为彻底，但该患者因合并严重的风心病，心衰、心律失常，肺部感染，手术风险大；且患者合并肝损害，ATD 药物治疗有可能加重肝损伤；所以患者选择 ^{131}I 治疗相对安全。而 ^{131}I 治疗后早期甲状腺激素水平升高，可能加重心律失常、心衰，因此在 ^{131}I 治疗前，采用 β 受体阻滞剂和洋地黄类药物控制心室率，β 受体阻滞剂、利尿剂和醛固酮受体拮抗剂控制心衰，并给予抗感染、保肝等对症治疗，患者病情相对平稳后进行 ^{131}I 治疗。而 ^{131}I 治疗则以甲减为目的，所以在计算剂量的基础上增加到 15 mCi，^{131}I 治疗后密切关注病情变化，继续控制心室率、纠正心衰等对症治疗，最终患者高功能结节缩小，甲亢得以纠正，获得风心病手术机会。

【专家点评】

1. 本例患者是自主高功能腺瘤性甲亢伴风心病，归属于甲亢性心脏病（甲亢心）。甲亢心常表现为心律失常、心脏结构改变、心力衰竭[1]。此类患者病程较长，常合并其他多种器官损害，病情较复杂，治疗难度大，风险高，是甲亢患者住院和死亡的主要原因之一。^{131}I 治疗可在较短的时间内缓解甲亢，有利于并发症的治疗，因此被国内外指南推荐为甲亢心患者一线治疗方法[1-2]。

2. 如何选择甲亢心 ^{131}I 治疗时机很重要，需要把握 ^{131}I 治疗前后甲功的处理，还需要掌握甲心病常见并发症，如房颤、心衰、肝功能异常等处理原则[3]，强调多学科联合治疗。^{131}I 治疗前控制心室率、减轻心衰，^{131}I 治疗前后采用 ATD 控制甲功，如果不能使用 ATD 药物，根据实际情况决定是否使用糖皮质激素、复方饱和碘溶液和碳酸锂[4]。

3. 当甲亢并发症达到相对稳定后是 ^{131}I 治疗的最佳时机，治疗应该果断、及时，一次到位，剂量在个体计算法的基础上适当增加，追求尽快缓解甲亢而不考虑甲减问题。

参考文献

[1] Ross D S，Burch H B，Cooper D S，et al. 2016 American thyroid association guidelines for diagnosis and management of hyperthyroidism and other causes of thyrotoxicosis. Thyroid，2016，26（10）：1343-1421.

[2] 中华医学会核医学分会．^{131}I 治疗格雷夫斯甲亢指南（2013 版）．中华核医学与分子影像杂志，2013，33（2）：83-95.

[3] 中华医学会心血管病学分会，中华心血管病杂志编辑委员会．中国心力衰竭诊断和治疗指南．中华心血管病杂志，2014，42（02）：98-122.
[4] 黄蕤，李林．甲状腺功能亢进性心脏病临床特点与 ^{131}I 治疗安全处置探讨．实用医学杂志，2017，33（24）：4109-4113.

（四川大学华西医院　黄蕤提供）

病例 27　^{131}I 治疗功能自主性甲状腺结节

患者男性，37 岁。

【主诉】发现甲状腺结节 5 年，甲状腺功能异常 1 个月。

【现病史】患者 5 年前在当地医院体检甲状腺彩超提示左侧甲状腺结节，自述直径约 4 cm（具体报告未提供），遂来我院门诊复查，甲状腺彩超提示：甲状腺多发结节，考虑结节性甲状腺肿（其中甲状腺左叶中极可见一囊实性结节，大小约 3.22 cm×1.75 cm，界清，轮廓规则，血供稍丰富）。当时患者无心悸乏力，无怕热多汗，无烦躁易怒，无颈部疼痛等不适，查甲状腺功能未见异常，未治疗。后不规律复查彩超，较前基本相仿，患者未予重视及处理。1 月前患者于当地体检发现甲状腺功能异常（具体报告未提供），患者遂来我院复查。甲状腺彩超提示甲状腺多发结节，首先考虑结节性甲状腺肿，左叶结节较大，甲状腺功能提示 TSH 降低，TT_3 与 FT_3 高于正常范围，考虑"甲亢伴高功能腺瘤"，为求 ^{131}I 治疗收治入院。

【既往史及家族史】患者既往体健，否认冠心病、高血压、糖尿病、肿瘤等病史。否认肝炎、结核等传染病史。否认骨折、外伤、手术史。否认食物及药物过敏史。家族中无甲状腺疾病以及遗传性疾病史。

【体格检查】

T 36.1℃，P 78 次 / 分，R 20 次 / 分，BP 106/71 mmHg。

神清，查体合作。双侧甲状腺Ⅱ°肿大，左叶甲状腺形态失常，左叶可触及直径约 5 cm 结节，几乎占据整个左叶，质中，无明显压痛，可随吞咽上下活动，杂音（－），震颤（－），声音无嘶哑，双侧颈部浅表淋巴结未及肿大。无突眼及手抖。胸腹及四肢等查体无特殊。

【实验室检查】

甲功：TSH 0.00（正常值 0.35 ～ 4.94）mIU/L，TT_3 2.30（正常值 0.58 ～ 1.59）ng/ml，FT_3 5.39（正常值 1.71 ～ 3.71）pg/ml，余 TT_4、FT_4、TRAb 及 TgAb 均未见异常。

血常规、肝功能与肾功能未见异常；

空腹血糖：5.88（正常值 4.16 ～ 5.83）mmol/L。

血脂：极低密度脂蛋白（VLDL）0.98（正常值＜ 0.78）mmol/L，余未见异常。

【辅助检查】

心电图未见异常。

心脏彩超：轻度三尖瓣、二尖瓣反流，左心室舒张功能减退。

甲状腺彩超：甲状腺多发结节，首先考虑结节性甲状腺肿，左叶结节较大（见图 27-1）。

甲状腺功能测定（摄碘率）：2 h 11%，未见明显升高，24 h 38.1%，略高于正常范围（25% ～ 35%）。

甲状腺 ECT：甲状腺左叶增大，其内"热结节"，考虑高功能腺瘤；甲状腺总摄锝功能增强，符合甲亢表现［30 min 摄锝率 3.7（正常参考范围 0.5% ～ 3%），甲状腺估重 48.71 g］（图 27-2）。

【诊断】

1. 甲状腺功能亢进症
2. 左叶甲状腺高功能腺瘤

【治疗经过】

1. 围 ^{131}I 治疗期无特殊处理。

2. 口服 ^{131}I 治疗：1110 MBq（30 mCi），一次性口服。

3. ^{131}I 治疗后不良反应及处理：口服 ^{131}I 后予维生素 C 0.1 g 3 次 / 日含服保护唾液腺，泼尼松 10 mg 3 次 / 日预防颈部肿胀，1 周后停药，患者无特殊不良反应。遵医嘱定期复查随诊。

【治疗效果】

1. 患者服 ^{131}I 后 1 个月复查，自觉体重增加，颈部较前明显缩小。查体：双叶甲状腺Ⅰ°肿大，质软，无压痛，左叶结节与前基本相仿。

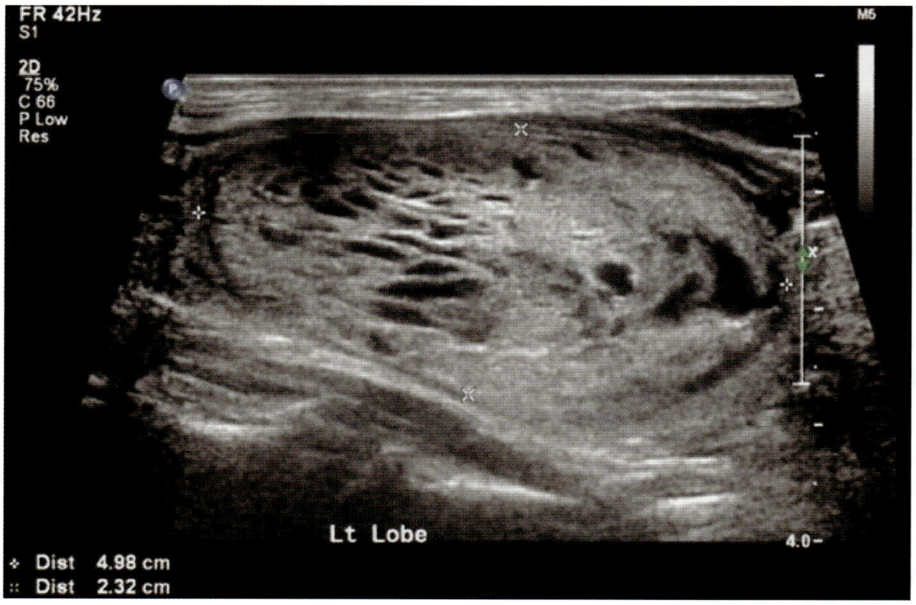

图 27-1　甲状腺彩超　左叶甲状腺内见一大小约 4.98 cm×2.32 cm×3.51 cm 中等回声结节，占据左叶绝大部分，界清，形态规则，部分周边见薄声晕，大部分呈蜂窝状囊实性，夹杂数个结晶样强光点

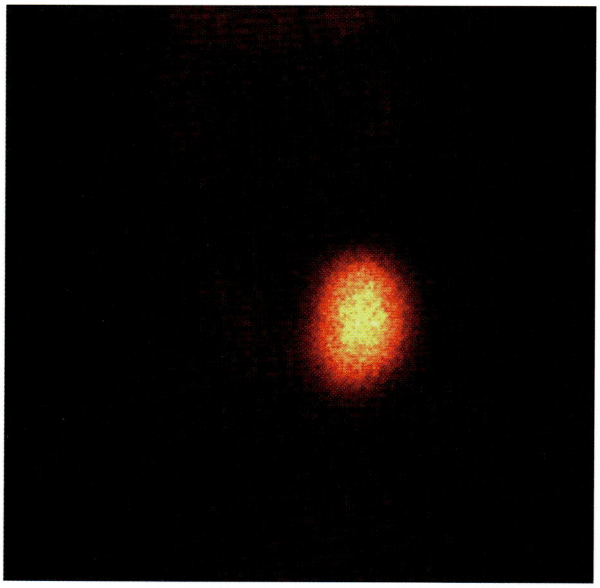

图 27-2　甲状腺 ECT

血常规及肝肾功能未见异常。

甲功：TSH 0.18 mIU/L，TT_4 4.27（4.87～11.72）μg/dl，余甲状腺激素及抗体均未见异常。

未予处理，建议定期复查随诊。

2. 患者服 ^{131}I 后 3 个月复查，自觉无特殊不适。查体同前。

血常规、肝肾功能及甲功均未见异常。

未予处理，建议定期复查随诊。

3. 患者服 ^{131}I 后 6 个月复查，自觉无特殊不适。查体同前。

血常规、肝肾功能及甲功均未见异常。

复查甲状腺功能测定（摄碘率）：2 h 9%，24 h 22.9%，处于正常范围。

复查甲状腺 ECT：双叶甲状腺多发“凉”结节；甲状腺总摄锝功能处于正常范围（30 min 摄锝率 0.7%，甲状腺估重 39.59 g）（图 27-3）。

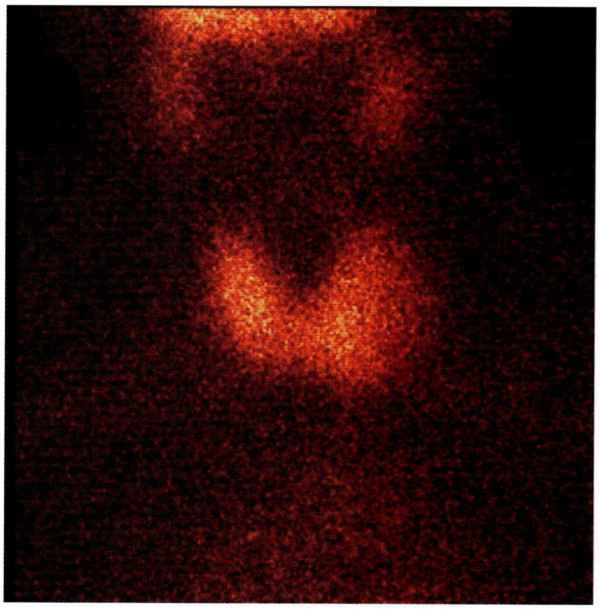

图 27-3　复查甲状腺 ECT

复查甲状腺彩超：甲状腺多发结节，首先考虑结节性甲状腺肿伴左叶腺瘤样结节形成（图 27-4）。

【治疗体会】

1. 患者中青年男性，结合患者高代谢症状、甲功异常及吸碘率升高，查体结节触诊满意，甲状腺 ECT 出现典型单发“热”结节，患者 Plummer 病诊断明确，符合 ^{131}I 治疗指征。

2. 患者尚未出现甲亢并发症，未接受抗甲状腺药物治疗，TSH 水平处于低位，治疗时机恰当。

3. 结合患者强烈要求甲减的意愿，^{131}I 治疗剂量的确定采用一次口服剂量 1110 MBq（30 mCi）。

4. 经临床综合评估，予泼尼松 10 mg 3 次/日持续 1 周为预防颈部肿胀、疼痛或喉头水肿等，并予维生素 C 含服保护唾液腺，随访证实患者未出现明显不适。

【专家点评】

1. 高功能腺瘤甲亢与其他类型甲亢相似，均可出现高代谢症状、体征、甲功异常及摄碘率升高，甲状腺 ECT 显像是鉴别诊断的重要依据之一，高功能腺瘤典型表现为单发“热”结节伴周围及对侧正常甲状腺组织受抑制或不显像，毒性多结节性甲状腺肿则表现为甲状腺肿大伴多发或单发结节。该患者症状、体征与检查均明确提示高功能腺瘤。2016 年美国 ATA 指南专家组提出这一类型甲亢尤其适用 ^{131}I 治疗[1]。该患者尚未出现甲亢并发症，未接受抗甲状腺药物治疗，TSH 水平处于低位，及时 ^{131}I 治疗可尽可能保护周围正常甲状腺组织[2]。

2. 2016 年美国 ATA 指南提出对毒性腺瘤应单次使用足够剂量 ^{131}I，治疗剂量可按照两种方法给予，固定剂量法（370 ～ 1110 MBq）与剂量估算法（150 ～ 200 μCi/g，并同时通过 24 h 摄碘率较正）[1]。本例患者采用 200 μCi/g 的剂量估算法，结合患者理解可能出现甲减，调整计算剂量 946 MBq 至 1110 MBq，治疗 6 个月后复查甲功及核素显像均提示甲状腺功能恢复至正常水平，然而，该患者仍需继续随访以早期诊断治疗后甲减或复发。本例患者因结节肿大明显且调整治疗剂量，为减轻治疗后反应，予泼尼松片同时治疗。碘治疗同时或治疗过程中是否常规使用激素尚未达成共识，应依据患者甲亢严重程度、服药剂量、治疗后反应等多种因素综合考量，尽可能避免出现颈部疼痛、喉头水肿或甲亢危象等，而维生素 C 对唾液腺的保护作用在甲状腺癌术后 ^{131}I 治疗中早已明确，对于大剂量 ^{131}I 治疗甲亢亦

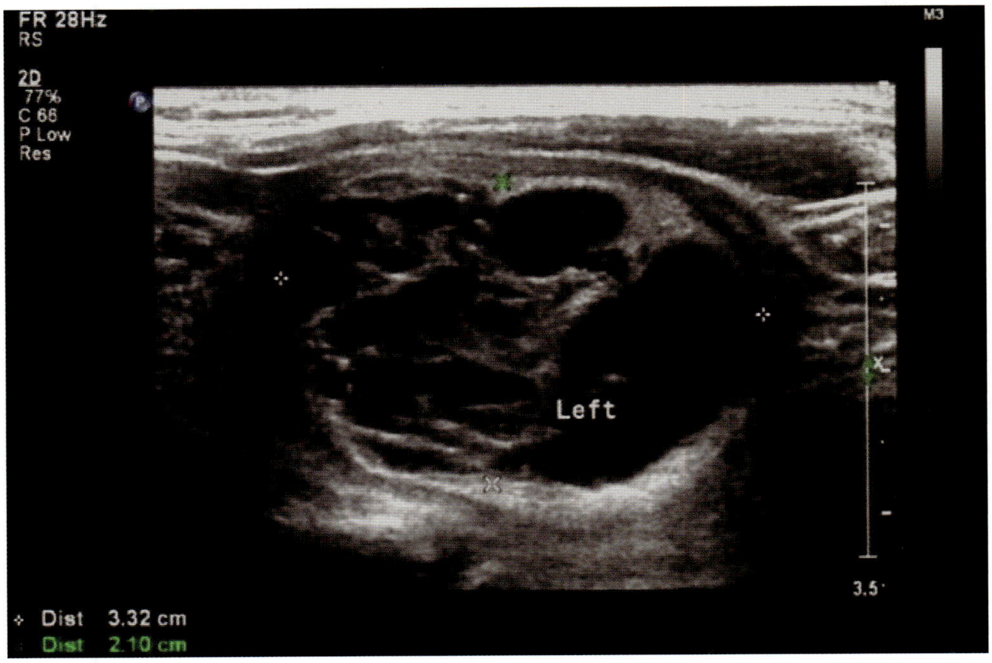

图 27-4 复查甲状腺彩超 左叶甲状腺内见一大小约 4.05 cm×2.78 cm×3.16 cm 结节，界清，轮廓规则，内回声不均

可以使用。

参考文献

[1] Ross DS，Burch HB，Cooper DS，et al. 2016 American Thyroid Association Guidelines for Diagnosis and Management of Hyperthyroidism and Other Causes of Thyrotoxicosis. Thyroid，2016，10：1343-1421.

[2] Szumowski P. Iodine isotope ^{131}I therapy for toxic nodular goitre：treatment efficacy parameters. Nucl Med Rev Cent East Eur，2012，15：7-13.

（浙江大学医学院附属邵逸夫医院 楼岑提供）

病例 28 ^{131}I 治疗功能自主性甲状腺结节

患者女性，66 岁。

【主诉】心悸、怕热、颈部包块 2 年。

【现病史】患者 2 年前无明显诱因出现心悸、乏力、怕热、多汗、心慌、乏力、颈部包块，体重减轻 4 ～ 5 kg。患者无多饮多尿，无发热及颈部疼痛，眼球稍突，无胀痛、眼痛、视力下降等，诊断为“甲亢”，给予“赛治” 10 mg/d 以及控制心率等药物治疗。患者规律服药 2 年，甲巯咪唑（赛治）维持剂量为 5 mg 1 次 / 日，症状有缓解，停药后复发。

【既往史、个人史及家族史】患者既往体健，否认冠心病、高血压、糖尿病、肿瘤、肝炎等病史。否认食物及药物过敏史，家中无甲状腺疾病史。

【体格检查】

T 36.5 ℃，P 110 次 / 分，R 18 次 / 分，BP 126/72 mmHg。

神清，查体合作。全身皮肤黏膜无黄染，颈部浅表淋巴结未及肿大。突眼（－），咽部无充血，扁桃体未见肿大。甲状腺Ⅱ°肿大，可触及一大小约 3 cm×3 cm 结节，光滑、边界清，质中，无压痛，杂音（－），震颤（＋）。律齐，未闻及杂音。双肺呼吸音清，未闻及干湿啰音。腹软，无压痛，肝脾肋下未触及，手颤（＋），双下肢无水肿，双侧膝、跟腱反射正常。

【实验室检查】

血常规：WBC 8.43×10^9/L，NEU 百分比 51%，NEU 1.7×10^9/L，余基本正常。

游离甲功：FT_3 31.49（正常值 3.1 ～ 6.8）pmol/L，FT_4 65.52（正常值 12 ～ 22）pmol/L，sTSH 0.05（正常值 0.27 ～ 4.2）μIU/ml，TRAb ＜ 0.3（正常值 0 ～ 1.75）IU/L，TPOAb ＜ 10（正常值 0 ～ 34）IU/ml，TgAb 6.69（正常值 0 ～ 115）IU/ml。肝功能正常。

【辅助检查】

心电图：窦性心动过速。

甲状腺摄碘功能测定：2 h 31%，6 h 36%，24 h 51%。

甲状腺彩超：双叶甲状腺肿大，右叶下极近峡部 4.0 cm×2.3 cm 结节。

甲状腺 SPECT 显像：右叶甲状腺高功能腺瘤，左叶功能受抑制（图 28-1）。

【诊断】

高功能腺瘤

【治疗经过】

1. 对症治疗：普萘洛尔（心得安）10 mg 3 次 / 日。

2. 口服 ^{131}I 治疗，给予 ^{131}I 28 mCi，一次性口服。

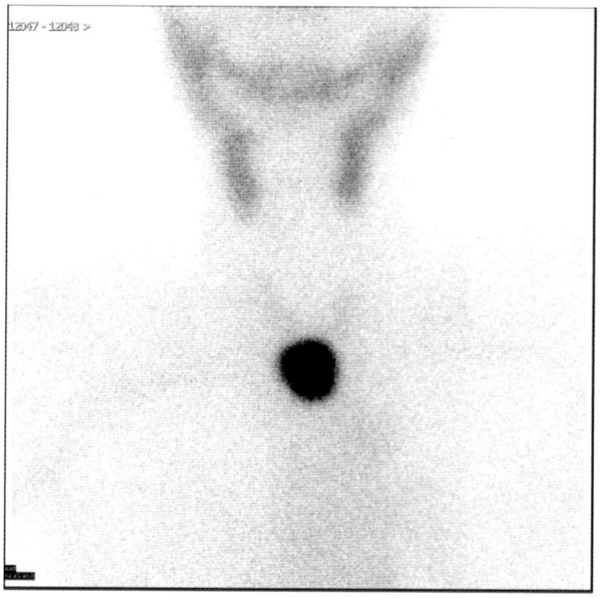

图 28-1 甲状腺 SPECT 显像

3. ^{131}I 治疗后不良反应及处理：患者服用 ^{131}I 治疗后，继续对症治疗，服用普萘洛尔（心得安）10 mg 3 次 / 日，在服用 ^{131}I 3 日后，服用醋酸泼尼松 30 mg 1 次 / 日，1 个月，甲巯咪唑（赛治）5 mg 1 次 / 日。

【治疗效果】

1. 患者服 ^{131}I 后 2 个月复查，诉症状明显缓解。查体：无突眼，甲状腺 I °肿大，可触及一大小约 2 cm×2 cm 结节，光滑，边界清，质中，无压痛。HR80 次 / 分，律齐，手颤（＋）。

血常规＋肝功能（－）。

游离甲功：FT_3 4.78 pmol/L，FT_4 15.58 pmol/L，sTSH 0.036 μIU/ml，TPOAb 10.03 IU/ml。

处理：定期复查。

2. 患者服 ^{131}I 后 4 个月复查，未诉明显不适。查体：无突眼，甲状腺基本未触及，无压痛。HR80 次 / 分，律齐，手颤（－）。

血常规＋肝功能（－）。

游离甲功：FT_3 4.62 pmol/L，FT_4 18.53 pmol/L，sTSH 1.3 μIU/ml，TPOAb 11.73 IU/ml，TRAb 0.34 IU/L。

SPECT 显像：双叶甲状腺稍肿大，摄锝功能正常（图 28-2）。

处理：定期复查。

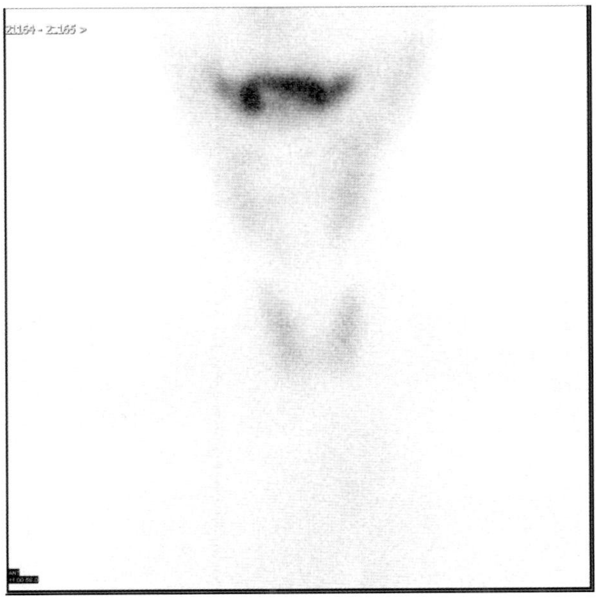

图 28-2 服 ^{131}I 后 SPECT 显像

3. 患者服 ^{131}I 后 6 个月复查，未诉明显不适。查体：无突眼，甲状腺基本未触及，无压痛。HR80 次 / 分，律齐，手颤（－）。

血常规＋肝功能（－）。

游离甲功：FT_3 4.21 pmol/L，FT_4 15.55 pmol/L，sTSH 1.1 μIU/ml，TPOAb 12.11 IU/ml，TRAb 0.50 IU/L。

处理：定期复查。

4. 患者服 ^{131}I 后 12 个月复查，未诉明显不适。查体：无突眼，甲状腺基本未触及，无压痛。HR80 次 / 分，律齐，手颤（－）。

血常规＋肝功能（－）。

游离甲功：FT_3 4.38 pmol/L，FT_4 16.33 pmol/L，sTSH 2.1 μIU/ml，TPOAb 20.21 IU/ml，TRAb 0.64 IU/L。

处理：定期复查。

5. 患者服 ^{131}I 后 18 个月复查，未诉明显不适。查体：无突眼，甲状腺基本未触及，无压痛。HR80 次 / 分，律齐，手颤（－）。

血常规＋肝功能（－）。

游离甲功：FT_3 4.44 pmol/L，FT_4 13.22 pmol/L，sTSH 2.7 μIU/ml，TPOAb 23.01 IU/ml，TRAb 0.33 IU/L。

处理：定期复查。

【治疗体会】

1. 患者老年女性，结合患者高代谢症状、体征、甲功、TRAb，以及甲状腺摄 ^{131}I 率和甲状腺静态显像，患者高功能腺瘤诊断明确，符合 ^{131}I 治疗指征。

2. 患者甲亢病史 2 年余，服用 ATD 疗效差，停药后甲亢复发，根据彩超及甲状腺静态显像考虑高功能腺瘤，此种情况适合行 ^{131}I 治疗。

3. 本病可用抗甲状腺药物、手术或 ^{131}I 治疗，而抗甲状腺药物只能一时控制甲亢，无法彻底治愈，所以一般采用手术或 ^{131}I 治疗。对于手术治疗患者可出现手术并发症等，同时存在麻醉和手术等风险，本例患者甲状腺显像只显示单个热结节，甲状腺其余部分的功能被完全抑制，^{131}I 治疗是最佳选择。^{131}I 治疗自主高功能腺瘤效果良好，一般在治疗2个月内症状逐渐消失，在6个月左右复查甲状腺显像可见原热结节消失，而被抑制的甲状腺组织恢复功能，甲状腺核素显像显示正常甲状腺图像。本病治疗时 ^{131}I 剂量相对较大，少数患者在服药后几天内可有颈部肿胀、疼痛等不适，而本例患者在服用药物3天后给予激素及甲巯咪唑（赛治）治疗，缓解了该患者服药后的不适。

4. 有研究报道该种病例只要选择适当，用 ^{131}I 治疗一般不会引起甲减，因为 ^{131}I 主要浓集在热结节内，其周围甲状腺组织功能被抑制，不会受到 ^{131}I 辐射。

【专家点评】

1. 目前国际上及指南中对“高功能腺瘤”多称为毒性腺瘤（toxicadenoma，TA），与毒性多结节性甲状腺肿（TMNG）统称为Plummer病，是甲亢的常见病因。指南推荐采用RAI或手术治疗。两种方法各有利弊，对有手术禁忌证或不愿手术的患者，^{131}I 治疗是最好的选择。可以获得很好的治疗效果。

2. ^{131}I 治疗TA与治疗GD的路径及方法类似。根据具体情况在碘治疗前可以针对性地做一些预处理，如应用β受体阻滞剂等。^{131}I 用量根据结节的大小个体化估算，一般推荐单次使用足量。由于放射性碘一次用量相对较大，在用药后应注意观察，对症处理一些常见的反应。监测和随访与碘治疗GD类似，发现甲减及时替代治疗。

3. 本例患者治疗过程规范，疗效满意，资料齐全，有参考价值。

（南昌大学第一附属医院　张青提供）

第二部分　^{131}I 治疗分化型甲状腺癌（DTC）

一、引　言

^{131}I 治疗分化型甲状腺癌（DTC）的临床工作已经开展了近 70 年了，近五年来发展迅速，驶入“快车道”，与国外发达国家的同行们并驾前驱。但我们清楚地知道在我国各地方的治疗水平并不均衡，差距明显。为了迅速提高全国，尤其是基层医院的治疗水平，在核医学学会的领导下，各大医院的专家们采用学术讲座、召开专题会议、出版专著、撰写共识和指南、下基层帮扶等措施竭尽全力推动我国指南的贯彻实施，推动规范化治疗的普及。本部分病例凝聚了国内顶级专家们的心血，他们提供了大量珍贵的临床资料，无私奉献了他们的临床经验，使之成为不可多得的开展 ^{131}I 治疗分化型甲状腺癌的珍贵病例荟萃。

二、^{131}I 常规清甲治疗

病例 29　^{131}I 清甲治疗

患者女性，35 岁。

【主诉】双侧甲状腺乳头状癌切除术后 2 月余。

【现病史】患者于 2016 年 2 月在我院行双侧甲状腺癌根治术（双侧甲状腺全切除术＋右侧颈部淋巴结清扫术）。术后无声音嘶哑、四肢抽搐、呛咳。术后服用甲状腺素 100 μg/d 替代治疗，现已遵医嘱停用左甲状腺素钠（优甲乐）30 天。目前无头晕、头痛，无胸闷、胸痛、心悸，无咳痰、咯血，无肢体疼痛；颈部手术创口愈合良好，切口未见红肿及渗出。现住院拟行 ^{131}I 清甲治疗。

【既往史及家族史】否认高血压、冠心病、糖尿病、脑卒中、精神病、创伤、肝硬化等病史。否认肝炎、结核等传染病史。否认骨折、外伤。否认食物及药物过敏史。家族中无甲状腺疾病以及遗传性疾病史。

【体格检查】

T 36.6℃，P 80 次 / 分，R 18 次 / 分，BP 118/80 mmHg。

神清，查体合作。全身皮肤黏膜无黄染，颈前区至右侧颈区可见约 13 cm 手术瘢痕，愈合良好，颈部组织不紧张，未及包块、残留甲状腺及肿大淋巴结。心率 80 次 / 分，律齐，未闻及杂音。双肺呼吸音清，未闻及干湿啰音。腹软，无压痛、反跳痛，肝脾肋下未触及。双下肢无水肿。双侧膝、跟腱反射正常存在，巴宾斯基征（－），霍夫曼征（－）。

【实验室检查】2016 年 5 月 23 日

血常规：WBC 6.51×10^9/L，RBC 4.31×10^{12}/L，PLT 118×10^9/L，Hb128 g/L。

甲功：FT_3 1.02 pmol/L，FT_4 3.08 pmol/L，TSH ＞ 150 μIU/L，刺激性 Tg（sTg）86.74 ng/ml。

肾功能及肝功能：BUN 4.1 mmol/L，Cr

74 μmo/L，ALT 59 U/L，AST 51 U/L。

【辅助检查】

病理检查：右侧甲状腺乳头状癌，左侧甲状腺乳头状多灶癌；Ⅵ区淋巴结癌转移（10/10），Ⅲ区淋巴结癌转移（1/3），Ⅳ区淋巴结癌转移（2/4），Ⅱ区淋巴结未见癌转移（0/4）。

颈部和胸部 CT：甲状腺癌术后改变。

颈部 B 超：甲状腺癌术后，双侧未见明显肿大淋巴结。

甲状腺 ECT：甲状腺术后改变，右侧甲状腺床见少量残余腺体组织，双侧颈深及左侧颈根部多发小淋巴结，其内未见显像剂摄取（图 29-1）。

【诊断】

双侧甲状腺乳头状癌切除术后

【治疗经过】

结合胸部 CT、颈部 B 超、甲状腺 ECT 和相关化验，给予 ^{131} 碘 100 mCi 清甲治疗。

服 ^{131}I 后，给予口服泼尼松 10 mg 3 次 / 日，奥美拉唑（奥克）20 mg 1 次 / 日，于服 ^{131}I 第 3 天开始口服左甲状腺素片 100 μg 1 次 / 日。

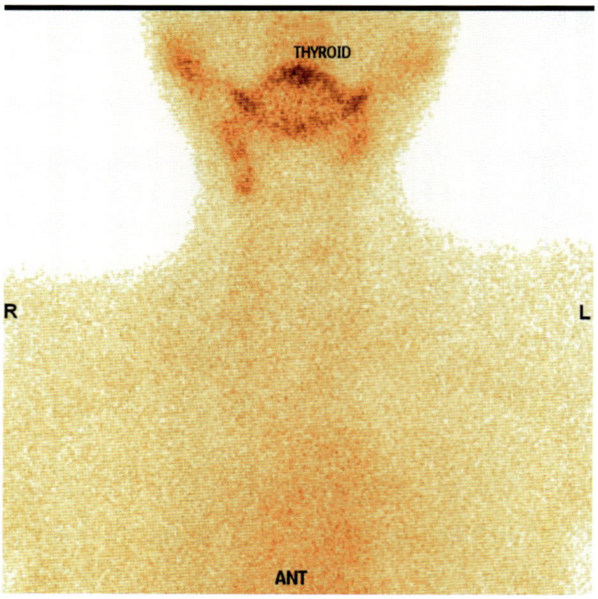

图 29-1 甲状腺根治术后 ECT 影像（第一次 ^{131}I 治疗前）

患者服 ^{131}I 2 天后行全身碘扫描（图 29-2A）：双侧甲状腺床放射性浓聚影，考虑残留甲状腺摄取所致。

【治疗效果】

1. 患者服 ^{131}I 后 1 个月复查：自觉甲减症状

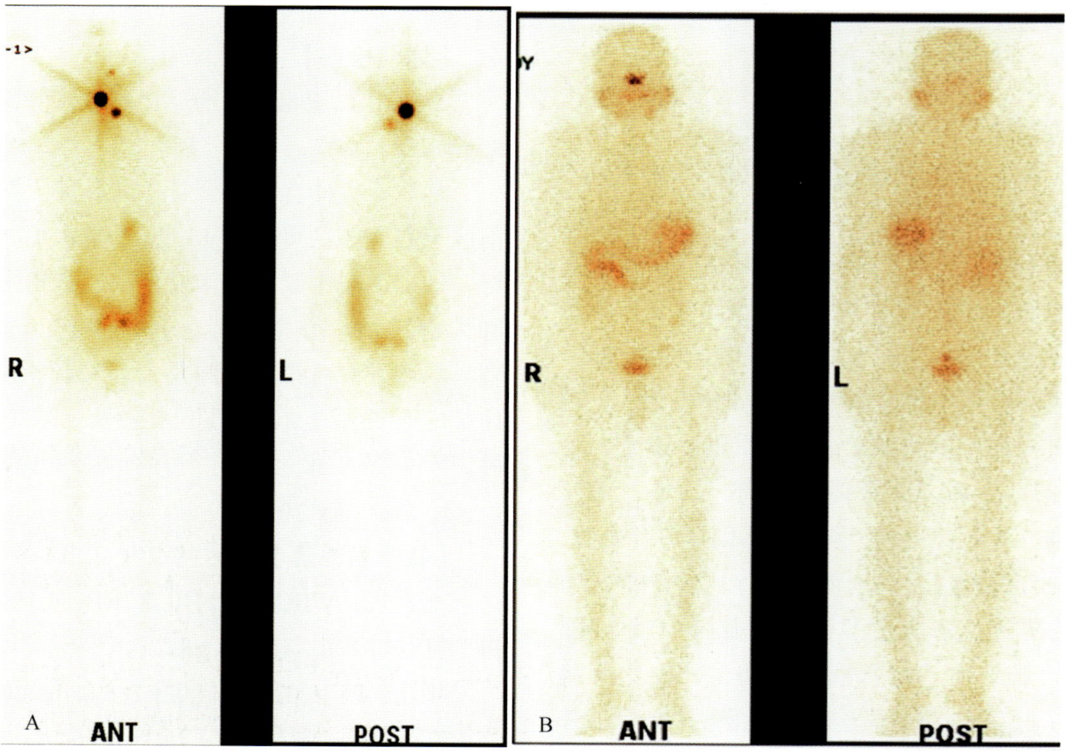

图 29-2 ^{131}I 治疗后全身 SPECT 前后位影像比较

A. 第一次 ^{131}I 治疗后；**B.** 第二次 ^{131}I 治疗后

缓解，未诉特殊不适。查体：颈部可见手术后刀口愈合良好，颈部未及包块，未及残留甲状腺，未及肿大淋巴结。心率 82 次 / 分，律齐，未闻及杂音。双肺呼吸音清，未闻及干湿啰音。腹软，无压痛，肝脾肋下未触及。双下肢无水肿。

甲功：FT_3 6.88 pmol/L，FT_4 21.77 pmol/L，TSH 0.18 μIU/ml，抑制性（HTg）13.72 ng/ml。

处理：减少左甲状腺素钠（优甲乐）至 87.5 μg 1 次 / 日替代治疗。

2. 患者服 ^{131}I 后 5 个月复查：未诉特殊不适。查体：颈部可见手术后刀口愈合良好，颈部未及包块，未及残留甲状腺，未及肿大淋巴结。心率 85 次 / 分，律齐，未闻及杂音。双肺呼吸音清，未闻及干湿啰音。腹软，无压痛，肝脾肋下未触及。双下肢无水肿。

甲功：FT_3 5.34 pmol/L，FT_4 19.17 pmol/L，TSH 0.19 μIU/ml，HTg 2.94 ng/ml。

处理：拟停左甲状腺素钠（优甲乐）3 ～ 4 周再行 ^{131}I 治疗。

3. 患者服 ^{131}I 后 6 个月复查：自觉甲减症状明显，未诉特殊不适。查体：颈部可见手术后刀口愈合良好，颈部未及包块，未及残留甲状腺，未及肿大淋巴结。心率 80 次 / 分，律齐，未闻及杂音。双肺呼吸音清，未闻及干湿啰音。腹软，无压痛，肝脾肋下未触及。双下肢无水肿。现住院拟行 ^{131}I 可疑转移灶清灶和清甲治疗。

【实验室检查】 2017 年 1 月 9 日［停左甲状腺素钠（优甲乐）4 周，第二次 ^{131}I 治疗］

血常规：WBC 6.43×10^9/L，RBC 4.5×10^{12}/L，PLT 210×10^9/L，Hb140 g/L。

甲功：FT_3 0.99 pmol/L，FT_4 3.45 pmol/L，TSH ＞ 150 μIU/L，sTg 46.4 ng/ml。

肾功能及肝功能：BUN 2.2 mmol/L，Cr 68.2 μmo/L，ALT 15 U/L，AST 28 U/L。

【辅助检查】（第二次 ^{131}I 治疗）

胸部 CT：甲状腺癌术后改变。

颈部 B 超：甲状腺癌术后改变，未见明显异常淋巴结影。

【诊断】（第二次 ^{131}I 治疗）

甲状腺乳头状癌切除术后

^{131}I 治疗后。

【治疗经过】（第二次 ^{131}I 治疗）

结合胸部 CT、颈部 B 超和相关化验，与患者沟通获得理解，给予 ^{131}I 100 mCi 清甲治疗。

服 ^{131}I 后，给予口服泼尼松 10 mg 3 次 / 日，奥美拉唑（奥克）20 mg 1 次 / 日，于服 ^{131}I 第 3 天开始口服左甲状腺素钠 87.5 μg 1 次 / 日。

患者服 ^{131}I 2 天后行全身碘扫描（图 29-2B）：全身未见异常放射性浓聚影。

【治疗效果】（第二次 ^{131}I 治疗）

1. 患者第二次服 ^{131}I 后 1 个月复查：患者自觉良好，未诉特殊不适。查体：颈部可见手术后刀口愈合良好，颈部未及包块，未及残留甲状腺，未及肿大淋巴结。心率 78 次 / 分，律齐，未闻及杂音。双肺呼吸音清，未闻及干湿啰音。腹软，无压痛，肝脾肋下未触及。双下肢无水肿。

甲功：FT_3 4.87 pmol/L，FT_4 16.79 pmol/L，TSH 0.46 μIU/ml。

处理：增加左甲状腺素钠（优甲乐）至 100 μg 1 次 / 日替代治疗。

2. 患者第二次服 ^{131}I 后 6 个月复查：未诉特殊不适。查体：颈部可见手术后刀口愈合良好，颈部未及包块，未及残留甲状腺，未及肿大淋巴结。心率 74 次 / 分，律齐，未闻及杂音。双肺呼吸音清，未闻及干湿啰音。腹软，无压痛，肝脾肋下未触及。双下肢无水肿。

甲功：FT_3 5.11 pmol/L，FT_4 17.22 pmol/L，TSH 0.04 μIU/ml，HTg 1.02 ng/ml。

【讨论】

分化型甲状腺癌术后选择性行 ^{131}I 治疗，是中高危甲状腺癌患者术后标准化治疗之一。^{131}I 治疗包括：①利用 ^{131}I 清除 DTC 术后残留的甲状腺组织（^{131}I ablation for thyroid remnant），简称 ^{131}I 清甲；②利用 ^{131}I 清除手术不能切除的 DTC 转移灶，简称 ^{131}I 清灶。DTC 术后 ^{131}I 清甲的意义：①利于通过血清 Tg 和 ^{131}I 全身显像（whole body scan，WBS）监测疾病进展。②是 ^{131}I 清灶治疗的基础。③清甲后的 WBS、单光子发射计算机断层成像（SPECT）/CT 融合显像等有助于对 DTC 进行再分期。④可能治疗潜在的 DTC 病灶。

【专家点评】

该病例为双侧甲状腺乳头状癌，右侧中央区淋巴结广泛转移，是 ^{131}I 清甲治疗的适应证。清甲治疗前 sTg 86.74 ng/ml，甲状腺 ECT 显像显示有残留甲状腺组织，表明该患者残留甲状腺组织较多，也不排除有较多残留病灶。为了减轻颈前水肿或放射性甲状腺炎的发生，给予泼尼松治疗非常恰当。给予活度 100 mCi 或 150 mCi 均可。第一次清甲治疗后 6 个月时刺激性 Tg 水平仍较高，因此第二次 ^{131}I 治疗采用清甲＋辅助治疗。第二次治疗后 6 个月抑制性 Tg 水平还大于 1 ng/ml，可以再测量刺激性 Tg。如果刺激性 Tg 还没有达标建议再给予一次 ^{131}I 治疗。

（上海交通大学医学院仁济医院　宋少莉提供）

病例 30　^{131}I 清甲治疗

患者女性，42 岁。

【主诉】甲状腺癌术后 2 个月，拟行 ^{131}I 治疗。

【现病史】患者于入院前 2 个月在天津市肿瘤医院行“右甲状腺肿物及左气管旁淋巴结切除冰冻＋全甲状腺切除＋双颈中央区淋巴结清扫术”。术后病理：①（右叶）甲状腺乳头状癌（直径 1.5 cm），贴近脂肪（MEE）；②（左叶）桥本甲状腺炎；③区域淋巴结可见癌转移：左侧 6 区 0/2，右侧 6 区 4/9，软组织（＋），其他：左气管旁软组织（＋），右气管旁 3/3，软组织（＋）。患者术前胸部 CT 无明确异常发现。患者手术伤口愈合好，无红肿、渗出、硬结等，无声音嘶哑、饮水呛咳、手足搐搦。患者于术后遵嘱服用左甲状腺素钠 75 μg 1 次 / 日，因拟行 ^{131}I 治疗于 3 周前停用。现自觉乏力，无明显颜面肿胀、眼睑水肿、腹胀、便秘等不适。

【既往史及家族史】患者 2 年前行“宫颈锥切术”，病理结果为“子宫上皮内瘤变（Ⅲ级）”。否认高血压、冠心病、糖尿病、精神病、创伤、肝硬化、脑卒中等病史，否认肝炎、结核等传染病史，否认骨折、外伤史。否认食物、药物过敏史。

【体格检查】

T 36.0℃，P 65 次 / 分，R 17 次 / 分，BP 130/80 mmHg。

神清，发育正常，营养中等，查体合作。周身浅表淋巴结未触及肿大。颈前可见手术切口瘢痕，愈合良好，甲状腺未触及。心率 65 次 / 分，律齐，未闻及病理性杂音。双肺呼吸音清，未闻及干湿啰音。腹平软，无压痛，肝脾肋下未触及。双下肢无水肿。生理反射正常存在，病理反射未引出。

【实验室检查】

血常规：WBC 5.59×10^{9}/L，NEU 百分比 63.3%。

游离甲功：FT_3 1.44 pmol/L ↓，FT_4 2.88 pmol/L ↓，TSH ＞ 150.0 μIU/ml ↑。

甲状腺肿瘤两项：Tg 6.47 ng/ml，TgAb ＜ 20 IU/ml；PTH ＜ 0.32 pmol/L ↓。

电解质：血钙 2.09 mmol/L ↓，血磷 1.27 mmol/L ↑，余项未见明显异常。

血脂：TC 6.24 mmol/L ↑，LDL 4.12 mmol/L ↑，余项未见明显异常。

肝肾功能未见明显异常。

【辅助检查】

心电图：窦性心律，心率 65 次 / 分。

甲状腺超声：未见清晰腺体组织影像，符合术后改变（图 30-1）。

颈部淋巴结超声：双侧颈部散在低回声淋巴结，形态及回声未见明显异常（图 30-2）。

甲状腺显像：右叶少量甲状腺组织显影，符合术后改变（图 30-3）。

【诊断】

1. 甲状腺右叶乳头状癌术后（Ⅰ期）
2. 颈部淋巴结转移癌术后
3. 颈部软组织转移癌术后
4. 甲状旁腺功能减退症

【治疗经过】

1. ^{131}I 清甲治疗

经临床评估，肿瘤分期为 $T_3N_{1a}M_0$，复发危

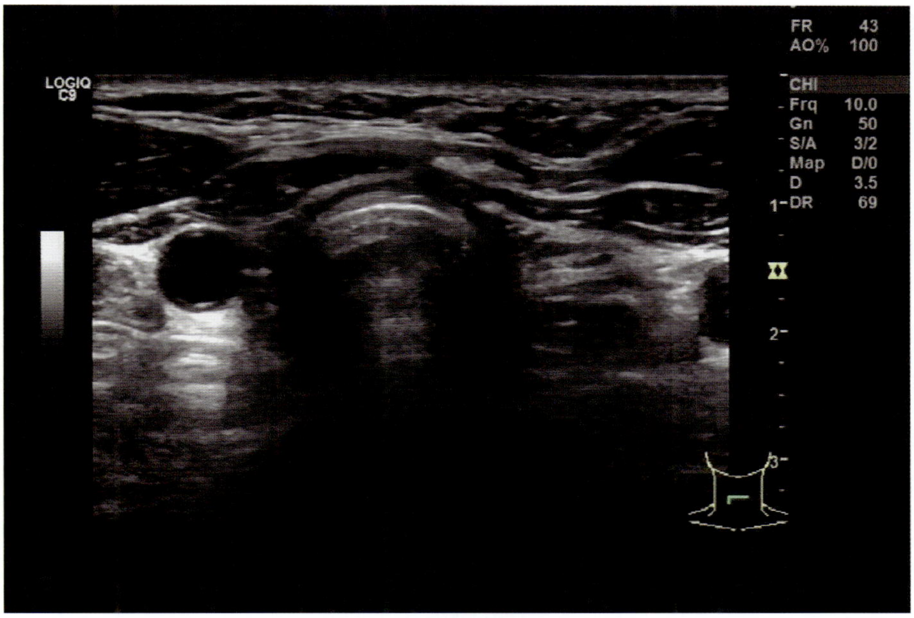

图 30-1 甲状腺超声图像

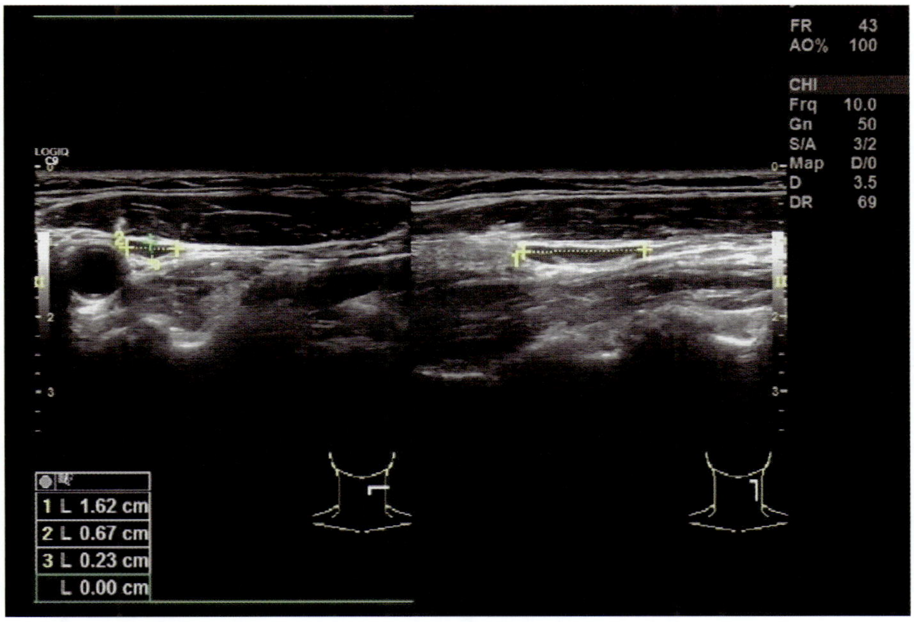

图 30-2 颈部淋巴结超声图像

险度分层为中危，给予 ^{131}I 100 mCi 清甲治疗。4 日后治疗剂量 ^{131}I 全身显像及颈部 SPECT/CT 断层显像见：①颈部残留甲状腺组织显影，位于甲状软骨前方及右侧甲状腺床；其余部位未见典型功能性转移灶（图 30-4）。

首次 ^{131}I 清甲治疗后半年，停左甲状腺素钠 3 周后再次进行临床评估，肿瘤分期仍为 $T_3N_{1a}M_0$，复发危险度分层仍为中危，TSH ＞ 150.0 μIU/ml（升高），Tg 0.21 ng/ml，TgAb ＜ 20 IU/ml。给患者口服 ^{131}I 5 mCi，2 天后行诊断剂量 ^{131}I 全身显像，结果仍可见颈部残留甲状腺组织显影；其余部位未见典型功能性转移灶（图 30-5）。

患者具备再次 ^{131}I 清甲治疗指征。经与患者充分沟通，间隔 3 日后再次给予患者口服 ^{131}I 80 mCi。服 ^{131}I 后 4 日治疗剂量 ^{131}I 全身显像及颈部 SPECT/CT 断层显像见：颈部残留甲状腺组织显影，位

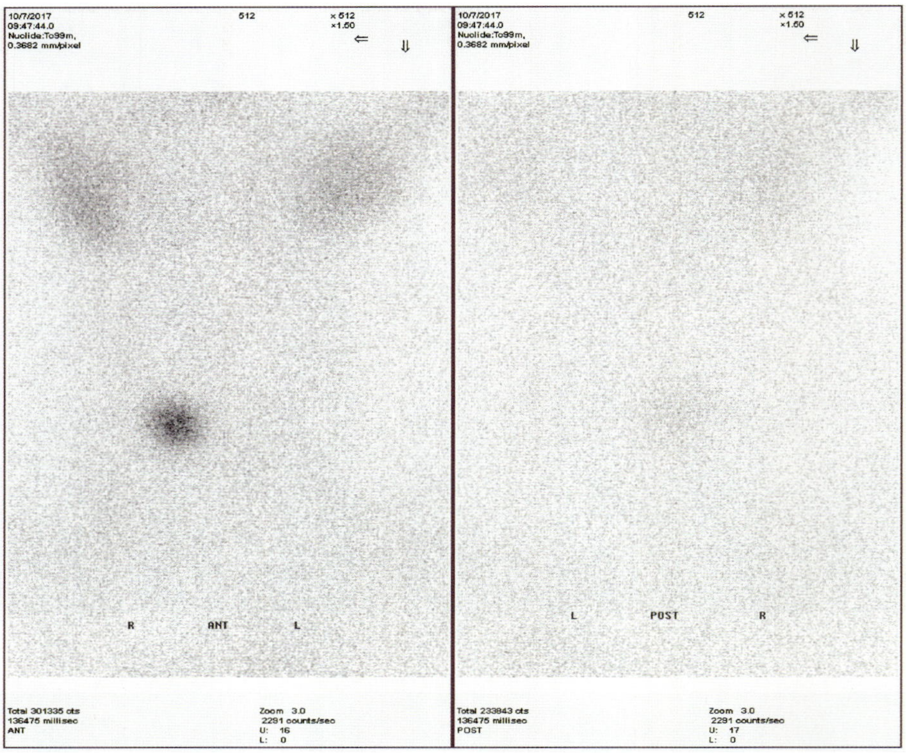

图 30-3　甲状腺显像

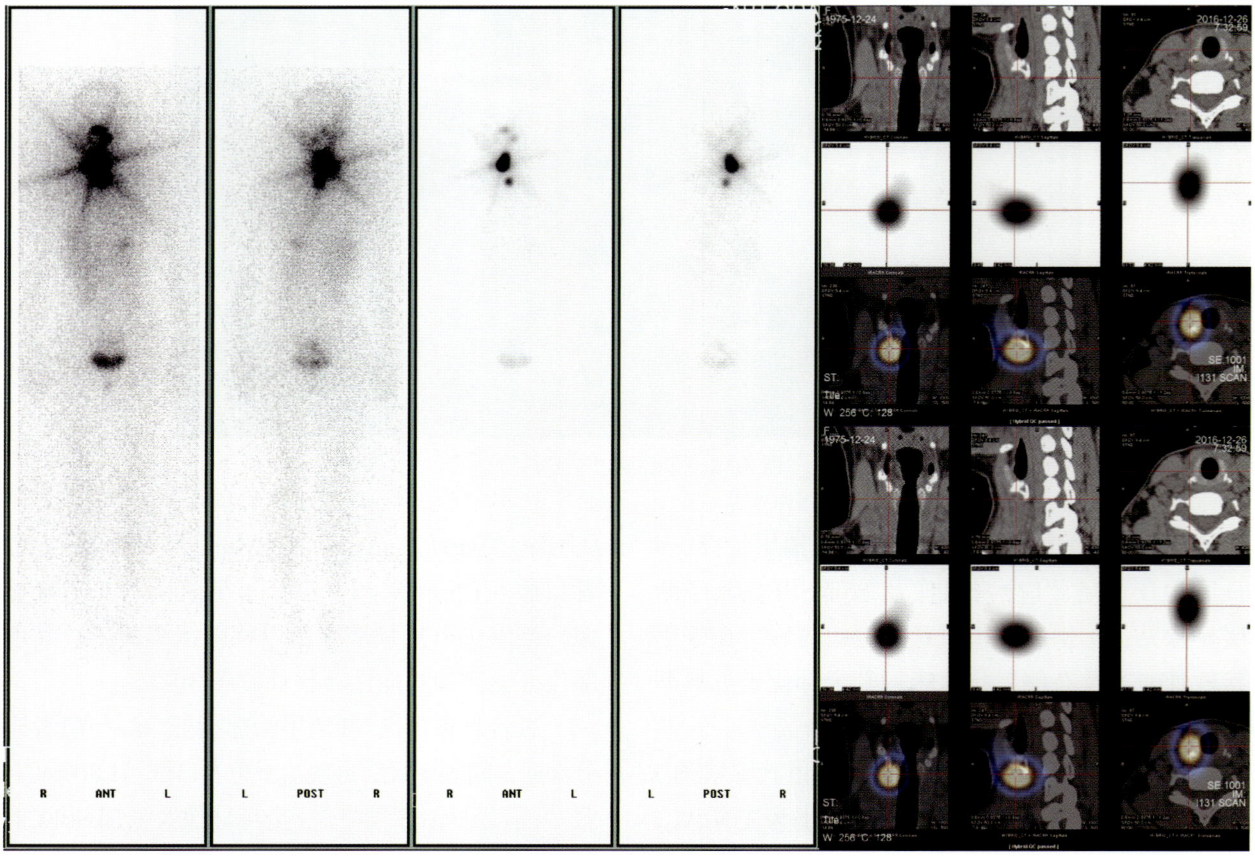

图 30-4　首次治疗剂量 ^{131}I 全身显像及颈部 SPECT/CT 断层图像

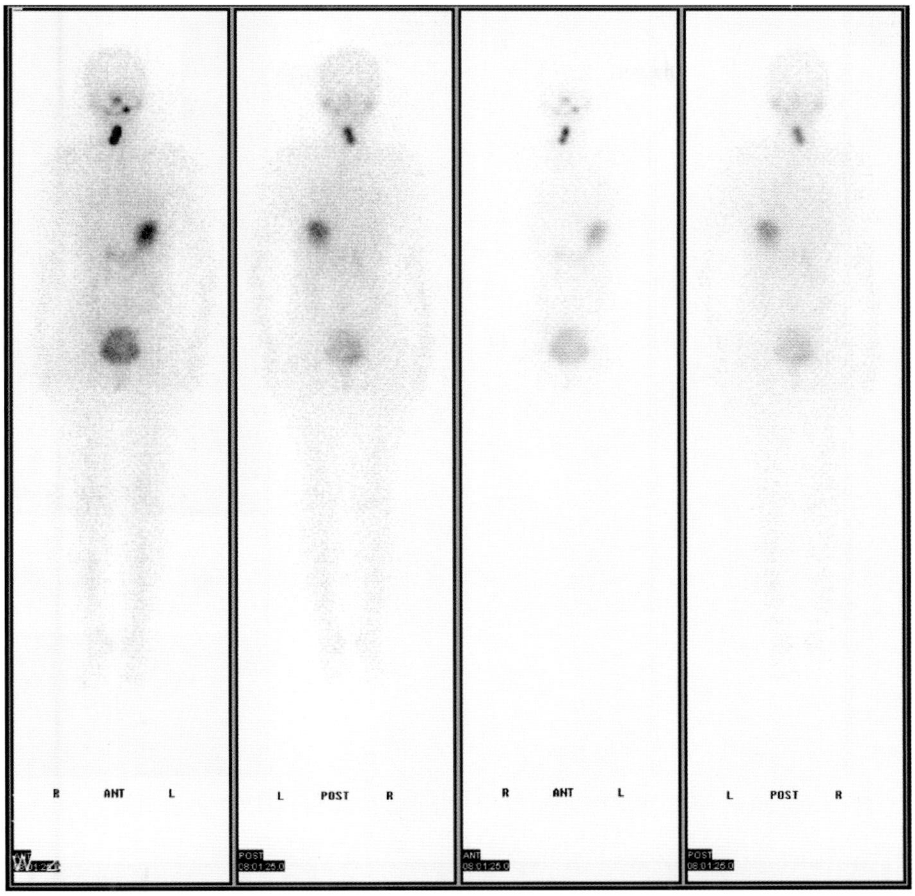

图 30-5 诊断剂量 ^{131}I 全身显像

于甲状软骨前方及右侧甲状腺床区，较前次治疗剂量显像浓集程度明显减低；其余部位未见典型功能性转移灶（图 30-6）。

2. 其他对症支持治疗

（1）TSH 抑制治疗：^{131}I 治疗后 48 h 加用左甲状腺素钠。^{131}I 治疗间期根据甲状腺功能检测结果调整用药，剂量波动于 87.5 ～ 100 μg 1 次 / 日，使 TSH 水平维持在＜ 0.1 μIU/ml。

（2）纠正低钙：碳酸钙 D3 600 mg 2 次 / 日，骨化三醇 0.25 μg 1 次 / 日。

（3）预防放射性炎症：首次服 ^{131}I 前给予甲泼尼龙 40 mg 静脉点滴 1 次 / 日，连续使用 3 日后改为口服泼尼松，并于 1 周内逐渐减量至停用。使用激素的同时辅以口服补钾治疗。再次清甲治疗期间未再使用激素。

患者甲减纠正后复查血脂降至正常，未行降脂治疗。

3. 围 ^{131}I 治疗期不良反应及处理

患者前后两次服 ^{131}I 后均未出现明显不良反应，未出现放射性炎症征象。

【治疗效果】

1. 患者经过两次清甲治疗后：

抑制状态下 TSH（＜ 0.1 μIU/ml），Tg ＜ 0.20 ng/ml，TgAb ＜ 20 IU/ml。

2. 距第二次清甲治疗后半年：

刺激状态下 TSH（TSH ＞ 150.0 μIU/ml），Tg ＜ 0.20 ng/ml，TgAb ＜ 20 IU/ml。

诊断剂量 ^{131}I 全身显像显示：颈部未见明显残留甲状腺组织显影；其余部位未见典型功能性转移灶（图 30-7）。

颈部超声无明确阳性发现。

【专家点评】

这是一个清甲成功的病例，患者术中和术后病理发现癌组织对甲状腺周围组织有侵犯、有颈

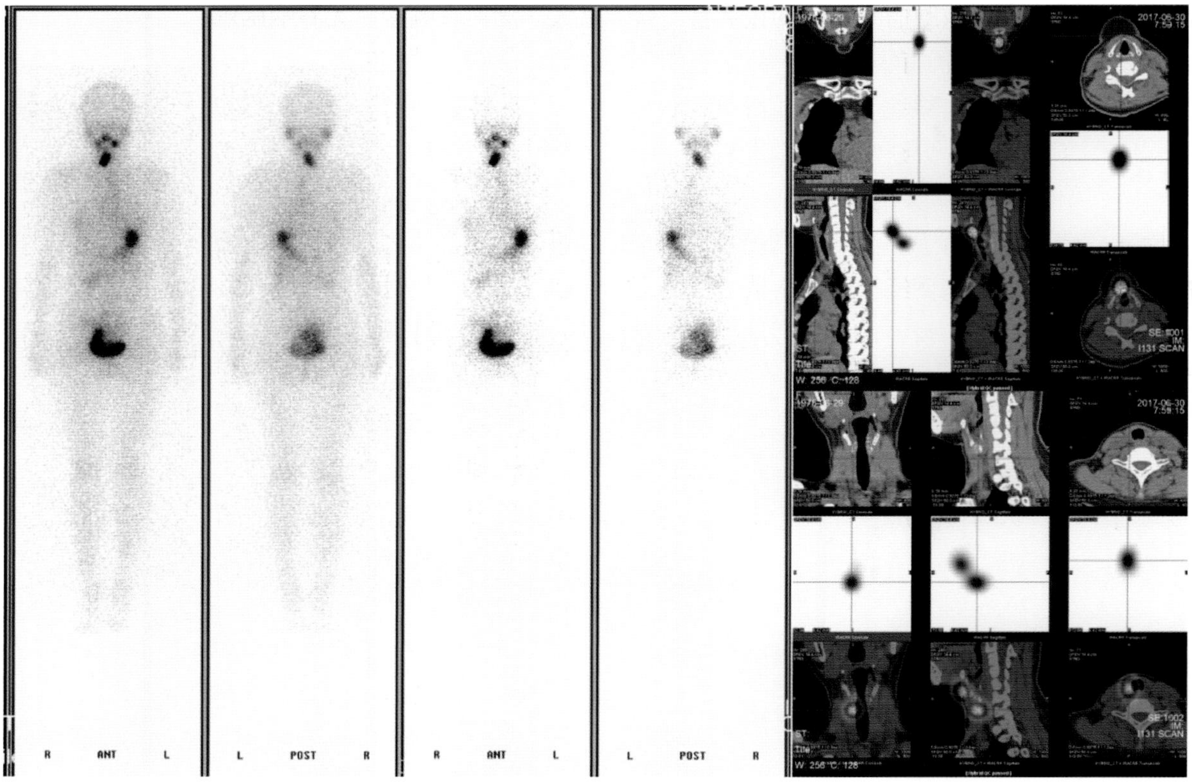

图 30-6 第二次治疗剂量 ^{131}I 全身显像及颈部 SPECT/CT 断层图像

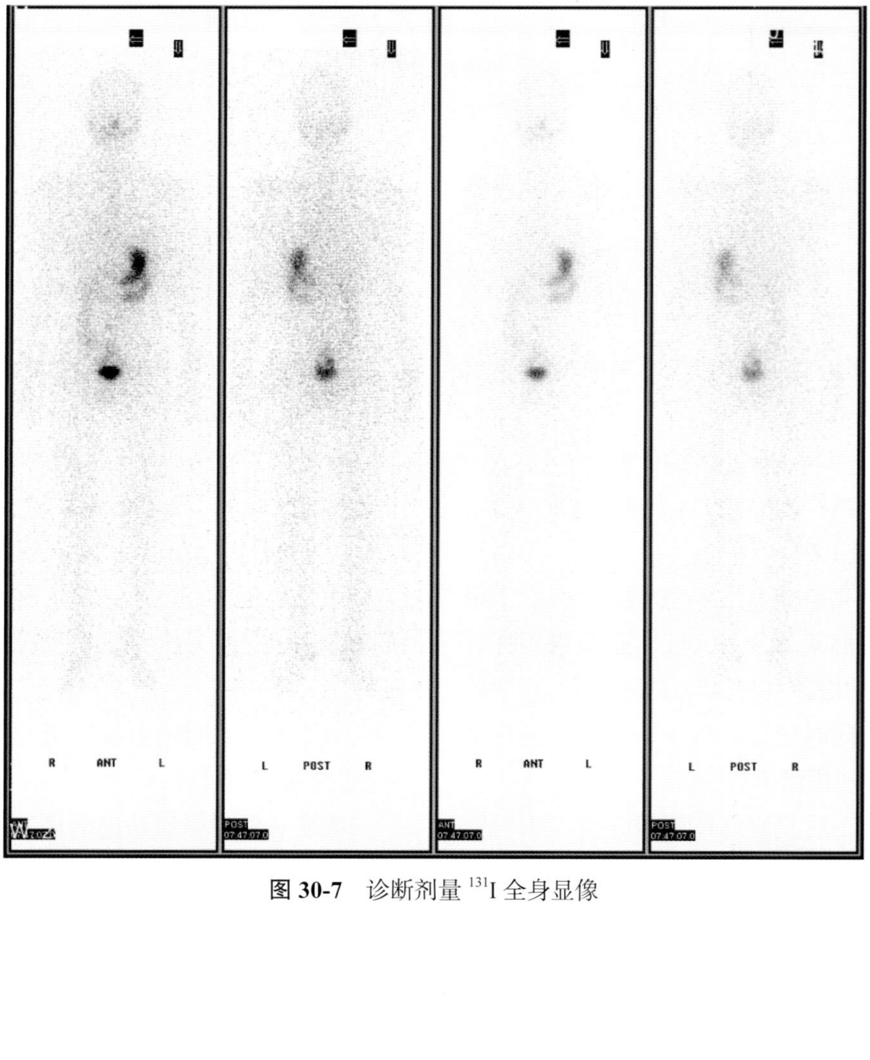

图 30-7 诊断剂量 ^{131}I 全身显像

部淋巴结转移，表明该肿瘤有明显的侵袭性。经过第一次清甲治疗后仍有极少量甲状腺组织残留。清甲活度的估算主要考虑术后残留甲状腺组织的多少，在国内大部分医院外科手术后基本上都有一些残留甲状腺组织，30 mCi 清甲成功率较低。因此，清甲治疗给予的活度更高些可获得较高的清甲成功率。该病例经过第二次清甲治疗后患者的各项指标均达到清甲成功的标准，后续治疗为 TSH 抑制治疗。

如果采用 30 mCi 清甲时建议在清甲治疗前先粗略评估一下残留的甲状腺组织，一般采用超声与高锝酸盐甲状腺显像相结合的方法。

（天津医科大学总医院　王任飞提供）

病例 31　^{131}I 清甲治疗

患者女性，38 岁。

【主诉】甲状腺癌术后 1 个月。

【现病史】患者 1 个月前因甲状腺肿物入我院甲状腺外科，诊断为甲状腺癌，遂行甲状腺癌根治术，手术病理为双侧甲状腺微乳头状癌，左侧侵及甲状腺被膜，淋巴结见癌转移。术后恢复良好，行甲状腺激素抑制－替代治疗。为 ^{131}I 内照射治疗来我科，门诊以“甲状腺癌术后”收入院。病程中无发热、心悸、声音嘶哑，无胸痛，饮食睡眠良好，二便如常，体重无明显减轻。至今左甲状腺素钠（优甲乐）已停用 3 周。

【既往史及家族史】否认高血压、冠心病、糖尿病，否认肝炎及结核等传染病病史及其接触史，否认过敏史，否认外伤史，否认家族遗传病病史。

【体格检查】

T 36.5℃，P 76 次 / 分，R 14 次 / 分，BP 120/80 mmHg。

神清语明，自动体位，颈部对称，气管居中，颈部有约 4 cm 横行术后瘢痕，无颈静脉怒张，无颈动脉异常波动，颈部浅表淋巴结未及肿大。无声音嘶哑，无吞咽困难。

【实验室检查】

甲功：促甲状腺素（TSH）76.820 μIU/ml，甲状腺球蛋白抗体（A-Tg）87.48 IU/ml，甲状腺球蛋白（Tg）4.76 ng/ml。血钙：1.86 mmol/L。甲状旁腺素（PTH）18.6 pg/ml；细胞免疫：CD4/CD8 1.35。肝功能、肾功能、血常规大致正常。妊娠试验阴性。

【辅助检查】

甲状腺摄碘率 0.9%。骨密度：符合同年龄段骨密度值范围。心电图：窦性心律，正常心电图。肺部多排 CT 平扫：右肺中叶、左肺舌叶及下叶少许慢性炎症。

手术病理（吉林大学第一附属医院 2016 年 10 月 14 日）：（双侧甲状腺）左侧甲状腺微乳头状癌，3 个灶，直径 0.2 ～ 0.3 cm，肿瘤无包膜呈浸润性生长，侵及甲状腺被膜，脉管及神经未见癌浸润，伴淋巴细胞性甲状腺炎及纤维钙化结节，结节内部见骨化。右侧甲状腺微乳头状癌直径 0.3 cm，肿瘤无包膜呈浸润性生长，未侵及甲状腺被膜，脉管及神经未见癌浸润，伴淋巴细胞性甲状腺炎，（左六区）淋巴结可见癌转移（1/4）。

【诊断】

甲状腺癌（$T_{1a}N_{1a}M_0$，Ⅰ期）

甲状腺癌术后

甲状腺功能减退症

低钙血症

【治疗经过】

1. ^{131}I 清甲治疗前准备：忌碘 1 个月，停用左甲状腺素钠（优甲乐）3 周

2. 入院：患者接受辐射隔离教育，并掌握辐射剂量监测系统的使用方法，服药后每天自测颈部残留放射性计数。

3. 低剂量 ^{131}I 清甲治疗适应证

（1）分化型甲状腺癌（非高危病理类型）全切术后；

（2）术后复发风险分层为“低”或“中”；

（3）TSH ＞ 30 μIU/ml，Tg ＜ 75 ng/ml。

4. ^{131}I 治疗方案

（1）30 ～ 60 mCi，一次口服，之后辐射隔离 3 天；

（2）第 3 天行全身＋局部断层＋ CT 融合 ^{131}I 显像；

（3）依据 ^{131}I 治疗前刺激性 Tg（ps-Tg）和 ^{131}I 显像结果再进行 TNM 分期及危险分层，以决定后续治疗及 TSH 抑制治疗程度；

（4）辐射剂量检测合格，解除辐射隔离出院。

【治疗效果】

1. 患者服 ^{131}I 后 1 个月复查，无明显不适。

血常规：WBC 4.50×10^9/L；甲功：TSH 0.011 μIU/ml，FT_3 9.22 pmol/L，FT_4 21.28 pmol/L，A-TG 23.08 IU/ml，Tg 0.04 ng/ml；血钙：2.26 mmol/L；PTH 32.6 pg/ml。

处理：继续左甲状腺素钠（优甲乐）100 μg 1 次 / 日替代-抑制治疗，3 个月后复查。

2. 患者服 ^{131}I 后 4 个月复查，无明显不适，偶有颈部刺痛感。

血常规：WBC 5.11×10^9/L；甲功：TSH 0.021 μIU/ml，FT_3 10.23 pmol/L，FT_4 22.12 pmol/L，A-TG 10.28 IU/ml，Tg 0.04 ng/ml。血钙：2.21 mmol/L。PTH 31.1 pg/ml。

颈部彩超：未见明显异常。

处理：继续左甲状腺素钠（优甲乐）100 μg 1 次 / 日替代-抑制治疗，每 6 个月复查。

【专家点评】

这是一个甲状腺微小癌 ^{131}I 治疗的病例，甲状腺双侧微小乳头状癌，侵犯被膜伴有淋巴结转移。甲状腺微小癌是否给予清甲治疗有不同的意见。本人认为：甲状腺微小癌不是低危癌，其生物学特征与非微小癌没有本质的区别，应该按照分化型甲状腺癌的治疗原则进行治疗，在临床上不必将甲状腺癌分为微小或非微小癌。给予该患者 ^{131}I 治疗恰当。该患者的血清 Tg 抗体阳性，随着时间延长其滴度下降，结合病理诊断，考虑为自身免疫性甲状腺炎所致。由于患者血清 Tg 抗体阳性，因此影响血清 Tg 检测的准确性，通常会低估 Tg 水平。患者在清甲治疗前甲状腺球蛋白（Tg）4.76 ng/ml，表明术后残留一些甲状腺组织或病灶，^{131}I 给予的活度建议为 100 mCi。另外，在清甲治疗后评估是否清甲成功不宜只参考抑制性 Tg，因为其反应并不灵敏。建议清甲治疗后 6 个月进行清甲治疗的评估，包括诊断性碘扫、刺激性 Tg、颈部超声、胸部 CT 等检查。

参考文献

[1] Chao M，Fang F，Shaoyan W，et al. Chinese Data of Efficacy of Low- and High-Dose Iodine-131 for the Ablation of Thyroid Remnant. Thyroid，2017，27（6）：832-837.

[2] WinterJ，Winter M，Krohn T，et al. Patients with high-risk differentiated thyroid cancer have a lower I-131 ablation success rate than low-risk ones in spite of a high ablation activity. Clinical Endocrinology，2016，85（6）：926-931.

（吉林大学第一附属医院　林承赫提供）

三、^{131}I 清灶治疗

病例 32　^{131}I 治疗 DTC 淋巴结转移灶

患者女性，52 岁。

【主诉】甲状腺癌术后 1 个月，拟行放射性碘治疗。

【现病史】患者 1 个月前因颈部包块于我院就诊，B 超检查提示：甲状腺癌；遂于普通外科行甲状腺全切＋颈部淋巴结清扫术，手术顺利，术后病理示：甲状腺“左叶”乳头状癌（2.0 cm×1.5 cm×2.0 cm），侵及甲状腺被膜；“右叶”桥本氏甲状腺炎；淋巴结（2/8）可见癌转移。术后恢复可，现为求进一步诊治来我科就诊，门诊以“甲状腺乳头状癌术后”收住入院。

自术后至今，患者神志清，精神可，食纳夜休佳，二便正常，体重未见明显变化。

【既往史及家族史】患者既往体健，否认肝炎、结核、疟疾病史，否认高血压、冠心病、糖尿病及精神疾病史，否认外伤及输血史，否认食物及药物过敏史，预防接种史不详。家族中无甲状腺疾病史及遗传病史。

【体格检查】

T 36.2℃，P 86 次 / 分，R 20 次 / 分，BP 115/82 mmHg。

神志清，查体合作。正常面容，全身皮肤黏膜无黄染，颈软，颈部可见一长约 6 cm 横行手术瘢痕，无压痛，周围皮肤无红肿，颈部浅表淋巴结未触及肿大。双肺呼吸音清，未闻及干湿啰音；心界叩诊不大，心率 86 次 / 分，律齐，各瓣膜听诊区未闻及病理性杂音；腹平坦，无压痛，肝脾肋下未及。脊柱呈生理性弯曲，四肢未见畸形，双下肢无水肿，双侧膝、跟腱反射未见亢进或减弱，双侧巴宾斯基征阴性。

【实验室检查】

血常规：HGB 103 g/L（略低），余未见明显异常。

肝、肾功能：未见明显异常。

电解质：钙 1.15（正常值 2.1 ～ 2.51）mmol/L（明显低于正常），钾 3.54（正常值 3.5 ～ 5.5）mmol/L，钠 140.6（正常值 136 ～ 145）mmol/L，镁 0.58（正常值 0.73 ～ 1.06）mmol/L。

甲功九项：TT_4 < 2.0（正常值 4.2 ～ 13.5）μg/dl，TT_3 0.525（正常值 0.8 ～ 2.2）ng/ml，FT_4 7.22（正常值 9.05 ～ 25.5）pmol/L，FT_3 2.49（正常值 2.91 ～ 9.08）pmol/L，h-TSH 97.6（正常值 0.25 ～ 5）μIU/ml，TPO 942.9（正常值 < 15）U/ml，Tg 5.42（正常值 4.1 ～ 14.5）ng/ml，TgAb 59.9（正常值 < 30）%，TMAb 40.3（正常值 < 20）%。

【辅助检查】

心电图：窦性心律，心率 86 次 / 分。

甲状腺摄碘率测定：2 h 1.03%，24 h 3.0%。

胸部 CT：两肺下叶炎症，左肺下叶近膈顶处钙化灶，纵隔散在淋巴结并钙化。

颈部 B 超：双颈部可及多个淋巴结（左：11 mm×6 mm；右：17 mm×7 mm），边界清，形态规则。

【诊断】

1. 甲状腺乳头状癌（$pT_3N_{1b}M_0$，Ⅳ期；中危）
2. 低钙血症

【治疗经过】

1. 低钙血症对症治疗：葡萄糖酸钙 2 g ＋10% 葡萄糖溶液 100 ml 静脉滴注，1 次 / 日。

2. ^{131}I 清甲＋清灶治疗：按照指南推荐伴有颈部淋巴结转移者的治疗剂量（3.7 ～ 5.55 GBq），结合患者的一般状况及基线检查结果，患者接受了 ^{131}I 治疗剂量为 4.07 GBq（110 mCi），一次性口服。

3. ^{131}I 治疗后不良反应的预防及处理

（1）颈部周围软组织水肿预防：泼尼松 10 mg 2 次 / 日，1 周，5 mg 2 次 / 日，1 周；

（2）放射性唾液腺炎预防：维生素 C 200 mg 每 4 h，1 ～ 2 周。

服 ^{131}I 后患者未诉明显不适。

4. 甲状腺素抑制治疗：服 ^{131}I 后 72 h 给予左甲状腺素钠 150 μg 1 次 / 日晨起顿服。

5. 全身显像：服 ^{131}I 后 7 日行全身显像，结果示：甲状腺癌术 ^{131}I 治疗后甲状腺组织残留影像；右锁骨上窝肿大淋巴结伴异常聚 ^{131}I 灶，提示颈部淋巴结转移（图 32-1）。

【治疗效果】

1. 患者服 ^{131}I 治疗后 1 个月复查，自觉偶有心悸，余未诉明显不适；查体：颈部可见一横行手术瘢痕，余未见明显异常。

血常规：未见明显异常。

甲功七项＋ Tg：T_4 15.5（正常值 4.2 ～ 13.5）μg/dl，T_3 1.19（正常值 0.8 ～ 2.2）ng/ml，FT_4 23.4（正常值 9.05 ～ 25.5）pmol/L，FT_3 6.53（正常值 2.91 ～ 9.08）pmol/L，h-TSH 0.17（正常值 0.25 ～ 5）μIU/ml，Tg 5.12（正常值 4.1 ～ 14.5）ng/ml，TgAb 60.7（正常值 < 30）%，TMAb 39.7（正常值 < 20）%。

钙测定：1.59（正常值 2.1 ～ 2.51）mmol/L

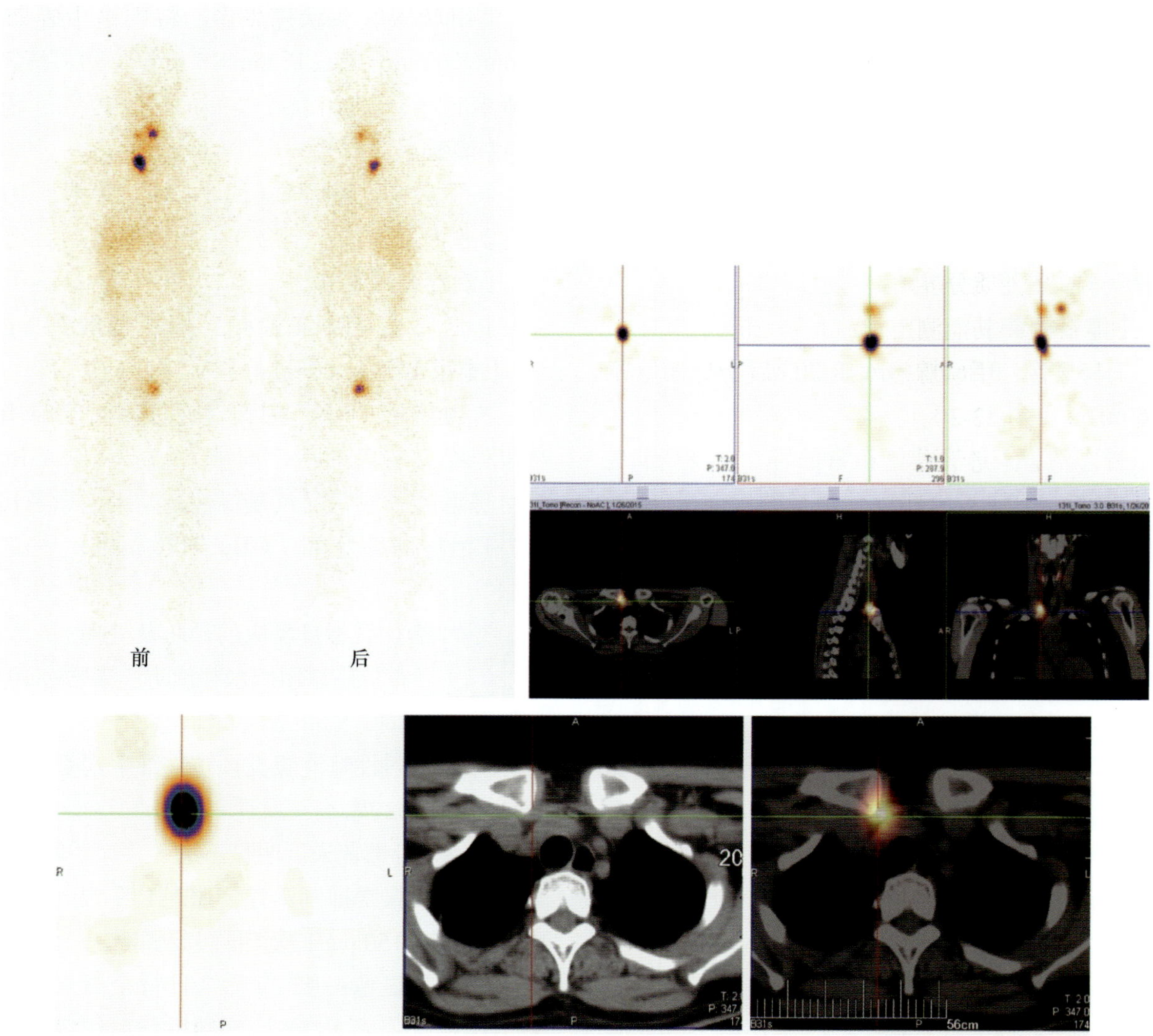

图 32-1 全身显像

（明显低于正常）。

处理：①甲状腺素抑制：左甲状腺素钠 125 μg 与 150 μg 交替口服，1 次 / 日。②补钙：碳酸钙 D3 1200 mg 2 次 / 日；骨化三醇 0.25 μg 2 次 / 日。

2. 患者服 ^{131}I 治疗后 2 个月复查，未诉明显不适。

甲功七项＋ Tg：TT_4 13.0（正常值 4.2 ～ 13.5）μg/dl，TT_3 1.0（正常值 0.8 ～ 2.2）ng/ml，FT_4 19.8（正常值 9.05 ～ 25.5）pmol/L，FT_3 3.5（正常值 2.91 ～ 9.08）pmol/L，h-TSH 0.1（正常值 0.25 ～ 5）μIU/ml，Tg 5.0（正常值 4.1 ～ 14.5）ng/ml，TgAb 58.0（正常值＜ 30）%，TMAb 40（正常值＜ 20）%。

钙测定：1.78（正常值 2.1 ～ 2.51）mmol/L（低于正常）。

处理：治疗同前。

3. 患者 ^{131}I 治疗后 4 个月（服左甲状腺素钠片 3 个月，停药 1 个月）全面复查，患者自觉乏力、纳差，颜面部水肿，余未诉明显不适。

血常规：未见明显异常。

甲功七项＋ Tg：T_4 ＜ 2.0（正常值 4.2 ～ 13.5）μg/dl，T_3 ＜ 0.5（正常值 0.8 ～ 2.2）ng/ml，FT_4 7.26（正常值 9.05 ～ 25.5）pmol/L，FT_3 1.93（正常值 2.91 ～ 9.08）pmol/L，h-TSH ＞ 100.0（正常值 0.25 ～ 5）μIU/ml，Tg 5.0（正常值 4.1 ～ 14.5）ng/ml，TgAb 33.0（正常值＜ 30）%，TMAb 24.0（正

常值＜ 20) %。

钙测定：1.95(正常值 2.1 ～ 2.51)mmol/L(略低于正常)。

颈部 B 超：甲状腺全切术后，甲状腺区未探及明显囊实性占位；双颈部淋巴结可见（左：13 mm×4 mm；右：17 mm×5 mm），边界清，形态规则，皮髓质分界清，淋巴门可见。

甲状腺摄碘功能测定：24 h ＜ 1.0%。

全身显像：甲状腺癌术后碘疗后全身未见异常聚 ^{131}I 灶（图 32-2）。

疗效评定：完全缓解（CR）。

处理：①甲状腺素抑制：左甲状腺素钠 125 μg 与 150 μg 交替口服，1 次 / 日。②补钙：碳酸钙 D3 600 mg 2 次 / 日。

【治疗体会】

1. 患者系中老年女性，甲状腺乳头状癌；结合术后病理，提示病理分期为 $pT_3N_{1b}M_0$，Ⅳ期；危险度分层为：中危；符合 ^{131}I 治疗指征。

2. ^{131}I 全身显像是评价甲状腺乳头状癌的主要手段之一，其联合 SPECT/CT 断层显像有助于对病灶进行准确定位和定性。

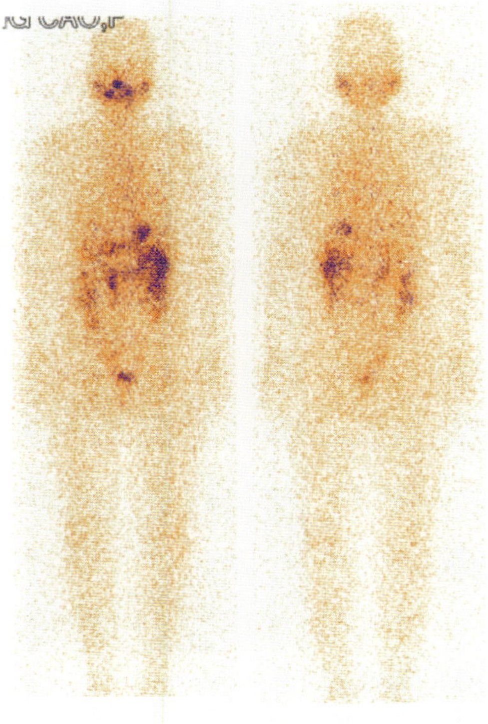

图 32-2 ^{131}I 治疗 4 个月后全身显像

3. 甲状腺乳头状癌患者，特别是中晚期患者，只要规范治疗（手术＋ ^{131}I 治疗＋甲状腺激素抑制治疗），仍可获得较好的治疗效果，显著提高患者的生活质量和生存期。

4. 甲状腺癌患者术后常常伴有顽固性低钙（可能甲状旁腺损伤所致），术后应监测血钙水平，及时给予对症处理。本例患者还应检测甲状旁腺素，进一步明确低钙原因。

【专家点评】

该患者为甲状腺乳头状癌、侵及被膜并伴淋巴结转移。病例的特点是术后低血钙和 ^{131}I 清甲治疗后血清 Tg 水平下降不明显且未达到临床治愈的标准［治疗前 Tg 5.42（正常值 4.1 ～ 14.5）ng/ml，TgAb 59.9（正常值＜ 30）%，治疗后 4 个月 Tg 5.0（正常值 4.1 ～ 14.5）ng/ml，TgAb 33.0（正常值＜ 30）%］。清甲治疗后影像学资料没有发现有残留甲状腺组织或功能性转移病灶，清甲治疗可以认为是成功的。但 Tg 5.0 ng/ml 提示有转移病灶残留的可能（缺乏影像学证据）。这样的患者在临床上经常可见，无论是继续 ^{131}I 治疗还是临床观察都是可以的，需要与患者进行沟通，以便决定后续治疗方案。

术后低血钙是由于甲状旁腺损伤所致，一种是术后短暂低血钙，更多见的是长期低血钙。治疗方面主要是补钙，一般每天需要 1 g 以上的碳酸钙补充，最好再给予骨化三醇（因为钙尔奇 D 里面的维生素 D3 不足）。

临床上可以见到清甲治疗后刺激性 Tg 大于 1 ng/ml，但小于 5 ng/ml，碘扫阴性，颈部超声和胸部 CT 也没有发现转移病灶。这种情况下可以采用给予 ^{131}I 200 mCi 治疗，治疗后如果 Tg 水平下降或治疗剂量碘扫发现病灶，有继续 ^{131}I 治疗的指征。也可以采用 TSH 抑制治疗定期观察 Tg 水平的变化再考虑治疗的方法。不过抑制性 Tg 反应不灵敏，用刺激性 Tg 指标观察更为灵敏。

（西安交通大学第一附属医院　杨爱民提供）

病例 33 ^{131}I 治疗 DTC 淋巴结转移灶

患者女性，45 岁。

【主诉】第二次甲状腺癌术后 2 个月。

【现病史】患者 2008 年 5 月初因“发现右颈肿块半月”行右颈肿块穿刺，病理提示为甲状腺滤泡样上皮细胞伴轻度异形增生，倾向于甲状腺肿瘤转移；于 2008 年 5 月 22 日行右侧甲状腺癌联合根治术，具体病理不详，左侧甲状腺未切除。2016 年 4 月 28 日因左颈部淋巴结肿大再次行左侧颈部淋巴结清扫＋左侧甲状腺切除术，术后病理：左甲状腺乳头状癌，多灶，最大径 0.1 ～ 1 cm；左颈＋前上纵隔淋巴结清扫标本：送检淋巴结（9/31）见癌转移，其中包括：左颈 2A（1/3），左颈 2B（0/7），左颈 3 区（4/5），左颈 4 区（0/6）；左颈 5 区（0/3），左颈 6 区（1/4），前上纵隔（3/3）。术后无声嘶，无手足麻木。

患者术后于 2016 年 8 月在我科行 ^{131}I 治疗 1 次，口服剂量为 150 mCi；治疗前停服左甲状腺素钠（优甲乐）3 周后 TSH 30.47 mIU/L，Tg 46.95 ng/ml，TgAb 373.70 KIU/L；治疗后全身 ^{131}I 扫描及 SPECT/CT 显像提示为最前颈根部甲状舌管（黑细箭）和上纵隔血管前方 2 枚上下毗邻的肿大淋巴结摄取 ^{131}I（白箭头），其中位于下方较大者约 22 mm×13 mm（白粗箭头），其 ^{131}I 摄取功能极好（呈星芒状摄取），远超过甲状舌管摄取（图 33-1）。^{131}I 治疗后 2 个月复查胸部 CT 示上纵隔淋巴结较前无明显变化。由于已经两次手术，患者拒绝外科手术治疗，2017 年 4 月行胸部 CT 平扫检查示上纵隔血管前 2 枚淋巴结中较大者较前明显缩小，提示 ^{131}I 治疗有效，遂再次行 ^{131}I 治疗，口服剂量为 150 mCi；治疗前停服左甲状腺素钠（优甲乐）3 周后 TSH ＞ 100 mIU/l，Tg 19.3 ng/ml，TgAb 459.30 KIU/L；治疗后全身 ^{131}I 扫描及 SPECT/CT 显像提示为甲状舌管和上纵隔血管前淋巴结 ^{131}I 摄取，摄取功能明显减弱，但仍有明显摄取（图 33-2）。平素服用左甲状腺素钠（优甲乐）100 μg/d 替代抑制治疗，每日 2 片“钙尔奇 D”。本次入院前已停服左甲状腺素钠（优甲乐）3 周，停药后稍感乏力，体重无增

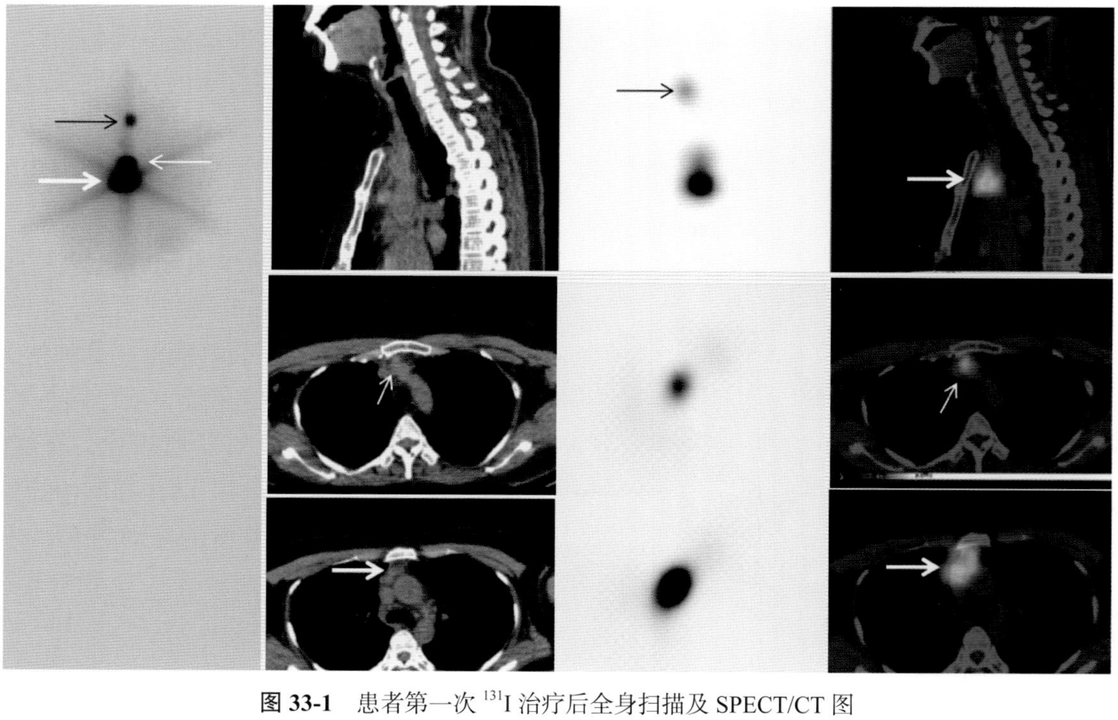

图 33-1 患者第一次 ^{131}I 治疗后全身扫描及 SPECT/CT 图

最前颈根部甲状舌管（黑细箭）和上纵隔血管前方 2 枚上下毗邻的肿大淋巴结摄取 ^{131}I（白箭头），其中位于下方较大者约 22 mm×13 mm（白粗箭头），其 ^{131}I 摄取功能极好（呈星芒状摄取），远超过甲状舌管摄取

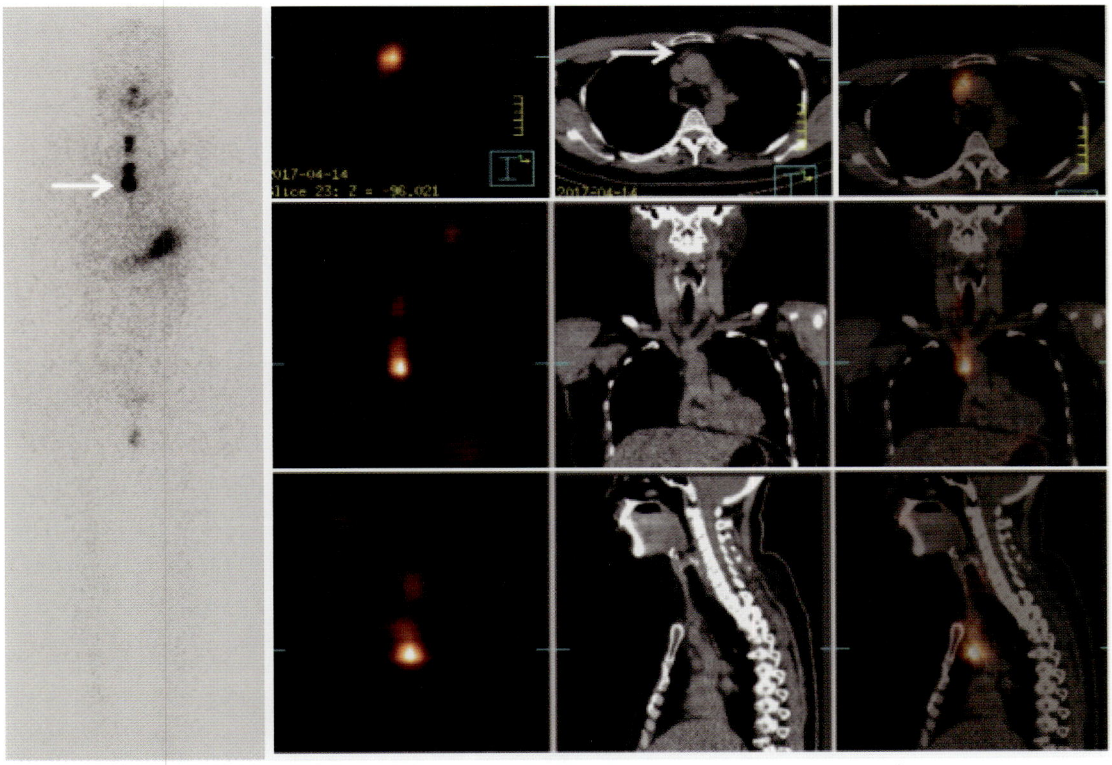

图 33-2　患者第二次 ^{131}I 治疗后全身扫描及 SPECT/CT 图

加。本次拟行第三次 ^{131}I 治疗而收入院。

【既往史及家族史】患者既往否认肝炎、结核、伤寒、血吸虫等传染病史；否认药物、食物过敏史；否认输血史；预防接种史按规定。否认高血压、冠心病、糖尿病、慢性支气管炎病史。否认家族遗传性病史。

【体格检查】

T 37 ℃，P 80 次 / 分，R 20 次 / 分，BP 130/70 mmHg。

一般情况：神志清，呼吸平稳，步入病区，发育正常，营养良好，自主体位。皮肤黏膜：无黄染，无瘀点瘀斑，无贫血貌，无肝掌，无蜘蛛痣。淋巴结：全身浅表淋巴结未触及肿大。头颈部：无头颅畸形，无巩膜黄染，无结膜苍白，口唇无发绀，无扁桃体肿大。颈软，气管居中，无颈静脉怒张，颈部见陈旧性手术瘢痕。胸部：胸廓无畸形，节律齐，无杂音，两肺呼吸音清，未及干湿啰音。腹部：腹部平坦，腹壁柔软，全腹无压痛、反跳痛，肝脾肋下未触及，肝区无叩击痛，肾区无叩击痛。无移动性浊音，肠鸣音正常。肛门、直肠及外生殖器：正常。脊柱与四肢：脊柱、四肢无畸形，四肢活动自如。神经系统：生理反射存在，病理反射未引出。

【实验室检查】

血常规：白细胞 6.1×10^{9}/L，HB 107 g/L，余未见明显异常。

甲功：FT$_3$ 4.32 pmol/L，FT$_4$ 10.08 pmol/L ↓，TSH ＞ 100 mIU/l ↑，Tg 8.67 mg/ml，TgAb 300.60 KIU/L ↑。

血糖：5.03 mmol/L。

肝肾功能未见明显异常。

血脂：总胆固醇 5.98 mmol/L，甘油三酯 1.91 mmol/L 略高于正常，余未见异常。

甲状旁腺功能未见异常。

【辅助检查】

胸部 CT 平扫：右肺下叶微小结节，建议随访。前上纵隔肿大淋巴结。

心电图：正常心电图。

甲状腺及颈部淋巴结彩超：甲状腺癌术后，双侧甲状腺区域未见明显肿块。双侧颈血管旁未见明显肿块及形态饱满淋巴结。

【诊断】

甲状腺癌术后上纵隔淋巴结转移

【治疗经过】

1. 口服 ^{131}I 治疗：2017 年 8 月 15 日予 ^{131}I 剂量 150 mCi，一次性口服。

2. ^{131}I 治疗后不良反应及处理：服 ^{131}I 后患者无明显不良反应。

3. 服 ^{131}I 后 3 天，全身 ^{131}I 扫描提示：最上方的甲状舌管已无 ^{131}I 摄取，右侧气管旁残余甲状腺及上纵隔血管前 2 枚淋巴结中位于上方较小者 ^{131}I 摄取较前明显，而位于下方较大者 ^{131}I 摄取功能较前明显减弱，左侧前臂点状放射性摄取为放射性污染（图 33-3）。

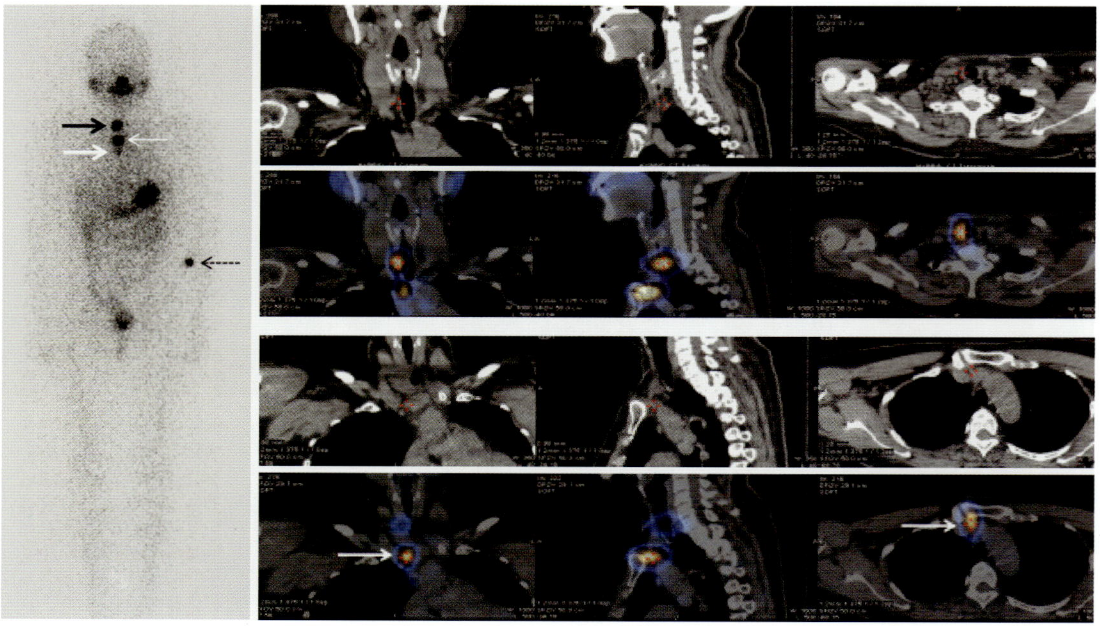

图 33-3 患者第三次 ^{131}I 治疗后全身扫描及 SPECT/CT 图

最上方的甲状舌管已无 ^{131}I 摄取，右侧气管旁残余甲状腺（黑粗箭）及上纵隔血管前 2 枚淋巴结中位于上方较小者 ^{131}I 摄取较前明显（白细箭），而位于下方较大者 ^{131}I 摄取功能较前明显减弱（白粗箭），左侧前臂点状放射性摄取（黑虚箭）为放射性污染

【治疗效果】

患者 3 次 ^{131}I 治疗前血甲状腺球蛋白及抗体变化（表 33-1）。

患者 3 次 ^{131}I 治疗后全身 ^{131}I 扫描变化如图 33-4，上纵隔淋巴结 CT 变化如图 33-5，结合经 ^{131}I 治疗后血 Tg 明显下降和 CT 上淋巴结明显缩小，提示治疗有效，效果明显。

表 33-1　3 次 ^{131}I 治疗前血甲状腺蛋白及抗体变化

检查时间	TSH（mIU/L）	Tg（ng/ml）	TgAb（KIU/L）
2016 年 8 月 9 日	30.47	46.95	373.7
2017 年 4 月 12 日	＞100.0	19.3	459.3
2017 年 8 月 15 日	＞100.0	8.67	300.6

【专家点评】

该病例是 ^{131}I 治疗甲状腺乳头状癌伴颈部和纵隔淋巴结转移的病例，治疗效果明显，经过 3 次 150 mCI ^{131}I 治疗后纵隔淋巴结转移病灶体积明显缩小，血清 Tg 水平在 Tg 抗体变化相对稳定的情况下，Tg 水平明显下降。^{131}I 治疗淋巴结转移病灶效果是肯定的，只要病灶摄取 ^{131}I，就有 ^{131}I 治疗的价值。该患者 2008 年经手术诊断为甲状腺癌，8 年后行第二次手术，当时病情已属晚期，淋巴结广泛转移，尤其是纵隔淋巴结转移手术治疗难度较大，难以治愈。经过 ^{131}I 治疗后病情明显缓解，取得了很好的疗效。晚期甲状腺恶性肿瘤的治愈率是有限的，能够保持病情的稳定和一定程度的缓解对患者来说都是获益的。

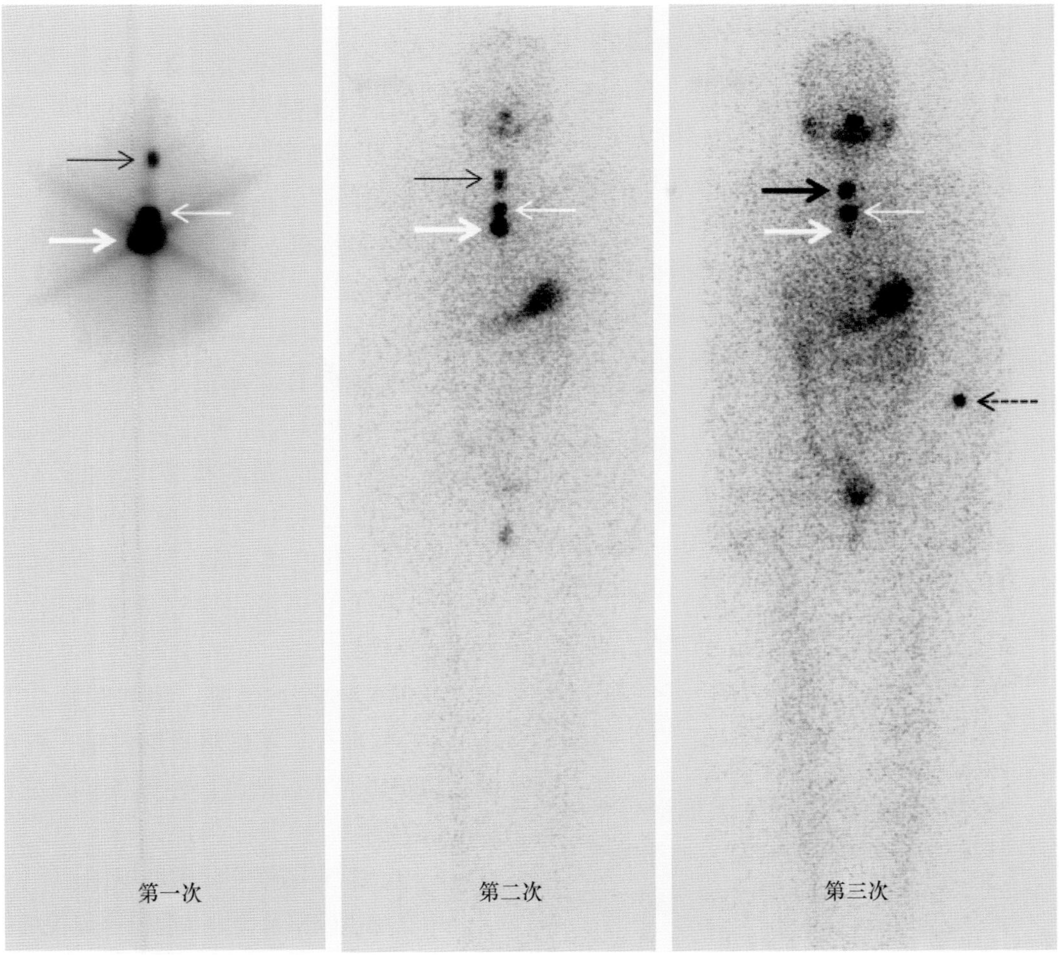

图 33-4 患者 3 次 ^{131}I 治疗后全身扫描图

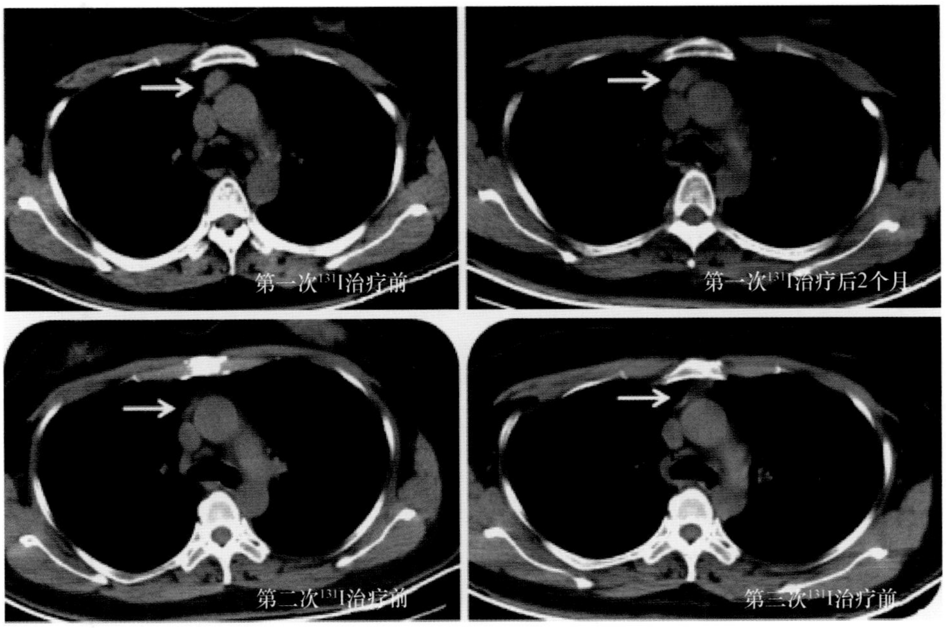

图 33-5 患者上纵隔血管前淋巴结（位于下方较大者）^{131}I 治疗前后 CT 变化

（上海交通大学附属第六人民医院 罗全勇提供）

病例 34　^{131}I 治疗 DTC 淋巴结转移灶

患者女性，30 岁。

【主诉】甲状腺恶性肿瘤综合治疗后 3 个月。

【病史】患者 2016 年 10 月因“颈部肿块”于“河南省肿瘤医院”行“右甲状腺癌联合根治术加左甲状腺叶切除术加左颈淋巴结清扫术加双颈前哨淋巴结探查活检术加 6 区淋巴结清扫术加双喉返神经解剖探查术”。患者平素服“左甲状腺片每天 100 μg”抑制、替代治疗。

【既往史及家族史】平素体健，否认慢性病、传染病病史，否认外伤史、输血史、食物和药物过敏史，预防接种史不详，父母健在，1 姐及 1 子均体健。自诉家族中无结核、肝炎，否认遗传性疾病和甲状腺肿瘤病史。

【体格检查】

T 36.3℃，P 96 次 / 分，R 24 次 / 分，BP 113/84 mmHg。

神清，查体合作，颈部可见弧形横手术瘢痕，愈合良好，残留甲状腺未触及，胸部未闻及明显干湿啰音。全身皮肤黏膜无黄染、皮疹及瘘管，无肝掌、蜘蛛痣；皮下无结节，皮肤湿润，弹性良好，全身浅表淋巴结未及肿大，腹部平坦，腹壁无浅静脉曲张，未见胃肠型及蠕动波；腹软，腹部无压痛及反跳痛，肝肋下未触及，未及包块，肝区叩痛阴性，肾区无叩痛，无移动性浊音，听诊肠鸣音正常。

【实验室检查】

患者血常规、肝肾功能未见明显异常。详细结果见表 34-1 至表 34-3。

【辅助检查】

河南省肿瘤医院病理示：（左甲状腺、右甲状腺及峡部）微小乳头状癌，多灶；右颈淋巴结 3/6；左颈淋巴结 1/7；另送左颈清淋巴结 4/12；另送右颈清淋巴结 4/8；另送右喉返神经表面淋巴结癌结节形成；另送 6 区淋巴结 2/2（图 34-1）。

颈部超声检查结果：甲状腺缺如（手术切除）；右颈部Ⅳ、Ⅴ区可见淋巴结；右颈部Ⅲ区囊性结节——术后改变？左侧颈部未见异常肿大淋巴结（图 34-2）。

心电图检查结果：正常心电图。

甲状腺摄碘率及锝甲状腺静态显像结果：①甲

表 34-1　患者两次 ^{131}I 治疗前后血常规变化

时间	治疗前 RBC（$\times10^{12}$/L）	治疗前 HGB（g/L）	治疗前 WBC（$\times10^9$）	治疗前 NEU	治疗前 PLT（$\times10^9$）	治疗后 RBC（$\times10^{12}$）	治疗后 HGB（g/L）	治疗后 WBC（$\times10^9$）	治疗后 NEU（$\times10^9$）	治疗后 PLT（$\times10^9$）
手术	4.57	117	7.64	4.44	246					
第一次	4.79	119	5.36	2.63	204	4.76	118	5.07	2.86	176
第二次	4.97	134	6.61	4.1	228	4.57	121	6.0	4.14	177

注：RBC、HGB、WBC、NEU、PLT 参考值分别为：（3.5 ～ 5）$\times10^{12}$/L、110 ～ 150 g/L、（4 ～ 10）$\times10^9$/L、（2 ～ 7.5）$\times10^9$/L、（100 ～ 300）$\times10^9$/L

表 34-2　患者两次 ^{131}I 治疗前后肝肾功能变化

时间	治疗前 DBil（μmol/L）	治疗前 IBil（μmol/L）	治疗前 ALT（U/L）	治疗前 AST（U/L）	治疗前 Cr（μmol/L）	治疗后 DBil（μmol/L）	治疗后 IBil（μmol/L）	治疗后 ALT（U/L）	治疗后 AST（U/L）	治疗后 Cr（μmol/L）
手术	3.6	6.5	5	12	67					
第一次	4.6	8.8	10	18	84	5.0	10.7	11	16	71
第二次	4.7	12.3	8	17	82	4.0	6.7	8	13	77

注：DBil、间接胆红素（IBil）、ALT、AST、Cr 参考值分别为 0 ～ 5 μmol/L、1.6 ～ 17.6 μmol/L、0 ～ 40 U/L、0 ～ 40 U/L、79.6 ～ 132.6 μmol/L

表 34-3　患者两次 ^{131}I 治疗前后甲状腺功能变化

	FT_3	FT_4	TSH	Tg	TgAb
第一次服 ^{131}I 治疗	2.93	4.05	＞100	29.62	1.0
第一次治疗后 1 个月	5.06	13.51	7.58	8.51	0.5
第二次服 ^{131}I 治疗前	2.99	3.13	＞100	31.62	0.01
第二次治疗后 1 个月	5.29	18.90	5.64	8.09	0.01

注：FT_3、FT_4、TSH、Tg、TgAb 参考值分别为 3.28 ～ 6.47 pmol/L、7.9 ～ 14.4 pmol/L、0.34 ～ 5.6 μIU/ml、1.15 ～ 130.77 ng/ml、＜ 4 IU/ml

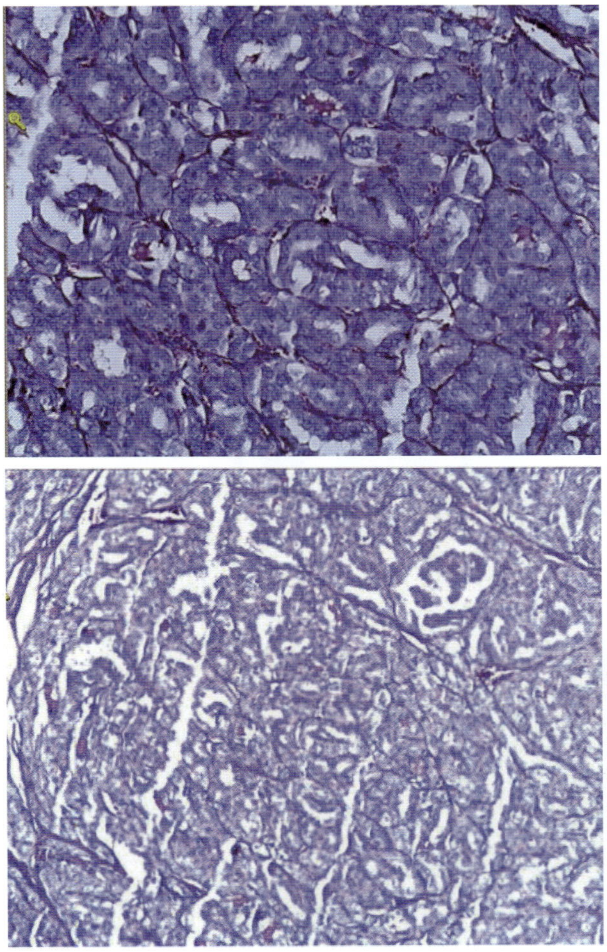

图 34-1　术后病理

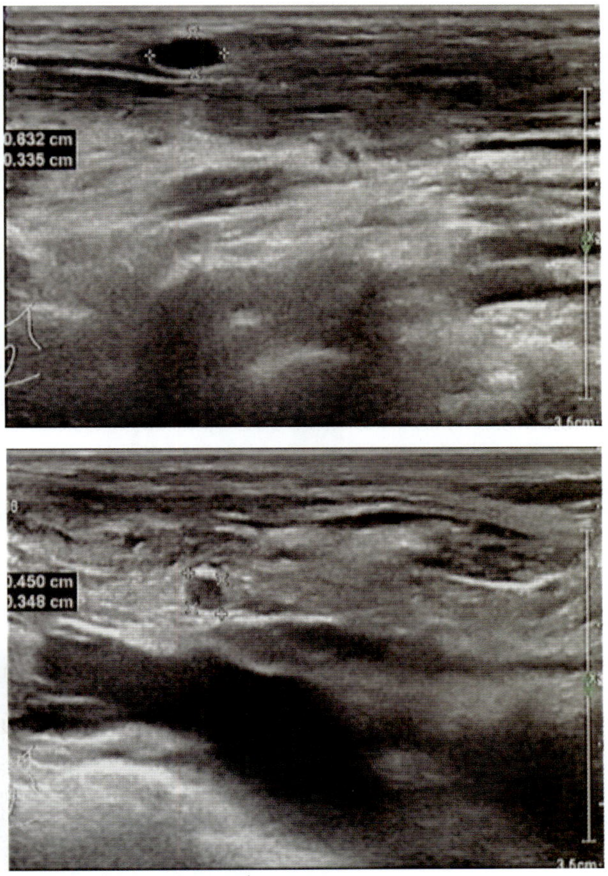

图 34-2　术后超声

状腺摄碘功能低下；②残留甲状腺组织显影。

【诊断】

1. 甲状腺乳头状癌伴颈部淋巴结转移

2. 甲状腺功能减退症

【治疗过程】

1. 手术治疗：患者 2016 年 10 月因“颈部肿块”于“河南省肿瘤医院”行“右甲状腺癌联合根治术加左甲状腺叶切除术加左颈淋巴结清扫术加双颈前哨淋巴结探查活检术加 6 区淋巴结清扫术加双喉返神经解剖探查术”，术后河南省肿瘤医院病理见前文。

2. ^{131}I 治疗：2016 年 11 月、2017 年 8 月分别口服 ^{131}I 100 mCi、150 mCi 治疗。

3. TSH 抑制：平素服“左甲状腺片 100 μg/d”抑制、替代治疗。

2016 年 11 月第一次 ^{131}I 治疗后全身及局部断层显像示：①残留甲状腺显影；②颈根部

浓聚影（淋巴结转移/残甲显影？）；③右胸下叶浓聚影（转移可疑）；④左肺下叶小结节；建议：定期复查；⑤肝右叶钙化灶（图 34-3，图 34-4）。

2017 年 8 月第二次 ^{131}I 治疗后全身及断层显像示：①甲状腺清除完全；②考虑：颈根部淋巴

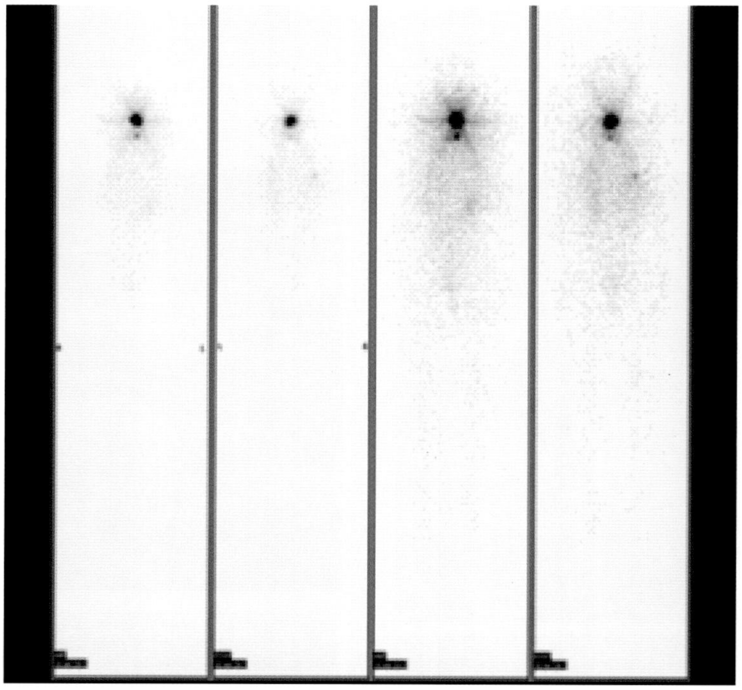

图 34-3 第一次 ^{131}I 治疗后（全身平面显像）

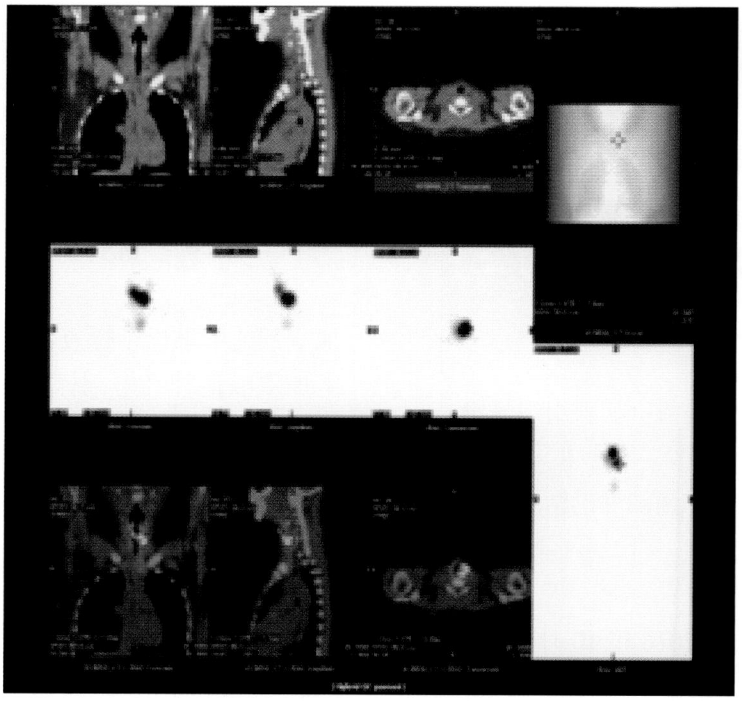

图 34-4 第一次 ^{131}I 治疗后（局部断层融合显像）

结转移；③右侧中、下鼻甲肥厚（炎性变可能）；④左肺下叶小结节（考虑：炎性变）；⑤肝右叶钙化灶（图 34-5，图 34-6）。

【治疗效果】

患者诊断甲状腺恶性肿瘤后，手术切除甲状腺组织及转移淋巴结，术后 1 个月给予 ^{131}I

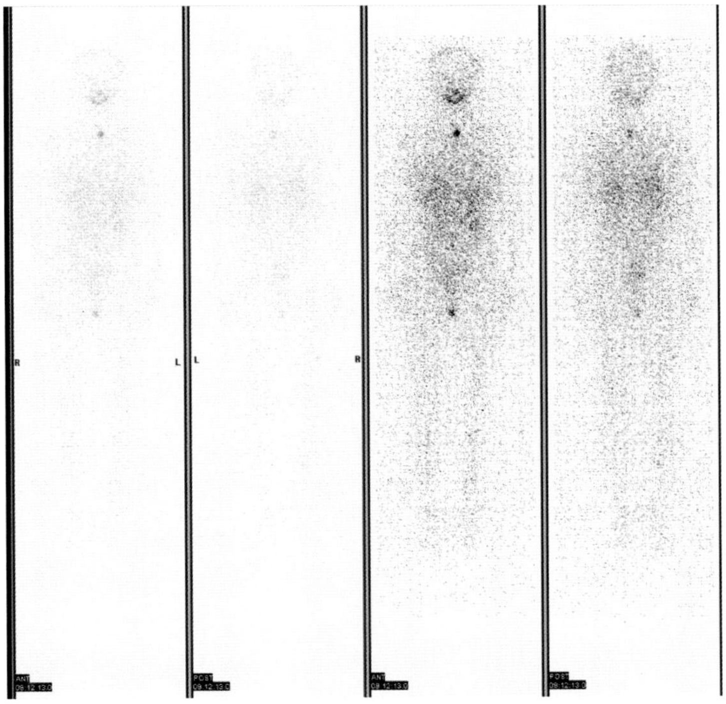

图 34-5 第二次 ^{131}I 治疗后（全身平面显像）

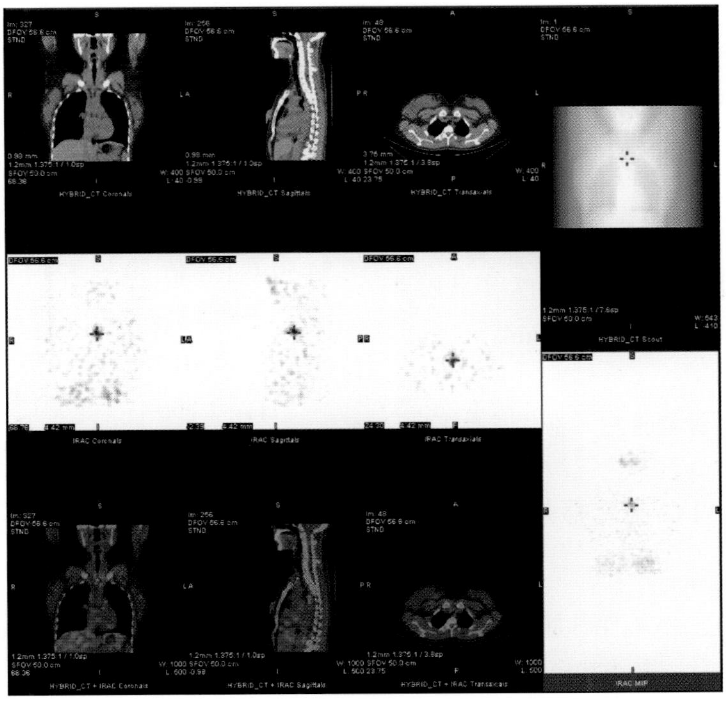

图 34-6 第二次 ^{131}I 治疗后（局部断层融合显像）

100 mCi，治疗后 ^{131}I 断层融合显像示左侧淋巴结转移。建议患者二次手术切除转移淋巴结，患者拒绝手术。^{131}I 治疗后 7 个月复查血清刺激性 Tg 值 31.62 ng/ml，结合第一次 ^{131}I 治疗后情况，给予第二次 ^{131}I 治疗，^{131}I 断层融合显像示左侧淋巴结转移病灶存在摄碘功能。第二次治疗后血清 sTg 及抑制性 Tg 较第一次变化不大（表 8-4）。

表 8-4　2016 年 11 月至 2017 年 8 月两次 ^{131}I 治疗前后甲状腺球蛋白变化趋势

	治疗前（刺激）TSH（μIU/ml）	刺激 Tg	抑制 TSH	抑制 Tg
2016 年 11 月	＞100	29.63	7.58	8.51
2017 年 8 月	＞100	31.62	5.64	8.09

注：TSH、Tg 参考值分别为 0.34 ～ 5.6 μIU/ml、1.15 ～ 130.77 ng/ml

【专家点评】

该患者为双侧多发甲状腺微小癌，伴双侧颈部淋巴结转移。经过两次 ^{131}I 治疗，甲状腺组织已经基本清除，但患者无论刺激性或抑制性 Tg 都变化不大。目前该患者没有明确的 ^{131}I 治疗指征，也没有达到临床治愈的指标。这种情况下可以行 PET/CT 显像寻找病灶，或在 TSH 抑制治疗的同时动态观察抑制性 Tg 水平的变化，如果抑制性 Tg 超过 10 ng/ml 可给予 200 mCi ^{131}I 治疗，治疗后再次显像和观察 Tg 水平的变化，制订治疗方案。

该病例两次 TSH 抑制治疗都是未达标的，TSH 处于亚临床甲减状态，建议增加左甲状腺素的给予剂量，将 TSH 压低至 0.1 μIU/ml。

（河南省肿瘤医院　杨辉提供）

病例 35　^{131}I 治疗 DTC 肺转移灶

患者男性，73 岁。

【主诉】甲状腺乳头状癌第 3 腰椎（L3）转移术后 4 月余，双侧甲状腺乳头状癌术后 2 个月。

【现病史】患者 4 月余前因左下肢疼痛于当地医院理疗后无效，外院 MRI 示 L3 信号异常；CT 示双甲结节，双肺小结节，L3 骨质破坏伴软组织密度影；骨扫描 L3 椎体骨代谢异常；化验发现甲状腺球蛋白（Tg）明显升高＞1000 U/ml，TgAb 正常。遂于当地行腰椎后路病灶清除内固定术，术后病理考虑甲状腺转移性乳头状癌。2 月前于当地医院行右侧甲状腺癌根治术和右喉返神经探查术，术后病理示双侧甲状腺乳头状癌。术后恢复可，无声音嘶哑和饮水呛咳，无手足麻木，为进一步清灶来我院就诊。

【既往史及家族史】患者既往体健，否认冠心病、高血压、糖尿病、肿瘤、脑卒中、精神病、创伤、肝硬化等病史，否认肝炎、结核等传染病史，否认骨折、外伤、手术史。否认食物及药物过敏史。家族中无甲状腺疾病以及遗传性疾病史。

【体格检查】

T 35.4℃，P 78 次 / 分，R 19 次 / 分，BP 115/78 mmHg。

神清，查体合作。全身皮肤黏膜无黄染，颈部浅表淋巴结未及肿大。咽部无充血，扁桃体未见肿大，心律齐，未闻及杂音。双肺呼吸音清，未闻及干湿啰音。腹软，无压痛，肝脾肋下未触及。双下肢无水肿。

【实验室检查】

1. 停用左甲状腺素 4 周，首次治疗前甲状腺激素水平：

TT_3 0.74（正常值 0.61 ～ 1.63）nmol/L，TT_4 54.50（正常值 50 ～ 124）ng/ml，FT_3 4.56（正常值 3.3 ～ 8.5）pmol/L，FT_4 7.13（正常值 6.6 ～ 24.8）pmol/L，TSH 19.79（正常值 0.3 ～ 4.6）μIU/ml。

HTg-1 896.47（正常值 1 ～ 40）ng/ml，TRAb 21.72（正常值 0 ～ 30）IU/L，TgAb 11.79（正常值 0 ～ 30）%。

2. ^{131}I 治疗前后随访血常规和肝肾功能数值未见明显变化（表 35-1）。

【辅助检查】

1. 甲状腺静态扫描：甲状腺右侧残余较多功能性甲状腺组织（图 35-1）。

表 35-1 ^{131}I 治疗前后随访血常规和肝肾功能

治疗次数	WBC（×10^{9}/L）	NEU（×10^{9}/L）	RBC（×10^{12}/L）	PLT（×10^{9}/L）	ALT（U/L）	AST（U/L）	BUN（mmol/L）	Cr（μmol/L）
第一次	5.5	2.6	4.33	90	11	21	6.71	77
第二次	5.6	3.1	4.06	110	14	28	5.96	97
第三次	6.6	4.00	4.24	110	10	29	5.85	92
第四次	7.7	5.00	4.49	145	18	27	6.73	90

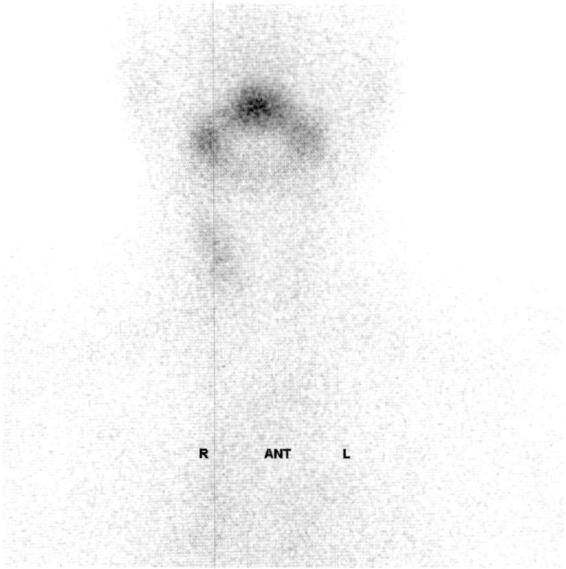

图 35-1 甲状腺静态扫描示右叶残留较多甲状腺组织

2. 颈部超声提示双颈部淋巴结未见明显异常肿大。

3. PET/CT（均在停用优甲乐后 ^{131}I 治疗前一天进行）：两肺多发结节，部分病灶（左肺下叶）2 枚 FDG 代谢增高结节 SUV_{max} 分别为 5.22（见图 35-2A）和 1.25（见图 35-3A），考虑转移；^{131}I 治疗 1 次后该病灶明显缩小，FDG 代谢均下降，SUV_{max} 分别为 0.78 和 0.66（见图 35-2B 和图 35-3B）；^{131}I 治疗 2 次后该病灶基本消失，FDG 代谢未见增高（见图 35-2C 和图 35-3C）。

4. 首次 ^{131}I 治疗后全身显像示颈部残留较多甲状腺组织，双肺多发功能性转移灶（见图 35-4A），SPECT/CT 融合图像定位于双肺（见图 35-4B 和 4C）；L3 转移灶术后局部浓聚 ^{131}I。

【诊断】

双侧甲状腺乳头状癌

L3 转移术后

肺转移（T1N0M1，IVC）

【治疗经过和效果】

1. ^{131}I 治疗共 4 次，总剂量 700 mCi。

2. ^{131}I 治疗剂量和治疗后 Tg 变化见表 35-2，TgAb 阴性。

3. 半年后 ^{131}I 第二次治疗后全身显像示颈部未见残留甲状腺组织（清甲成功），双肺转移灶局灶性摄取 ^{131}I（图 35-5A）。

4. 1.5 年后 ^{131}I 第三次治疗后右下肺浓聚灶基本消失，左下肺局灶性摄取病灶较前变淡（图 35-5B）。

5. 2.5 年后 ^{131}I 第四次治疗后全身显像示左下肺转移灶基本消失（图 35-5C）。

【治疗体会】

1. 分化型甲状腺癌转移灶的碘和葡萄糖代谢往往表现为反转现象[1-2]，特别是分化好的转移灶具有摄取碘的能力，而 FDG PET 显像常为阴性。该例甲状腺乳头状癌患者肺转移碘和葡萄糖代谢却呈一致性变化，提示分化型甲状腺癌转移灶的碘和葡萄糖代谢具有多样性，间接说明肿瘤异质性。

2. 对于部分 FDG 高代谢分化型甲状腺癌转移灶，^{131}I 治疗也可能取得很好的效果，该例患者表现为 Tg 下降、FDG 代谢下降和消失以及 CT 图像上病灶的明显缩小和消失。

3. 该病例术后甲状腺静态扫描和血清甲状腺

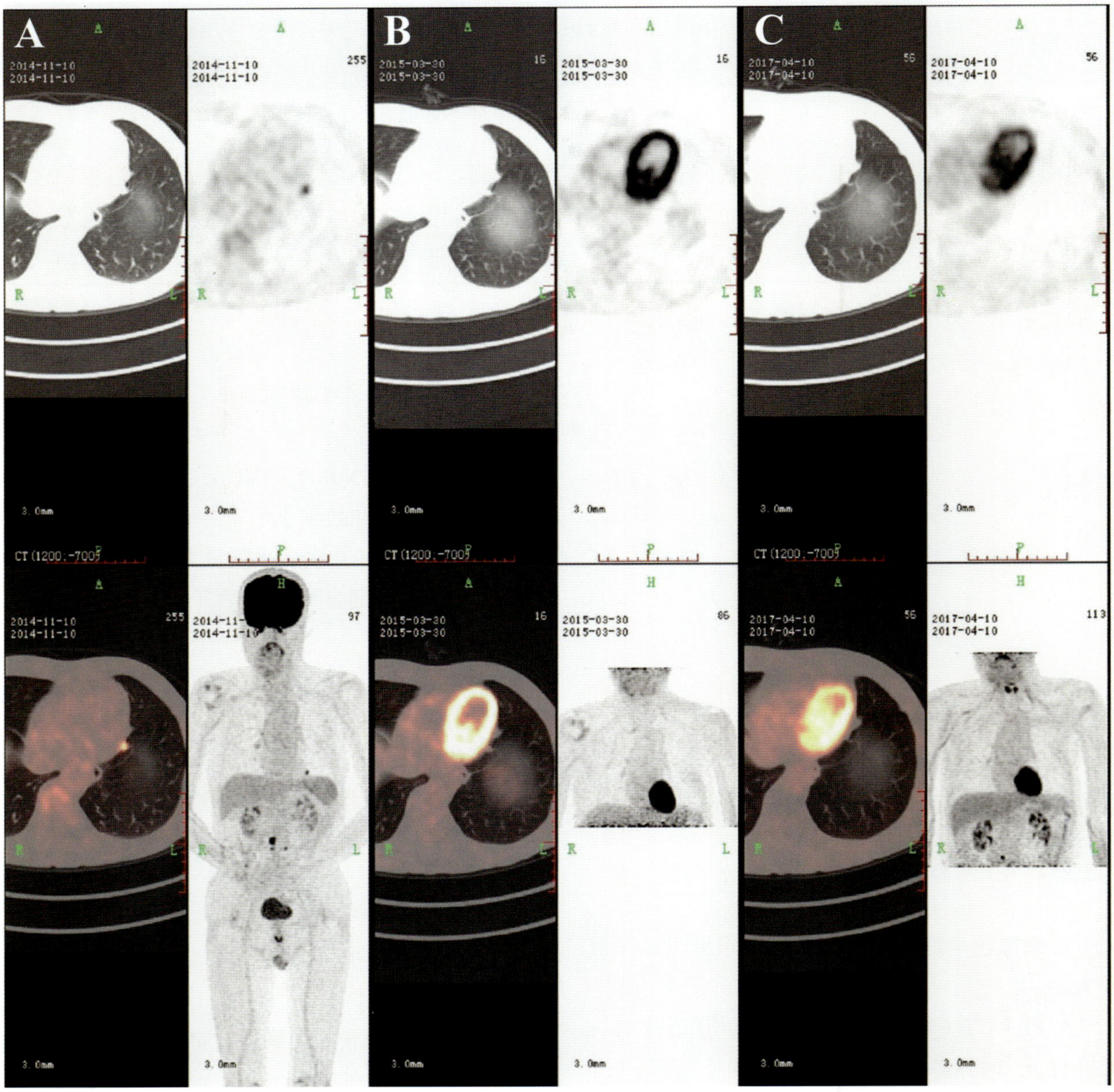

图 35-2 治疗过程中 PET/CT 结果

激素结果（停药 4 周后 TSH 19.79 μIU/ml，FT_3 和 FT_4 均在正常范围）提示残留较多甲状腺组织，故首次 ^{131}I 剂量为 100 mCi。

【专家点评】

该病例是一个晚期甲状腺乳头状癌患者，有肺转移和骨转移。^{131}I 治疗前患者血清 Tg 水平很高，经过 4 次治疗后 Tg 水平明显下降，部分肺转移病灶体积缩小或消失。^{131}I 治疗有效。首次清甲治疗给予 100 mCi 正确，但也可以增加给予的放射性活度。因为在 ^{131}I 治疗前已经明确有骨转移病灶，故首次治疗可以为清甲＋辅助治疗。为了避免或减轻可能出现的颈部放射性炎症，可以给予激素治疗，如泼尼松 30 ～ 45 mg/d 或甲泼尼龙经静脉给予 20 ～ 40 mg/d。

该病例提示：摄取 ^{18}F-FDG 的一些病灶 ^{131}I 治疗仍然是有效的，经过 ^{131}I 治疗 Tg 水平下降、

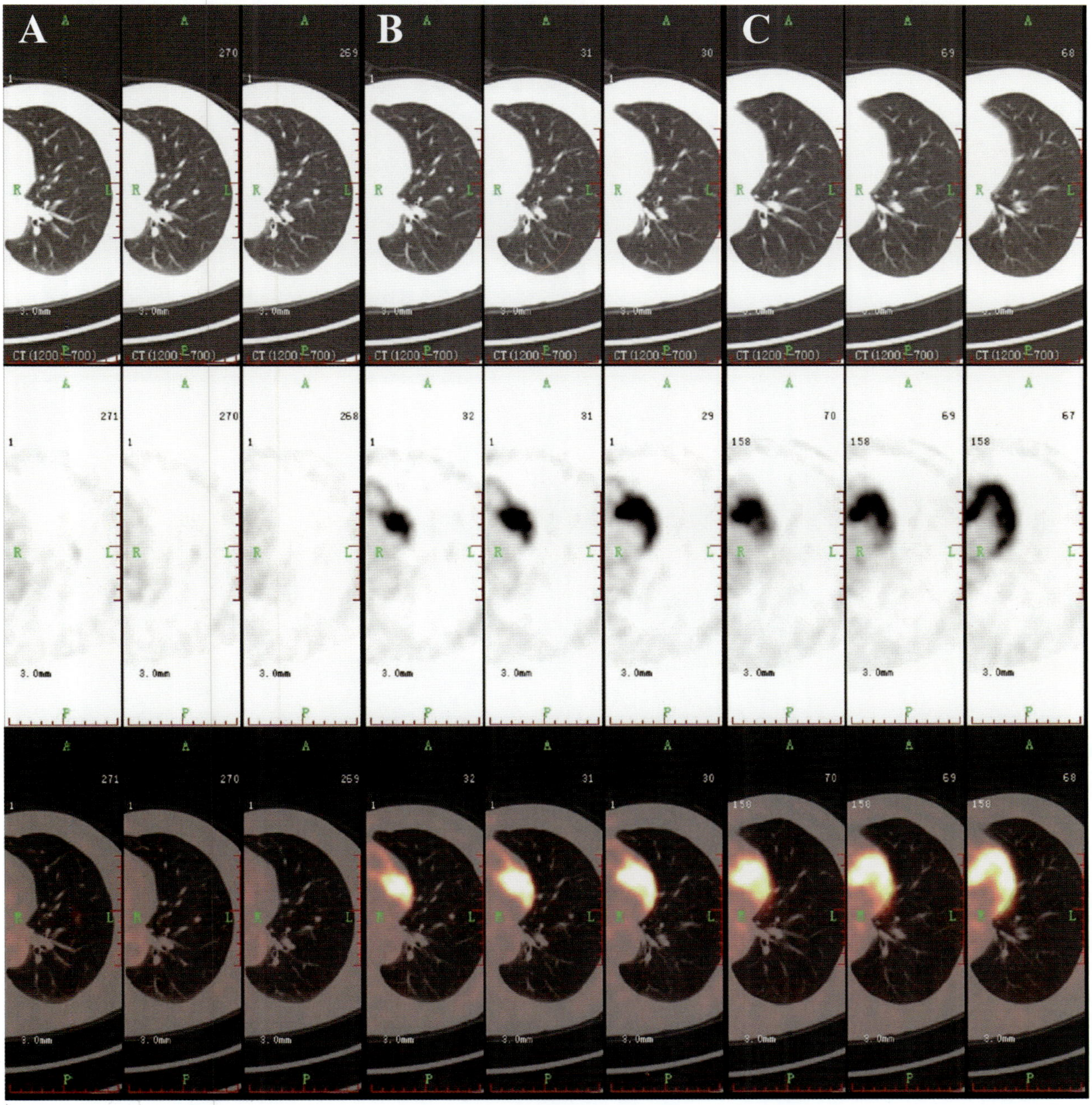

图 35-3 治疗过程中 PET/CT 结果

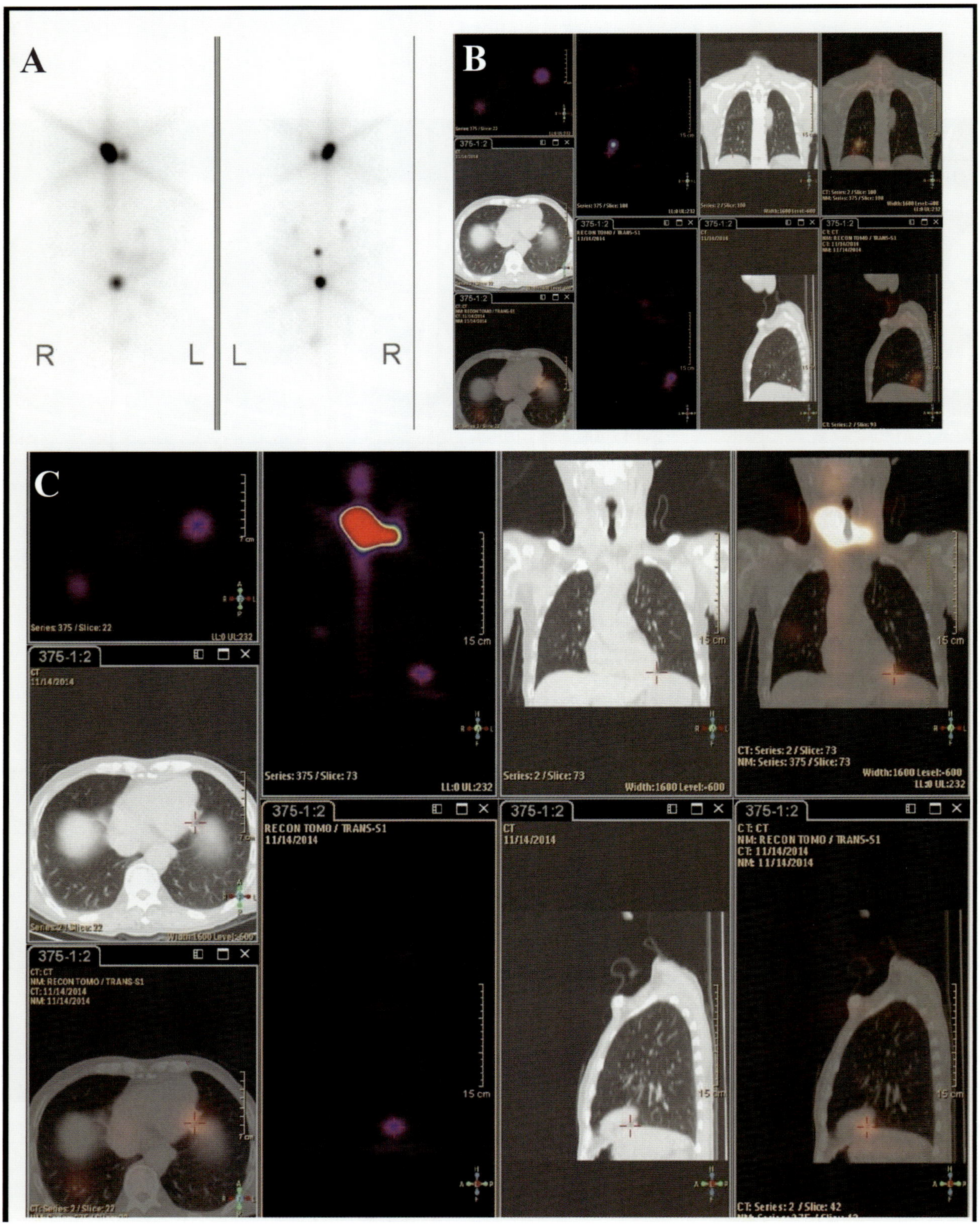

图 35-4　SPECT/CT 融合图

表 35-2 ^{131}I 治疗剂量和治疗后 Tg 变化

治疗次数	^{131}I（mCi）	HTg（ng/ml）	TSH（μIU/ml）
第一次	100	896.47	19.79
第二次	200	217.63	75.20
第三次	200	97.39	66.74
第四次	200	277.90	60.12

HTg：刺激性 Tg

肿瘤体积缩小都是治疗有效的标志，也是继续 ^{131}I 治疗的依据。

该患者预后不好，经过 4 次 ^{131}I 治疗后 Tg 水平仍然很高，同时摄碘的病灶不多。在随访时注意新发病灶的出现、肿瘤体积的增大等情况，给予靶向药物治疗。也可以靶向药物和 ^{131}I 联合治疗，力争取得更好的疗效。

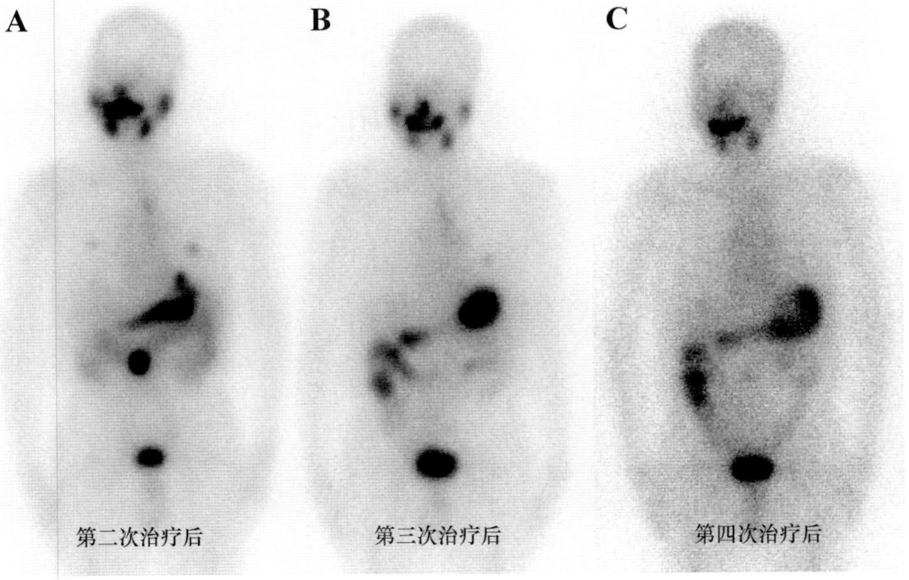

图 35-5 ^{131}I 治疗后全身显像

参考文献

［1］Grunwald F，Kalicke T，Feine U，et al. Fluorine-18 fluorodeoxyglucose positron emission tomography in thyroid cancer：results of a multicentre study. European journal of nuclear medicine，1999，26：1547-1552.

［2］Chao M. Management of differentiated thyroid cancer with rising thyroglobulin and negative diagnostic radioiodine whole body scan. Clinical oncology（Royal College of Radiologists），2010，22：438-47.

（上海交通大学医学院附属新华医院 马超提供）

病例 36 ^{131}I 治疗 DTC 肺转移灶

患者女性，58 岁。

【主诉】右侧甲状腺乳头状癌切除术后 26 天。

【现病史】患者于 2014 年 7 月在我院行甲状腺癌根治术（双侧甲状腺全切除术＋右侧颈部淋巴结清扫术）。术后无声音嘶哑、四肢抽搐。未服甲状腺素替代抑制治疗。目前无头晕、头痛，无胸闷、胸痛心悸，无咳痰、咯血，无肢体疼痛；颈部手术创口愈合良好，切口未见红肿及渗出。现住院拟行 ^{131}I 清甲治疗。

【既往史及家族史】高血压 5 年，规律治疗，控制佳。否认冠心病、糖尿病、脑卒中、精神病、创伤、肝硬化等病史。否认肝炎、结核等传染病史。否认骨折、外伤史。否认食物及药物过敏史。家族中无甲状腺疾病以及遗传性疾病史。

【体格检查】

T 36.5℃，P 60 次 / 分，R 17 次 / 分，BP 125/83 mmHg。

神清，查体合作。全身皮肤黏膜无黄染，颈部可见手术后刀口愈合良好，颈部未及包块，未及残留甲状腺，未及肿大淋巴结。心率 60 次 / 分，律齐，未闻及杂音。双肺呼吸音清，未闻及干湿啰音。腹软，无压痛，肝脾肋下未触及。双下肢无水肿。双侧膝、跟腱反射正常存在，巴宾斯基征（－），霍夫曼征（－）。

【实验室检查】2014 年 8 月 25 日

血常规：WBC 4.0×10^9/L，RBC 4.25×10^{12}/L，PLT 284×10^9/L，HGB 127 g/L。

甲功：FT_3 3.26 pmol/L，FT_4 6.74 pmol/L，TSH 112 μIU/L，HTg 11.07 ng/ml。

肾功能及肝功能：BUN 4.89 mmol/L，Cr 67.9 μmo/L，ALT 21 U/L，AST 29 U/L。

【辅助检查】

病理检查：右侧甲状腺乳头状癌，左侧甲状腺未见癌侵犯；右侧Ⅵ区淋巴结转移（4/4），Ⅱ、Ⅲ、Ⅳ、Ⅴ区淋巴结未见癌转移（0/9）。

颈部和胸部 CT：甲状腺癌术后改变，双肺多发转移（图 36-1A）。

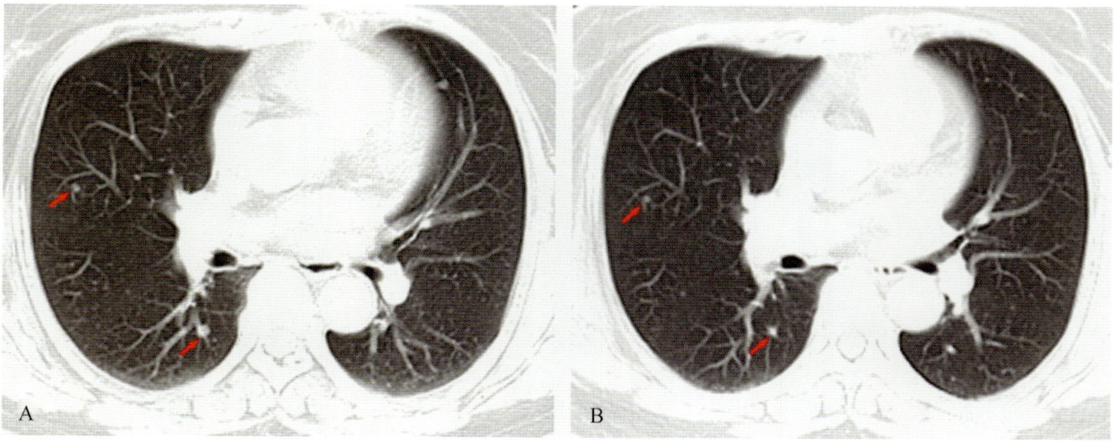

图 36-1 ^{131}I 治疗前后肺 CT 影像比较

A. 第一次 ^{131}I 治疗前；**B.** 第二次 ^{131}I 治疗前

颈部 B 超：甲状腺癌术后改变，未见明显异常淋巴结影。

甲状腺 ECT：双叶甲状腺多发少量残留甲状腺（图 36-2）。

【诊断】

1. 甲状腺乳头状癌切除术后

肺继发恶性肿瘤

2. 高血压

【治疗经过】

结合颈胸部 CT、颈部 B 超、甲状腺 ECT 和相关化验，给予 ^{131}I 100 mCi 清甲治疗。

服 ^{131}I 后，给予口服泼尼松 30 mg 3 次 / 日，维生素 C 0.6 g 3 次 / 日，于服 ^{131}I 第 3 天开始口服左甲状腺素片 150 μg 1 次 / 日。

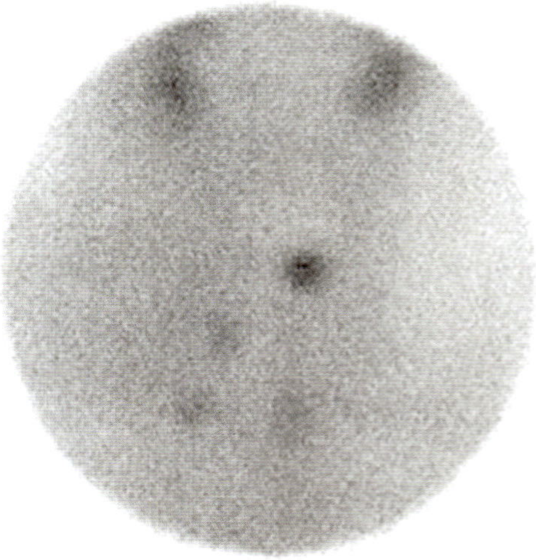

图 36-2 甲状腺癌根治术后 ECT 影像

患者服 ^{131}I 5 天后行全身碘扫描（图 36-3A）：颈部多处术后残留甲状腺 ^{131}I 浓聚灶，双肺多发点片状 ^{131}I 浓聚灶。

【治疗效果】

1. 患者服 ^{131}I 后 1 个月复查：自觉甲减症状缓解，未诉特殊不适。查体：颈部可见手术后刀口愈合良好，颈部未及包块，未及残留甲状腺，未及肿大淋巴结。心率 85 次 / 分，律齐，未闻及杂音。双肺呼吸音清，未闻及干湿啰音。腹软，无压痛，肝脾肋下未触及。双下肢无水肿。

甲功：FT_3 7.40 pmol/L，FT_4 30.58 pmol/L，TSH 0.03 μIU/ml，HTg 25.67 ng/ml。

处理：减少左甲状腺素钠（优甲乐）至 125 μg 1 次 / 日替代治疗。

2. 患者服 ^{131}I 后 5 个月复查：未诉特殊不适。查体：颈部可见手术后刀口愈合良好，颈部未及包块，未及残留甲状腺，未及肿大淋巴结。心率 68 次 / 分，律齐，未闻及杂音。双肺呼吸音清，未闻及干湿啰音。腹软，无压痛，肝脾肋下未触及。双下肢无水肿。

甲功：FT_3 5.34 pmol/L，FT_4 20.55 pmol/L，TSH 0.08 μIU/ml，HTg 20.44 ng/ml。

处理：拟停左甲状腺素钠（优甲乐）3 ～ 4 周再行 ^{131} 碘治疗。

3. 患者服 ^{131}I 后 6 个月复查：自觉甲减症状明显，未诉特殊不适。查体：颈部可见手术后刀口愈合良好，颈部未及包块，未及残留甲状腺，未及肿大淋巴结。心率 58 次 / 分，律齐，未闻及杂音。双肺呼吸音清，未闻及干湿啰音。腹软，无压痛，肝脾肋下未触及。双下肢无水肿。现住院拟行 ^{131}I 清灶和清甲治疗。

【实验室检查】2015 年 3 月 9 日（停优甲乐 3 周，第二次 ^{131}I 治疗）

血常规：WBC4.8×10^9/L，RBC 4.41×10^{12}/L，PLT 280×10^9/L，HGB 140 g/L。

甲功：FT_3 1.74 pmol/L，FT_4 4.51 pmol/L，TSH ＞ 150 μIU/L，HTg30.49 ng/ml。

肾功能及肝功能：BUN 4.31 mmol/L，Cr 82.2 μmo/L，ALT 32 U/L，AST 44 U/L。

【辅助检查】（第二次 ^{131}I 治疗）

颈部和胸部 CT：甲状腺癌术后改变，双肺多发转移（与 2014 年 8 月比较，病灶有所变小）（图 36-1B）。

颈部 B 超：甲状腺癌术后改变，未见明显异常淋巴结影。

【诊断】（第二次 ^{131}I 治疗）

1. 甲状腺乳头状癌切除术后

肺继发恶性肿瘤

^{131}I 治疗后

2. 高血压

【治疗经过】（第二次 ^{131}I 治疗）

结合颈胸部 CT、颈部 B 超和相关化验，考虑第一次给予剂量相对偏小，与患者沟通并获得理解，给予 ^{131}I 250 mCi 清灶治疗。

服 ^{131}I 后，给予口服泼尼松 30 mg 3 次 / 日，维生素 C 0.6 g 3 次 / 日，于服 ^{131}I 第 3 天开始口服左甲状腺素片 125 μg 1 次 / 日。

患者服 ^{131}I 7 天后行全身碘扫描（图 36-3B）：与 2014 年 8 月影像比较，颈部残留甲状腺清除，双肺多发弥漫性 ^{131}I 增高灶。

【治疗效果】（第二次 ^{131}I 治疗）

1. 患者第二次服 ^{131}I 后 1 个月复查：自觉甲减症状缓解，未诉特殊不适。查体：颈部可见手术后刀口愈合良好，颈部未及包块，未及残留甲状腺，未及肿大淋巴结。心率 65 次 / 分，律齐，未闻及杂音。双肺呼吸音清，未闻及干湿啰音。腹软，无压痛，肝脾肋下未触及。双下肢无水肿。

甲功：FT_3 5.02 pmol/L，FT_4 20.44 pmol/L，TSH 0.35 μIU/ml。

处理：增加左甲状腺素钠（优甲乐）至 150 μg 1 次 / 日替代治疗。

2. 患者第二次服 ^{131}I 后 6 个月复查：未诉特殊不适。查体：颈部可见手术后刀口愈合良好，颈部未及包块，未及残留甲状腺，未及肿大淋巴结。心率 74 次 / 分，律齐，未闻及杂音。双肺呼吸音清，未闻及干湿啰音。腹软，无压痛，肝脾肋下未触及。双下肢无水肿。

甲功：FT_3 5.60 pmol/L，FT_4 22.15 pmol/L，TSH 0.07 μIU/ml，HTg 1.44 ng/ml。

处理：拟停左甲状腺素钠（优甲乐）3 ～ 4 周，结合检查拟行第三次 ^{131}I 清灶治疗。

3. 患者第二次服 ^{131}I 后 7 个月复查：自觉甲减症状明显，偶有便秘，无其他特殊不适。查体：颈部可见手术后刀口愈合良好，颈部未及包块，未及残留甲状腺，未及肿大淋巴结。心率 60 次 / 分，律齐，未闻及杂音。双肺呼吸音清，未闻及干湿啰音。腹软，无压痛，肝脾肋下未触及。双下肢无水肿。现住院拟行 ^{131}I 清灶和清甲治疗。

【实验室检查】2015 年 10 月 26 日（停优甲乐 3 周，第三次 ^{131}I 治疗）

血常规：WBC4.2×10^9/L，RBC 4.72×10^{12}/L，PLT 250×10^9/L，HGB 133 g/L。

甲功：FT_3 1.56 pmol/L，FT_4 6.56 pmol/L，TSH ＞ 150 μIU/L，HTg5.40 ng/ml。

肾功能及肝功能：BUN 4.22 mmol/L，Cr 67.2 μmo/L，ALT 22 U/L，AST 34 U/L。

【辅助检查】（第三次 ^{131}I 治疗）

颈部和胸部 CT：甲状腺癌术后改变，双肺多发转移（与 2015 年 3 月比较，病灶明显变小或消失）。

颈部 B 超：甲状腺癌术后改变，未见明显异常淋巴结影。

【诊断】（第三次 ^{131}I 治疗）

1. 甲状腺乳头状癌切除术后

肺继发恶性肿瘤

^{131}I 治疗后

2. 高血压

【治疗经过】（第三次 ^{131}I 治疗）

结合颈胸部 CT、颈部 B 超和相关化验，考虑清灶治疗效果明显，与患者沟通并获得理解，再次给予 ^{131}I 250 mCi 清灶治疗。

服 ^{131}I 后，给予口服泼尼松 30 mg 3 次 / 日，维生素 C 0.6 g 3 次 / 日，于服 ^{131}I 第 3 天开始口服左甲状腺素片 150 μg 1 次 / 日。

患者服 ^{131}I 7 天后行全身碘扫描（图 36-3C）：与 2015 年 3 月影像比较，双肺未见明显 ^{131}I 增高影。

【治疗效果】（第三次 ^{131}I 治疗）

1. 患者第三次服 ^{131}I 后 1 个月复查：自觉甲减症状缓解，未诉特殊不适。查体：颈部可见手术后刀口愈合良好，颈部未及包块，未及残留

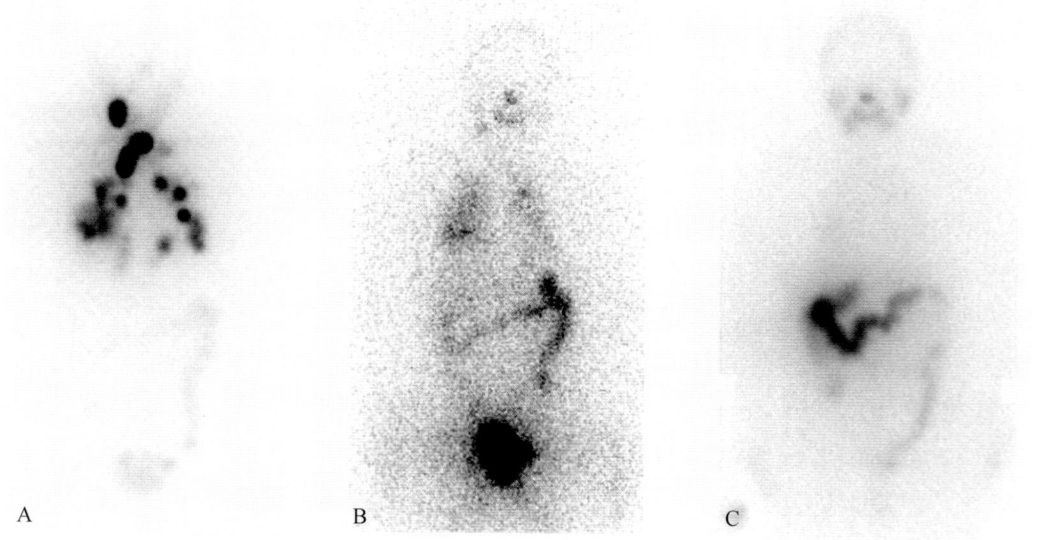

图 36-3 ^{131}I 治疗后全身 SPECT 前位影像比较

A. 第一次 ^{131}I 治疗后；**B.** 第二次 ^{131}I 治疗后；**C.** 第三次 ^{131}I 治疗后

甲状腺，未及肿大淋巴结。心率 63 次 / 分，律齐，未闻及杂音。双肺呼吸音清，未闻及干湿啰音。腹软，无压痛，肝脾肋下未触及。双下肢无水肿。

甲功：FT_3 5.12 pmol/L，FT_4 19.44 pmol/L，TSH 0.11 μIU/ml，HTg 1.25 ng/ml。

处理：左甲状腺素钠（优甲乐）150 μg 1 次 / 日替代治疗。

2. 患者第三次服 ^{131}I 后 6 个月复查：未诉特殊不适。查体：颈部可见手术后刀口愈合良好，颈部未及包块，未及残留甲状腺，未及肿大淋巴结。心率 68 次 / 分，律齐，未闻及杂音。双肺呼吸音清，未闻及干湿啰音。腹软，无压痛，肝脾肋下未触及。双下肢无水肿。

甲功：FT_3 5.58 pmol/L，FT_4 21.76 pmol/L，TSH 0.15 μIU/ml，HTg 0.75 ng/ml。

处理：观察。

3. 患者第三次服 ^{131}I 后 12 个月复查：未诉特殊不适。查体：颈部可见手术后刀口愈合良好，颈部未及包块，未及残留甲状腺，未及肿大淋巴结。心率 67 次 / 分，律齐，未闻及杂音。双肺呼吸音清，未闻及干湿啰音。腹软，无压痛，肝脾肋下未触及。双下肢无水肿。

甲功：FT_3 5.40 pmol/L，FT_4 20.45 pmol/L，TSH 0.14 μIU/ml，HTg 0.66 ng/ml。

处理：拟停左甲状腺素钠（优甲乐）2 周，结合化验及检查结果待定。

4. 患者第三次服 ^{131}I 后停左甲状腺素钠（优甲乐）2 周：自觉有甲减症状，未诉特殊不适。查体：颈部可见手术后刀口愈合良好，颈部未及包块，未及残留甲状腺，未及肿大淋巴结。心率 62 次 / 分，律齐，未闻及杂音。双肺呼吸音清，未闻及干湿啰音。腹软，无压痛，肝脾肋下未触及。双下肢无水肿。

甲功：FT_3 3.32 pmol/L，FT_4 8.67 pmol/L，TSH 50.14 μIU/ml，HTg 1.03 ng/ml。

颈部和胸部 CT：甲状腺癌术后改变，与 2015 年 3 月比较，双肺病灶基本消失；颈部 B 超：甲状腺癌术后改变，未见明显异常淋巴结影。

处理：继续口服左甲状腺素钠（优甲乐）150 μg 1 次 / 日替代治疗，定期复查。

【专家点评】

这是一个非常好的治疗病例，经 3 次 ^{131}I 治疗后双肺转移性病灶消失，刺激性 Tg 1.03 ng/ml，可以说基本上达到临床治愈标准。多数专家认为：肺部多发体积较小的转移病灶，^{131}I 治疗效果多数是好的，这个病例可以说是一个治疗效果良好的典型病例。在第一次清甲治疗前已经发现肺转移病灶，给予的 ^{131}I 活度偏低了，在后续治疗中及时调整了活度，达到了满意的治疗效果。

（山西医科大学第一医院　陆克义提供）

病例 37　^{131}I 治疗 DTC 肺转移灶

患者女，41 岁。

【主诉】甲状腺恶性肿瘤术后三次 ^{131}I 治疗后 2 年余。

【现病史】患者于 2013 年 3 月 29 日因“发现右颈部肿块 1 天”就诊于当地人民医院，患者于 2013 年 4 月 8 日于该院行 PET-CT 检查示：甲状腺右叶增大伴肿块，FDG 代谢异常增高，考虑甲状腺癌；右侧颌下肿大淋巴结，FDG 代谢异常增高，考虑淋巴结转移；双肺多发结节，FDG 代谢轻度增高，考虑双肺多发转移瘤。遂于 2013 年 4 月 11 日在该院行“甲状腺全切＋中央区淋巴结清扫＋双侧喉返神经探查术”，术后病理示：左甲状腺乳头状癌（5 cm×3.5 cm×2 cm），右甲状腺微小乳头状癌（0.5 cm），颈淋巴结 1/1 阳性，颈外侧淋巴结 5/28 阳性，中央区淋巴结 1/6 阳性。为进一步治疗，患者就诊我院，2013 年 6 月 7 日查胸部 CT：两肺见多发散在结节影，直径小于 1.0 cm。两肺多发转移性肿瘤。查 TSH 70.6 μIU/ml，甲状腺球蛋白：129.2 ng/ml。于 2013 年 6 月 10 日我院常规操作下首次 ^{131} 碘化钠溶液 150 mCi 治疗，治疗后全身碘扫描示：两肺明显摄碘灶。2013 年 11 月 17 日查胸部 CT：肺内见散在小结节影，较大者直径 0.5 cm，较治疗前明显缩小；查 TSH 49.8 μIU/ml，甲状腺球蛋白 83.5 ng/ml。2013 年 12 月 17 日在我院常规操作下给予第二次 ^{131} 碘化钠溶液 180 mCi 治疗，治疗后全身碘扫描示：两肺摄碘灶较前减淡。2014 年 7 月 6 日胸部 CT 示右肺可见散在小结节影，密度较淡，边缘光滑，肺部转移灶较前明显缩小、减少；查 TSH 77.9 μIU/ml，甲状腺球蛋白 43.5 ng/ml。2014 年 7 月 8 日在我科常规操作下给予第三次 ^{131} 碘化钠溶液 180 mCi 治疗，治疗后碘扫描：双肺较淡摄碘影，较前（2013 年 12 月 19 日）减淡。治疗后恢复可，于当地医院定期复查，每日口服“优甲乐”150 μg 激素替代抑制治疗，现患者再次要求 ^{131}I 治疗并停服左甲状腺素钠（优甲乐）及含碘药物和食物 20 余天，现无明显畏寒发热、无明显声音嘶哑、无饮水呛咳、无手足麻木抽搐、无胸闷气急、无腹痛腹胀等不适，今门诊拟“甲状腺癌术后肺转移碘治疗后”收治入院。

【既往史及家族史】患者既往体健，否认高血压、糖尿病、心脏病、肝病史、肾病史。无肝炎、肺结核病史。预防接种史不详。患者对头孢米诺过敏，无外伤史。无输血史。无中毒史。无长期用药史。无成瘾药物。患者母亲有肺癌、甲状腺癌病史。

【体格检查】

T 36.5℃，P 78 次 / 分，R 18 次 / 分，BP 124/82 mmHg。

神清，查体合作。全身皮肤黏膜无黄染，甲状腺术后，术区瘢痕愈合佳，颈部及双侧锁骨上未及明显肿大淋巴结。心率 78 次 / 分，律齐，未闻及异常心音，双肺呼吸音清，未闻及干湿啰音。腹软，无压痛，肝、脾肋下未触及。

【实验室检查】

甲状腺功能：

TT_3 0.7 ng/ml，FT_3 2.5 pg/ml，TT_4 2.7 μg/dl，FT_4 0.58 ng/dl，低于正常。

抗甲状腺球蛋白抗体 359.8 IU/ml，TSH 40.66 μIU/ml，甲状腺球蛋白 20.2 ng/ml，明显高于正常。

抗甲状腺过氧化物酶抗体 14.3 IU/ml，甲状旁腺素 35.24 pg/ml，正常。

生化全套：球蛋白 35.0 g/L，甘油三酯 1.61 mmol/L，脂蛋白（a）302 mg/L，略升高。白球比值 1.21，略降低。余均未见异常。

血常规：嗜酸性粒细胞百分比 0.6%，NEU 2.1×10^9/L，血细胞比容 33.3%，血小板分布宽度 11.6%，大血小板比例 27.5% 略降低，余均未见异常。

凝血功能未见明显异常。

【辅助检查】

心电图：正常心电图。

B 超：双侧甲状腺已经切除，双侧颈部及颌下未见明显异常肿大淋巴结。

术后常规病理：左甲状腺乳头状癌（5 cm×3.5 cm×2 cm），右甲状腺微小乳头状癌（0.5 cm），颈淋巴结 1/1 阳性，颈外侧淋巴结 5/28 阳性，中央区淋巴结 1/6 阳性，并见一颗甲状旁腺组织。

2013 年 6 月 7 日胸部 CT：两肺多发散在结节影，大小不等，边缘清晰、光整，直径小于 1.0 cm，纵隔淋巴结未见肿大。两侧胸腔未见明显积液。两肺多发转移性肿瘤（图 37-1）。

2013 年 6 月 13 日全身碘扫描：①颈部摄碘灶，考虑为残留甲状腺组织。②两肺野异常摄碘灶，提示肺转移。③口腔唾液腺、胃肠道、膀胱等处摄碘灶考虑为正常生理性浓聚（图 37-2）。

2013 年 11 月 17 日胸部 CT：右肺可见散在小结节影，较大者直径 0.5 cm，边缘光滑。两肺多发转移性肿瘤，结节较前明显缩小（图 37-3）。

2013 年 12 月 19 日胸部全身碘扫描：两肺较淡摄碘影，较前明显好转（图 37-4）。

2014 年 7 月 6 日胸部 CT：右肺可见散在小结节影，密度较淡，边缘光滑，余肺段实质未见明显占位灶。右肺散在小结节，部分较前（2013 年 11 月 17 日胸部 CT）略缩小（图 37-5）。

2014 年 7 月 10 日全身碘扫描：双肺较淡摄碘

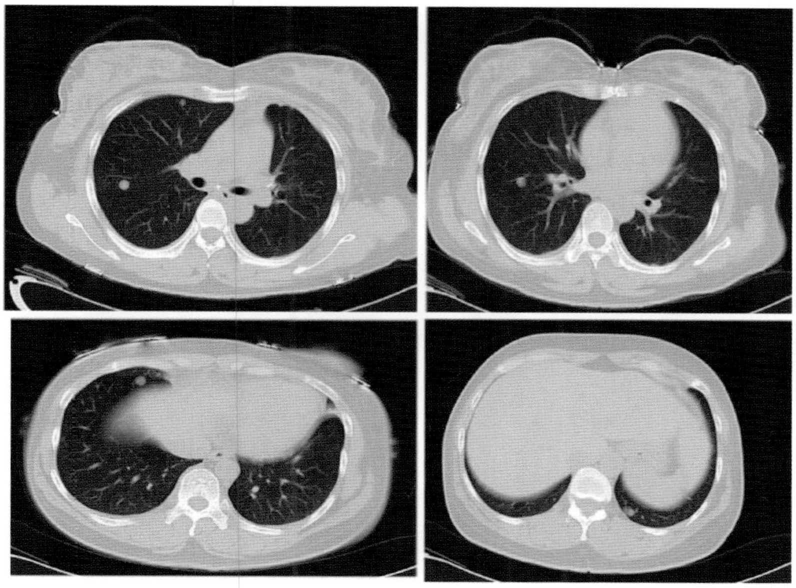

图 37-1　2013 年 6 月 7 日胸部 CT

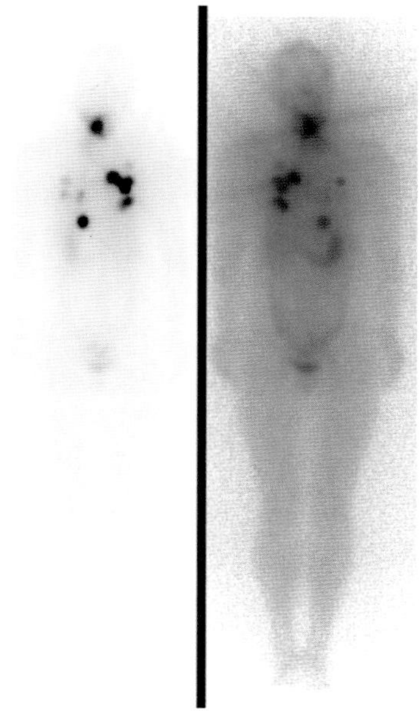

图 37-2　2013 年 6 月 13 日全身碘扫描

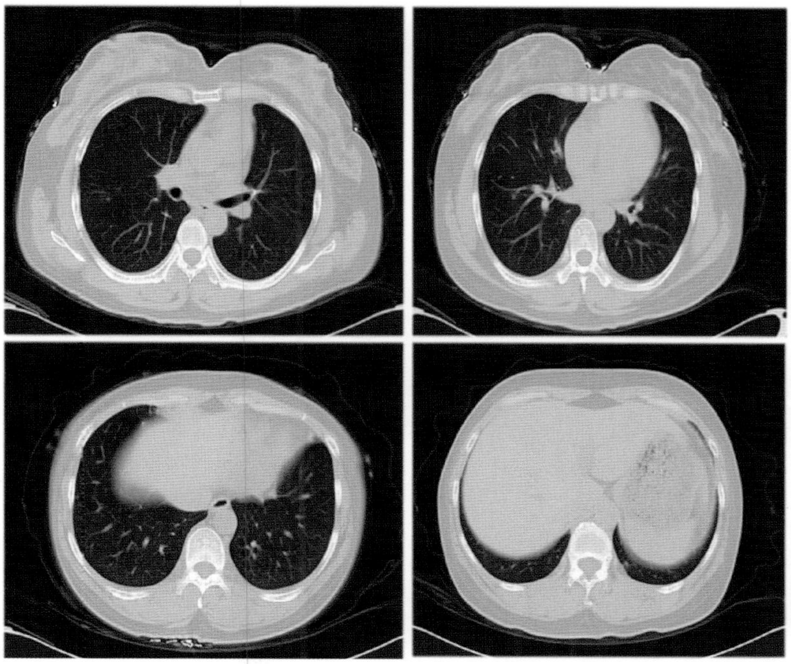

图 37-3　2013 年 11 月 17 日胸部 CT

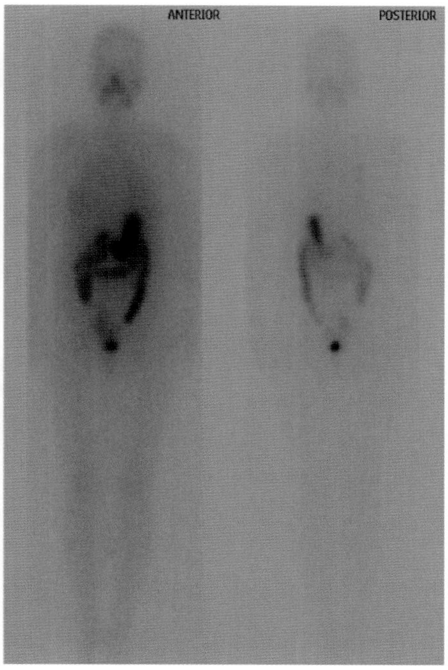

图 37-4　2013 年 12 月 19 日全身碘扫描

影，较前（2013 年 12 月 19 日）好转（图 37-6）。

2015 年 5 月 2 日胸部 CT：两肺未见明显结节（图 37-7）。

【诊断】甲状腺恶性肿瘤（甲状腺乳头状癌，T3N1aM1，Ⅱ期）

【治疗经过】

1. 停服左甲状腺素钠（优甲乐）4 周。

2. 围 ^{131}I 治疗期对症支持治疗：

利可君片 20 mg 3 次 / 日口服；

地榆升白片（薄膜衣）0.1 g 3 次 / 日口服；

（耐信）艾司奥美拉唑镁肠溶片 40 mg 1 次 / 日口服；

盐酸昂丹司琼片 8 mg 2 次 / 日口服。

3. 口服 ^{131}I 180 mCi 治疗。

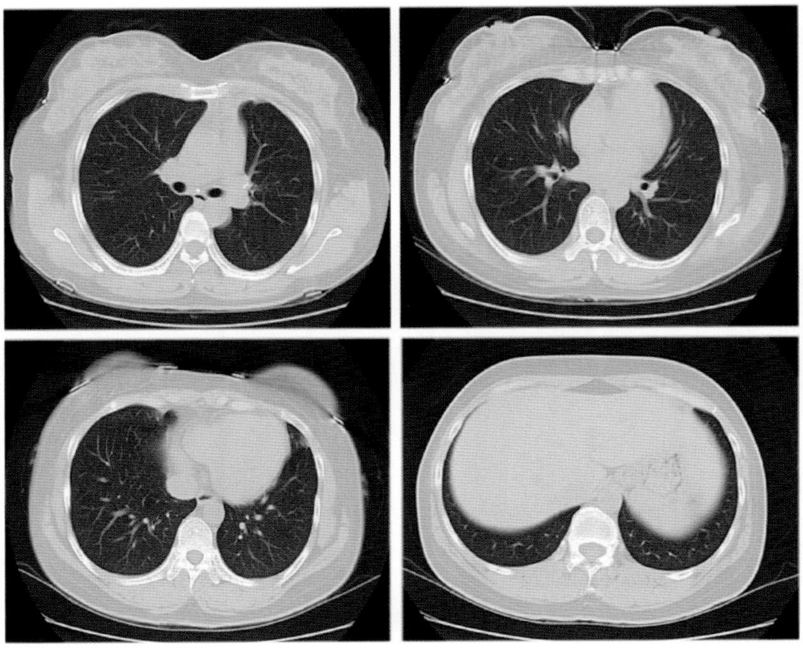

图 37-5　2014 年 7 月 6 日胸部 CT

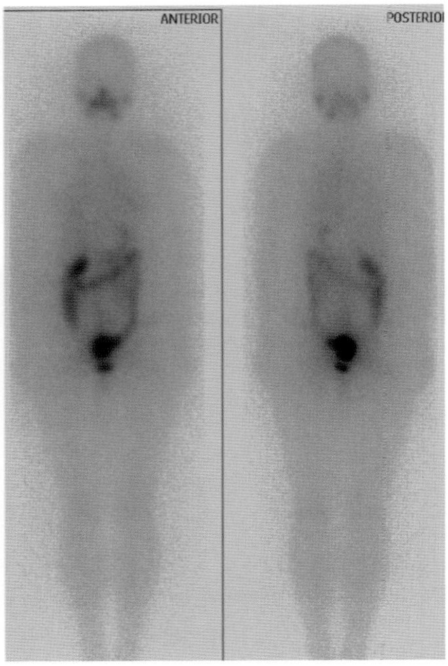

图 37-6　2014 年 7 月 10 日全身碘扫描

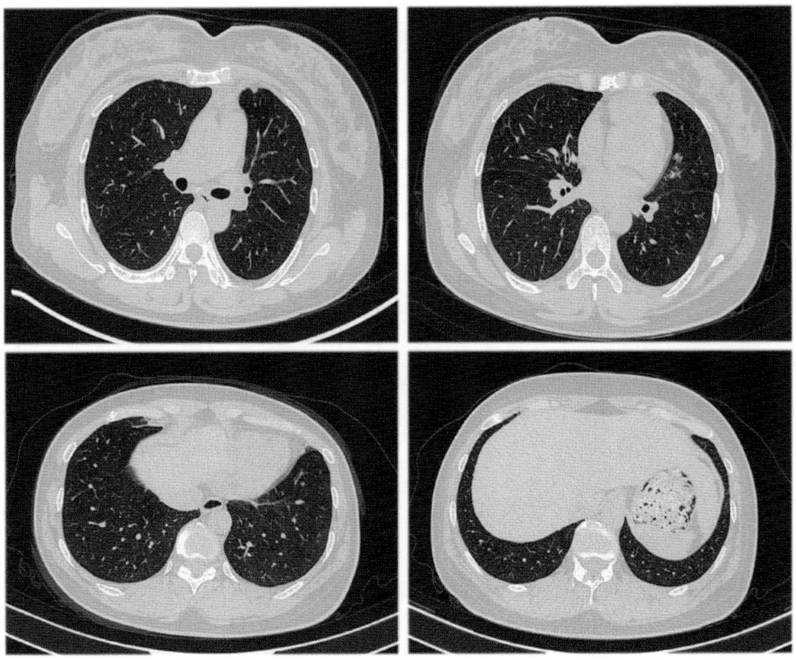

图 37-7　2015 年 5 月 2 日胸部 CT

4. ^{131}I 治疗后不良反应处理

泼尼松 10 mg 3 次 / 日口服；

蓝芩口服液 20 ml 3 次 / 日口服；

（和爽）复方聚乙二醇电解质散 68.56 g（1 袋）加入 1 L 水中冲服，1 h 内服完，下午及晚上各 1 次。

【治疗效果】

1. 口服 ^{131}I 后 5 天行全身碘扫描示：全身未见明显异常摄碘灶（图 37-8）。

患者口服 ^{131}I 后 1 个月复查，无明显不适。查体：全身皮肤黏膜无黄染，甲状腺术后、术区瘢痕愈合佳，颈部及双侧锁骨上未及明显肿大淋

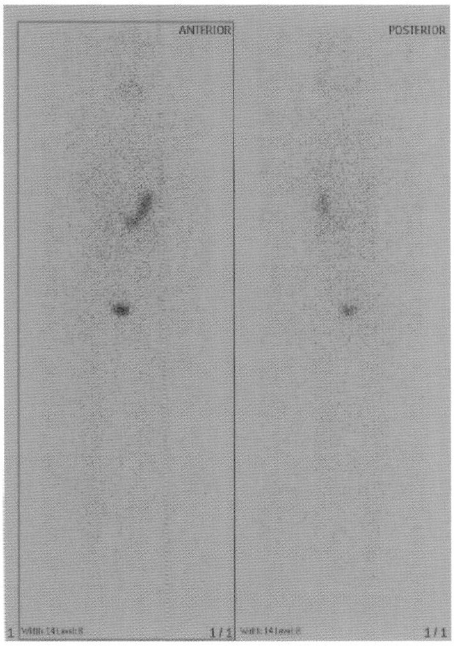

图 37-8　服 ^{131}I 5 天后全身碘扫描

巴结。

2. 甲状腺功能

抗甲状腺球蛋白抗体 244.8 IU/ml，促甲状腺素 9.35 μIU/ml，高于正常，需调整左甲状腺素钠（优甲乐）剂量。

甲状腺球蛋白：1.7 ng/ml，高于甲状腺术后 ^{131}I 治疗后参考水平。

生化全套：球蛋白 < 0.1 g/L，甘油三酯 1.70 mmol/L，脂蛋白（a）460 mg/L，略升高。白球比值 1.23，略降低。余均未见异常。

凝血功能未见明显异常。

血常规：嗜酸性粒细胞百分比 0.6%，淋巴细胞计数 1.3×10^9/L，嗜酸性细胞计数 0.0/L，略有降低。

血小板分布宽度 17.2%，略有升高。

3. 患者复查至 2017 年 8 月 27 日，胸部 CT 未见明显复发征象；Tg 一直小于 0.1 ng/ml。

【治疗体会】

总体评价：分化型甲状腺癌肺转移，经过 ^{131}I 治疗后达到临床痊愈。二次碘治疗后复查胸部 CT，肺部小结节较前缩小，第四次给予碘治疗前复查胸部 CT 肺部结节消失，给予碘治疗后全身碘扫描未见摄碘，长期随访后病灶消失未见复发，抑制状态下 Tg 小于 0.1 ng/ml。提示患者对碘治疗敏感。

【专家点评】

该病例是成功治疗肺转移的病例，经过四次 ^{131}I 治疗患者的肺部结节影消失，全身碘扫描未见功能性转移病灶。治疗后随访抑制性 Tg 小于 1 ng/ml，治疗效果满意。多发性肺小转移病灶是 ^{131}I 治疗的适应证，经过多次 ^{131}I 治疗后多数患者可以得到康复。分化型甲状腺癌转移病灶在 ^{131}I 治疗后临床治愈的标准是以抑制性 Tg 为参考点，还是以刺激性 Tg 为参考点？个人认为最好是以刺激性 Tg 为参考点，抑制性 Tg 反应不够灵敏。可以在夏季对此类患者做刺激性 Tg 的检测，以便明确是否完全达到临床治愈的标准。临床治愈的患者已经属于复发危险度分层的低危患者，其 TSH 抑制治疗是否仍为 TSH 小于 0.1 μIU/ml？是否在 0.3 ～ 0.5 μIU/ml 水平？此外，TSH 抑制治疗持续的时间是否可以为 5 年？在临床上仍有一些需要进一步研究的课题[1-7]。

参考文献

[1] Chen W，Zheng R，Baade PD，et al. Cancer statistics in China，2015. CA Cancer J Clin，2016，66：115-132.

[2] Davies L，Morris L and Hankey B. Increases in Thyroid Cancer Incidence and Mortality. JAMA，2017，318：389-390.

[3] Durante C，Haddy N，Baudin E，et al. Long-term outcome of 444 patients with distant metastases from papillary and follicular thyroid carcinoma：benefits and limits of radioiodine therapy. J Clin Endocrinol Metab，2006，91：2892-2899.

[4] Song HJ，Qiu ZL，Shen CT，et al. Pulmonary metastases in differentiated thyroid cancer：efficacy of radioiodine therapy and prognostic factors. Eur J Endocrinol，2015，173：399-408.

[5] Larson SM，Osborne JR，Grewal RK，et al. Rediff-erentiating Thyroid Cancer：Selumetinib-enhanced Radioiodine Uptake in Thyroid Cancer. Mol Imaging Radionucl Ther，2017，26：80-86.

[6] White PS，Pudusseri A，Lee SL，et al. Intermittent Dosing of Dabrafenib and Trametinib in Metastatic

BRAFV600E Mutated Papillary Thyroid Cancer：Two Case Reports. Thyroid，2017，27：1201-1205.
[7] Rothenberg SM，McFadden DG，Palmer EL，et al. Redifferentiation of iodine-refractory BRAF V600E-mutant metastatic papillary thyroid cancer with dabrafenib. Clin Cancer Res，2015，21：1028-1035.

（浙江省肿瘤医院　李林法提供）

病例 38　^{131}I 治疗 DTC 骨转移灶

患者男性，31 岁。

【主诉】右侧甲状腺乳头状癌第 2 次术后 2 月余。

【现病史】患者 9 年前因"右甲状腺腺瘤"，行右甲状腺肿块切除术，具体术式不详，术后病理不详。3 月前因左颈部肿块行左颈淋巴结穿刺活检，诊断为转移性腺癌（甲状腺来源）；2 月余前于外院行右甲状腺癌联合根治和左颈部淋巴结清扫术，术中见右侧甲状腺上极肿块 2 cm，边界不清，侵犯带状肌，与颈动脉鞘粘连；左颈Ⅳ区多发淋巴结肿大，质硬，边界不清，向外浸润与静脉粘连；右颈多发淋巴结肿大，界不清，包绕颈内静脉，与迷走神经粘连。术后恢复可，无声音嘶哑和手脚麻木。拟行术后 ^{131}I 辅助治疗。

【既往史及家族史】患者既往体健，否认冠心病、高血压、糖尿病、肿瘤、脑卒中、精神病、创伤、肝硬化等病史，否认肝炎、结核等传染病史，否认骨折、外伤、手术史，否认食物及药物过敏史，家族中无甲状腺疾病以及遗传性疾病史。

【体格检查】

T 35.6℃，P 78 次 / 分，R 19 次 / 分，BP 113/75 mmHg。

神清，查体合作。全身皮肤黏膜无黄染，颈部浅表淋巴结未及肿大。咽部无充血，扁桃体未见肿大，心律齐，未闻及杂音。双肺呼吸音清，未闻及干湿啰音。腹软，无压痛，肝脾肋下未触及。双下肢无水肿。

【实验室检查】

1. 停用左甲状腺素 4 周，首次治疗前甲状腺激素水平：

TT_3 0.12（正常值 0.61 ～ 1.63）nmol/L，TT_4 25.28（正常值 50 ～ 124）ng/ml，FT_3 0.01（正常值 3.3 ～ 8.5）pmol/L，FT_4 0.89（正常值 6.6 ～ 24.8）pmol/L，TSH 177.48（正常值 0.3 ～ 4.6）uIU/ml，HTg 864.12（正常值 1 ～ 40）ng/ml ↑，TgAb 0.70（正常值 0 ～ 30）%。

2. ^{131}I 治疗前后随访血常规和肝肾功能数值未见明显变化（表 38-1）。

【辅助检查】

1. 甲状腺静态扫描：颈部残余部分功能性甲状腺组织（图 38-1）。

2. 颈部超声提示左颈部淋巴结 7 mm×6 mm 大小，皮髓质结构不清。

3. ^{18}F-FDG PET/CT（均在停用优甲乐后 ^{131}I 治疗前一天进行）示 T1 椎体骨质密度不均匀伴 FDG 代谢增高（SUV_{max}12.01），考虑转移（见图 38-2A）；^{131}I 治疗 2 次后 FDG 代谢明显下降［第

表 38-1　^{131}I 治疗前后随访血常规和肝肾功能

治疗次数	WBC（$\times10^9$/L）	NEU（$\times10^9$/L）	RBC（$\times10^{12}$/L）	PLT（$\times10^9$/L）	ALT（U/L）	AST（U/L）	BUN（mmol/L）	Cr（μmol/L）
第一次	6.1	3.7	4.57	231	26	23	3.72	91
第二次	5.7	4.4	4.83	186	30	28	3.88	83
第三次	4.8	3.5	4.51	166	29	32	2.87	100
第四次	4.9	3.9	4.27	183	25	22	3.11	80

* WBC，白细胞［正常值（4 ～ 10）$\times10^9$/L］；NEU，中性粒细胞绝对值［正常值（1.4 ～ 6.5）$\times10^9$/L］；RBC，红细胞［正常值（4.5 ～ 5）$\times10^{12}$/L］；PLT，血小板［正常值（100 ～ 300）$\times10^9$/L］；ALT，谷丙转氨酶（正常值 0 ～ 75 U/L）；AST，谷草转氨酶（正常值 8 ～ 38 U/L）；BUN，尿素氮（正常值 2.86 ～ 7.14 μmol/L）；Cr，肌酐（正常值 35 ～ 97 μmol/L）

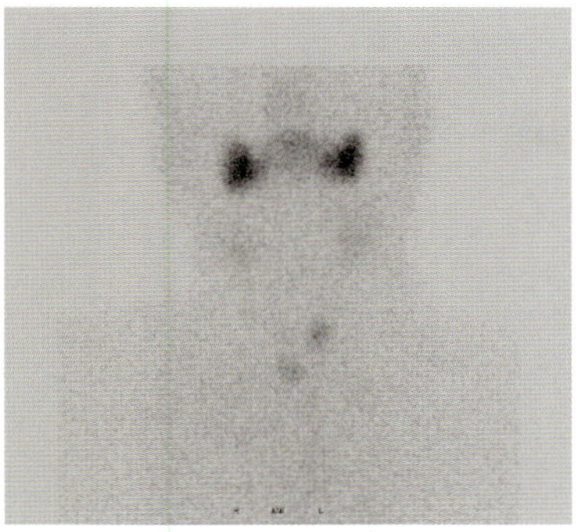

图 38-1 甲状腺静态显像

二次 ^{131}I 前 SUV_{max} 1.9（见图 38-2B）；第三次 ^{131}I 前 SUV_{max} 0.48（见图 38-2C）]，同时 CT 可见肿瘤缩小，其边缘骨质明显硬化。

4. 首次 ^{131}I 治疗后全身显像示颈部残留较多甲状腺组织，左侧颈部淋巴结、骨（颅骨、胸腰椎）多发功能性转移灶（图 38-3A），融合图像定位于颅骨和 T1（图 38-3B 和 C）。

5. 病理：左甲状腺残留组织见乳头状癌（最

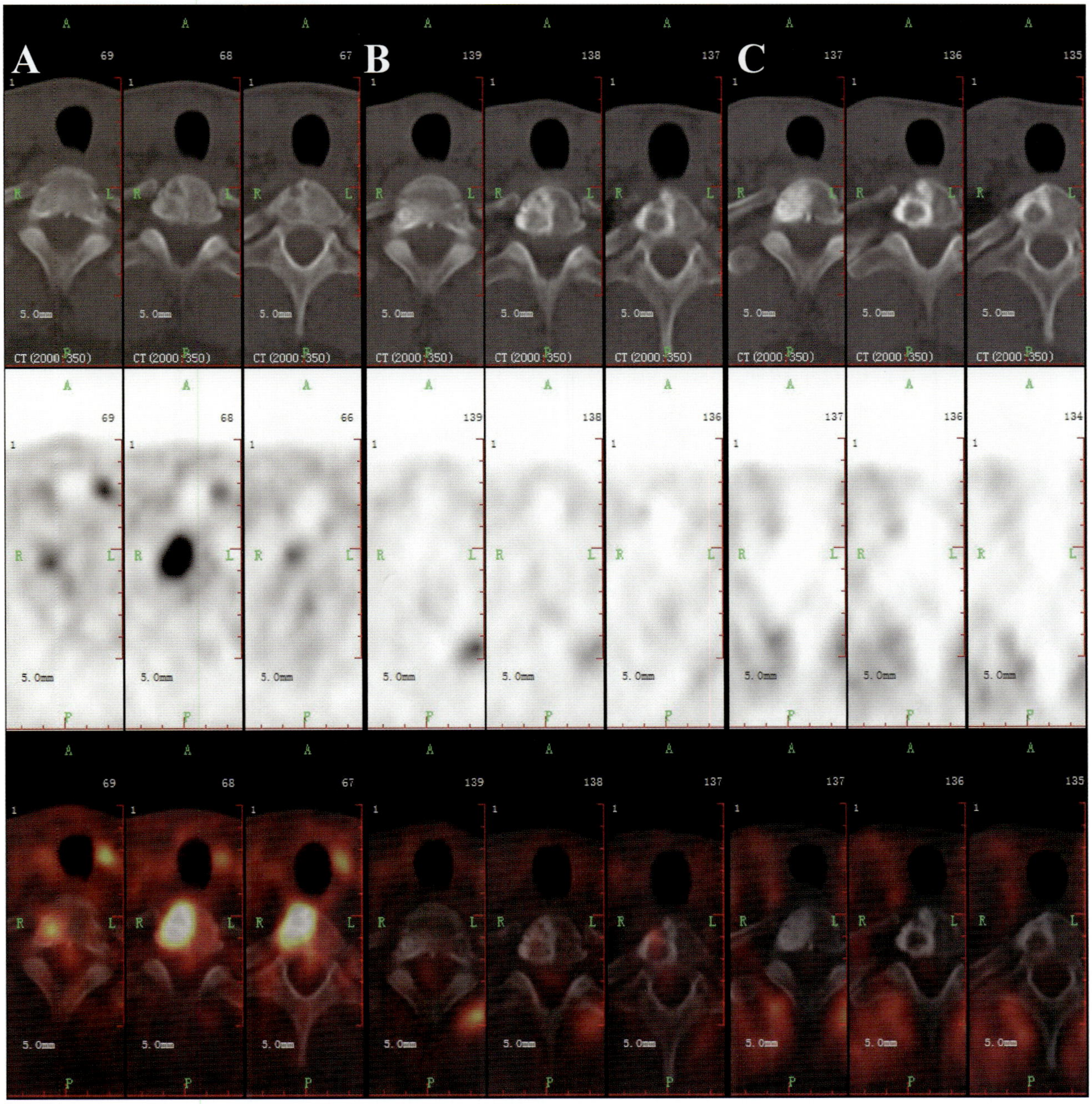

图 38-2 **A.** ^{131}I 治疗前 ^{18}F-FDG PET/CT 显像；**B.** 第二次 ^{131}I 治疗前 ^{18}F-FDG PET/CT 显像；**C.** 第三次 ^{131}I 治疗前 ^{18}F-FDG PET/CT 显像

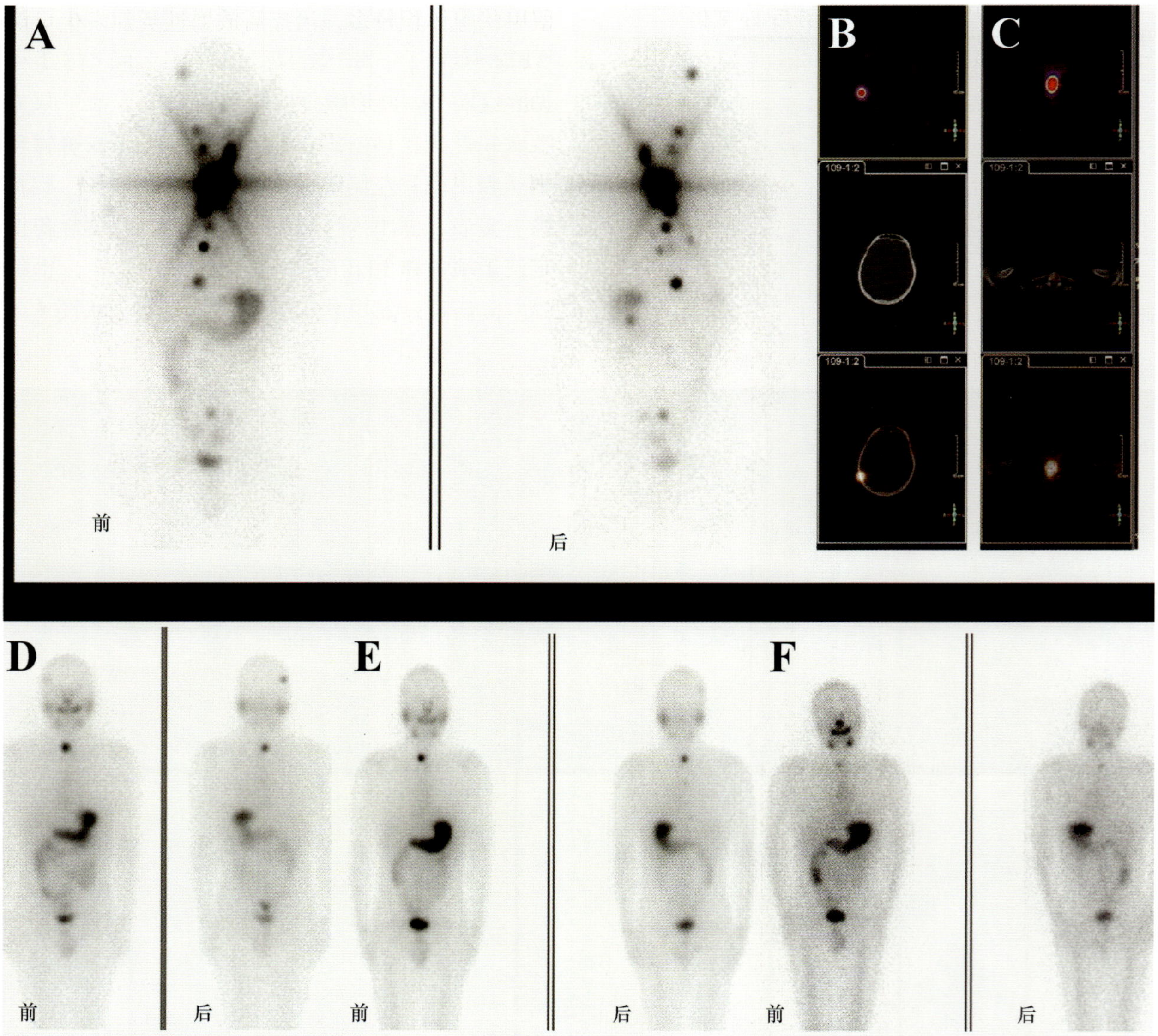

图 38-3　A. 首次 ^{131}I（100 mCi）治疗后全身显像见多发骨转移；**B.** ^{131}I SPECT/CT 融合图像示右侧颅骨转移灶；**C.** ^{131}I SPECT/CT 融合图像示 T1 骨转移灶；**D.** 第二次 ^{131}I（200 mCi）治疗后全身显像示颅骨和 T1 转移灶，余病灶基本消失；**E.** 第三次 ^{131}I（200 mCi）治疗后全身显像示颅骨病灶基本消失，T1 转移灶较前变淡；**F.** 第四次 ^{131}I（200 mCi）治疗后全身显像示 T1 转移灶进一步变淡

大径 1 cm)，周围合并结节性甲状腺肿伴纤维化钙化，左Ⅵ区 1/1 见转移；右侧甲状腺乳头状癌，共 2 灶（0.8 cm×0.7 cm×0.7 cm 及 1.0 cm×0.9 cm×0.7 cm)，右Ⅵ区 3/3 见转移；右Ⅱ A 3/6，右Ⅱ B 2/2，右Ⅲ 1/4，右Ⅳ 2/7，右Ⅴ B 0/3，左Ⅱ A 2/3，左Ⅱ B 0/2，左Ⅲ 4/4，左Ⅳ 1/8，左Ⅴ B 1/4 见转移。

【诊断】

双侧甲状腺乳头状癌术后，颈部淋巴结、骨转移（$T_{4b}N_{1b}M_1$）。

【治疗经过和治疗效果】

^{131}I 治疗共 4 次，总剂量 700 mCi，同时唑来膦酸每月 4 mg 静滴。

1. ^{131}I 治疗剂量和治疗后 Tg 变化见表 38-2，TgAb 阴性。

2. ^{131}I 第二次治疗后全身显像示颈部未见残留甲状腺组织（清甲成功)，左颈部功能性转移淋巴结消失，颈部颅骨病灶变淡，T1 病灶显示清

表 38-2 ^{131}I 治疗剂量和治疗后 Tg 变化

治疗次数	^{131}I（mCi）	HTg（ng/ml）	TSH（μIU/ml）
第一次	100	864.12	177.48
第二次	200	36.10	119.19
第三次	200	53.38	＞172.50
第四次	200	7.22	166.58

晰，余胸腰椎病灶未见聚碘病灶（图 38-3D）。

^{131}I 第三次治疗后全身显像示颅骨病灶消失，T1 病灶变淡，余全身未见明显异常聚碘灶（图 38-3E）。

^{131}I 第四次治疗后全身显像示 T1 病灶进一步变淡，余全身未见明显异常聚碘灶（图 38-3F）。

【治疗体会】

1. 大部分 DTC 骨转移往往表现为骨质破坏明显伴软组织形成，^{131}I 治疗效果不理想，因此患者预后差，可引起严重骨痛、病理性骨折等[1-2]。本例甲状腺乳头状癌大部分骨转移 CT 未见明显骨质破坏，仅 T1 表现为混合型骨转移，因此，^{131}I 治疗效果好（Tg 从 864.12 ng/ml 降至 7.22 ng/ml，T1 病灶缩小或消失，FDG 代谢明显降低）。

2. 分化型甲状腺癌骨转移单一 ^{131}I 治疗效果不理想。双膦酸盐药物通过抑制破骨细胞活性，抑制骨吸收，促进骨质破坏区的修复[3-5]。将不同治疗机制的两种药物 ^{131}I（内照射直接杀伤肿瘤细胞）和唑来膦酸（抑制破骨细胞活性和间接抑制肿瘤等作用）有机结合起来治疗 DTC 骨转移瘤，有协同作用。该病例 ^{131}I 联合唑来膦酸取得满意的治疗效果。

3. 对于 ^{18}F-FDG 摄取阳性伴有明显软组织形成的骨转移病灶，^{131}I 治疗的疗效不佳[6-8]，该例骨转移表现为 ^{131}I 阳性而 ^{18}F-FDG 阴性病灶治疗效果好。

【专家点评】

该患者病史中关于手术的方式等资料不全，尤其是甲状腺左叶情况不详，在 ^{131}I 治疗前行甲状腺显像非常必要。显像显示双侧叶均有甲状腺组织残留。治疗前 PET/CT 显像提示有骨转移，首次给予 ^{131}I 活度为 100 mCi，可能是考虑到残留甲状腺体积较多，治疗后放射性炎症发生可能性较大的原因。随后 3 次治疗给予的活度均为 200 mCi。由于患者有明确的骨转移，给予唑来膦酸联合治疗是值得推荐的。治疗后患者骨转移病灶的摄碘和摄取 FDG 的能力均减低，Tg 水平明显减低，表明治疗效果满意。骨转移是分化型甲状腺癌远处转移的好发部位，^{131}I 治疗效果较差，该病例提供一个治疗效果良好的范例。

参考文献

[1] Brenner H. Long-term survival rates of cancer patients achieved by the end of the 20th century：a period analysis. Lancet（London，England），2002，360：1131-1135. doi：10.1016/s0140-6736（02）11199-8.

[2] Cooper DS，Doherty GM，Haugen BR，et al. Revised American Thyroid Association management guidelines for patients with thyroid nodules and differentiated thyroid cancer. Thyroid，2009，19：1167-1214.

[3] Deandreis D，Leboulleux S，Lacroix L，et al. Do histological，immunohistochemical，and metabolic（radioiodine and fluorodeoxyglucose uptakes）patterns of metastatic thyroid cancer correlate with patient outcome？ Endocrine-related cancer，2011，18：159.

[4] Robbins RJ，Wan Q，Grewal RK，et al. Real-time prognosis for metastatic thyroid carcinoma based on 2-[18F] fluoro-2-deoxy-D-glucose-positron emission tomography scanning. Journal of Clinical Endocrinology & Metabolism，2006，91：498.

[5] Wang W，Larson SM，Fazzari M，et al. Prognostic value of [18F] fluorodeoxyglucose positron emission tomographic scanning in patients with thyroid cancer. Journal of Clinical Endocrinology & Metabolism，2000，85：1107.

[6] Tadaaki Y，Hiroaki M，Seiji Y，et al. Intensification therapy with anti-parathyroid hormonerelated protein antibody plus zoledronic acid for bone metastases of small cell lung cancer cells in severe combined immunodeficient mice. Mol Cancer Ther，2009，8：119-263.

[7] van Beek ER，Lowik CWGM，van Wijngaarden J，et al. Synergistic effect of bisphosphonate and docetaxel on the growth of bone metastasis in an animal model of established metastatic bone disease Breast Cancer Res Treat，2009，118：307-313.

[8] Roelofs AJ，Thompson K，Gordon S，et al. Molecular

mechanisms of action of bisphosphonates: current status. Clin Cancer Res, 2006, 12: 6222s-6230s

（上海交通大学医学院附属新华医院 马超提供）

病例 39 ^{131}I 治疗 DTC 骨转移灶

患者男性，31 岁。

【主诉】甲状腺癌术后 2 年余，第 6 次 ^{131}I 治疗后 6 个月。

【现病史】患者 2015 年 1 月初因右侧腰部疼痛，行走困难行 CT 检查提示骶骨骨质破坏。骶尾椎 MRI 检查提示骶 1、2 椎体骨质破坏伴软组织肿块形成，考虑恶性肿瘤可能大。为寻找原发病灶进一步行全身 PET-CT 检查发现：右侧甲状腺低密度结节伴钙化，葡萄糖代谢增高，骶骨及左侧髂骨等处多发骨质破坏伴葡萄糖代谢增高（图 39-1），考虑为甲状腺癌骨转移，建议查血甲状腺球蛋白（Tg）。遂行骶骨穿刺，病理提示为转移性分化性甲状腺癌。查血 Tg ＞ 10 000 ng/ml。于 2015 年 1 月 19 日行双侧甲状腺全切＋双侧中央淋巴结清扫＋右侧Ⅲ区淋巴结清扫＋双侧喉返神经探查。病理：右侧甲状腺组织乳头状不典型增生，乳头状癌可能性大。术后无声音嘶哑、饮水呛咳。于 2015 年 1 月 28 日行后路骶骨肿瘤切除＋腰椎骨盆内固定重建术（图 39-2）。术后一般情况可，腰部疼痛明显缓解，2 个月后患者可下床行走。于 2015 年 5 月起至 2017 年 6 月，共行 ^{131}I 治疗 6 次，每次治疗间隔 4 ～ 6 个月、每次服碘剂量 200 mCi，6 次治疗前停服左甲状腺素钠（L-T_4）3 周后血 TSH 均＞ 100，Tg 分别为 7856 ng/ml、3378 ng/ml、2274 ng/ml、1643 ng/ml、1254 ng/ml、1081 ng/ml（呈逐次显著下降）；治疗后全身 ^{131}I 扫描提示：胸腰椎骶骨及骨盆多发 ^{131}I 摄取病灶，考虑为多发骨转移。治疗后病灶数目逐步减少且 ^{131}I 摄取功能逐步降低，但腰骶部仍有明显 ^{131}I 摄取（图 39-3）。^{131}I 治疗后 2 天起口服用左甲状腺素钠（优甲乐）162 μg/d 替代抑制治疗，控制 TSH ＜ 0.1。第一次 ^{131}I 治疗后 2 周，患者感腰骶部疼痛进一步缓解，6 次治疗后患者一般情况良好，行动自如，无明显疼痛，生活质量正常，但血 Tg 水平仍高。本次拟再次行 ^{131}I 治疗而收入院，入院前已停服 L-T_4 三周。

【既往史及家族史】患者既往体健，否认冠心病、高血压、糖尿病等病史。否认肝炎、结核等传染病史。否认骨折、外伤史。否认食物及药物过敏史。家族中无甲状腺疾病以及遗传性疾病史。

【体格检查】

T 36.8℃，P 85 次 / 分，R 17 次 / 分，BP 125/85 mmHg。

一般情况：神志清，呼吸平稳，步入病区，发育正常，营养良好，自主体位。皮肤黏膜：无黄染，无瘀点瘀斑，无贫血貌，无肝掌，无蜘蛛痣。淋巴结：全身浅表淋巴结未触及肿大。头颈部：无头颅畸形，无巩膜黄染，无结膜苍白，口唇无发绀，无扁桃体肿大。颈软，气管居中，颈部见手术瘢痕，甲状腺未触及。胸部：胸廓无畸形，心率 85 次 / 分，节律齐，无杂音，两肺呼吸音清，未及啰音。腹部：腹部平坦，腹壁柔软，全腹无压痛、反跳痛，肝肋下未触及，脾肋下未触及，肝区无叩击痛，肾区无叩击痛。无移动性浊音，肠鸣音正常。肛门、直肠及外生殖器：正常。脊柱与四肢：腰骶部见手术瘢痕，无明显压痛和叩击痛，脊柱无畸形，四肢无畸形，四肢活动自如。神经系统：生理反射存在，病理反射未引出。

【实验室检查】

血常规：白细胞 5.3×10^9/L。

甲功：TSH ＞ 100.0（正常值 0.27 ～ 4.20）mIU/L；Tg 824.00（正常值 3.50 ～ 77.00）ng/ml ↑；TgAb 18.62（正常值 0.00 ～ 115.00）KIU/L；TPOAb 6.55（正常值 0.00 ～ 35.00）KIU/L；TRAb ＜ 0.30（正常值 0.00 ～ 1.58）IU/L。

肝功能：未见明显异常。

肾功能：尿酸 699 μmol/L，余均未见异常。

血脂：TC 2.51 mmol/L，LDL 5.28 mmol/L，略高于正常，余未见异常。

空腹血糖：5.75（正常值 3.90 ～ 5.80）mmol/L。

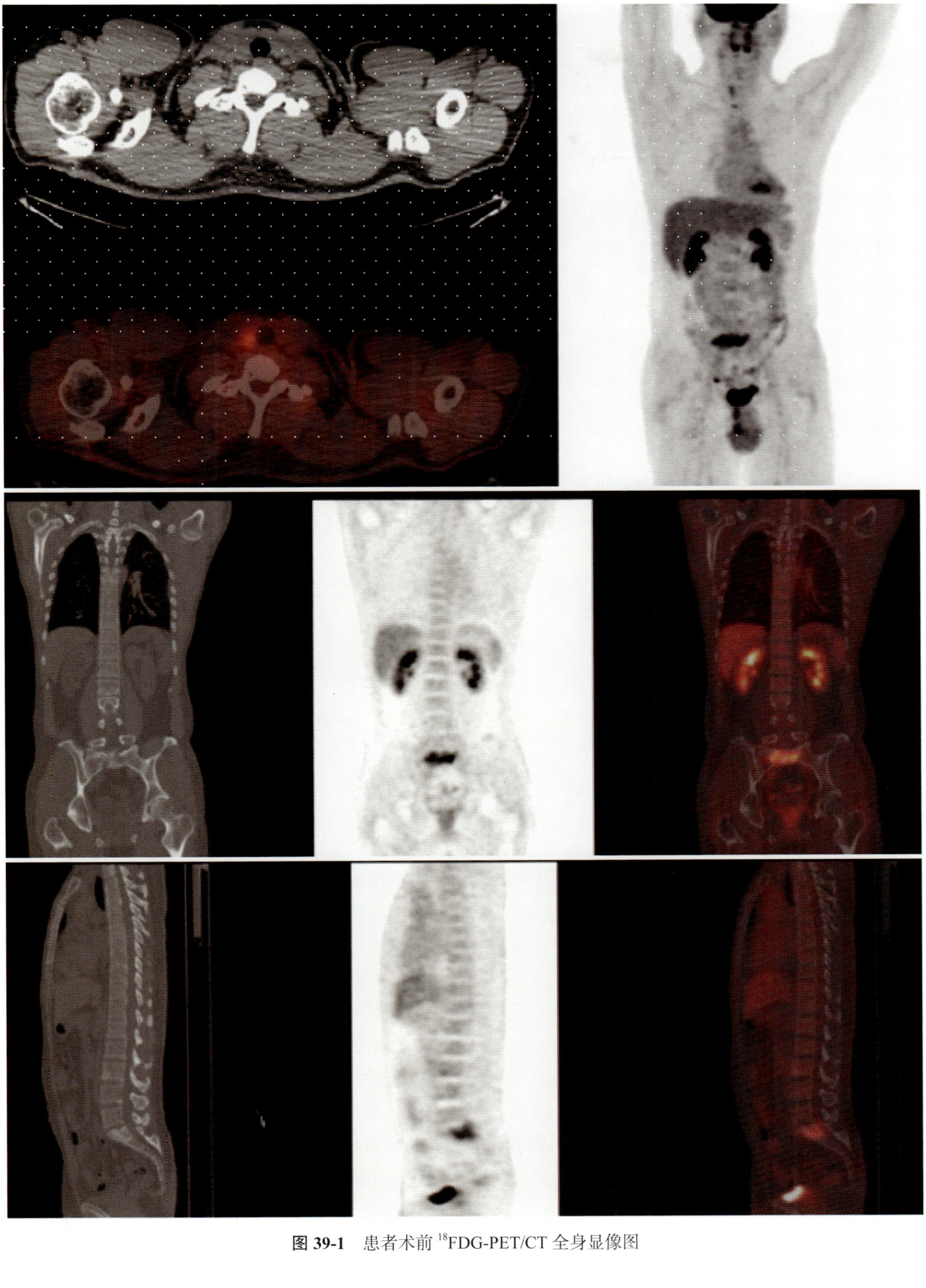

图 39-1 患者术前 ^{18}FDG-PET/CT 全身显像图

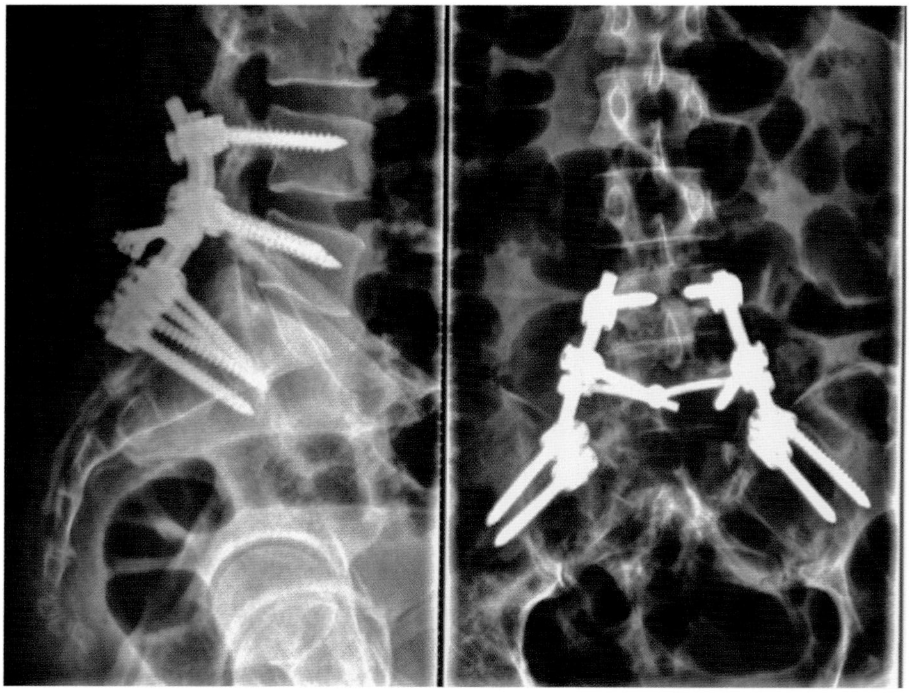

图 39-2 骶骨肿瘤切除及腰椎骨盆内固定重建术后 X 线平片

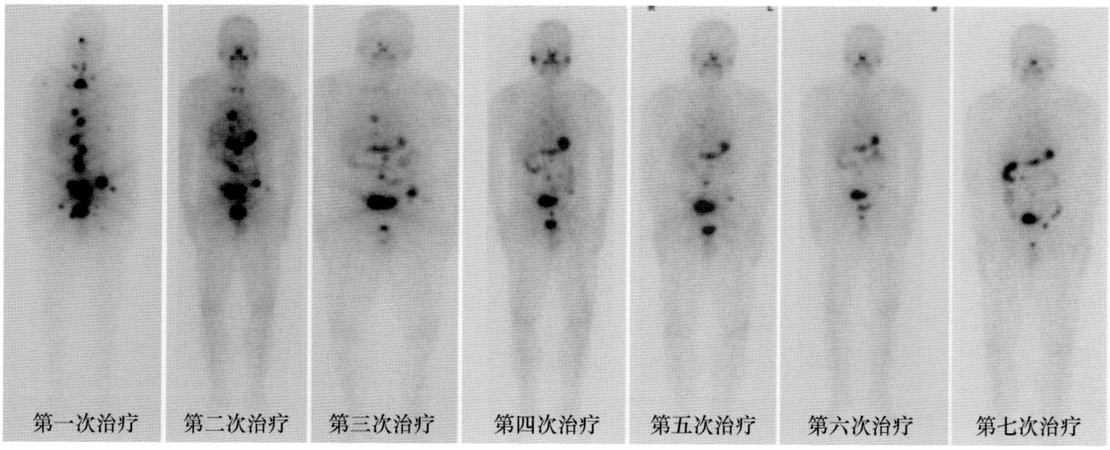

图 39-3 患者术后 7 次 ^{131}I 治疗后的全身显像图

【辅助检查】

心电图：正常心电图。

全身骨显像：全身骨骼显像未见异常。

颈部彩超：甲状腺术后，双侧甲状腺区域未见明显肿块，颈部未见肿大淋巴结。

胸部 CT 平扫：双侧胸膜轻度增厚。胸腺腺体退化不全。

治疗后全身 ^{131}I 扫描：腰骶部及骨盆 ^{131}I 摄取病灶，结合病史及继往影像，考虑为甲状腺癌骨转移（图 39-3）。

【诊断】

甲状腺癌术后多发骨转移。

【治疗经过】

1. 继往手术治疗　于 2015 年 1 月 19 日行双侧甲状腺全切＋双侧中央淋巴结清扫＋右侧Ⅲ区淋巴结清扫＋双侧喉返神经探查。病理：右侧甲状腺组织乳头状不典型增生，乳头状癌可能性大。

于 2015 年 1 月 28 日行后路骶骨肿瘤切除，腰椎骨盆内固定重建术。

2. 治疗前停药　患者入院前口服 L-T_4 162 μg/d

替代抑制治疗，入院前已停服 3 周。

3. 口服 ^{131}I 治疗　按照经验治疗方法，结合患者 Tg 水平及全身状况，与患者充分沟通和知情同意后予以 200 mci^{131}I（第七次）口服治疗。

4. ^{131}I 治疗后不良反应及处理

服 ^{131}I 后患者无明显不良反应，遵医嘱定期门诊复查随访。

【治疗效果】

1. 患者 7 次 ^{131}I 治疗前血甲状腺球蛋白及抗体变化见表 39-1。

表 39-1　患者 7 次 ^{131}I 治疗前指标变化

检查时间	TSH（mIU/L）	Tg（ng/ml）	TgAb（KIU/L）
2017 年 12 月 12 日	＞ 100.0	824.00	＜ 10
2017 年 6 月 12 日	＞ 100.0	1081.00	18.62
2017 年 2 月 13 日	＞ 100.0	1254.00	15.79
2016 年 8 月 8 日	＞ 100.0	1643.00	17.92
2016 年 4 月 11 日	＞ 100.0	2274.00	19.15
2015 年 12 月 14 日	＞ 100.0	3378.00	30.71
2015 年 7 月 13 日	＞ 100.0	7856.00	67.58

2. 患者历次 ^{131}I 治疗后全身 ^{131}I 扫描变化见图 39-3，可见经 ^{131}I 治疗后全身 ^{131}I 摄取病灶逐渐减少，病灶摄取程度逐步减弱，结合血 Tg 变化，可见治疗有效，效果显著。

【专家点评】

分化型甲状腺癌骨转移是较常见的远处转移，甲状腺滤泡状癌更多见。该患者经过 7 次 ^{131}I 治疗，总剂量 1.4 Ci。经过治疗患者的刺激性 Tg 明显下降，表明治疗有效，^{131}I 全身显像提示骨转移病灶有摄碘能力，这些都是继续给予 ^{131}I 治疗的指征。文献曾提出达到 600 ～ 800 mCi 累积剂量后一些潜在的治疗合并症发生率增高，但临床上常见的是造血功能降低，即 ^{131}I 治疗后患者白细胞、血小板减少。所以，建议在继续 ^{131}I 治疗的情况下，加强支持疗法，鼓励患者多食高蛋白质食物。另外，患者预后不良，单靠 ^{131}I 治疗难以根治骨转移病灶，联合治疗非常必要。患者全身骨显像阴性，没有 ^{89}Sr 治疗的指征，可以使用磷酸盐类药物治疗。外放射治疗有可能造成骨髓抑制，可以考虑进行粒子植入治疗。如果患者在 ^{131}I 治疗后骨髓造血功能降低，在给予支持疗法的同时，考虑将 ^{131}I 治疗间隔期适当延长，保持病情稳定也是可以接受的结果。

（上海交通大学附属第六人民医院
罗全勇提供）

病例 40　^{131}I 治疗 DTC 骨转移灶

患者男性，50 岁。

【主诉】右侧甲状腺癌术后 1 年余，胸壁复发术后 1 月余（2011 年 5 月 30 日入院）。

【现病史】2009 年 8 月 18 日行右甲状腺全切＋峡部切除＋左侧甲状腺部分切除术，术中冰冻示甲状腺右叶腺瘤伴钙化，术后病理示:（右）甲状腺滤泡性癌，甲状腺左叶及峡部组织未见癌。术后予左甲状腺素钠 100 μg/d 口服。2 月前无意间发现右侧颈部及左外侧胸壁大小分别约 2 cm×2 cm 和 3 cm×4 cm 的包块，质硬，无压痛，活动度差，2011 年 4 月 20 日 PET-CT 提示：①右侧甲状腺癌术后，甲状腺右侧叶区软组织密度灶，FDG 代谢明显增高，考虑右侧甲状腺癌术后复发。②双侧肺门多发肿大淋巴结，FDG 代谢明显增高，第 7 颈椎前柱、左侧肩胛骨、左侧第 3 肋骨头及左侧第 7 腋肋骨质破坏，双肺多发结节灶，FDG 代谢轻度增高，均考虑肿瘤转移所致。2011 年 4 月 27 日行“右侧甲状腺癌复发切除＋胸壁包块切除术”，术中切除左侧胸壁肿块大小约 8 cm×3 cm，切除左侧甲状腺大小 1.5 cm×2 cm，右侧甲状腺包块大小约 1.5 cm×1.5 cm，术后病理示左侧为正常甲状腺及缝线肉芽肿、右侧为肌肉组织及缝线肉芽肿，左侧胸壁包块中查见滤泡性腺癌。术后第三天开始予左甲状腺素钠 50 μg 2 次 / 日替代治疗，服药至 2011 年 5 月 8 日。今为行 ^{131}I 治疗入院。停药后一般情况良好，无明显不适，饮食、睡眠正常，体重略有增加，两便正常。

【既往史及家族史】既往体健，否认糖尿病、高血压、乙肝及结核病史，否认家族遗传性疾病及肿瘤病史，否认家族甲状腺疾病史。

【体格检查】

一般情况良好，颈部及左侧胸壁术后改变，术区愈合良好，无明显红肿、渗出。双肺呼吸音粗，未闻及异常啰音。心率 82 次 / 分，律齐。全身骨骼无明显压痛，双下肢肌力无异常。

【实验室检查】

肝肾功能、血常规正常。

甲状腺功能及 T 系列：FT_3 4.64（正常值 2.8 ～ 7.1）pmol/L，FT_4 5.540（正常值 12 ～ 22）pmol/L，TSH12.440（正常值 0.27 ～ 4.2）mIU/L，TgAb 87.49（正常值 0 ～ 40）IU/ml，TPOAb 11.91（正常值 0 ～ 35）IU/ml，Tg ＞ 300（正常值 1.4 ～ 78.0）ng/ml。

【辅助检查】

X 线：①双下肺疑似小结节，左肺门影增大，建议 CT 进一步检查；②考虑左肺下叶陈旧性结核可能，请结合临床病史；③左侧胸膜增厚粘连。

心电图：正常心电图。

颈部超声：右侧颈根部低回声灶（27 mm×21 mm）（转移可能），双侧颌下淋巴结肿大（右侧最大 15 mm×5 mm）（反应性增生待排），左侧颈根部局部淋巴结形态异常（最大 7 mm×10 mm）随访。

全身高锝酸盐显像：左叶甲状腺区及锁骨区异常放射性浓聚，考虑甲状腺癌复发伴肋骨转移，右侧甲状腺残余。

全身骨显像（ECT）：全身骨多发异常增高（多个椎体、肋骨），考虑多发骨转移。

颈部吸 ^{131}I 率：2 h 3.66%、6 h % 24.51%、24 h 13.05%。

【诊断】甲状腺癌术后（右叶，滤泡性癌），骨骼、淋巴结多发转移。

【治疗经过】

结合颈胸部 X 线、颈部 B 超、甲状腺 ECT 和 Tg，2011 年 6 月 1 日给予 ^{131}I 150 mCi 清甲治疗。

对症处理：甲氧氯普胺 5 mg 3 次 / 日，奥美拉唑肠溶片 20 mg 1 次 / 日及多潘立酮 5 mg 3 次 / 日护胃、止吐治疗。2 天后左甲状腺素钠 100 μg 1 次 / 日替代治疗。

5 天后全身碘扫描示全身多发转移（椎体、髂骨、髋臼、双肺、肝）（图 40-1）。

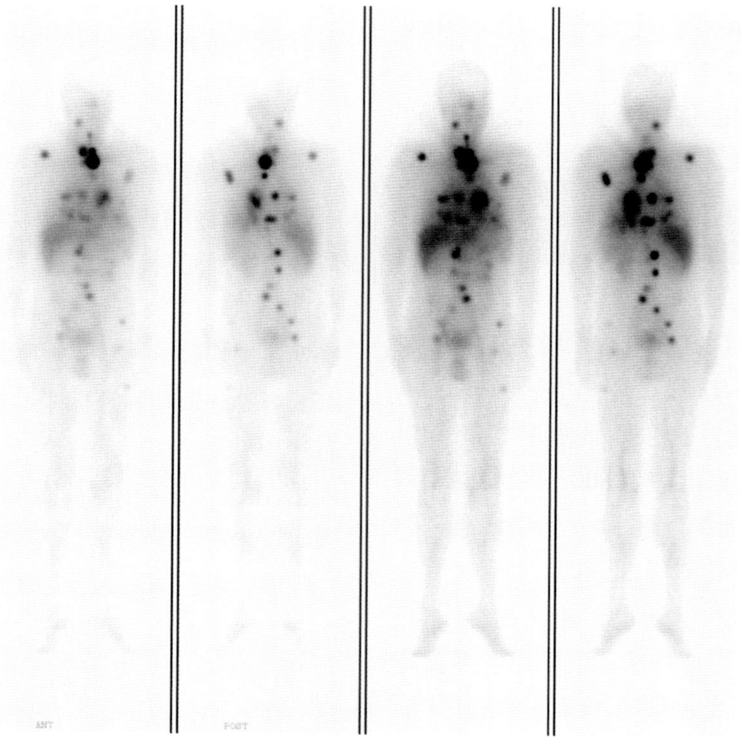

图 40-1 150 mCi ^{131}I 清甲治疗后 5 天全身碘扫描，提示甲状腺癌伴全身多发骨转移

【治疗效果】

^{131}I 治疗后定期复查，4 个月后左甲状腺素钠抑制治疗时甲状腺球蛋白降至 233.0 ng/m。根据甲状腺球蛋白、全身碘扫描情况，患者先后共进行七次 ^{131}I 治疗至 2013 年 8 月，停左甲状腺素钠后甲状腺球蛋白逐渐下降（表 40-1），骨转移瘤数量减少，第五次 ^{131}I 治疗时全身骨显像放射性分布趋于正常（图 40-2），摄碘程度逐渐减低（图 40-3）。但双肺病灶进展较快（图 40-4），患者最终死于肺部感染。

【治疗体会】

该患者甲状腺癌术后仅行左甲状腺素钠抑制治疗，未行 ^{131}I 治疗，1 年多后发现双肺、双侧肺门淋巴结及骨骼转移。核医学科医师应加强与临床沟通交流，对于甲状腺癌患者术后应进行危险度分级，对于中高危患者应及时行 ^{131}I 治疗，可有效降低肿瘤复发和转移风险。同时对于已经发生转移的晚期患者，亦要有信心，只要病灶摄碘，患者自身条件允许的前提下可以行 ^{131}I 治疗，提高患者的生存期及生活质量。对于较大的骨转移病灶，可行手术切除，在一定程度上减轻了肿瘤的负荷，为 ^{131}I 治疗赢得了时间。

【专家点评】

该病例是甲状腺滤泡状癌双肺、骨转移的

表 40-1　^{131}I 治疗时间、剂量及治疗前后 TG 水平

序号	时间	剂量（mCi）	^{131}I 治疗前 Tg	^{131}I 治疗后 L4 抑制治疗时 Tg
第一次治疗	2011 年 6 月 1 日	150	＞300	＞300
第二次治疗	2011 年 9 月 21 日	200	＞300	470
第三次治疗	2012 年 2 月 16 日	160	2880（稀释）	235
第四次治疗	2012 年 6 月 6 日	250	1645	47.40
第五次治疗	2012 年 9 月 21 日	250	355（稀释）	28.6
第六次治疗	2013 年 3 月 26 日	250	345（稀释）	132
第七次治疗	2013 年 8 月 14 日	300	267	192
第八次治疗	2014 年 3 月 28 日	300	625	356

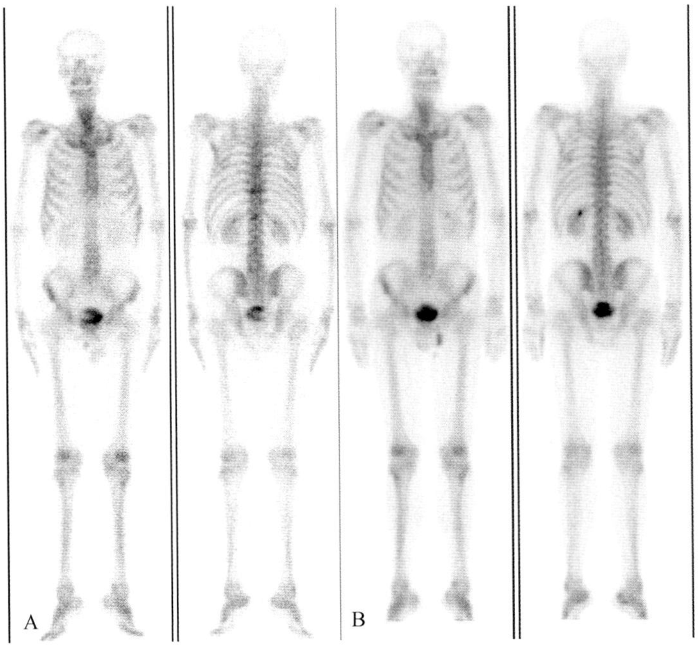

图 40-2　A. 第四次 ^{131}I 治疗前全身骨显像，**B.** 第五次 ^{131}I 治疗前全身骨显像

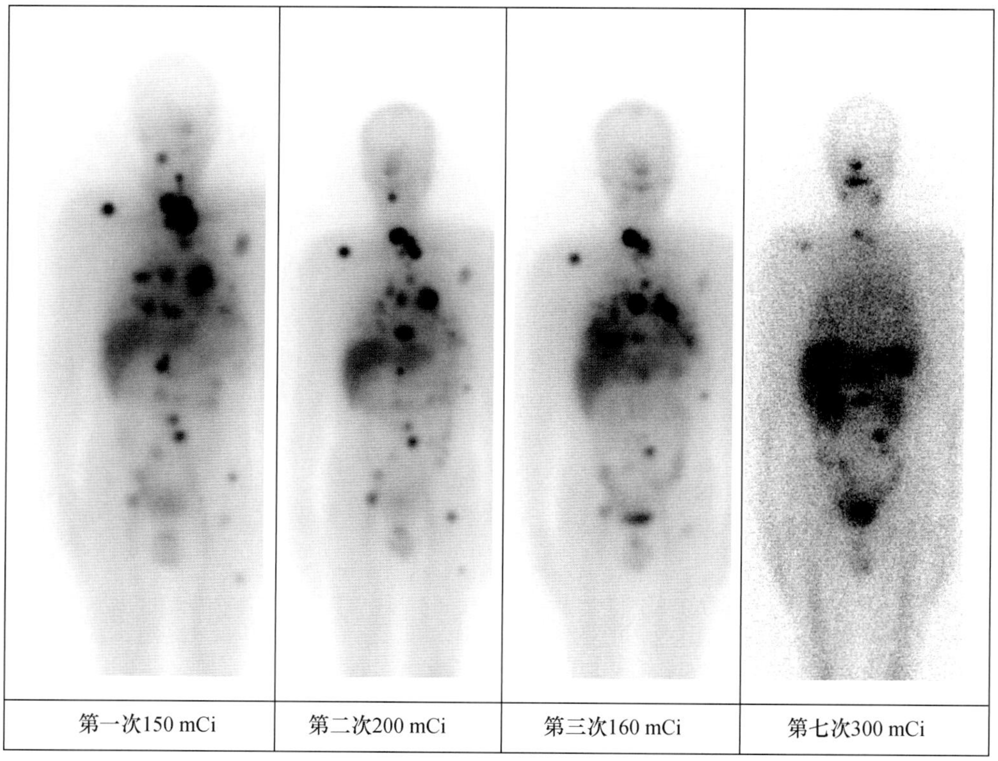

图 40-3 部分碘治疗后全身碘扫描显像

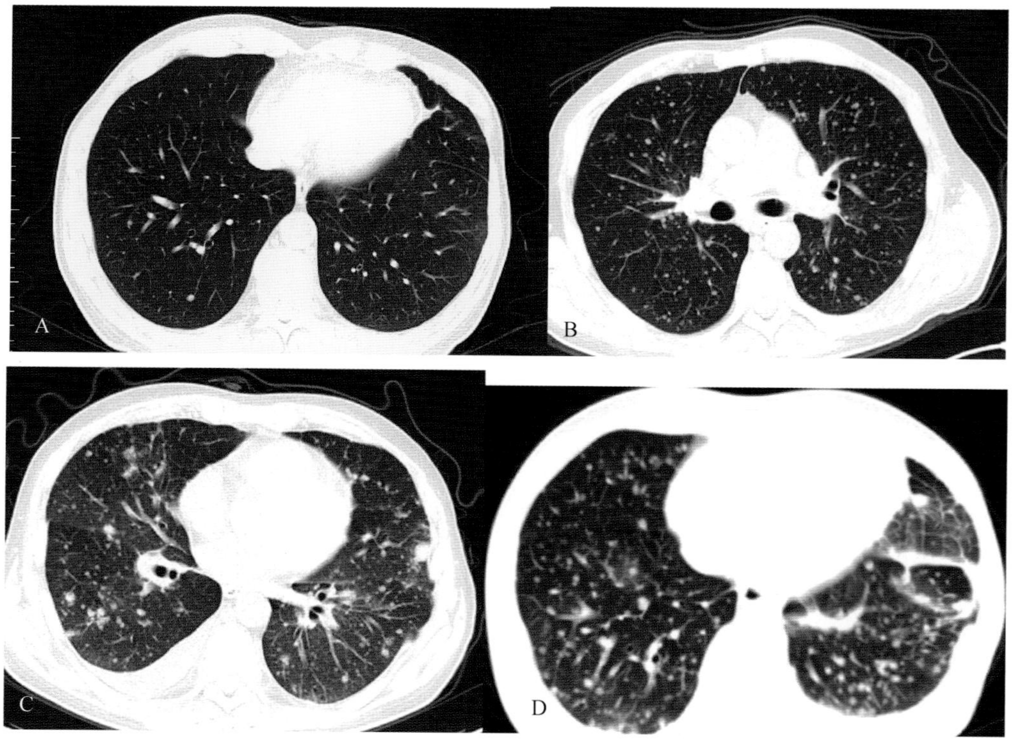

图 40-4 A、B、C、D 胸部 CT 检查时间分别为 2012 年 6 月 5 日、2014 年 12 月 19 日、2015 年 3 月 10 日、2015 年 6 月 4 日

晚期患者，经过核医学科医生的精心治疗患者的生命得以延长。^{131}I 治疗甲状腺滤泡状癌转移病灶的效果不如甲状腺乳头状癌。患者清甲治疗前血清 FT_3 位于正常水平，TSH 轻度升高（未达标），血清 Tg 水平很高，都提示该患者体内有较大量病灶，预后不佳。对这样的患者大剂量的 ^{131}I 治疗是必要的，作者所在医院对该患者进行了积极的治疗，给予治疗剂量适宜，但由于患者病情过重，虽经努力未能如愿。甲状腺滤泡状癌全身多发转移时，在治疗过程中往往发现有一部分病灶明显缩小或消失，同时一些新的病灶不停地出现，病情进展快，还可能出现甲亢表现（有合成甲状腺激素的能力）。单一凭借 ^{131}I 治疗难以获得好的结果，亟待开展联合治疗，同时给予靶向药物治疗也许能取得更好的治疗效果。靶向药物治疗的副作用比较大，患者往往由于副作用而停止治疗，^{131}I 联合靶向药物治疗可将靶向药物剂量下调一些，以减少其副作用的发生。尚有很多临床问题需要我们不断寻求解决方法。

（安徽医科大学第二附属医院　李飞提供）

病例 41　^{131}I 治疗 DTC 脑转移灶

患者女性，46 岁。

【主诉】甲状腺癌术后 1 个月。

【现病史】患者 1 月前体检发现甲状腺结节伴钙化，后就诊于外院，行双侧甲状腺全部切除术＋双侧颈淋巴结清扫术，术后病理提示甲状腺乳头状微癌，最大径 3 mm，所取淋巴结中 3 枚见癌转移。术后无声嘶，无手足麻木。平素服用左甲状腺素钠（优甲乐）100 μg/d 替代抑制治疗。本次入院前已停服左甲状腺素钠（优甲乐）3 周，停药后稍感乏力，体重无增加，无明显头晕、头痛、胸闷、胸痛，无咳嗽、咳痰、咯血，无肢体疼痛和活动困难等。本次拟行 ^{131}I 治疗清除术后残留甲状腺而收入院。患者自起病以来，精神可，胃纳可，大便如常，小便如常，体重未见明显下降。

【既往史及家族史】患者既往否认肝炎、结核、伤寒、血吸虫等传染病史；否认药物、食物过敏史；否认外伤史；否认输血史；按规定预防接种。患者否认高血压、冠心病、糖尿病病史；否认慢性支气管炎病史。否认家族遗传性病史。

【体格检查】

T 37 ℃，P 80 次 / 分，R 20 次 / 分，BP 130/70 mmHg。

一般情况：神志清，呼吸平稳，步入病区，发育正常，营养良好，自主体位。皮肤黏膜：无黄染，无瘀点瘀斑，无贫血貌，无肝掌、蜘蛛痣。淋巴结：全身浅表淋巴结未触及肿大。头颈部：无头颅畸形，无巩膜黄染，无结膜苍白，口唇无发绀，无扁桃体肿大。颈软，气管居中，无颈静脉怒张，颈部见手术瘢痕。胸部：胸廓无畸形，节律齐，无杂音，两肺呼吸音清，未及啰音。腹部：腹部平坦，腹壁柔软，全腹无压痛、反跳痛，肝肋下未触及，脾肋下未触及，肝区无叩击痛，肾区无叩击痛。无移动性浊音，肠鸣音正常。肛门、直肠及外生殖器：正常。脊柱与四肢：脊柱无畸形，四肢无畸形，四肢活动自如。神经系统：生理反射存在，病理反射未引出。

【实验室检查】

血常规：白细胞 5.2×10^9/L，余大致正常。

甲功：FT_3 4.07 pmol/L，FT_4 11.3 pmol/L ↓，TSH ＞ 100 mIU/L ↑，Tg 820 mg/ml，TgAb 35.6 KIU/L ↑。

【辅助检查】

心电图：正常心电图。

甲状腺及颈部淋巴结彩超：甲状腺癌术后，双侧甲状腺区域未见明显肿块。双侧颈血管旁未见明显肿块及形态饱满淋巴结。

胸部 CT 平扫：双肺多发小结节，结合病史，考虑为转移瘤。

^{131}I 全身扫描：残留甲状腺 ^{131}I 摄取，双肺转移，脑转移（图 41-1）。

【诊断】

甲状腺癌术后脑转移和肺转移

【治疗经过】

1. ^{131}I 治疗：根据患者病史及术后病理结果，予 ^{131}I 剂量 150 mCi，一次性口服，治疗后无明显不适。

2. 患者服 ^{131}I 后 4 天，全身 ^{131}I 扫描提示：颈部甲状腺床、双肺 ^{131}I 摄取灶，考虑为颈部残留甲状腺及甲状腺癌肺转移和脑转移；此外，头部见一局灶性 ^{131}I 摄取灶（图 41-1A），进一步头部 SPECT/CT 断层融合显像提示头部 ^{131}I 摄取病灶定位于右侧大脑半球，提示为脑转移（图 41-1B、C）。脑部 MR 检查进一步证实相应部位的脑转移病灶（图 41-1D）。

2. 立体定向放射治疗：由于患者伴有脑转移，第一次 ^{131}I 治疗后，针对脑转移病灶行立体定向放射治疗（12 Gy×2 天），治疗后无明显不适。

【治疗效果】

经立体定向放射治疗后 2 个月，复查脑部 MR 提示病灶几乎消失（图 41-1E）。经立体定向放射治疗脑转移灶后，再进一步行 ^{131}I 治疗肺转移灶。

【专家点评】

该患者是甲状腺微小癌伴淋巴结、肺、脑转移，提示甲状腺微小癌并不是低危癌，它的生物学特性明显具有侵袭性。该患者手术病理为乳头状癌，病例的特点是 ^{131}I 治疗后碘扫描发现颅内有转移病灶。脑转移的患者预后不好，难以治愈。指南中建议首先放疗，该患者的脑转移为一孤立病灶，立体定向放射治疗后肿瘤被摧毁，提示放射治疗有效。脑转移病灶经常最终是多发的，只能进行全脑放射治疗。当孤立的病灶被摧毁后，新发病灶尚未形成时适时给予 ^{131}I 治疗是重要的，可以延长患者生存期。

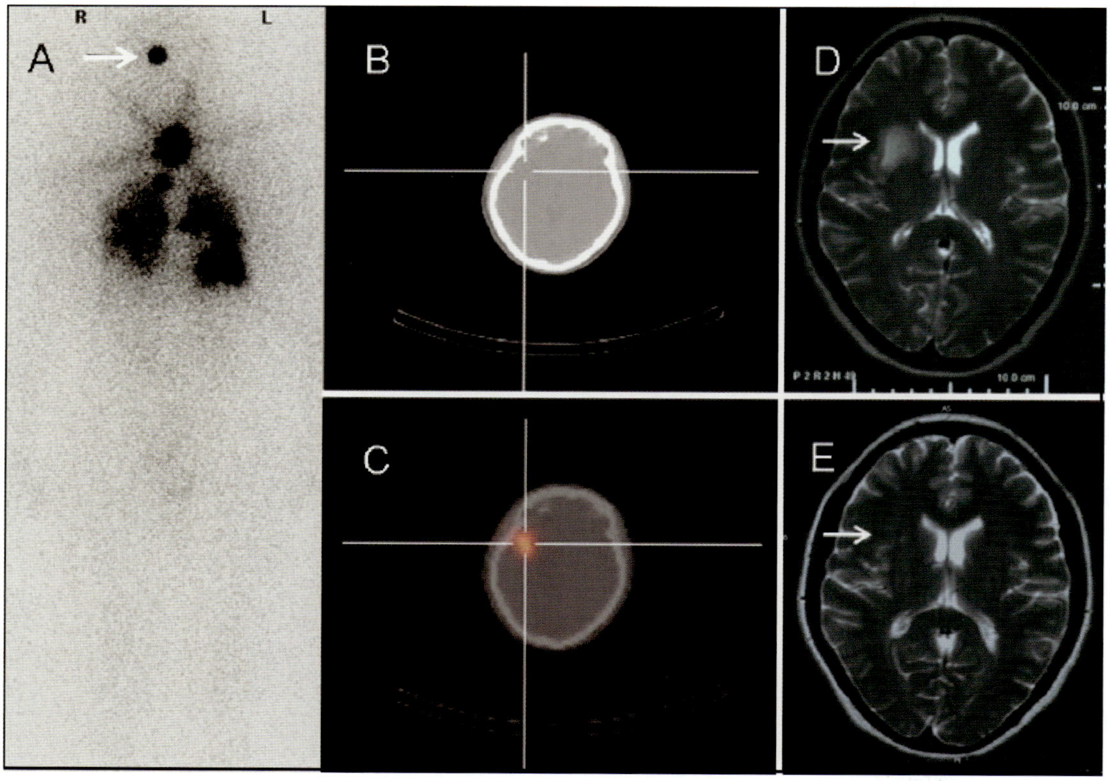

图 41-1 脑转移病灶

（上海交通大学附属第六人民医院　罗全勇提供）

病例 42　^{131}I 治疗 DTC 脑转移灶

患者男性，73 岁。

【主诉】甲状腺癌术后 3 年 8 个月，^{131}I 清甲治疗后 3 年 7 个月，^{131}I 第二次内照射治疗后 3 年 3 个月，^{131}I 第三次内照射治疗后 1 年余。

【现病史】患者于入院前 8 年发现甲状腺肿物，3 年 8 个月前就诊于我院甲状腺外科，行甲状腺癌根治术。病理：（双侧甲状腺）左侧甲状腺滤泡癌，体积 4.5 cm×4 cm×2.5 cm，呈浸润性生长，侵及甲状腺被膜，伴小灶状坏死；右侧甲状腺结节性甲状腺肿；（左三、四区）淋巴结可见癌转移（1/9），（左六区）淋巴结未见癌转移（0/2）。3 年 7 个月前就诊于我科，刺激状态下 TSH 64.830 μIU/ml，甲状腺球蛋白抗体（A-TG）27.09 IU/ml，甲状腺球蛋白（TG）359.00 ng/ml，颈部彩超提示左侧颈部淋巴结肿大，甲状腺吸碘率 6.80%，诊断为“甲状腺癌（$T_{4a}N_{1a}M_0$，Ⅲ期）、甲状腺癌术后、颈部淋巴结转移”，给予 ^{131}I 清甲治疗（120 mCi），治疗后 3 天行 ^{131}I 全身显像：颈前摄碘组织考虑残余甲状腺组织及颈部淋巴结转移灶。3 年 3 个月前因在 TSH 抑制状态下 Tg 明显升高，再次就诊于我科，刺激状态下 TSH 57.850 μIU/ml，A-TG 10.00 IU/ml，Tg 127.30 ng/ml，甲状腺吸碘率 3.50%，诊断为“甲状腺癌（$T_{4a}N_{1a}M_0$，Ⅲ期）、甲状腺癌术后、颈部淋巴结转移癌、^{131}I 清甲治疗后”，给予第二疗程 ^{131}I 内照射治疗（180 mCi），治疗后 3 天行 ^{131}I 全身显像：颈前摄碘组织，考虑颈部淋巴结转移癌。1 年前因在 TSH 抑制状态下 Tg 再次升高第三次就诊于我科，刺激状态下 TSH 62.730 μIU/ml，A-TG 14.75 IU/ml，Tg 119.50 ng/ml，甲状腺吸碘率 1.80%，考虑“甲状腺癌（$T_{4a}N_{1a}M_0$，Ⅲ期）、甲状腺癌术后、颈部淋巴结转移癌、二次 ^{131}I 内照射治疗后复发”，给予第三疗程 ^{131}I 内照射治疗（200 mCi）。现因在 TSH 抑制状态下 Tg 持续升高第四次就诊于我科，考虑“甲状腺癌（$T_{4a}N_{1a}M_0$，Ⅲ期）、甲状腺癌术后、颈部淋巴结转移、三次 ^{131}I 内照射治疗后复发”。因已停左甲状腺素钠（优甲乐）3 周，拟行第四疗程 ^{131}I 内照射治疗。

【既往史】患者既往体健，否认冠心病、高血压、糖尿病、肿瘤、脑卒中、精神病、创伤、肝硬化等病史，否认肝炎、结核等传染病史。否认骨折、外伤、手术史。否认食物及药物过敏史。家族中无甲状腺疾病以及遗传性疾病史。

【体格检查】

T 37.0℃，P 86 次 / 分，R 18 次 / 分，BP 125/80 mmHg。

神清语明，自动体位。偶有头痛，无头晕、恶心、呕吐等症状。颈部正中可见长约 7 cm 横行不规则瘢痕，无颈静脉怒张，无颈动脉异常波动，听诊未闻及甲状腺杂音。无声音嘶哑，无吞咽困难。双肺呼吸音清，未闻及干湿啰音。腹软，无压痛，肝脾肋下未触及。

【实验室检查】

甲功：TSH 62.510 μIU/ml，A-Tg 10.00 IU/ml，Tg 104.30 ng/ml。

PTH：27.4 pg/ml。

血钙：2.08 mmol/L。

肝功能、肾功能、血糖、血脂均未见明显异常。

【辅助检查】

心电图：窦性心律，正常心电图。

甲状腺摄碘功能测定：2 h 吸碘率 0.5%。

颈部彩超提示双侧颈部见小淋巴结，不除外转移，建议隔期复查。

肺部 CT 提示：左肺舌叶及双肺下叶少许炎变；双肺局限性肺气肿；纵隔、右肺门淋巴结钙化。

头部平扫＋增强 MRI：左侧颞叶见 T1WI 呈不均匀等低信号，T2WI 呈不均匀等高信号，灶周可见小片状高信号水肿；增强扫描呈不规则环形结节样强化（图 42-1）。

【诊断】

1. 甲状腺癌（$T_{4a}N_{1a}M_1$，Ⅳ b 期）

2. 甲状腺癌术后

3. 甲状腺功能减退症

4. 颈部淋巴结转移癌

5. 脑转移癌

6. 低钙血症

【治疗经过】

1. 口服 ^{131}I 内照射治疗（清灶治疗）：^{131}I 内照射治疗，250 mCi，一次口服。

2. 纠正低钙血症："钙尔奇 D" 600 mg 2 次 / 日；阿法骨化醇 1.0 μg 2 次 / 日。

3. 治疗后 3 天行 ^{131}I 全身显像：左侧颞叶摄碘灶，考虑脑转移癌；颈前摄碘组织，考虑颈部淋巴结转移癌。

【治疗效果】

1. 患者口服 ^{131}I 后 6 个月复查，无明显不适。神清语明，自动体位。无头痛、头晕、恶心、呕吐等症状。

甲功：TSH 0.21 μIU/ml，A-Tg 16.00 IU/ml，Tg 35.60 ng/ml（TSH 抑制状态下）。

PTH：28.3 pg/ml。

血钙：2.14 mmol/L。

肝功能、肾功能、血糖、血脂均未见明显异常。

头 MRI 平扫：左侧颞叶见 T1WI 呈不均匀混杂低信号，T2WI 呈不均匀混杂高信号。

颈部彩超提示双侧颈部见小淋巴结，不除外转移，建议隔期复查。

给予左甲状腺素钠（优甲乐）125 μg 1 次 / 日，钙尔奇 D 600 mg 1 次 / 日。

2. 患者口服 ^{131}I 后 1 年复查，无明显不适。神清语明，自动体位。无头痛、头晕、恶心、呕吐等症状。

甲功：TSH 0.15 μIU/ml，A-Tg 21.00 IU/ml，Tg 23.50 ng/ml（TSH 抑制状态下）。

PTH：23.6 pg/ml。

血钙：2.16 mmol/L。

肝功能、肾功能、血糖、血脂均未见明显异常。

头 MRI 平扫：左侧颞叶见 T1WI 呈不均匀混杂稍低信号，T2WI 呈不均匀混杂稍低信号。

颈部彩超提示双侧颈部见小淋巴结，部分伴大块状钙化影，建议隔期复查。

给予左甲状腺素钠（优甲乐）125 μg 1 次 / 日，钙尔奇 D 600 mg 1 次 / 日。

【治疗体会】

1. 患者老年男性，结合患者术后病理，刺激状态下 TSH、Tg 水平，甲状腺彩超及即将发表的最新美国肿瘤联合委员会（American Joint Committee on Cancer，AJCC）第 8 版甲状腺癌分期系统，初次入院时"甲状腺癌（$T_{4a}N_{1a}M_0$，Ⅲ期）"诊断明确。结合其 TNM 分期，给予 ^{131}I 清甲治疗（120 mCi）合理、规范。

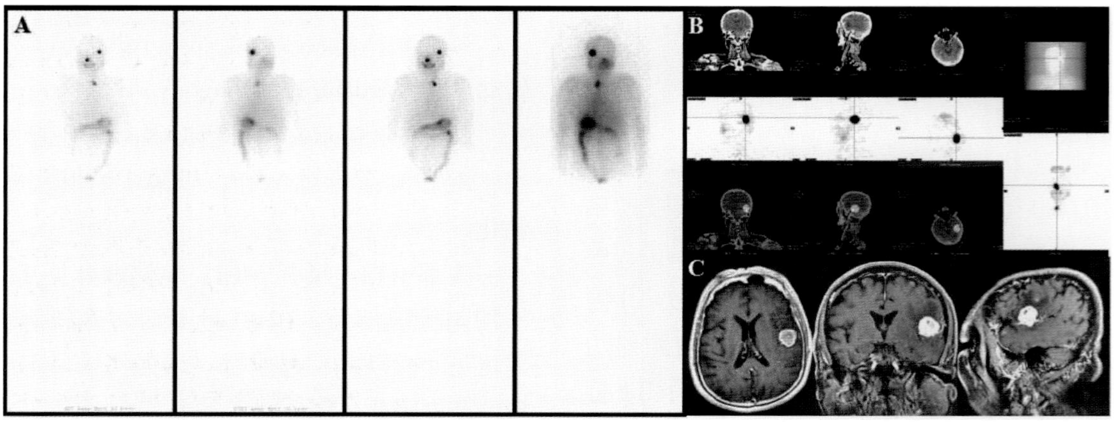

图 42-1 **A.** ^{131}I 全身显像：左侧颞叶放射性摄取增高灶；**B.** SPECT/CT：左侧颞叶见低密度结节影伴放射性摄取增高；**C.** MRI 增强：左侧颞叶结节，不规则环状强化

2. 患者治疗后，TSH 抑制状态下 Tg 水平持续升高，结合初次治疗后 ^{131}I 全身显像，考虑患者体内存在甲状腺癌转移灶，因此相继行两次清灶治疗，治疗剂量较初次清甲治疗剂量明显提高，分别为 180 mCi 和 200 mCi，治疗后 Tg 水平均较治疗前明显降低，表明治疗有效。

3. 本次入院前，患者 TSH 抑制状态下 Tg 水平再次持续升高，并且头颅 MRI 提示出现了脑转移灶，表明患者体内出现甲状腺癌远处转移灶，其 TNM 分期由"$T_{4a}N_{1a}M_0$，Ⅲ期"升为"$T_{4a}N_{1a}M_1$，Ⅳ b 期"。因前三次治疗后 Tg 水平均较治疗前明显降低，且之前治疗后行 ^{131}I 全身显像显示转移灶均有 ^{131}I 摄取，因此继续给予第四次 ^{131}I 内照射治疗（250 mCi）。

4. 治疗后 3 天行 ^{131}I 全身显像显示脑及颈部淋巴结转移灶摄碘，之后随访 1 年中患者一般状态良好，无头晕、头痛，无恶心、呕吐等症状。Tg 水平持续性下降，头 MRI 检查显示病灶信号减低，水肿减轻。表明此次 ^{131}I 治疗对脑及颈部转移灶治疗有效，可以继续观察其 Tg 水平及脑转移灶变化，必要时可以继续给予下一次 ^{131}I 内照射治疗。

【专家点评】

分化型甲状腺癌脑转移多发生在甲状腺滤泡状癌的患者，一般出现于晚期，预示预后不良。甲状腺滤泡状癌的患者治疗效果不如甲状腺乳头状癌，对此类患者的 ^{131}I 治疗建议给予较大活度的 ^{131}I，尤其是前三次治疗很关键。这个病例的治疗是有效的，尤其是脑转移的治疗经验在国内尚不多。^{131}I 治疗脑转移主要的并发症是辐射造成病灶周围水肿增加，尤其是颅内压增高，指南上建议同时给予糖皮质激素和甘露醇等药物联合治疗。该患者在治疗后没有出现颅内压增高的表现，可能与该患者年龄较大有关。治疗后患者血清 Tg 水平下降是一个治疗有效的指标，也是继续 ^{131}I 治疗的指征。虽然经过 ^{131}I 治疗后患者的脑转移引起的症状有所改善，但彻底治愈脑转移病灶是困难的，尤其是对于老年患者。

参考文献

[1] Perrier ND，Brierley JD，Tuttle RM. Differentiated and anaplastic thyroid carcinoma：Major changes in the American Joint Committee on Cancer eighth edition cancer staging manual. Ca Cancer J Clin，2018，68（1）：53-63.

[2] National Comprehensive Cancer Network.（NCCN）Clinical Practice Guidelines in Oncology. Thyroid Carcinoma，Version 2. 2017. https：//www.nccn.org/professionals/physician_gls/default.aspx#site.

[3] Saito F，Uruno T，Shibuya H，et al. Prognosis After Brain Metastasis from Differentiated Thyroid Carcinoma. World J Surg，2016，40：574-581.

[4] Lee HS，Yoo H，Lee SH，et al. Clinical characteristics and follow-up of intracranial metastases from thyroid cancer. Acta Neurochir 2015；157：2185-2194.

[5] 邓小莹，陈建平．甲状腺癌脑转移瘤存活 12 年一例报告．中华神经医学杂志，2011，10（9）：956-957.

[6] 余永利，朱瑞森，陆汉魁．^{131}I 治疗分化型甲状腺癌脑转移．中华核医学杂志，2003，23（1）：36-37.

（吉林大学第一附属医院　林承赫提供）

病例 43　^{131}I 治疗 DTC 皮肤转移灶

患者男性，82 岁。

【主诉】发现甲状腺结节 8 年余，甲状腺癌术后 8 年。

【现病史】患者 8 年余前自检发现左侧甲状腺结节，甲状腺超声示：甲状腺左叶囊实性包块，不排除癌可能。后行双侧甲状腺切除＋颈部淋巴结清扫术，术后病理示（左）甲状腺乳头状癌，伴淋巴结转移（5＋/24）。术后外院行 ^{131}I 清甲治疗一次（具体不详）。1 年前右颈部出现肿胀，4 月前加重，行超声检查：甲状腺左叶床区低回声结节，考虑转移灶可能；左颈Ⅱ b、Ⅳ区及锁骨上区，右颈Ⅲ、Ⅳ区及锁骨上区多发异常回声结节，考虑转移灶可能。查促甲状腺激素 5.21 mIU/L，甲状腺球蛋白 50.48 ng/ml，甲状腺球蛋白抗体 1.17 IU/ml。近 1 月前为核素治疗停左甲状腺素钠（优甲乐），停药 10 天后右侧颈部及右侧前胸壁出现多个红色类圆形皮下结节，大小不等，最大者约花生米大小，最小者约花椒大小，质地均较硬，活动度差，偶有压痛，部分结节逐渐增大。复查促甲状腺激素 45.24 mIU/L，甲状腺球蛋白 200.36 ng/ml，甲状腺球蛋白抗体 1.21 IU/ml。颈部超声提示：甲状腺左叶床区低回声结节，考虑转移灶；左颈Ⅱ b、Ⅳ区及锁骨上区，右颈Ⅲ、Ⅳ区及锁骨上区多发异常回声结节，考虑转移灶；右颈部肌层回声改变伴血供丰富，考虑癌肿侵犯。右侧腋下多发淋巴结肿大，转移可能。2016 年 9 月 9 日行右下颈部结节细针穿刺，病理示（胸部皮肤）低分化癌，结合病史及免疫组化，考虑为转移性甲状腺癌。

【既往史及家族史】既往体健，否认冠心病、高血压、糖尿病、肿瘤、脑卒中、精神病、创伤、肝硬化等病史。否认肝炎、结核等传染病史。否认骨折、外伤史，否认食物及药物过敏史。家族中无甲状腺疾病以及遗传性疾病史。

【体格检查】

生命体征平稳，神志清，查体合作。颈部可见长约 8 cm 手术瘢痕，甲状腺床区未触及异常结节，右侧颈部及右侧前胸壁出现多个红色类圆形皮下结节，大小不等，最大者约花生米大小，最小者约花椒大小，质地均较硬，活动度差，偶有压痛（图 43-1）。

【实验室检查】（表 43-1）

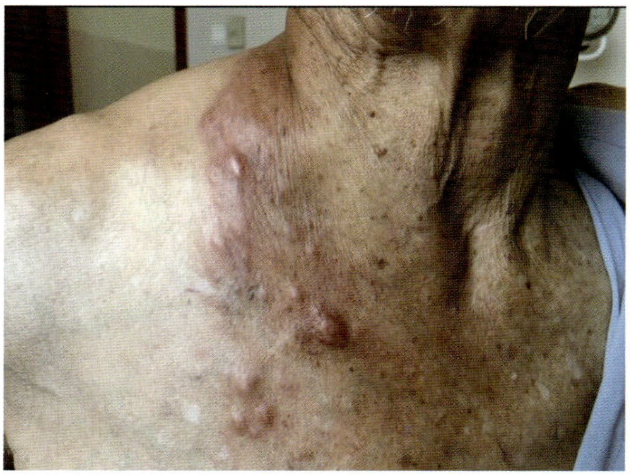

图 43-1　右颈胸部皮肤结节

表 43-1　实验室检查

	TSH（mU/L）	Tg（ng/ml）	TgAb（IU/ml）
2016 年 8 月 22 日	0.04	21.97	0.87
2016 年 9 月 12 日	45.24	200.36	1.21

【辅助检查】

手术标本病理（2008 年 8 月 7 日）：（左）甲状腺乳头状癌，伴淋巴结转移（5 + /24）；结节性甲状腺肿；（右）结节性甲状腺肿。肿块大小 4 cm×4 cm×2.5 cm，剖面灰白灰红，颗粒状，质中。镜下示肿瘤细胞核大深染，排列成乳头状或滤泡状，可见毛玻璃核、核沟，核内包涵体及核重叠，间质纤维增生。常规送检淋巴结：5 + /24（左气管食管沟：0/1，左颈前上 LN：1 + /7，左侧颈 LN：2 + /14，胸骨上窝 LN：2 + /2）。“右甲状腺叶”大小 4.5 cm×2.5 cm×1.5 cm，剖面灰红，质中，镜下示结节性甲状腺肿改变。

右下颈部结节细针穿刺病理（2016 年 10 月 6 日）：（胸部皮肤）低分化癌，结合病史及免疫组化，考虑为转移性甲状腺癌［免疫组化：TTF-1（+）、CK-pan（+）、VM（+）、PAX-8（+）、CK7（部分+）、TG（−）、WT-1（−）、Calretinin（−）、CK5/6（−）、EA（−）、SP-A（−）、NapsinA（−）、Calcitonin（−）］（图 43-2）。

颈部彩超（2015 年 9 月 7 日）（图 43-3）：①甲状腺左叶床区低回声结节，考虑转移灶可能；②左颈Ⅱ b、Ⅳ区及锁骨上区，右颈Ⅲ、Ⅳ区及锁骨上区多发异常回声结节，考虑转移灶可能；③右颈Ⅱ区可疑淋巴结肿大。

甲状腺增强 CT（2015 年 9 月 10 日）（图 43-4）：甲状腺术后，两侧锁骨上间隙多发肿大淋巴结，考虑转移。

右颈胸部浅表局部肿块彩超（2016 年 9 月 12 日）（图 43-5）：右颈部肌层回声改变伴血供丰富，考虑癌肿侵犯。

【诊断】

甲状腺乳头状癌（$pT_3N_{1b}M_1$，Ⅳ B 期）

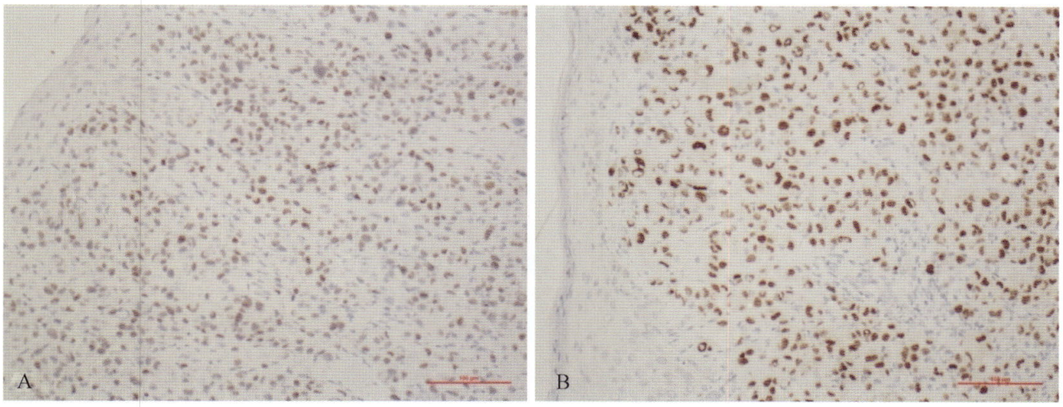

图 43-2 右颈胸部皮下结节活检免疫组化图

A. TTF-1 染色 ×200；**B.** Pax-8 染色 ×200

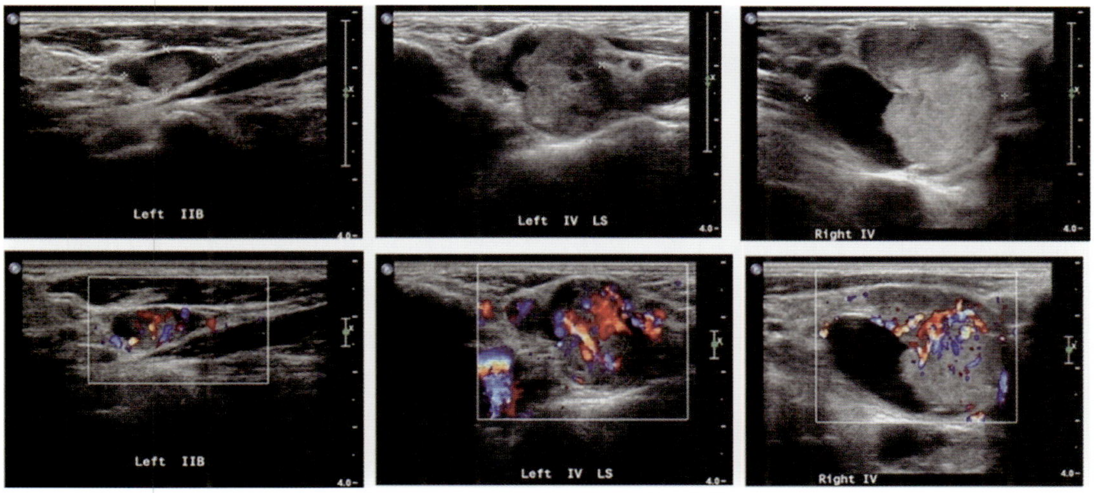

图 43-3 颈部彩超

甲状腺术后，左叶床区紧贴气管旁可见一大小约 0.54 cm×0.84 cm×0.83 cm 的低回声结节，界不清，轮廓不规则，内可见细点状钙化，血供丰富，右叶床区未见明显异常包块回声。左颈Ⅱ b 区及Ⅳ区、锁骨上区可见多发异常回声结节，Ⅱ b 区较大者 1.56 cm×0.76 cm，呈囊实性，轮廓不规则，血供丰富，左侧锁骨上较大者 2.32 cm×1.73 cm，呈囊实性，以实性为主；右颈Ⅱ b 区可见多发细小低回声结节，皮髓质分界欠清，其一 0.62 cm×0.35 cm，可见少许血流信号；右颈Ⅲ、Ⅳ区及锁骨上区可见多发异常回声结节，其中Ⅳ区较明显，大小约 3.40 cm×2.73 cm，呈囊实性，为多个融合，内可见点状钙化，血供丰富

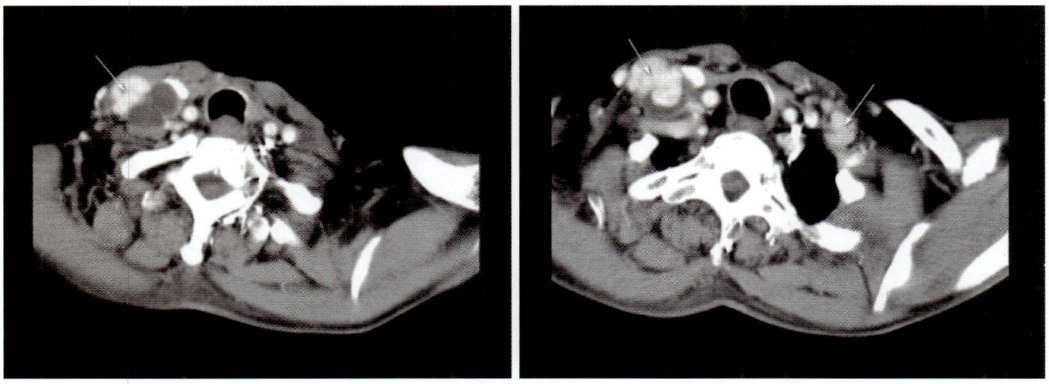

图 43-4 甲状腺增强 CT：右颈部及双侧锁骨上皮下结节（如箭头所示）

甲状腺切除术后，两侧锁骨上间隙见多发结节、肿块影，右侧明显，范围约 34 mm×37 mm，增强扫描可见不均匀明显强化，局部斑片无强化坏死区，两侧颈鞘间隙少许淋巴结影，轻度强化

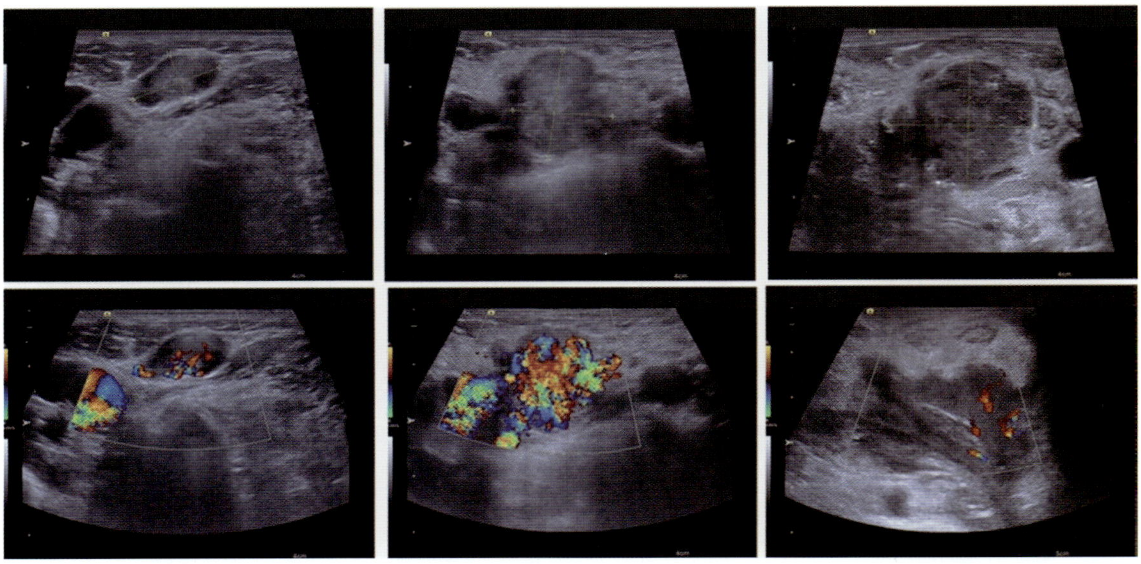

图 43-5　右颈胸部浅表局部肿块彩超

皮肤转移

【治疗经过】

1. 2008 年 9 月外院 ^{131}I 清甲治疗 1 次（具体不详）。

2. 2016 年 9 月 13 日 ^{131}I：150 mCi。

【治疗效果】

2016 年 9 月 19 日 ^{131}I 全身显像及颈胸部断层显像（图 43-6）：右颈部及双侧锁骨上多发软组织结节，部分摄取 ^{131}I，考虑甲状腺癌皮肤转移及淋巴结转移。

2016 年 10 月 5 日 ^{18}F-FDG 肿瘤代谢显像（图 43-7）：双侧颈根部（右侧为著）、右侧腋窝及右侧上胸部增厚伴多发结节，其内葡萄糖代谢增高，首先考虑转移。

【治疗体会及专家点评】

分化型甲状腺癌（differentiated thyroid cancer，DTC）起源于甲状腺滤泡细胞，它包括乳头状癌、滤泡状癌及 Hürthle 细胞癌。DTC 进展缓慢，大多数局限于甲状腺内，仅有少部分（4% ～ 15%）发生远处转移[1-2]，最常见的远处转移是肺和骨[3]。

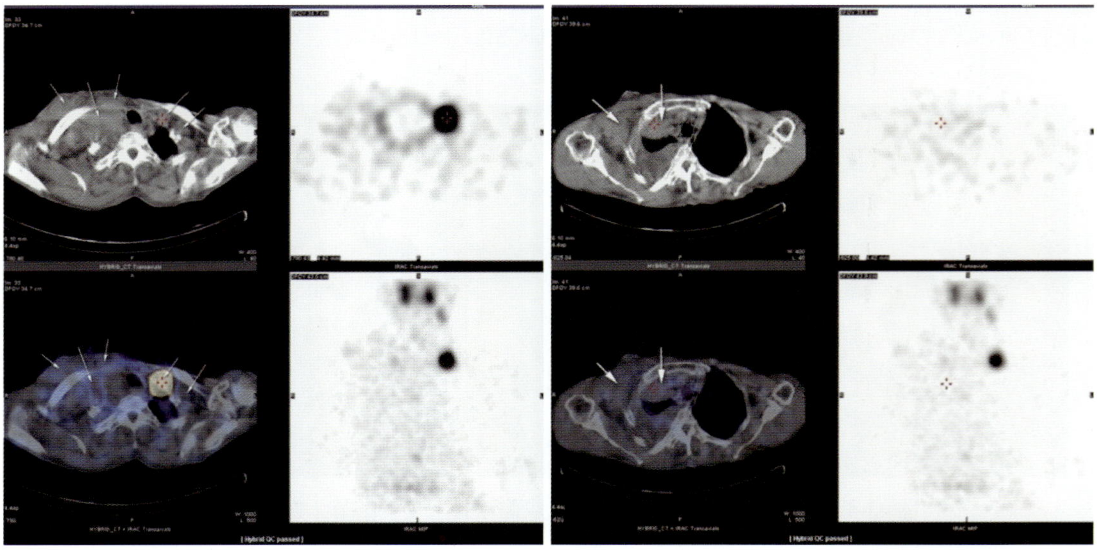

图 43-6　^{131}I 治疗后颈胸部断层图（右颈部及双侧锁骨上结节如箭头所示）

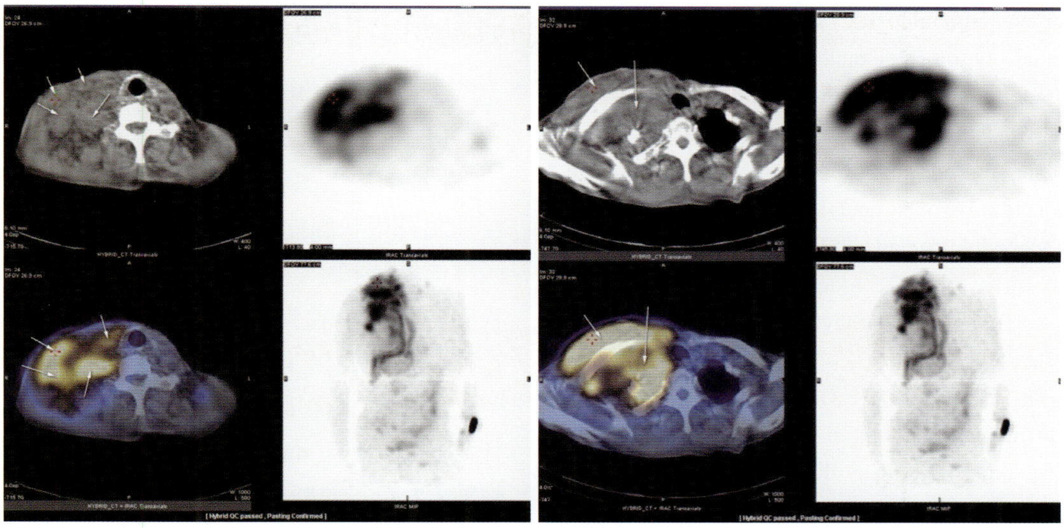

图 43-7 ^{18}F-FDG 肿瘤代谢显像（右颈部及双侧锁骨上结节如箭头所示）

其他部位的远处转移比较少见，包括脑、皮肤、肝、软组织、腮腺、乳腺、肾、胰腺等。

Madani A 等回顾了所有的 DTC 远处转移的文献，在 DTC 除肺和骨以外的少见转移中脑转移居首位（44%），其次是皮肤转移（17%）和肝转移（8%）[4]。DTC 皮肤转移的组织学表现各不相同[5-7]，乳头状癌在其中占一定优势（约 43%）。皮肤转移的平均发病年龄为 63 岁，男女发病率均等。皮肤转移可以是隐匿性 DTC 的首发症状，典型表现为缓慢生长的红斑或红色结节，常发生在头皮、面部及颈部，其中近 2/3 是头皮转移[8]。皮肤病变可以是孤立的或多发的，通常没有症状，少数发生溃疡。Varma 等[9]报道了 3 例乳头状癌皮肤转移出现溃疡。

DTC 发生皮肤转移常预后不良，临床一般采取姑息治疗。识别与明确 DTC 皮肤转移是监测病情的关键。临床发现红色皮肤结节，特别是头皮上的结节，应考虑 DTC 转移可能，这对有 DTC 病史的患者尤为重要。^{131}I 全身显像有助于诊断，对可疑病例应行细针穿刺或取活检，Tg 免疫组化染色是明确诊断的重要依据。

【专家点评】

这个病例资料比较齐全，该患者病情的主要特点是：一，术后没有及时进行规范的、系统性的治疗。二，存在多处淋巴结转移病灶。三，存在皮肤转移病灶。四，^{131}I 显像只有少数病灶摄碘，^{18}F-FDG 显像可以看到较多病灶显像。五，患者刺激性 Tg 水平较高。综上情况，该患者预后不好。皮肤转移多数发生在疾病较晚期、转移较广泛的病例。该患者皮肤转移病灶比较集中，多数在手术切口附近，可能是淋巴结转移病灶侵犯皮下组织的皮肤所致，也有可能是种植转移。对于该患者的治疗可以在 3 ～ 6 个月复查刺激性 Tg，如果明显降低，建议继续治疗。如果没有明显降低，可以给予 200 mCi ^{131}I 治疗，再观察 Tg 水平的变化，综合评估病情后再确定治疗方案。

参考文献

[1] Clark JR，Lai P，Hall F，et al. Variables predicting distant metastases in thyroid cancer. Laryngoscope，2005，115：661-667.

[2] Aggarwal V，Bhargav PR，Mishra A，et al. Clinicopathological characteristics and long-term outcome in patients with distant metastases from differentiated thyroid carcinoma. World J Surg，2007，31：246-247.

[3] Mazzaferri EL，Massoll N. Management of papillary and follicular（differentiated）thyroid cancer：new paradigms using recombinant human thyrotropin. Endocrine Related Cancer，2002，9：227-247.

[4] Madan A，Jozaghi Y，Tabah R，et al. Rare Metastases of Well-Differentiated Thyroid Cancers：A Systematic Review. Ann Surg Oncol，2015，22：460-466.

[5] Koller EA, Tourtelot JB, Pak HS, et al. Papillary and follicular thyroid carcinoma metastatic to the skin: A case report and review of the literature. Thyroid Off J Am Thyroid Assoc, 1998, 8: 1045-1050.
[6] Camacho V. Rodríguez-Revuelto A. Flotats A, et al. Skin metastasis of follicular thyroid carcinoma. Eur J Nucl Med Mol Imaging, 2010, 37: 1237.
[7] Karabekir H, Polat C, Aktepe F, et al. Unusual scalp metastasis from follicular thyroid carcinoma. Saudi Med J, 2011, 32: 849-851.
[8] Dahl PR, Brodland DG, Goellner JR, et al. Thyroid carcinoma metastatic to the skin: a cutaneous manifestation of a widely disseminated malignancy. J Am Acad Dermatol, 1997, 36: 531-537.
[9] Varma D, Jain S, Khurana N. Papillary carcinoma of thyroid presenting with skin ulceration. Cytopathology, 2007, 18: 260-271.

（浙江大学医学院附属邵逸夫医院
楼岑提供）

病例 44　^{131}I 治疗 DTC 多发转移灶

患者女性，36 岁。

【主诉】甲状腺癌术后 1 年余。

【现病史】患者于 2015 年 5 月因甲状腺结节在外院行甲状腺癌根治术及颈前正中区及左颈侧区淋巴结清扫术，术后病理报告：左叶结节性甲状腺肿伴微小乳头状癌，颈前正中区 2/5 淋巴结转移，左颈侧区 11/22 淋巴结转移。门诊口服左甲状腺素钠（优甲乐）100 μg/d 治疗。2016 年 5 月门诊检查 Tg 440.500 μg/L，TgAb 11.2 IU/ml，胸部 CT 示：双肺上叶结节，多发胸椎骨质破坏，考虑：肿瘤胸椎骨、肺部转移可能（图 44-1，图 44-2）。

【既往史和家族史】无其他疾病史。否认肝炎、结核或其他传染病史。无食物及药物过敏。手术史：甲状腺癌根治术。

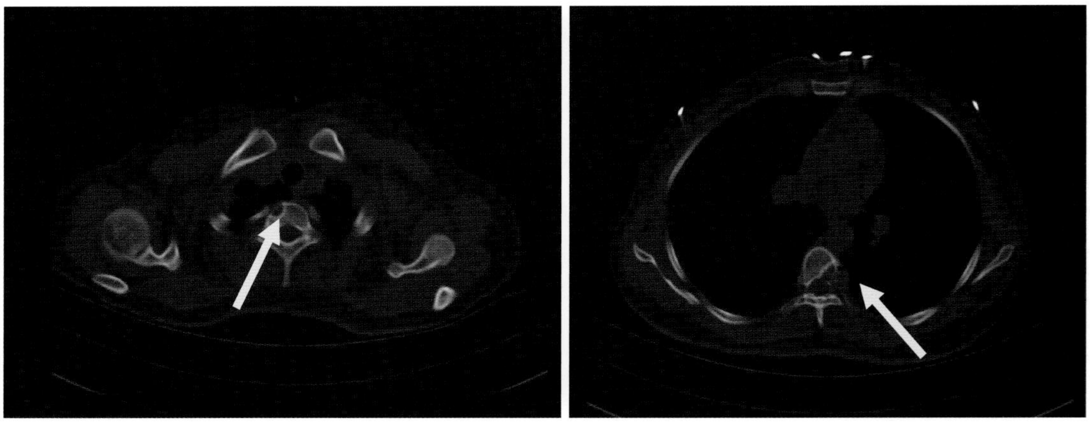

图 44-1　胸部 CT 示胸椎骨质破坏

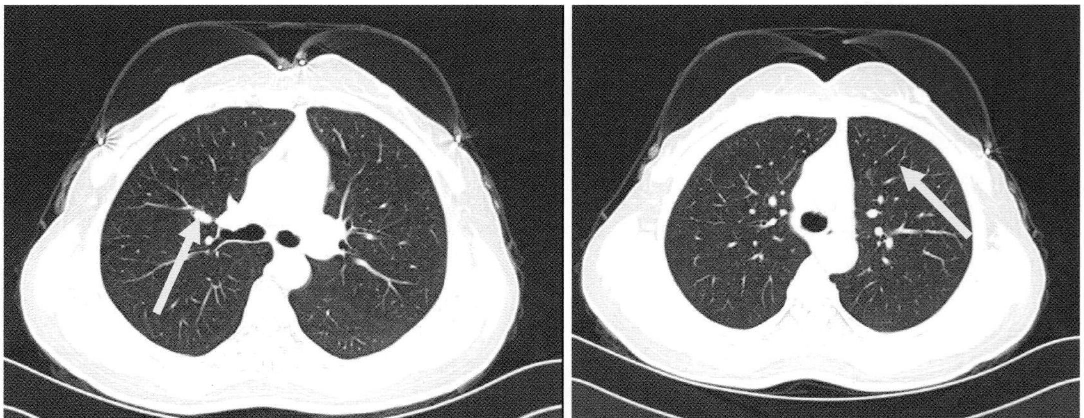

图 44-2　胸部 CT 示双肺结节

【体格检查】

T 36.8℃，P 80 次 / 分，R 20 次 / 分，BP 110/ 80 mmHg。

神志清楚，查体合作，正常面容，淋巴结未见明显异常。心率 80 次 / 分，心律未见明显异常，心音未见明显异常，无杂音。腹部外形正常，腹部触诊未见明显异常，无压痛及反跳痛，未触及腹部包块，肝脾肋下未触及。双下肢无水肿。生理反射存在，病理反射未引出。

【专科检查】

颈软无抵抗，气管居中，颈前区可及一长约 4 cm 手术瘢痕，愈合良好，双侧颈部未及结节及包块。

【化验】

血常规：正常。

肝功能：正常；肾功能：正常。

甲状腺激素及抗体：2016 年 5 月 2 日 FT_3 4.60（正常值 3.1 ～ 6.8）（pmol/L）；FT_4 25.52（正常值 12 ～ 22）（pmol/L）；TSH 0.161（正常值 0.27 ～ 4.2）（mIU/L）；TgAb 11.21（0 ～ 115）（IU/ml）；Tg 440.500（3.5 ～ 77）（μg/L）。

【辅助检查】

甲状腺彩超：颈部未见甲状腺。呈术后改变，双侧颈部多发淋巴结。

【诊断】

甲状腺癌根治术后

【治疗经过】

2016 年 6 月 15 日患者停用左甲状腺素钠（优甲乐）3 周后 FT_3 4.38（正常值 3.1 ～ 6.8）（pmol/L）；FT_4 8.60（正常值 12 ～ 22）（pmol/L）；TSH 17.860（正常值 0.27 ～ 4.2）（mIU/L）；TgAb 26.89（正常值 0 ～ 115）（IU/ml）；Tg ＞ 500（正常值 3.5 ～ 77）（μg/L）；甲状旁腺素：PTH 40.57 pg/ml。

2016 年 6 月 22 日行第 1 次口服 ^{131}I 150 mCi：4 天后行前后位 ^{131}I 全身显像见：颈前原甲状腺区可见显像剂浓聚灶，躯干、双侧肩关节、双侧髋关节及左侧膝关节可见散在显像剂异常浓聚灶，口腔及唾液腺未见显影，肝轻度显影。甲状腺 ^{131}I 断层显像＋胸部 CT 融合：原双侧甲状腺区见甲状腺组织残留，相应部位可见显像剂浓聚；双肺多发小结节及磨玻璃影，相应部位未见明显显像剂浓聚。颈部可见多发小淋巴结影，相应部位未见明显显像剂浓聚。胸椎、右侧肱骨头、左侧肩胛骨可见多发明显显像剂浓聚；肝左叶可见明显显像剂浓聚。结论：①颈前原甲状腺区部分甲状腺组织残留，相应部位伴摄碘功能。②全身多发骨骼（部位见上）明显异常摄碘功能灶，考虑全身多发骨转移；肝左叶摄碘功能灶，考虑转移可能性大，建议结合临床。③双肺多发小结节及磨玻璃影，未见明显摄碘功能，考虑转移可能，请结合临床（图 44-3，图 44-4）。

2016 年 7 月 25 日复查甲状腺功能：TSH 0.080 mIU/L，A-Tg19.99 μg/L，Tg ＞ 500.00 IU/ml。

2016 年 8 月 3 日复查胸部 CT：与前片相比，①双侧肺纹理增粗、紊乱，双肺下叶肺野透亮度不均，多考虑为双侧支气管炎表现；右肺上叶前段钙化点，与前相仿。②右上叶近肺门处见一结节影，大小约 1.0 cm×0.6 cm；左下叶可见直径约 0.3 cm 小结节影，以上结节与前相仿，建议定期复查。③左肺上叶大小约 4 mm 磨玻璃密度结节影，形态与前相仿，建议定期复查。④两肺门影不大，气管、双侧支气管叶、段分支通畅；纵隔淋巴结未见明显增大，纵隔部分淋巴结钙化。⑤扫描所及胸椎可见多发骨质破坏，提示转移可能，建议进一步检查。

2016 年 8 月 4 日前位及后位全身骨显像可见：全身骨骼及各关节显影欠清晰，右侧顶骨可见显像剂轻度异常浓聚灶，双侧多发肋骨、胸腰椎椎体显像剂分布不均匀减低，其余部位骨骼显像剂分布较均匀，未见明显异常。结论：右侧顶骨骨质代谢轻度异常活跃灶，双侧多发肋骨、胸腰椎椎体骨质代谢不均匀减低，提示：多发性骨转移可能性大，建议定期复查（图 44-5）。

2016 年 12 月 22 日患者停用左甲状腺素钠（优甲乐）3 周后 TSH 61.730 mIU/L，A-Tg 16.59 μg/L，Tg ＞ 500.00 IU/ml。入院行第二次 ^{131}I 治疗。

第二次 ^{131}I 治疗：口服 ^{131}I 200 mCi，6 天后行前位及后位全身显像（图 44-6）：颈前原甲状

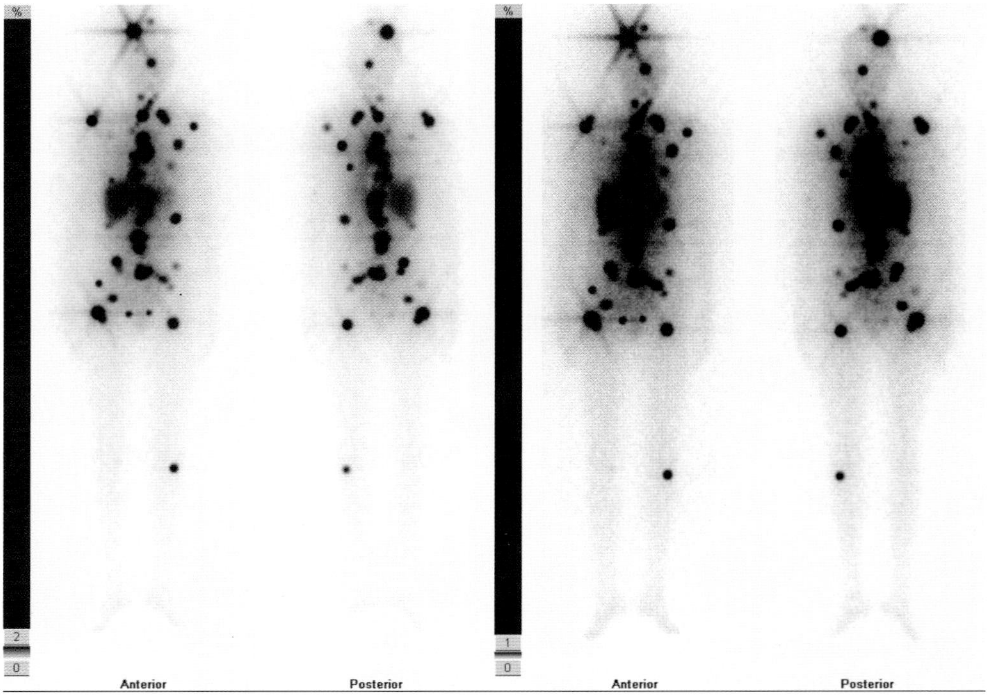

图 44-3　^{131}I 全身显像

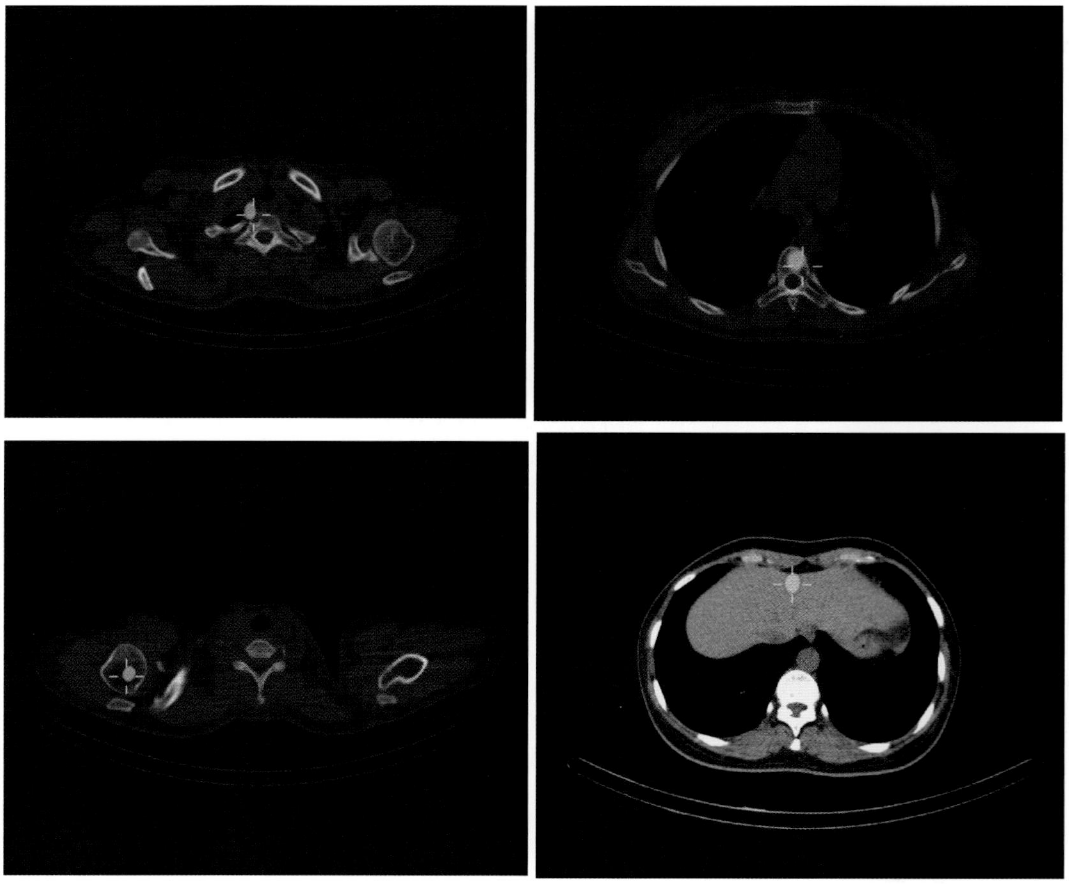

图 44-4　^{131}I 显像 /CT 融合显像

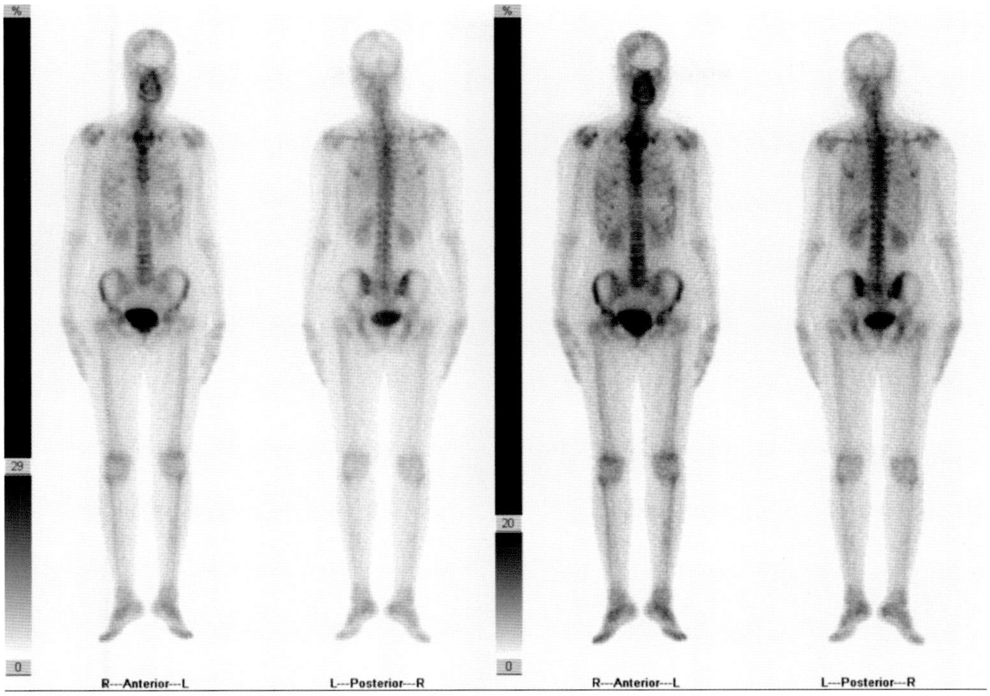

图 44-5 2016 年 8 月 4 日全身骨显像

腺区未见明显显像剂浓聚灶，口腔及唾液腺未见显影，胃、肝及膀胱隐约显影，颅骨、纵隔、双侧肩关节、肋骨、脊柱、骨盆、股骨及左侧膝关节部位可见散在显像剂浓聚灶，全身其余部位未见明显异常显像剂浓聚灶。结论：①颈前原甲状腺区未见明显甲状腺组织残留，相应部位未见明显摄碘功能，与上次检查（2016 年 6 月 26 日）比较颈前区摄碘组织基本消失。②全身骨骼多发（部位见上）异常摄碘功能灶，较前次检查病灶总数减少，摄碘程度有所减低，肝未见异常摄碘影。颈前区多发小淋巴结，未见明显摄碘功能，考虑多为非特异性改变。③全身其余部位未见明显异常的摄碘功能病灶。

围 ^{131}I 治疗期对症支持治疗：

护肝：肌苷片 0.1 g，3 次 / 日口服，水飞蓟宾 70 mg 3 次 / 日口服；

升白细胞：利可君片 20 mg 3 次 / 日口服；

促进唾液分泌：维生素 C 0.2 g，3 次 / 日咀嚼；

^{131}I 治疗后不良反应及处理：应用 ^{131}I 治疗后，患者并未出现特殊不良反应。

治疗后用药情况：碘治疗三天后开始服用左甲状腺素钠（优甲乐）。

出院后医嘱：院外隔离两周，继续口服左甲状腺素钠（优甲乐），定期复查甲状腺功能、肺部 CT、骨骼显像及颈部超声，不适随诊。

【治疗效果】

血常规：正常。

游离甲功（2017 年 11 月 21 日）：FT_3 6.53 pmol/L，FT_4 16.92 pmol/L，TSH 0.743 mIU/L，ATg ＜ 10.00 IU/L，Tg 6.980 μg/L。

肝功能：正常。

2017 年 10 月 24 日复查骨显像（图 44-7）与前次检查（2016 年 8 月 4 日）比较示：①顶骨、双侧胸锁关节、第 4 ～ 5 胸椎、骶骨及右侧股骨上段骨质代谢轻度活跃灶，枕骨、部分颈椎、胸骨、第 3 ～ 4 腰椎、右侧骶髂关节、双侧耻骨及左侧股骨上段骨质代谢稍活跃不均，考虑骨转移可能，与上次检查（2016 年 8 月 4 日）比较部分病灶骨质代谢稍活跃，建议必要时进一步检查。上颌骨骨质代谢轻度活跃不均，考虑局部炎症可能，建议随访。②全身其余骨骼骨质代谢未见明显异常，建议定期复查。

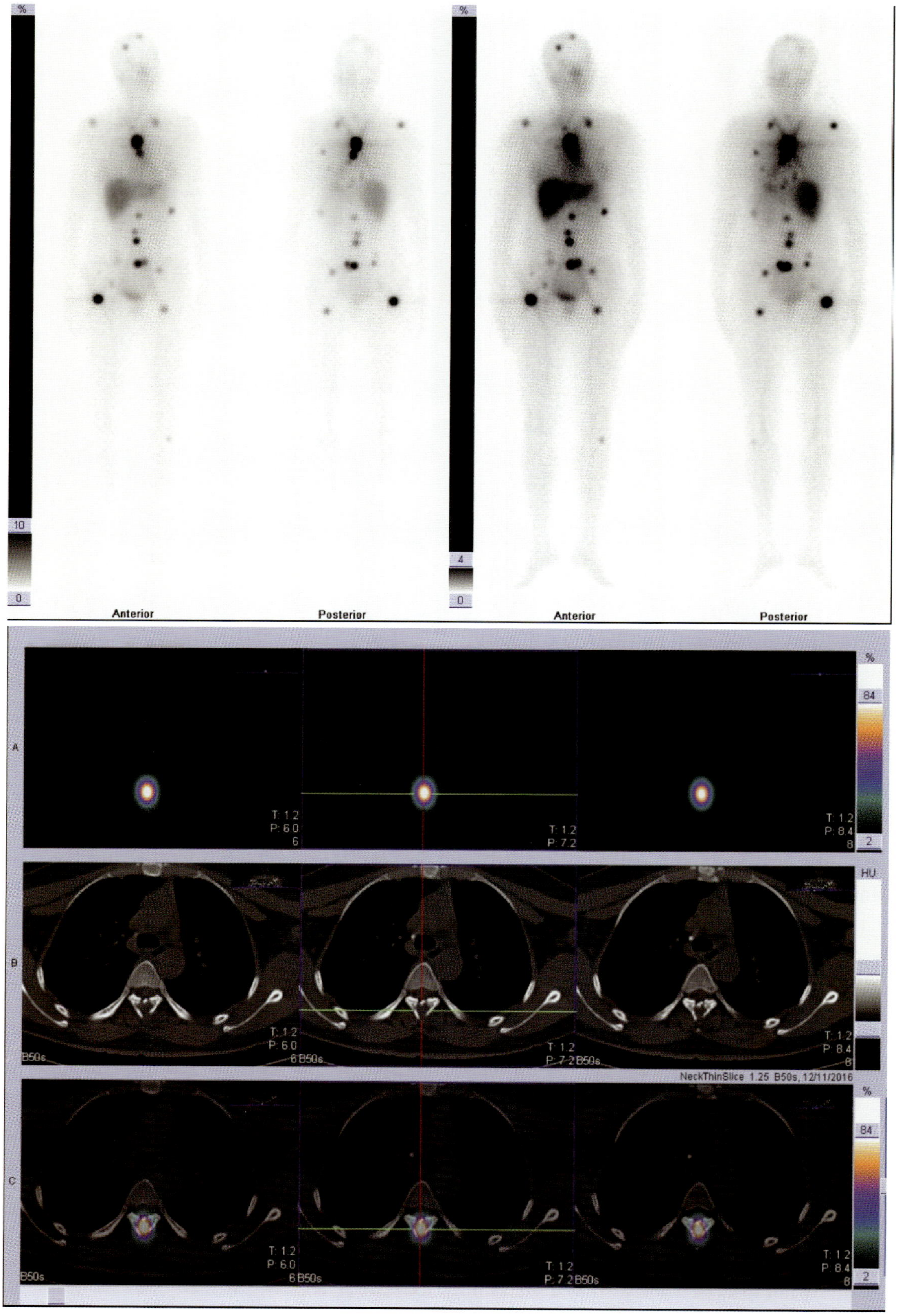

图 44-6　第二次 ^{131}I 治疗后全身骨显像及 CT 融合

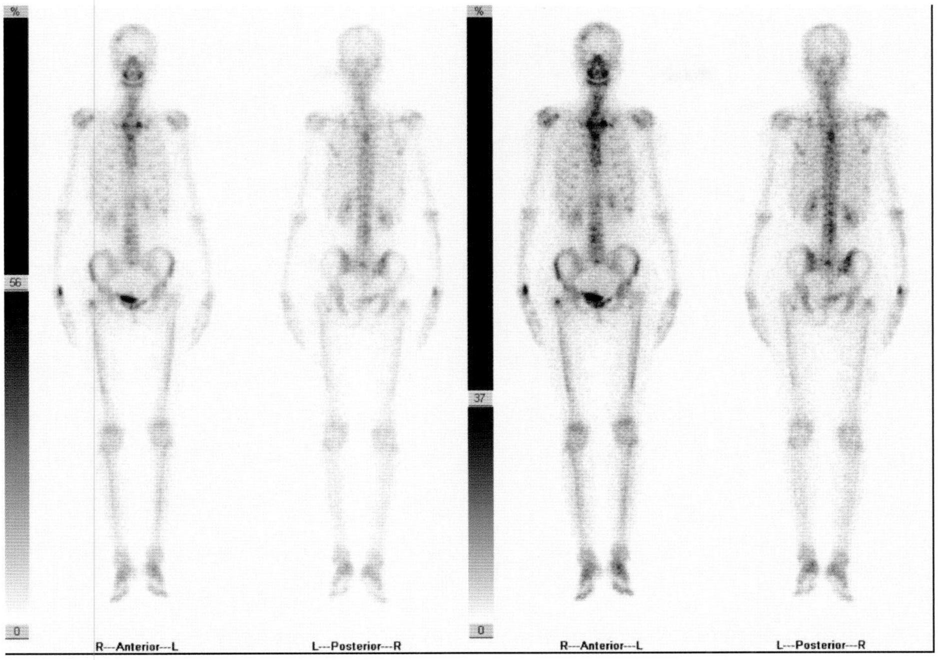

图 44-7 2017 年 10 月 24 日骨显像

2017 年 11 月 21 日复查甲功六项：FT_3 6.53（正常值 3.1 ～ 6.8）（pmol/L）；FT_4 16.92（正常值 12 ～ 22）（pmol/L）；TSH 0.743（正常值 0.27 ～ 4.2）（mIU/L）；ATg ＜ 10.00（正常值 0 ～ 115）（IU/ml）；Tg 6.980（正常值 3.5 ～ 77）（μg/L）。

碘治疗有效，半年后继续下一次 ^{131}I 治疗。

【专家点评】

1. 世界卫生组织定义甲状腺微小乳头状癌（papillary thyroid microcarcinoma，PTMC）为直径小于 1.0 cm 的甲状腺乳头状癌。由于临床诊疗技术水平的提升以及体检的普及等多种因素的影响，PTMC 的检出率明显升高。部分 PTMC 患者就诊时已经伴有局部组织受侵、颈部淋巴结转移以及远处转移。PTMC 患者中这种“小病灶，大转移”的情况在临床并不少见[1]，一项基于 SEER 数据库的回顾性分析显示，PTMC 的腺外侵犯率为 6.3%，淋巴结转移率为 16.6%，远处转移率为 1.1%[2]。该患者缺乏关键的术后评估环节，因为尽管是甲状腺微小乳头状癌，但已出现淋巴结转移，且淋巴结转移率高，在术后复发风险分层中属于中危风险，应进行术后评估，关注术后血清学及影像学疗效反应，以免错失及时的 ^{131}I 治疗及改善病情的机会。

2. 该患者在术后 1 年即发现骨转移、肝转移、可疑肺转移，经过间隔半年的 2 次碘治疗后，骨转移病灶摄碘好，治疗后血清学 Tg 下降迅速（若在大于 500 ng/ml 的最高上限时与检验科协调进行稀释，则更有助于有效评估 Tg 疗效反应），目前未提示明确的影像学获益，因病灶依然有较明显的摄碘，有再次碘治疗的指征。目前国际指南中针对这类患者的再次 ^{131}I 治疗时间间隔仍存争议，考虑再次的 ^{131}I 治疗并无直接达到根治可能，兼顾患者的放射性辐射剂量及其远期不良反应的发生率，建议定期对该患者进行后期随访，期间要结合 Tg 水平变化及影像学前后对比，择期基于前次 ^{131}I 治疗获益的前提下，在 Tg 不再下降时再考虑下次 ^{131}I 治疗。针对可疑肺转移灶，因尚不能明确其是否为甲状腺癌肺转移，建议定期监测胸部 CT 变化，如病灶持续增大伴血清 Tg 增高趋势，且再次 ^{131}I 治疗仍无摄碘，考虑碘难治性可能，建议针对其进行肿瘤科等多学科会诊，必要时应用索拉非尼等靶向治疗。

3. 针对患者的 TSH 抑制治疗，该患者最后一次复查结果（2017 年 11 月 21 日）TSH 0.743 mIU/L，TSH 抑制不佳，对于远处转移的患者，TSH 应抑制在 0.1 mIU/L 以下。

4. 一项荟萃分析的文章中提及，PTMC 诊治过程中，多灶、伴有淋巴结转移与疾病的复发有密切的关系[3]。另外，BRAF 基因 V600E 突变是 PTC 最常见的基因变异形式，虽然 BRAF 基因突变的发生率和病灶的大小并无直接联系[4]，但却与甲状腺乳头状癌复发、转移等不良预后密切相关[5]，也是 ^{131}I 疗效欠佳的主要原因之一。建议有条件时可行 BRAF 基因等检测，以协助评估患者预后，并指导后期 ^{131}I 治疗方案。

参考文献

[1] Cappelli，C. Aggressiveness and outcome of papillary thyroid carcinoma（PTC）versus microcarcinoma（PMC）：A mono-institutional experience. Journal of Surgical Oncology，2007，95（7）：555-560.

[2] Wang T S，Goffredo P，Sosa J A，et al. Papillary Thyroid Microcarcinoma：An Over-Treated Malignancy？. World Journal of Surgery，2014，38（9）：2297-2303.

[3] Roti，E. Thyroid papillary microcarcinoma：a descriptive and meta-analysis study. European Journal of Endocrinology，2008. 159（6）：659-673.

[4] Fernandez，I.J. Clinical Significance of BRAF Mutation in Thyroid Papillary Cancer. Otolaryngology-Head and Neck Surgery，2013，148（6）：919-925.

[5] Tufano，R.P. BRAF Mutation in Papillary Thyroid Cancer and Its Value in Tailoring Initial Treatment. Medicine，2012. 91（5）：274-286.

（华中科技大学同济医学院附属协和医院
曹卫提供）

病例 45　^{131}I 治疗 DTC 多发转移灶

患者女性，63 岁。

【主诉】甲状腺滤泡性腺癌术后 6 年余。

【现病史】患者 6 年余前（2011 年 11 月 19 日）因“左颈部肿块”于“新乡市中心医院”行“左侧甲状腺全切加峡部切除术”，术后病理（新乡市中心医院）：（左侧）甲状腺滤泡性乳头状癌；右侧甲状腺组织伴钙化。2014 年 6 月 5 日因“腰部疼痛”于“新乡市中心医院”行“腰椎肿瘤切除术”，术后病理示：腰部肿瘤甲状腺滤泡转移癌。2014 年 6 月 25 日于“新乡市中心医院”行“右侧甲状腺切除加右侧喉返神经探查术”，术后病理回报：右侧结节性甲状腺肿。2014 年 7 月 14 日我院病理会诊（A20145200）：甲状腺滤泡性腺癌，侵及包膜外软组织。患者 2014 年 9 月、2015 年 3 月、2015 年 9 月、2016 年 3 月、2016 年 8 月分别于我科口服 ^{131}I 200 mCi、200 mCi、200 mCi、200 mCi、200 mCi 治疗，末次治疗后碘全身及断层显像示：①甲状腺清除完全；②左右肩胛骨、右前第 8 肋转移；L4 转移；③左肺下叶结节（未见放射性分布）；④胆囊结石。2016 年 9 月、10 月、11 月均注射“唑咪膦酸”治疗。平素“左甲状腺 150 μg/d、175 μg/d”交替口服抑制、替代治疗，入院前已停服一个月。本次拟行 ^{131}I 治疗就诊于我科，门诊以“甲状腺恶性肿瘤”收入院。患者患病以来神志清，精神可，食欲正常，大小便正常。无头晕、头痛，无手足搐搦，无心悸。停“左甲状腺片”后患者体重无增加，稍感乏力，无面肿。

【既往史及家族史】2014 年 6 月于“新乡市中心医院”行“腰椎肿瘤切除术”，2014 年 6 月输血 1200 ml（具体不详）。否认高血压、心脏病史，否认糖尿病、脑血管疾病史，否认肝炎、结核、疟疾病史，预防接种史不详，否认外伤史，否认食物、药物过敏史。母亲于 2007 年因“垂体瘤并发症”去世；父亲于 2015 年 6 月去世，具体原因不详。1 弟于 2013 年 11 月因“心肌梗死”去世，余 2 弟 2 妹与 2 子均体健。自诉家族中无结核、肝炎，否认遗传性疾病和甲状腺肿瘤病史。

【体格检查】

T 36.5℃，P 64 次 / 分，R 16 次 / 分，BP 130/83 mmHg。

神清，查体合作，全身皮肤黏膜无黄染、皮疹及瘘管，无肝掌、蜘蛛痣；皮下无结节，皮肤湿润，弹性良好，全身浅表淋巴结未及肿大，腹部平坦，腹壁浅静脉无曲张，未见胃肠型及蠕动波；腹软，腹部无压痛及反跳痛，肝肋下未触及，未及包块，肝区叩痛阴性，肾区无叩痛，无移动性浊音，听诊肠鸣音正常，约 4 次 / 分。颈部可见弧形横手术瘢痕，愈合良好，未触及明显肿大淋巴结残留，甲状腺未触及，胸部未闻及明显干湿啰音。

【实验室检查】

FT_3 3.02（正常值 3.28 ～ 6.47）pmol/l；FT_4 0.01（正常值 7.9 ～ 14.4 p）pmol/L；TSH ＞ 100.00（正常值 0.34 ～ 5.6）mIU/L；Ag 193.80（正常值 1.15 ～ 130.77）ng/ml。

血常规及肝肾功能未见明显异常。

【辅助检查】

病理会诊：甲状腺滤泡性腺癌，侵及包膜外软组织。

彩超结果示：甲状腺缺如（手术切除）。双侧腮腺、双侧颌下腺未见明显异常。双侧颈部未见异常肿大淋巴结。

【诊断】

甲状腺滤泡性腺癌术后多发转移

【治疗经过】

1. 手术治疗：行“左侧甲状腺全切加峡部切除术”，术后新乡市中心医院病理：（左侧）甲状腺滤泡性乳头状癌；右侧甲状腺组织伴钙化；行“腰椎肿瘤切除术”，术后病理示：腰部肿瘤甲状腺滤泡转移癌；行“右侧甲状腺切除加右侧喉返神经探查术”，术后病理回示：右侧结节性甲状腺肿。

2. ^{131}I 治疗：2014 年 9 月、2015 年 3 月、2015 年 9 月、2016 年 3 月、2016 年 8 月于我科口服 ^{131}I 200 mCi 治疗。2017 年 2 月于我科再次口服 ^{131}I 200 mCi。

3. 抗骨转移治疗：2016 年 9 月、2016 年 10 月、2016 年 11 月、2017 年 3 月均注射“唑来膦酸 每次 4 mg”治疗。

4. 平素“左甲状腺片 150 μg/d、175 μg/d”交替口服抑制、替代治疗。

【治疗效果】

患者老年女性。多发骨及软组织转移。诊断甲状腺恶性肿瘤后，手术切除甲状腺及颈部转移淋巴结组织及腰椎肿块。手术 3 个月后行 ^{131}I 治疗，两年半经 6 次 ^{131}I 治疗。

经 4 次 ^{131}I 治疗后血清抑制甲状腺球蛋白从最高大于 481 ng/ml 下降至约 14 ng/ml（表 45-1）。

碘全身及局部断层融合显像提示转移灶变小减少，血清学疗效及影像学结果一致。

2014 年 9 月首次治疗后 ^{131}I 全身显像及颈部局部断层融合显像示：①残留甲状腺显影；②左右肺、右下腹壁、多发骨转移；③右侧腹膜后混杂密度灶；④骶管-右侧第 2 骶孔扩大（骶管囊肿？神经鞘瘤？）；⑤脂肪肝，胆囊结石（图 45-1，图 45-2）。

表 45-1　治疗后复查患者甲状腺球蛋白变化趋势

时间	TSH（mIU/ml）	Tg（ng/ml）
2014 年 10 月	2.23	＞ 481
2015 年 4 月	0.12	227.22
2015 年 10 月	1.33	82.12
2016 年 10 月	0.09	15.94
2017 年 4 月	0.33	35.39
2017 年 8 月	0.02	13.68
2017 年 11 月	0.09	14.57

注：TSH 参考值为 0.34 ～ 5.6 mIU/ml

2015 年 3 月、2016 年 9 月 ^{131}I 治疗后：转移灶数目较前减少，体积较前减小（图 45-3，图 45-4）。

2016 年 3 月、2016 年 8 月 ^{131}I 治疗后：转移灶数目较前进一步减少，体积较前更小（图 45-5，图 45-6）。

2017 年 3 月末次 ^{131}I 治疗后碘全身及局部断层融合显像示：①甲状腺清除完全；②左肺、多发骨转移；③骶管-右侧第 2 骶前孔占位灶（骶管囊肿 / 其他？），建议进一步检查；④子宫肌瘤？建议：进一步超声检查；⑤胆囊结石（图 45-7，图 45-8）。

抗骨转移治疗后骨痛减轻，逐步好转，左甲状腺素抑制替代治疗后，维持生理需要甲状腺功能水平。

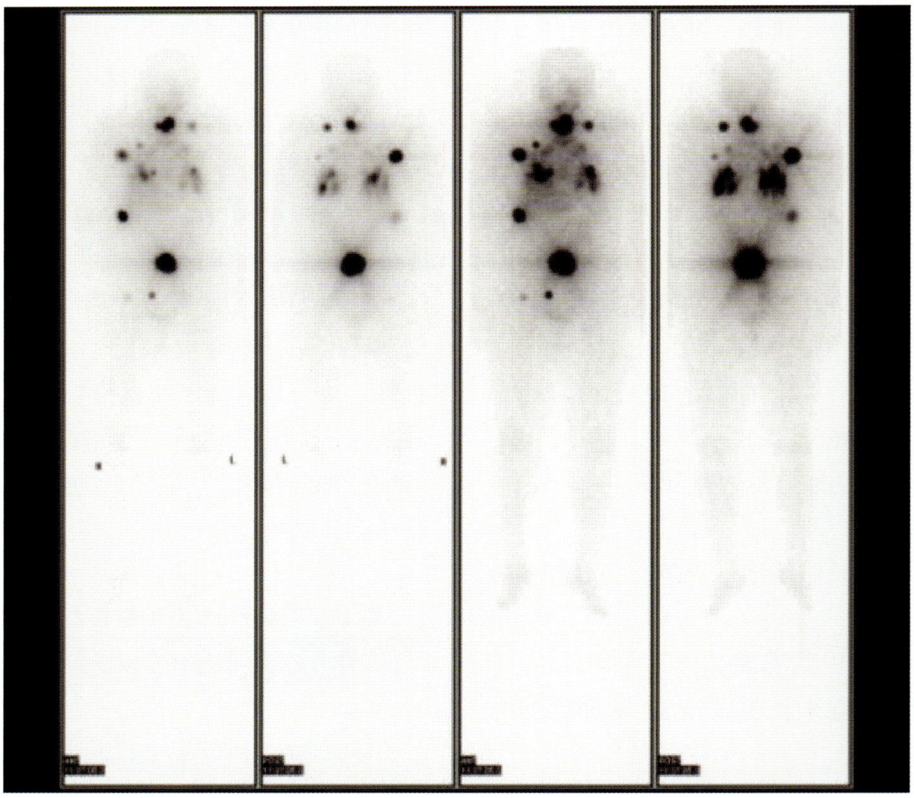

图 45-1 首次治疗后 ^{131}I 全身显像

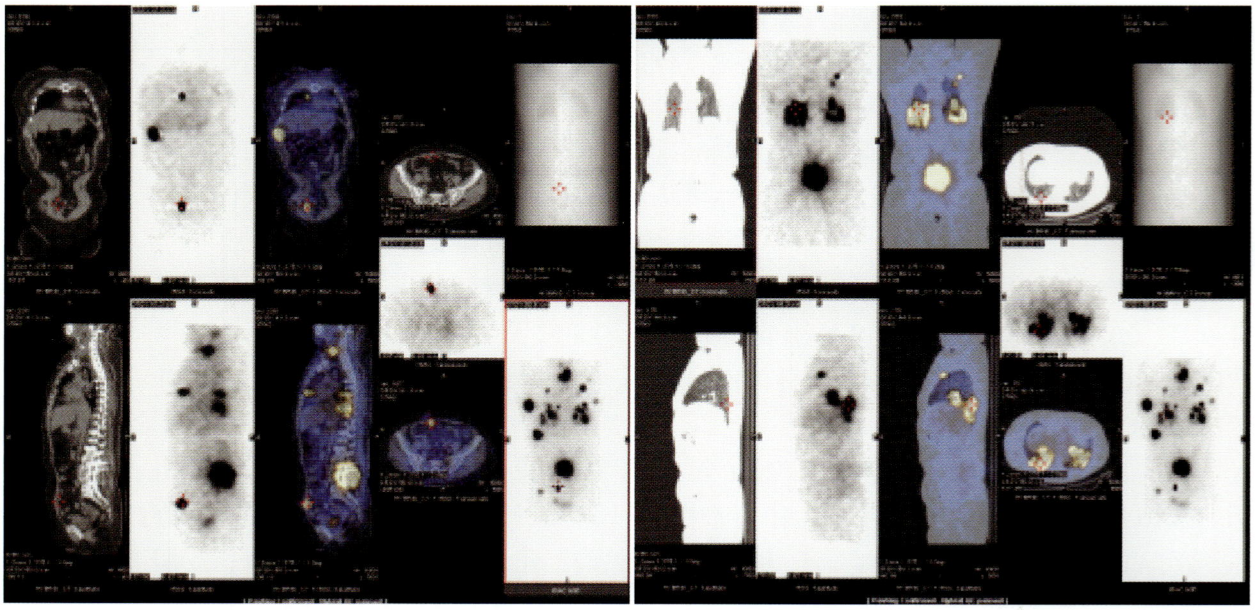

图 45-2 首次治疗后颈部局部断层融合显像

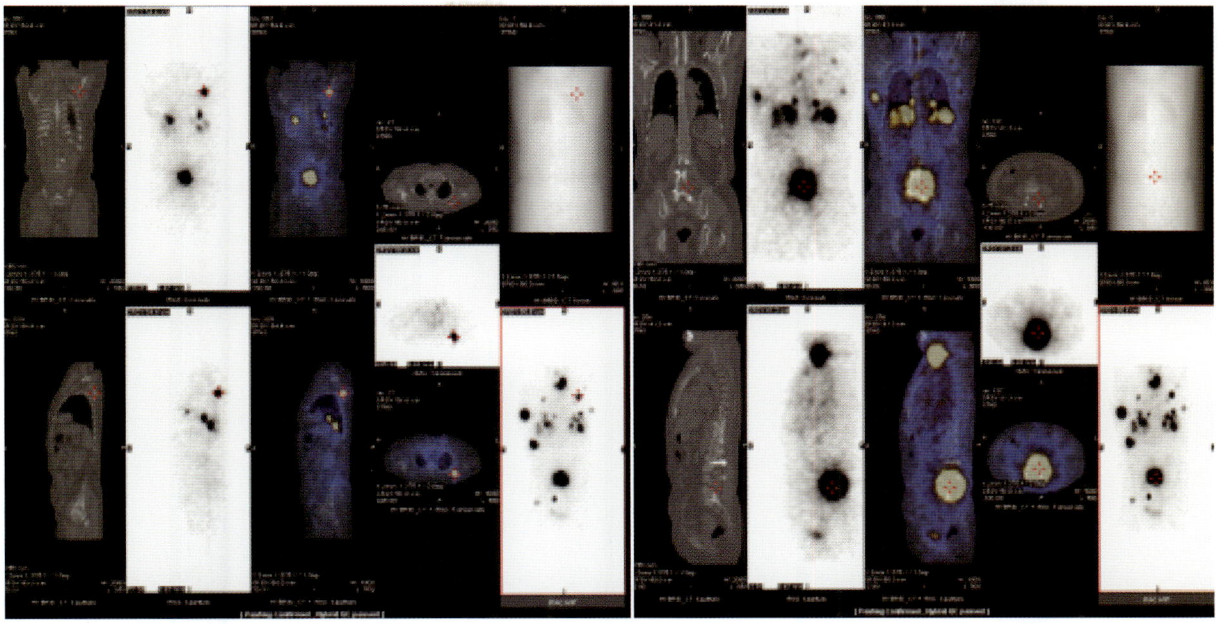

图 45-2（续）

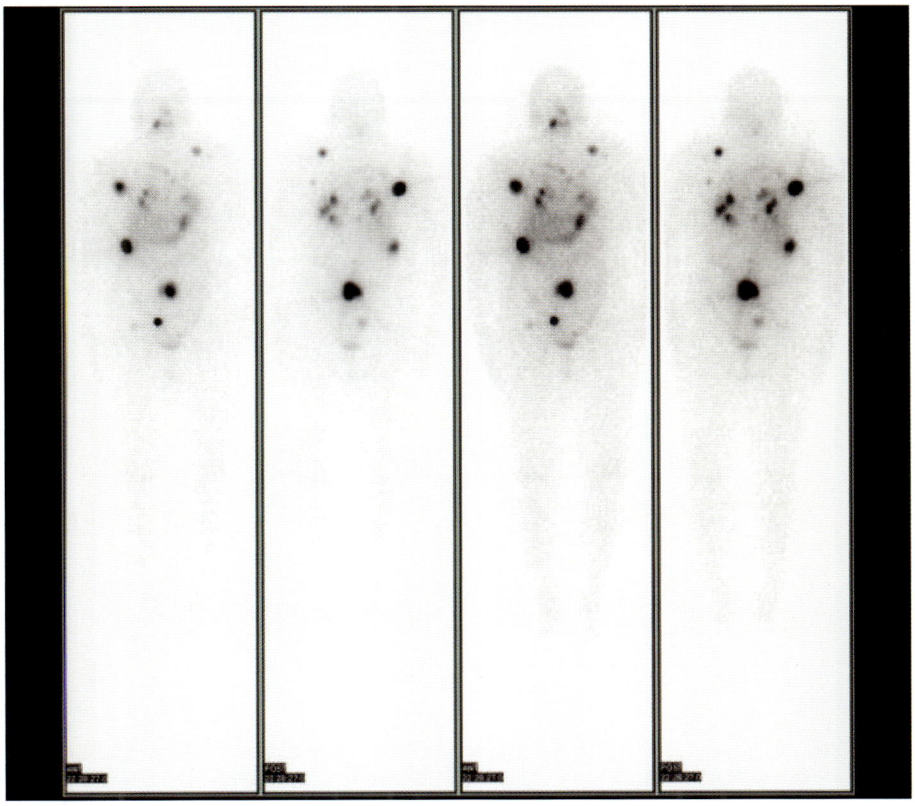

图 45-3　2015 年 3 月 ^{131}I 治疗后碘全身显像

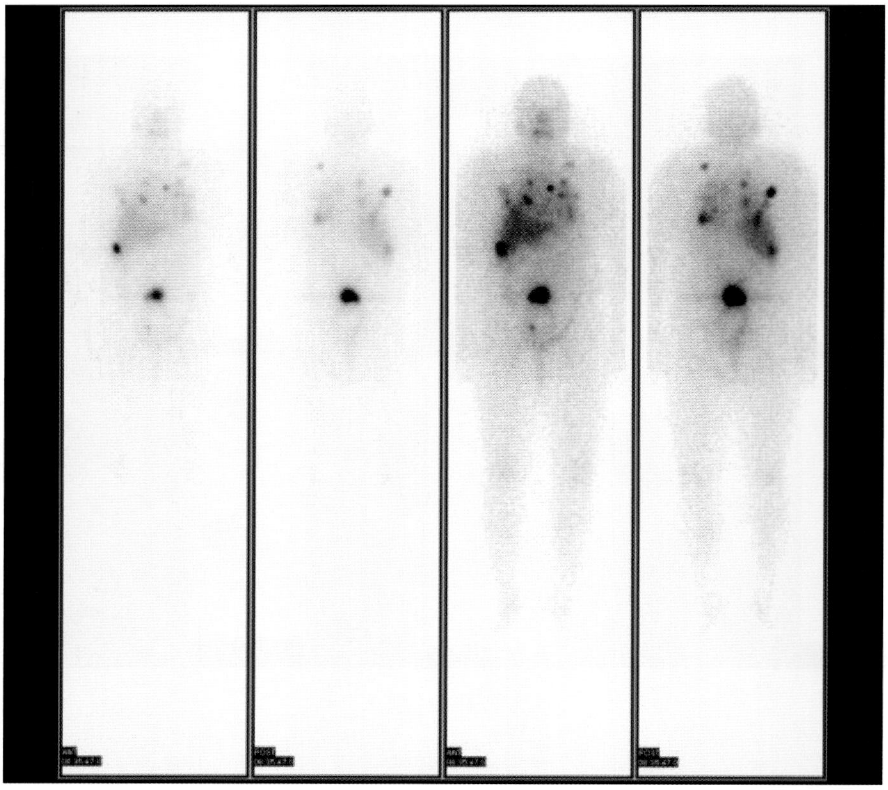

图 45-4 2016 年 9 月 ^{131}I 治疗后碘全身显像

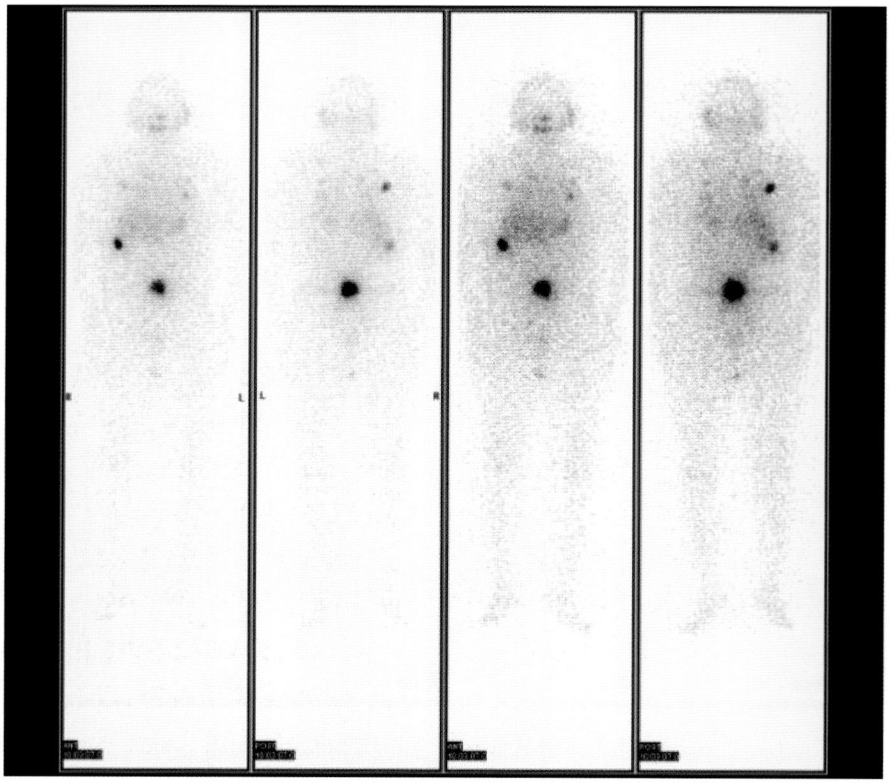

图 45-5 2016 年 3 月 ^{131}I 治疗后碘全身显像

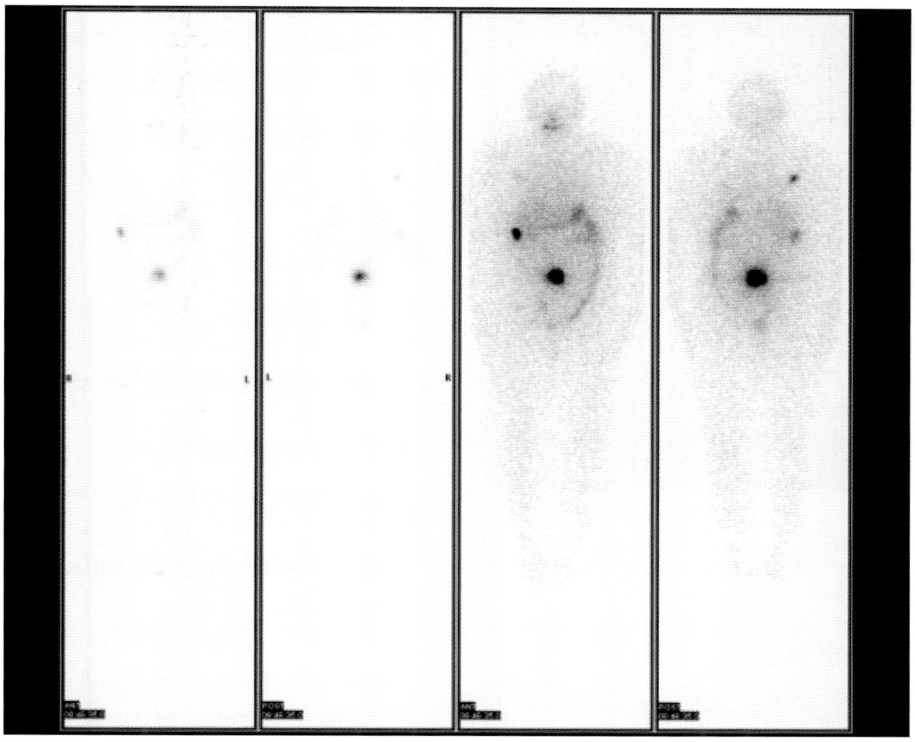

图 45-6　2016 年 8 月 ^{131}I 治疗后碘全身显像

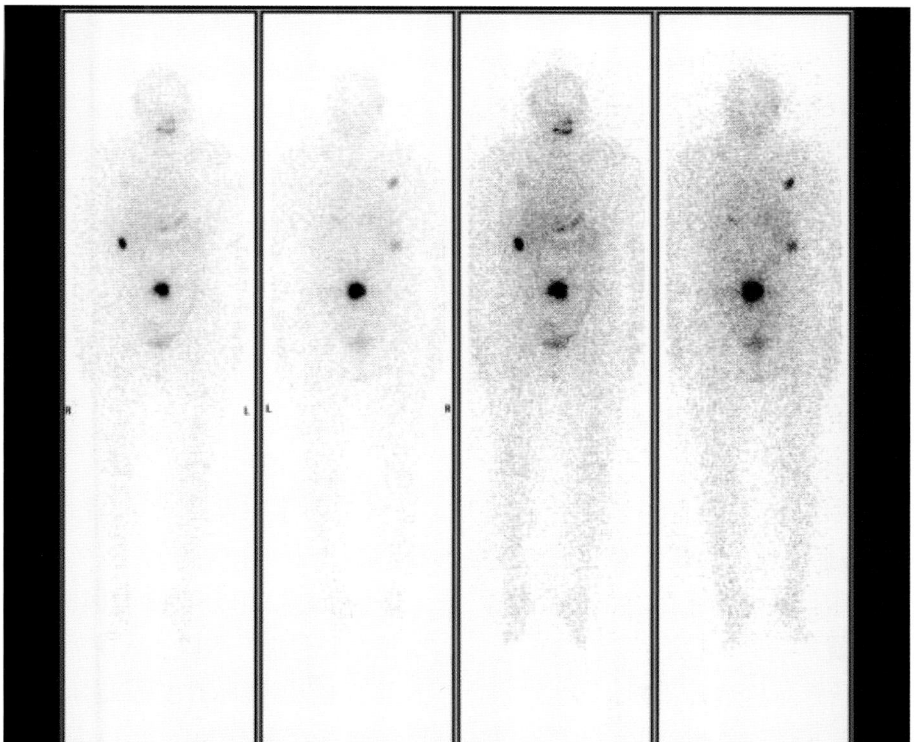

图 45-7　末次治疗后碘全身显像

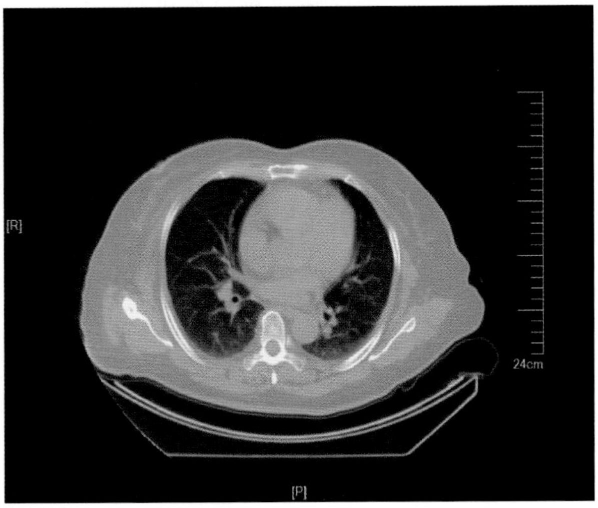

图 45-8 末次治疗后断层显像

【专家点评】

尽管 DTC 整体预后较好，但仍有约 10% 的患者发生远处转移[1-2]。有文献提示在远处转移的 DTC 患者中约 44.4% 伴有至少 1 处骨转移，其中 25.9% 为单纯骨转移，18.5% 则为肺转移合并骨转移[3]。相较于甲状腺乳头状癌，甲状腺滤泡癌更易发生骨转移，本病例即为甲状腺滤泡癌。文献提示，高达 78% 的骨转移 DTC 患者伴有脊髓压迫、病理性骨折、肿瘤相关高钙血症、需外放疗解救等骨不良事件，严重降低了患者的生活质量[4]。甲状腺癌骨转移的治疗手段包括 ^{131}I 治疗、手术治疗、外照射治疗、介入栓塞、双膦酸盐治疗等。对于能摄取 ^{131}I 的骨转移灶，^{131}I 是首选的治疗方案。骨转移灶虽然很少能经 ^{131}I 治疗治愈，但是病灶摄碘的骨转移患者仍可通过 ^{131}I 治疗改善生存率，故国际指南推荐该部分患者行 ^{131}I 治疗，且推荐治疗剂量为 100 ～ 200 mCi[5]。目前对于 ^{131}I 对骨转移治疗的疗效评估及治疗间隔目前仍存争议，应动态观察患者的血清学及影像学变化，并结合患者临床表现审慎评估治疗获益及再次治疗的必要性。就本病例，我们可以看到，在 2017 年之后的 ^{131}I 治疗尽管病灶摄碘，但并未使血清 Tg 水平进一步下降，因此，应慎重考虑再次 ^{131}I 治疗的目的及获益。对于伴有多发骨转移或伴有骨相关事件的碘难治性 DTC 患者，国际指南则推荐单用双膦酸盐类 / 地诺单抗治疗，或双膦酸盐类 / 地诺单抗治疗与其他全身治疗方法联用[5]。因此，这类患者的后续治疗，建议更多地汇总肿瘤科、骨科等多学科治疗方案，以提高患者生存质量为目的，在获益的前提下治疗。

参考文献

[1] Mazzaferri，E. L. Current Approaches to Primary Therapy for Papillary and Follicular Thyroid Cancer. The Journal of Clinical Endocrinology & Metabolism，2001，86（4）：1447-1463.

[2] Schlumberger MJ，Filetti S，Hay ID. Non toxic goiter and thyroid neoplasia.//Larsen RP，Kronenberg HM，Melmed S，Polonsky KS，eds. Williams'textbook of endocrinology. 10th ed. Philadelphia：WB Saunders Company：457-490.

[3] Durante C，Haddy N，Baudin E，et al，Long-term outcome of 444 patients with distant metastases from papillary and follicular thyroid carcinoma：benefits and limits of radioiodine therapy. J Clin Endocrinol Metab，2006，91（8）：2892-2899.

[4] Azeez F，Vivien L，Hernan T，et al. Skeletal-Related Events due to Bone Metastases from Differentiated Thyroid Cancer. The Journal of Clinical Endocrinology & Metabolism，2012，97（7）：2433-2439.

[5] Haugen B R，Alexander E K，Bible K C，et al. 2015 American Thyroid Association Management Guidelines for Adult Patients with Thyroid Nodules and Differentiated Thyroid Cancer. Thyroid，2016，26（1）：1-133.

（河南省肿瘤医院　杨辉提供）

病例 46　^{131}I 治疗 DTC 多发转移灶

患者女性，25 岁。

【主诉】甲状腺癌术后，放射性碘二次治疗后。

【病史】2015 年 12 月因心包积液原因待查，结核性心包炎？入院。入院后完善相关检查，行颈部 B 超及胸部 CT 扫描提示甲状腺癌，多发淋巴结转移。遂于 2015 年 12 月 9 日在全麻下行甲状腺全切＋颈淋巴结清扫＋颌面颈深部肿物切除术＋喉返神经探查＋美容缝合术，术后给予对症支持治疗，伤口愈合良好。术后病理示：左叶甲状腺乳头状癌，颈部淋巴结转移。于 2016 年 1 月于核医学科进行首次放射性 ^{131}I 清甲＋清灶治疗，剂量 130 mCi，治疗后 ^{131}I 全身显像提示甲状腺癌颈淋巴结转移、双肺转移（图 46-1）。

2016 年 5 月于核医学科再次进行 ^{131}I 清灶治疗，剂量 170 mCi，治疗后显像提示甲状腺癌肺转移，病灶数目较 2016 年 1 月明显减少（图 46-2）。

现治疗后 4 个月，停左甲状腺素钠（优甲乐）1 个月，来我科复查。发病以来，精神、食

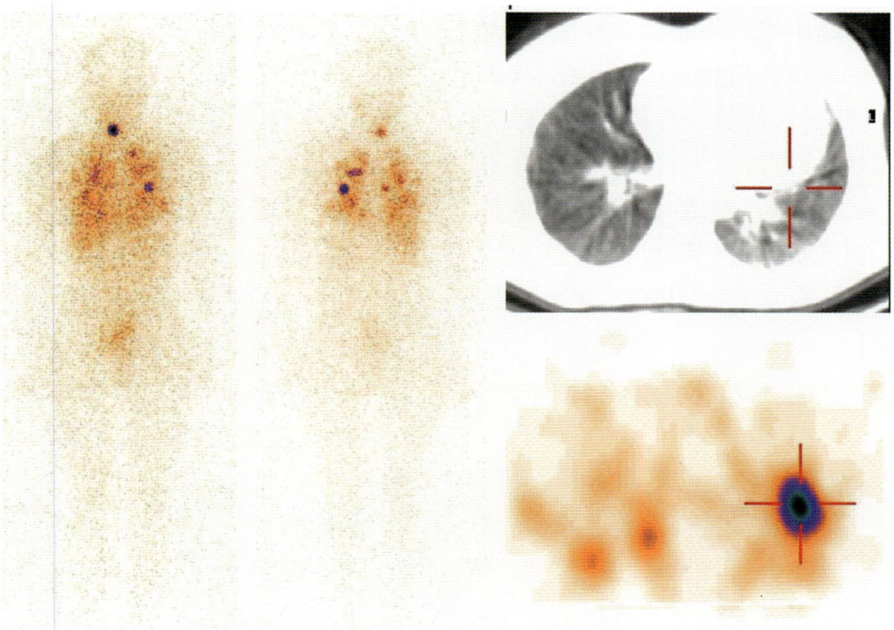

图 46-1 第一次 ^{131}I 治疗后影像

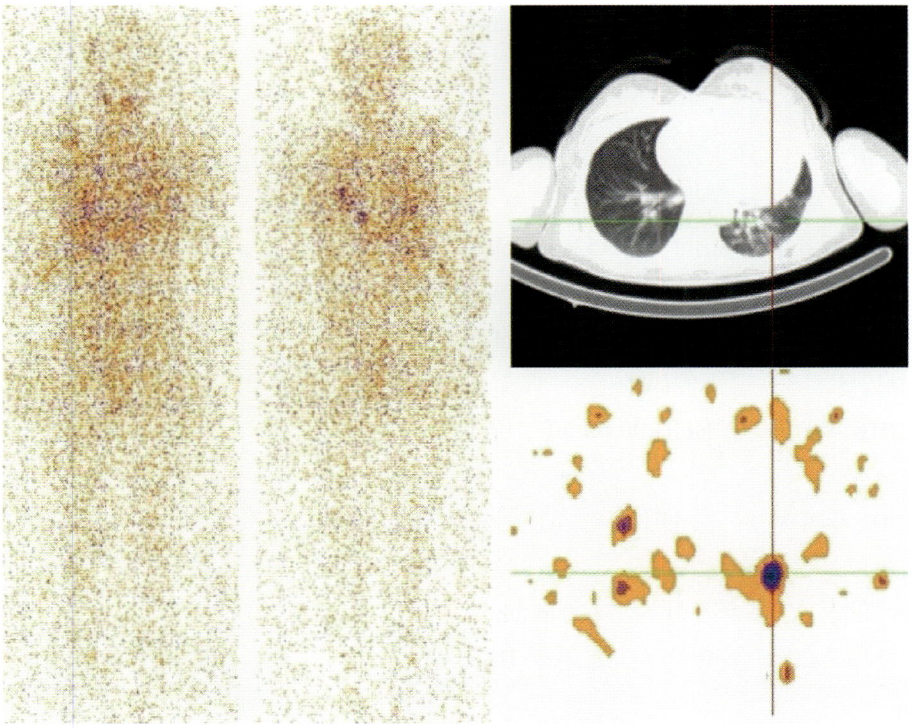

图 46-2 第二次 ^{131}I 治疗后影像

欲一般，睡眠一般，大便正常，尿量正常，体重下降约 5 kg。

【既往史及家族史】否认肝炎、结核、疟疾病史，否认高血压、心脏病史，否认糖尿病、脑血管疾病、精神疾病史，否认手术、外伤、输血史，否认食物、药物过敏史，预防接种史不详。

【个人史】久居本地，无疫区、疫情、疫水接触史，无牧区、矿山、高氟区、低碘区居住史，无化学性物质、放射性物质、有毒物质接触史，无吸毒史，无吸烟、饮酒史。月经史：初潮 13 岁，3 ～ 6/28 ～ 30 天，末次月经 2015 年 11 月 26 日。月经周期规则，月经量中等，颜色正常。无血块、无痛经；适龄结婚，育有 1 女，体健。无冶游史。

【体格检查】

T 36.6℃，P 100 次 / 分，R 23 次 / 分，BP 96/67 mmHg。

发育正常，营养良好，正常面容，表情自如，自主体位，神志清楚，查体合作。全身皮肤黏膜无黄染，无皮疹、皮下出血、皮下结节、瘢痕，毛发分布正常，皮下无水肿，无肝掌、蜘蛛痣。全身浅表淋巴结无肿大。心、肺、腹未见明显异常。专科查体：颈软，气管居中，胸骨上窝上 1 cm 处可见长约 8 cm 手术瘢痕，甲状腺未触及，颈部未触及肿大淋巴结。

【实验室检查】

甲功九项（2015 年 12 月 7 日）：Tg 115 ng/ml，T_3、T_4、TSH 大致正常。

（2016 年 1 月 5 日）Tg 5 ng/ml，T_3 0.536 ng/ml，TSH 82.2 μIU/ml。

（2016 年 5 月 9 日）Tg 0.88 ng/ml，T_3 0.598 ng/ml，TSH 86.3 μIU/ml。

血常规（2016 年 9 月）：HGB 90.00 g/L，余大致正常。

尿常规（2016 年 9 月）：白细胞 1 + /μl、白细胞计数 61.67/μl。

红细胞沉降率测定（2016 年 9 月）：54.00 mm/h。

贫血因子三项（2016 年 9 月）：维生素 B_{12} 161.60 pmol/L。

风湿三项（2016 年 9 月）：C 反应蛋白 38.30 mg/L。

血气分析（2016 年 9 月）：二氧化碳分压 39.00 mmHg，氧分压 94.00 mmHg，酸碱度 7.440。

肿瘤标志物、降钙素原检测、传染指标八项、B 型前脑钠肽、血尿 β2-MG、凝血、肝肾功能、电解质、心肌酶谱测定均未见明显异常。

【辅助检查】

心电图：窦性心律，心率 96 次 / 分。

胸部 CT（2015 年 12 月 5 日）：①右肺下叶前基底段渗出影，纵隔及双侧腋窝未见明显肿大淋巴结；②心包少量积液。

胸部 CT（2016 年 5 月 17 日）：右肺下叶炎症，纵隔未见明显肿大淋巴结。

甲状腺超声（2015 年 12 月 2 日，2016 年 5 月 17 日）：甲状腺术后，双侧颈部可见肿大淋巴结。

支气管镜提示：双侧支气管黏膜未见明显异常。

【诊断】

甲状腺乳头状癌术后二次 ^{131}I 治疗后

【复查经过】

1. ^{131}I 全身显像（5 mCi）：全身未见明显摄碘灶（图 46-3）。

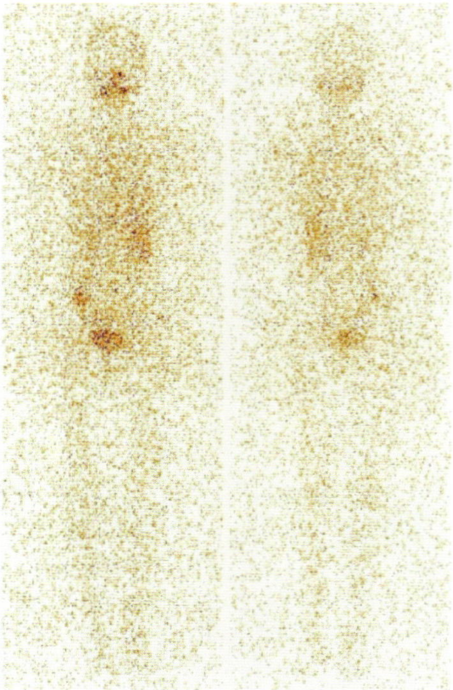

图 46-3 ^{131}I 全身显像

2. 甲功九项：Tg < 0.16 ng/ml，T_3 0.65 ng/ml，TSH 87.0 μIU/ml。

3. 甲状腺超声：甲状腺术后，双侧颈部可见肿大淋巴结。

4. 胸部 CT：右肺下叶炎症，纵隔未见明显肿大淋巴结。

5. 疗效评定：完全缓解（CR）。继续甲状腺素抑制治疗：左甲状腺素钠 150 μg 1 次 / 日晨起顿服。

【治疗体会】

1. 患者系青年女性，甲状腺乳头状癌，颈部淋巴结转移；结合术后病理，提示病理分期为 $pT_3N_{1a}M_0$，Ⅰ期；危险度分层为中危；符合 ^{131}I 治疗指征。按照指南推荐伴有颈部淋巴结转移者的治疗剂量（3.7 ～ 5.55 GBq），结合患者的一般状况及基线检查结果，患者接受了 ^{131}I 治疗剂量为 4.81 GBq（130 mCi），一次性口服。

2. ^{131}I 全身显像是评价甲状腺乳头状癌的主要手段之一，其联合 SPECT/CT 断层显像有助于对病灶进行准确定位和定性。该患者治疗后显像提示甲状腺癌颈淋巴结转移、双肺转移（图 46-1），修正分期为 $pT_3N_{1a}M_1$，Ⅱ期；危险度分层为：高危。

3. 按照指南推荐伴有肺及骨转移的治疗剂量（5.55 ～ 7.4 GBq），结合患者实验室及影像结果，患者在首次治疗后 4 个月再次接受了清灶治疗，治疗剂量为 6.29 GBq（170 mCi），治疗后显像提示甲状腺癌肺转移，病灶数目较 2016 年 1 月明显减少（图 46-2）。

4. 甲状腺乳头状癌患者，特别是中晚期患者，在经过规范治疗（手术＋ ^{131}I 治疗＋甲状腺激素抑制治疗）后可获得较好的治疗效果。该患者二次治疗后进行复查，甲状腺球蛋白< 0.16 ng/ml（TSH 刺激状态下），且 ^{131}I 全身显像（5 mCi）未见明显摄碘灶（图 46-3），提示治疗达到完全缓解（CR）。

【专家点评】

1. 分化型甲状腺癌（differentiated thyroid cancer，DTC）起源于甲状腺滤泡细胞，大多数局限于甲状腺内，仅有少部分（4% ～ 15%）发生远处转移[1-2]，最常见的远处转移是肺和骨[3]。目前治疗以“外科手术切除＋ ^{131}I 治疗＋ L-T_4 抑制”为一线治疗手段，可取得较好的疗效，改善预后（包括延缓复发时间、降低复发率和减少远处转移等），可明显提高患者的无复发生存率、无疾病生存率、无进展生存率[4]。

2. 该患者为青年女性，先后进行 2 次 ^{131}I 治疗，每次治疗前均应进行实时评估，并且根据实时评估结果调整 TNM 分期与复发风险分层，完善治疗方案。结合患者第一次 ^{131}I 治疗前评估结果，若无高滴度 TgAb 干扰时，考虑患者分化型甲状腺癌合并淋巴结转移，$pT_3N_{1a}M_0$，Ⅰ期，复发危险分级为中危，依据 2015 版 ATA 指南推荐剂量[5]，应给予 3.7 ～ 5.55 GBq（100 ～ 150 mCi），行清灶治疗，诊断性核素扫描（RxWBS）除提示淋巴结转移外，还明确肺部转移灶。RxWBS 是 DTC 随访评估中的重要检查手段，约 10% 的患者可通过 RxWBS 发现新发病灶，进而改变分期及后续治疗方案[6]。该患者经过第二次 ^{131}I 治后，刺激性 Tg 下降，RxWBS 提示双肺转移较前减少，病情好转。应动态观察患者的血清学及影像学变化，谨慎评估再次 ^{131}I 治疗的获益，应基于获益权衡 ^{131}I 治疗的必要性。

3. 血清 Tg 水平对于提示 DTC 复发、转移具有重要意义，但 DTC 中高达 25% 的患者会出现 TgAb 阳性[7]，高滴度 TgAb 可降低 Tg 作为 DTC 肿瘤标记物的敏感性，从而影响 TgAb 阳性患者的随访。测量 Tg 的同时应同步进行 TgAb 检测。本病例虽然经过 ^{131}I 治疗刺激性 Tg 水平降低达到“CR”的标准，但其 TgAb 水平并未给出，高水平 TgAb 可能造成 Tg 结果的假阴性，因此，提醒大家不应仅以患者的 Tg 水平下降作为依据而被误导。

4. 如患者呈现高水平 TgAb，这时监测 TgAb 的变化将对治疗疗效具有一定提示作用[8]；若 TgAb 随时间而增加可早期提示肿瘤复发[5]。

参考文献

[1] Clark JR，Lai P，Hall F，et al. Variables predicting

distant metastases in thyroid cancer. Laryngoscope, 2005, 115: 661-667.

[2] Aggarwal V, Bhargav PR, Mishra A, et al. Clinicopathological characteristics and long-term outcome in patients with distant metastases from differentiated thyroid carcinoma. World J Surg, 2007, 31: 246-247.

[3] Mazzaferri EL, Massoll N. Management of papillary and follicular (differentiated) thyroid cancer: new paradigms using recombinant human thyrotropin. Endocrine Related Cancer, 2002, 9: 227-247.

[4] 余永利，罗全永，陈立波，等. 分化型甲状腺癌术后 ^{131}I 生存率分析. 中华核医学杂志，2006，26：261-263.

[5] Bryan R. Haugen, Erik K. Alexander, Keith C. Bible, et al. The American Thyroid Association (ATA) Guidelines Taskforce on Thyroid Nodules and Differentiated Thyroid Cancer. Thyroid, 2015, 2016 (26): 1-133.

[6] Lee JI, Chung YJ, Cho BY, et al. Postoperative—stimulated serum thyroglobulin measured at the time of ^{131}I ablation is useful for the prediction of disease status in patients with differentiated thyroid carcinoma. Surgery, 2013, 153: 828-835.

[7] Spencer CA, Takeuchi M, Kazarosyan M, et al. Serum thyroglobulin autoantibodies: prevalence, influence on serum thyroglobulin measurement, and prognostic significance in patients with differentiated thyroid carcinoma. J clin Endocrinol Metab, 1998, 83 (4): 1121, 1127.

[8] Hjiyiannakis P, Mundy J, Harmer C. Thyroglobulin antibody in differentiated thyroid. Clin Oncol, 1999, 11 (4): 240-244.

（西安交通大学第一附属医院　杨爱民提供）

四、儿童及青少年 DTC 术后 ^{131}I 治疗

病例 47　^{131}I 治疗儿童及青少年 DTC

患者，男性，11 岁。

【主诉】发现颈部肿物 1 个月。

【现病史】1 个月前患者无意中发现左颈侧肿物，约鹌鹑蛋大小，无红肿热痛，就诊于儿科，血常规提示中性粒细胞升高，考虑淋巴结炎，给予口服药物治疗，肿物较前明显缩小。1 周前发现肿物再次增大，行 B 超检查建议穿刺，病理报告回报“甲状腺乳头状癌淋巴结转移”，故拟“甲状腺乳头状癌并淋巴结转移”收入院手术治疗。自患病以来饮食睡眠可，二便如常，体重无明显变化。

【既往史及家族史】否认高血压、心脏病史，否认肝炎、结核、疟疾病史，否认糖尿病、脑血管疾病、精神疾病史，否认手术、外伤、输血史，否认食物、药物过敏史，预防接种史不详。

【个人史及家族史】一胎，足月顺产，产程顺利，生长发育与同龄儿童类似。父母体健。否认家族性遗传病史。

【体格检查】

T 36.0℃，P 80 次 / 分，R 18 次 / 分，BP 120/80 mmHg。

发育正常，营养中等，神志清，精神可，自主体位，查体合作。正常面容，全身皮肤黏膜无黄染，颈软，无抵抗，气管居中，无颈静脉充盈；颈部正中可触及小结节，质地较韧，边界清，活动度差，与周围无明显粘连；颈部可触及肿大淋巴结，约花生米大小，活动度可，无明显压痛。双肺呼吸音清，未闻及干湿啰音；心界叩诊不大，律齐，各瓣膜听诊区未闻及病理性杂音；腹平坦，无压痛，肝脾肋下未及。脊柱呈生理性弯曲，四肢未见畸形，双下肢无水肿，双侧膝、跟腱反射未见亢进或减弱，双侧巴宾斯基征阴性。

【辅助检查】

1. 根治术前 B 超：甲状腺左叶大小 12 mm×9 mm，右叶大小 16 mm×10 mm，峡部厚 2.8 mm，包膜光滑，峡部可探及两个低回声结节，大小分别约 7 mm×4 mm、9 mm×3 mm，边界欠清，形态尚规，内可见砂粒体，甲状腺腺体内可见大量砂粒体反射。双侧颈部Ⅲ、Ⅳ区可见多个较强回声包块，左侧较大的位于Ⅳ区，大小约 31 mm×16 mm，部分相互融合，边界欠清，形态尚规，右侧较大的位于Ⅳ区，大小约 23 mm×

13 mm，皮髓质分界不清，皮质内可见大量砂粒体反射，彩色多普勒血流显像（CDFI）显示内可见周边血流信号。结论：甲状腺癌，双侧颈部淋巴结转移癌。

2. 左颈淋巴结穿刺病理：小块淋巴组织内甲状腺乳头状癌转移。

3. ^{131}I 治疗前 B 超：甲状腺全切术后，术区皮下软组织水肿，右侧胸骨上窝皮下积液，双侧颈部炎性淋巴结。

4. ^{131}I 治疗前 CT：①甲状腺密度普遍降低，边缘模糊不清；②双肺未见明显活动性病变；③颈根部及前上纵隔可见多发肿大淋巴结，部分融合。

【实验室检查】

血常规、肝功能、肾功能、电解质：未见明显异常。

甲状腺功能系列：见表 47-1。

表 47-1 患者碘治疗前甲状腺功能水平检测

	Tg ng/ml（4.1 ～ 14.5）	TT_4 μg/dl（4.2 ～ 13.5）	TT_3 ng/ml（0.8 ～ 2.2）	FT_4 pmol/L（9.05 ～ 25.5）	FT_3 pmol/L（2.91 ～ 9.08）	TSH μIU/ml（0.25 ～ 5）	TgAb（＜ 30%）
碘治疗前	7.99	＜ 2.0	0.659	5.75	3.36	＞ 100	3.02%

【诊断】

1. 甲状腺乳头状癌（$pT_3N_{1b}M_0$，Ⅳ期；中危）；

2. 双颈淋巴结转移。

【修正诊断】

1. 甲状腺乳头状癌（$pT_3N_{1b}M_0$，Ⅳ期；中危）；

2. 双颈、上纵隔淋巴结转移，双肺转移（$pT_3N_{1b}M_1$，Ⅳ期；高危）。

【治疗经过】

1. 甲状腺癌根治术加颈淋巴结清扫术。

2. ^{131}I 清甲治疗：按照清甲治疗指南推荐，患者接受了 ^{131}I 治疗，剂量为 4.07 GBq（110 mCi），一次性口服。服 ^{131}I 后 72 h，服用左甲状腺素钠片每次 100 μg，每日 1 次，晨起顿服。

3. ^{131}I 清灶治疗：随后 6 个月及 12 个月分别接受两次清灶治疗，剂量分别为 4.44 GBq（120 mCi）。

4. 全身显像

（1）第 1 次 ^{131}I 治疗后 7 天显像结果示：甲状腺癌术后 ^{131}I 治疗后甲状腺组织残留影像；上纵隔淋巴结伴异常聚 ^{131}I 灶，提示淋巴结转移；双肺异常聚 ^{131}I 灶，未见占位性改变，提示双肺弥漫性转移（图 47-1 A ～ C）。

（2）第 2 次 ^{131}I 治疗后 7 天显像结果示：甲状腺癌术后纵隔淋巴结影伴异常聚 ^{131}I，提示上纵隔淋巴结转移（图 47-2 A ～ C）。

（3）第 3 次 ^{131}I 治疗后 7 天显像结果示：甲状腺癌术后纵隔淋巴结影伴异常聚 ^{131}I，提示上纵隔淋巴结转移（图 47-3 A ～ C）。

5. 甲状腺功能水平测定：见表 47-2。

【治疗效果】

第 3 次 ^{131}I 治疗后 6 个月复查结果如下：

（1）胸部 CT：左肺下叶内基底段微小结节影，纵隔及双侧腋窝可见散在淋巴结影。

（2）颈部 B 超：双侧颈部Ⅱ区可探及数个淋巴结，右侧较大约 11 mm×6 mm，左侧较大约 10 mm×5 mm，边界清，形态规。

（3）^{131}I 全身显像：甲状腺癌术后 ^{131}I 治疗后全身未见异常聚 ^{131}I 灶。上纵隔片状核素摄取，考虑系胸腺组织生理性摄取（图 47-4 A 和 B）。

（4）甲状腺功能系列：见表 47-3。

【疗效评定】完全缓解（CR）。

【治疗体会】

1. 患者系儿童甲状腺乳头状癌；儿童甲状腺癌相对成人侵袭性更高，发生淋巴及肺转移的概率更高，治疗应更积极。

2. ^{131}I 全身显像是甲状腺乳头状癌随访的主要手段之一，其联合 SPECT/CT 有助于对病灶进行准确定位和定性。

3. 胸腺是机体的重要淋巴器官，其功能与免疫紧密相关，是 T 细胞分化、发育、成熟的场所。其还可以分泌胸腺激素及激素类物质，是具

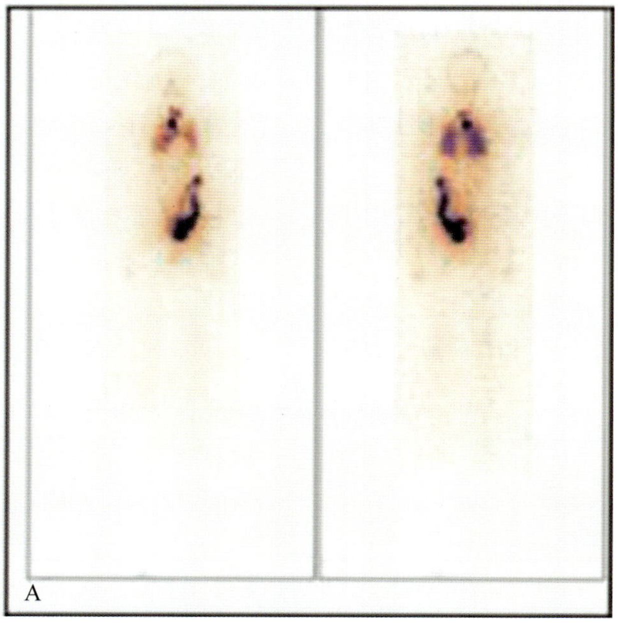

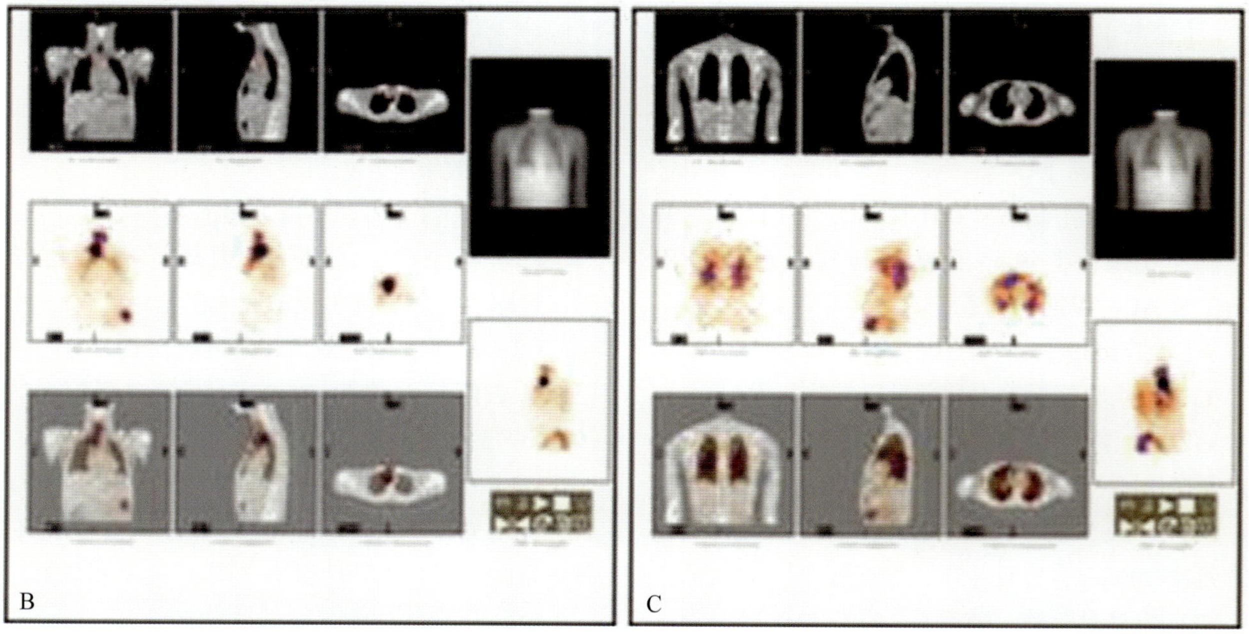

图 47-1　第 1 次 ^{131}I 治疗后 7 天显像结果。可见甲状腺癌术后 ^{131}I 治疗后甲状腺组织残留影像；上纵隔淋巴结伴异常聚 ^{131}I 灶，提示淋巴结转移；双肺异常聚 ^{131}I 灶，未见占位性改变，提示双肺弥漫性转移。**A.** 前位及后位全身显像；**B.** 断层融合显像，显示上纵隔摄碘灶；**C.** 断层融合显像，显示双肺转移

内分泌功能的器官。位于胸腔前纵隔。随年龄增长，胸腺继续发育，青春期后逐渐退化。因此，胸腺组织的存在可使患者甲状腺球蛋白水平的测定受到一定干扰，通过断层显像可以准确识别上纵隔转移和胸腺生理性摄取。

4. 儿童及青少年分化型甲状腺癌患者对碘治疗敏感，治疗效果及预后良好。

5. 儿童治疗剂量应在成人相对应的清甲、清灶剂量的基础上，根据体表面积对剂量进行修正。

【专家点评】

1. 儿童和青少年的胸腺组织可能向上延伸到上纵隔甚至颈Ⅵ、Ⅶ区，其密度与软组织接近。有研究者对分化型甲状腺癌（DTC）患者的正常胸腺组织进行组织学分析，发现其中的大部分胸腺组织样本均表达 NIS 和 TSHR[1]，因此这些患者行 ^{131}I 显像时胸腺可能明显显影[2]，极易被误

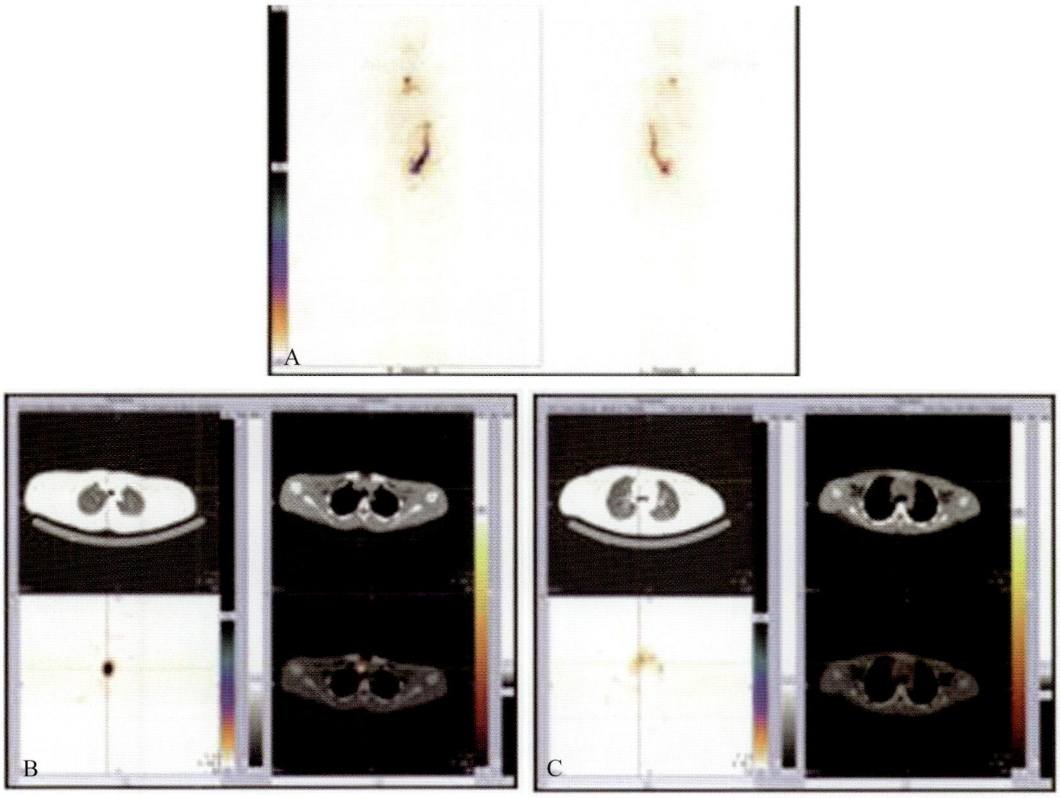

图 47-2 第 2 次 ^{131}I 治疗后 7 天显像结果。**A.** 前位及后位全身显像；**B.** 断层融合显像显示上纵隔摄碘灶；**C.** 断层融合显像显示上纵隔摄碘灶

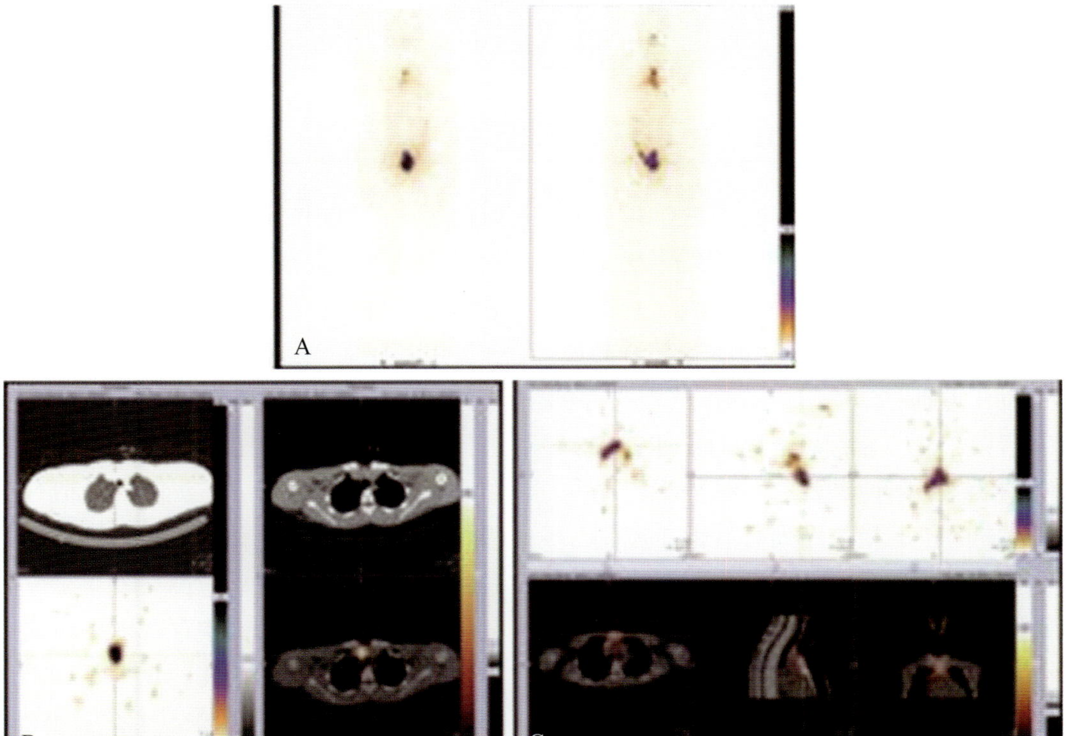

图 47-3 第 3 次 ^{131}I 治疗后 7 天显像结果。**A.** 前位及后位全身显像；**B.** 断层融合显像显示上纵隔摄碘灶；**C.** 断层融合显像显示上纵隔摄碘灶

表 47-2　两次清灶治疗前患者甲状腺功能水平测定

	Tg ng/ml (4.1 ~ 14.5)	TT_4 μg/dl (4.2 ~ 13.5)	TT_3 ng/ml (0.8 ~ 2.2)	FT_4 pmol/L (9.05 ~ 25.5)	FT_3 pmol/L (2.91 ~ 9.08)	TSH μIU/ml (0.25 ~ 5)	TgAb (< 30%)
第 2 次碘疗前	31.6	< 2.0	< 0.5	3.45	2.53	> 100	3.19%
第 3 次碘疗前	11.6	< 2.0	< 0.5	8.4	2.92	> 100	3.95%

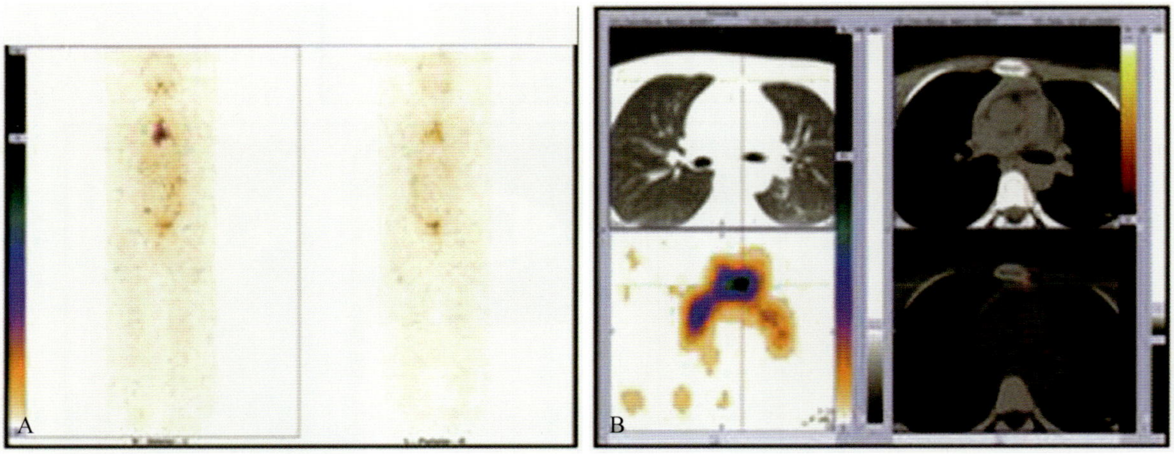

图 47-4　第 3 次 ^{131}I 治疗后 6 个月复查结果。**A.** 前位及后位全身显像；**B.** 断层融合显像显示上纵隔摄碘灶；**C.** 断层融合显像显示上纵隔摄碘灶

表 47-3　患者第 3 次 ^{131}I 治疗后 6 个月、10 个月复查甲状腺功能结果

	Tg ng/ml (4.1 ~ 14.5)	TT_4 μg/dl (4.2 ~ 13.5)	TT_3 ng/ml (0.8 ~ 2.2)	FT_4 pmol/L (9.05 ~ 25.5)	FT_3 pmol/L (2.91 ~ 9.08)	TSH μIU/ml (0.25 ~ 5)	TgAb (< 30%)
6 个月	8.79	< 2.0	0.53	7.29	2.69	> 100	3.56%
10 个月	< 0.16	12.7	1.32	20.4	5.64	< 0.07	3.21%

认为是转移淋巴结。该患者第 2、3 次治疗后肺部均无明显摄碘，摄碘灶只有“上纵隔淋巴结”，但同时 sTg 水平升高程度与之并不匹配，应高度怀疑胸腺显影所致假阳性可能。复查颈部 B 超或 MR 可能有助于鉴别。

2. 该患者第 2 次 ^{131}I 治疗后全身显像（RxWBS）中只有唯一的一个阳性病灶“上纵隔淋巴结”，通过 MRI 检查的正反相位序列可有助于鉴别[3]（备注：正反相位可更敏感地发现脂肪成分，胸腺的特征性表现就是存在脂肪成分）。儿童和青少年分化型甲状腺癌患者经手术和清甲治疗后，其 Tg 水平有可能在数年以内缓慢下降[4-6]，因此，目前美国甲状腺协会（ATA）有关儿童青少年的指南特别提出，针对儿童 DTC 的 ^{131}I 治疗，应使每次 ^{131}I 的作用充分发挥后再考虑下一次治疗[7]。此外，胸腺会随年龄而消退，胸腺显影造成的假阳性也有可能在随访过程中消失。因此，若该患者评估“上纵隔淋巴结”是胸腺的可能性较大，而 sTg 并未降至目标水平，可不急于再次进行 ^{131}I 治疗，以 TSH 抑制治疗和密切随访为宜。

3. 若该患者判断“上纵隔淋巴结”确实是转移灶，可先由外科会诊评估病灶是否可切除，然后再考虑是否继续 ^{131}I 治疗。

4. 此外，该病例文中存在以下问题：①“甲状腺乳头状癌（$pT_3N_{1b}M_0$，Ⅳ期）”在儿童 DTC 应为 Ⅰ 期而非Ⅳ期；“双颈、上纵隔淋巴结转移，双肺转移（$pT_3N_{1b}M_1$）”在儿童 DTC 应为 Ⅱ 期而非Ⅳ期；②在第 1 次诊断中由于胸部 CT 没有提示肺转移，在第1次诊断中M_1应为结合^{131}I治疗后显像修正诊断的结果。③ ^{131}I清灶治疗：随后6个月及12个月分别接受两次清灶治疗，但两次治疗剂量未标明。

参考文献

[1] Kim MJ, Oh SW, Youn H, et al. Thyroid-related protein expression in the human thymus. Int J Endocrinol, 2017, 2017: 8159892.

[2] Connolly LP, Connolly SA. Thymic uptake of radiopharmaceuticals. Clin Nucl Med, 2003, 28 (8): 648-651.

[3] Lieberman S, Truong MT, Marom EM. Mediastinal imaging pitfalls. Semin Ultrasound CT MR, 2016, 37 (3): 255-267.

[4] Baudin E, Do Cao C, Cailleux AF, et al. Positive predictive value of serum thyroglobulin levels, measured during the first year of follow-up after thyroid hormone withdrawal, in thyroid cancer patients. J Clin Endocrinol Metab, 2003, 88 (3): 1107-1111.

[5] Mazzaferri EL, Robbins RJ, Spencer CA, et al. A consensus report of the role of serum thyroglobulin as a monitoring method for low-risk patients with papillary thyroid carcinoma. J Clin Endocrinol Metab, 2003, 88 (4): 1433-1441.

[6] Padovani RP, Robenshtok E, Brokhin M, et al. Even without additional therapy, serum thyroglobulin concentrations often decline for years after total thyroidectomy and radioactive remnant ablation in patients with differentiated thyroid cancer. Thyroid, 2012, 22 (8): 778-783.

[7] Francis GL, Waguespack SG, Bauer AJ, et al. Management guidelines for children with thyroid nodules and differentiated thyroid cancer. Thyroid, 2015, 25 (7): 716-759.

（西安交通大学第一附属医院　杨爱民提供）

病例48　^{131}I治疗儿童DTC肺转移

患者，女性，11岁。

【主诉】双侧甲状腺乳头状癌术后1.5年，发现肺转移5个月。

【现病史】2年前发现颈部肿块，穿刺活检提示甲状腺乳头状癌，后行双侧甲状腺癌联合根治术，术后病理示双侧甲状腺及峡部乳头状癌，其中右侧大小约5 cm×4 cm，左侧大小约3 cm×2 cm，无包膜，质硬，边界欠清晰。右Ⅵ区淋巴结（6/6）、左Ⅵ区淋巴结（3/5）见转移，左颈侧区淋巴结（7/23）、右颈侧区淋巴结（9/30）见转移。术后随访中，5个月前因咳嗽行胸部CT检查，发现双肺结节，提示肺转移可能。为了清灶来我院就诊。

【既往史及家族史】既往体健，否认肝炎、结核等传染病史，否认骨折、外伤、手术史，否认食物及药物过敏史，家族中无甲状腺疾病以及遗传性疾病史。

【体格检查】

T 36.5℃，P 80次/分，R 20次/分，BP 120/80 mmHg。

神清，查体合作，全身皮肤黏膜无黄染，颈部浅表淋巴结未及肿大。心律齐，未闻及杂音。双肺呼吸音清，未闻及干湿啰音。腹软，无压痛，肝脾肋下未触及。

【实验室检查】

1. 停用左甲状腺素3周，首次治疗前甲状腺激素水平：TT_3，0.06（正常值0.61～1.63）nmol/L；TT_4，0.01（正常值50～124）ng/ml；FT_3，1.80（正常值3.3～8.5）pmol/L；FT_4，1.00（正常值6.6～24.8）pmol/L；TSH，86.00（正常值0.3～4.6）μIU/ml；Tg，1600.00（正常值1～40）ng/ml；TgAb，3.90%（正常值0～30%）。

2. ^{131}I治疗前后随访血常规和肝肾功能数值未见明显变化（表48-1）。

【辅助检查】

1. B超：双侧甲状腺术后，双侧颈根部淋巴结肿大（左侧10 mm×4 mm，右侧10 mm×4 mm）。双侧腋窝、双侧锁骨上未见明显肿大淋巴结。

2. 高锝酸盐甲状腺静态显像：颈部未见明显功能性甲状腺组织残留（图48-1）。

3. 首次^{131}I治疗后全身显像：残余甲状腺0°，颈部、纵隔淋巴结多发转移性聚碘灶，双肺弥漫性功能性转移灶（图48-2 A）；^{131}I治疗5次后（900 mCi）后双肺转移灶摄取碘明显减少（图48-2 B）；^{131}I治疗7次后双肺未见明显放射性

表 48-1 　^{131}I 治疗前后随访血常规和肝肾功能

时间	白细胞 （×10^9/L）	中性粒细胞 （×10^9/L）	红细胞 （×10^{12}/L）	血小板 （×10^9/L）	ALT （U/L）	AST （U/L）	BUN （mmol/L）	Cr （μmol/L）
1st	5.7	3.6	4.38	173	12	18	3.71	60
2nd	5.9	3.4	4.48	163	10	19	3.62	61
3rd	7.9	7.1	4.37	164	9	19	4.07	63
4th	4.2	2.7	4.12	139	10	18	5.09	63
5th	4.4	3.2	4.26	125	10	19	4.59	44
6th	5.5	4.1	4.24	154	9	13	4.79	50
7th	6.5	4.5	4.41	132	21	23	4.64	66
8th	6.1	4.1	4.38	117	14	19	4.28	53
9th	8.5	6.1	4.6	138	13	19	4.87	65

ALT，谷丙转氨酶；AST，谷草转氨酶；BUN，血尿素氮；Cr，肌酐

（图 48-2 C）。

4. ^{18}F-FDG 肿瘤显像：双肺多发小结节，FDG 代谢不高（图 48-3）。

5. 肺通气功能检查：通气功能正常。

【诊断】

双侧甲状腺乳头状癌、肺转移（$T_3N_{1b}M_1$）。

【治疗经过及效果】

共行 ^{131}I 治疗 9 次，前 6 次治疗是每隔 6 个月，后 3 次治疗是每隔 1 年，^{131}I 治疗剂量和治疗后 Tg 变化见表 48-2，TgAb 阴性。

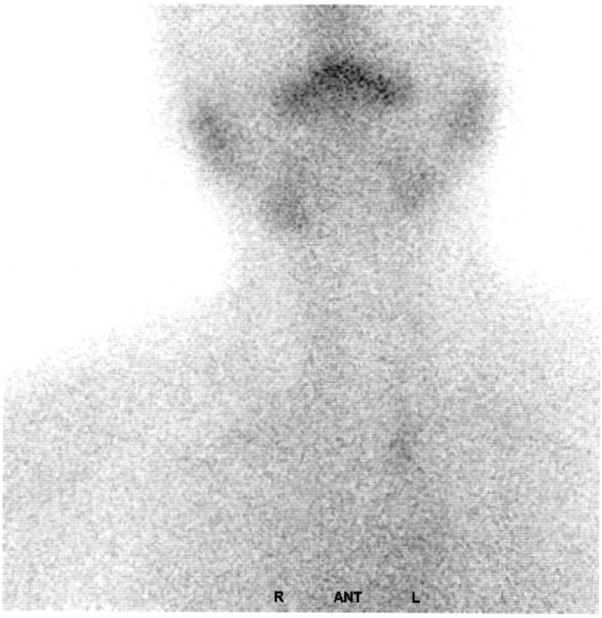

图 48-1　甲状腺静态显像

【治疗体会】

1. 儿童和青少年甲状腺乳头状癌远处转移最常见的部位是肺，95% 肺内转移灶为粟粒状且具有摄取 ^{131}I 功能[1]，由于分化程度与成人病灶相比更高，DTC 细胞表达钠-碘转运体（sodium iodide symporter，NIS）的数量更多[2]，所以其病灶摄碘功能更强，^{131}I 治疗疗效好[3]。本例患者在多次大剂量 ^{131}I 治疗后 5 年，双肺转移灶数目明显减少，甲状腺球蛋白明显下降，符合儿童甲状腺乳头状癌 ^{131}I 治疗特点。

2. 儿童和青少年甲状腺乳头状癌 ^{131}I 治疗间隔时间尚不明确，基于多次 ^{131}I 治疗后大部分儿童或青少年 DTC 肺转移患者病情稳定而部分完全缓解，^{131}I 治疗疗效维持时间长，因此，2015 ATA 儿童甲状腺癌指南[4]推荐肺转移治疗间隔不低于 12 个月，不能将生化指标 Tg 探测不到作为 ^{131}I 治疗肺转移的唯一目标。对于没有明显进展的 DTC 肺转移，适当延长 ^{131}I 治疗间隔。

该病例前 6 次治疗是每隔 6 个月，Tg 变化不大，因此，在以后工作中，建议儿童分化型甲状腺癌肺转移 ^{131}I 治疗间隔时间为 1 年。

3. 儿童及青少年 DTC 具有较高的激素依赖性，TSH 抑制治疗可获得较好疗效，因此，在大剂量 ^{131}I 治疗同时，该患者服用左甲状腺素钠片（优甲乐）治疗使 TSH 抑制在≤ 0.1 μIU/ml。

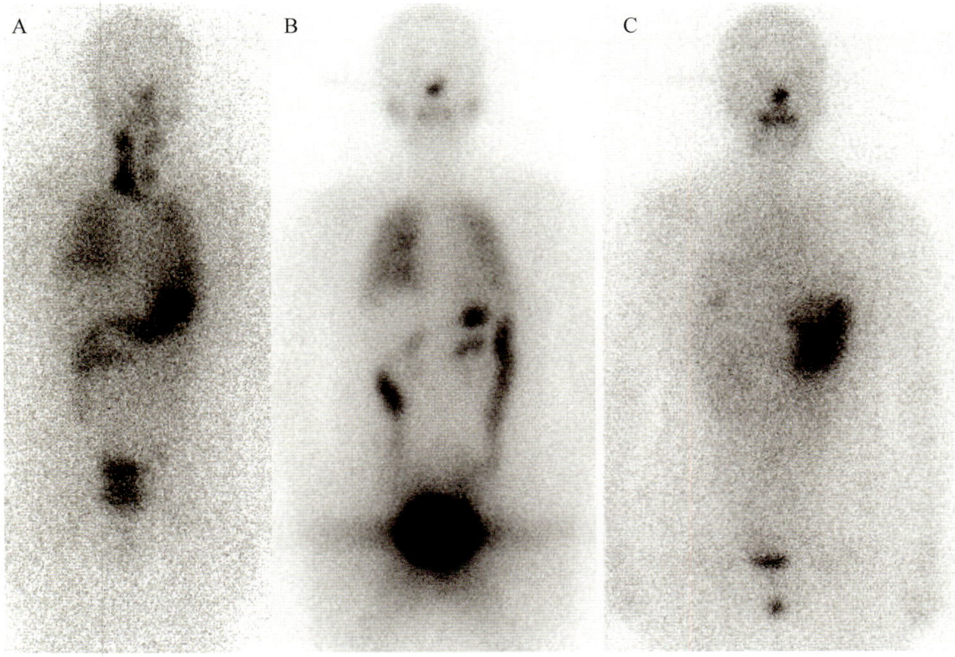

图 48-2 ^{131}I 治疗后全身显像

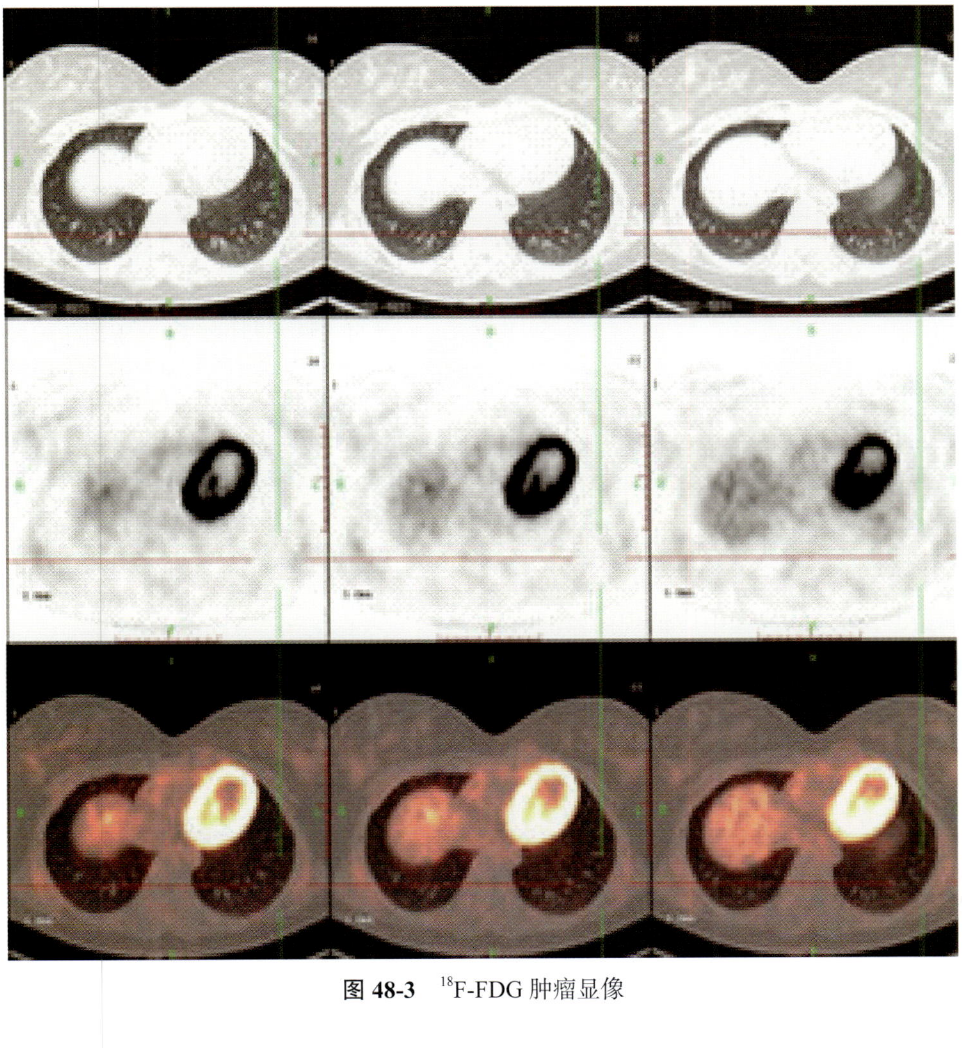

图 48-3 ^{18}F-FDG 肿瘤显像

表 48-2　^{131}I 治疗剂量和治疗后 Tg 变化

次数	^{131}I（mCi）	HTg（ng/ml）	TSH（μIU/ml）
1st	100	59.30	47.10
2nd	200	600.00	86.00
3rd	200	649.70	56.40
4th	200	1000.00	86.26
5th	200	369.51	63.77
6th	200	221.80	69.89
7th	200	214.45	71.58
8th	150	213.00	117.26
9th	150	89.99	67.43

根据 2015 ATA 儿童甲状腺癌指南[4]，复发低危者［肿瘤局限于甲状腺内，而且淋巴结没有转移（N_0）或偶发、轻微中央组（Ⅵ区）淋巴结转移者（N1a）］TSH 控制在 0.5 ～ 1.0 μIU/ml，复发中危者［N_{1a}（广泛转移）和轻微 N_{1b}］TSH 控制在 0.1 ～ 0.5 μIU/ml，复发高危者［T_4 或 N_{1b}（广泛转移）和（或）M_0/M_1］TSH 控制＜ 0.1 μIU/ml。

4. 大剂量 ^{131}I 治疗具有骨髓抑制、唾液腺损伤等副作用。在 ^{131}I 剂量相同情况下，儿童红骨髓对辐射吸收剂量大于成人。随访 5 年，该患者血常规、肝肾功能指标均在正常范围，因此，^{131}I 治疗是相对安全的，对于遗传效应的观察需要更长时间随访。

【专家点评】

1. 大剂量 ^{131}I 治疗对儿童和青少年骨髓抑制作用较成人明显，且白细胞受影响较明显[1]。该患者第 4、第 5 次治疗时白细胞（WBC）和中性粒细胞（NEU）明显下降，而红细胞（RBC）和血小板（PLT）下降不明显，印证了此观点。因此，儿童和青少年大剂量 ^{131}I 治疗的过程中应该规律监测血常规。而针对本例患儿的治疗也体现了核医学主管医师对骨髓抑制等问题的重视及精细监测管理。

2. 有关儿童和青少年 DTC ^{131}I 治疗疗效的有效监测手段尚存争议，相关指南中并未对 Tg 和影像的改善及完全缓解具体界定，基于儿童甲状腺癌预后相对良好，在其漫长的生存期更加强调生活质量及各种治疗手段对生活质量所带来的负面影响，如 ^{131}I 治疗激发肿瘤发生等远期不良反应，因此，对于 Tg 无法完全缓解但又无进展的患者，可以考虑延长 ^{131}I 治疗的时间间隔，期间一直保持甲状腺激素抑制治疗。此外，部分行手术和清甲治疗后的儿童和青少年 DTC 患者，其 Tg 水平会在数年内逐渐下降[2-4]，也提示不宜频繁 ^{131}I 治疗，强调基于实时评估及获益风险权衡后的 ^{131}I 治疗。从目前 ATA 儿童青少年甲状腺癌诊治指南推荐的治疗间隔为 1 年看，本病例患儿间隔 6 个月的治疗似乎过于频繁和积极，且治疗 7 次 ^{131}I 显像已无阳性发现后又进行的两次治疗的获益值得思考，从 Tg 等血清学指标评估中也未看到进一步的获益。

参考文献

［1］Fard-Esfahani A，Emami-Ardekani A，Fallahi B，et al. Adverse effects of radioactive iodine-131 treatment for differentiated thyroid carcinoma. Nucl Med Commun，2014，35（8）：808-817.

［2］Baudin E，Do Cao C，Cailleux AF，et al. Positive predictive value of serum thyroglobulin levels，measured during the first year of follow-up after thyroid hormone withdrawal，in thyroid cancer patients. J Clin Endocrinol Metab，2003，88（3）：1107-1111.

［3］Mazzaferri EL，Robbins RJ，Spencer CA，et al. A consensus report of the role of serum thyroglobulin as a monitoring method for low-risk patients with papillary thyroid carcinoma. J Clin Endocrinol Metab，2003，88（4）：1433-1441.

［4］Padovani RP，Robenshtok E，Brokhin M，et al. Even without additional therapy，serum thyroglobulin concentrations often decline for years after total thyroidectomy and radioactive remnant ablation in patients with differentiated thyroid cancer. Thyroid，2012，22（8）：778-783.

（上海交通大学医学院附属新华医院　马超提供）

病例 49　^{131}I 治疗儿童 DTC 肺转移

患者，女童，10 岁。

【主诉】甲状腺乳头状癌术后 1 个月余

【现病史】患者 3 个多月前于当地医院体检发现“肺部结节”，患者双手无明显麻木、无声音嘶哑、无颈部不适感等。后至浙江大学医学院附属儿童医院就诊，于 2015 年 7 月 5 日行胸腔镜下右肺结节活检术，术后病理示：甲状腺乳头状癌肺转移。后行甲状腺 B 超检查发现甲状腺结节（具体不详），排除手术禁忌后，于 2015 年 7 月 31 日行“右甲状腺癌根治＋甲状腺左叶切除＋改良选择性中央区淋巴结清扫”术，术后病理示：甲状腺乳头状癌伴淋巴结转移，大小 1.8 cm×1.5 cm×1.2 cm。淋巴结：头前纤维 1/1、胸骨上窝 3/4、左气管食管沟 1/2、右气管食管沟神经深面 0/3、右气管食管沟神经浅面 2/3 见转移。术后恢复可，患者为行核素 ^{131}I 内照射治疗至我院。

【既往史及家族史】患者既往体健，否认冠心病、高血压、糖尿病、肿瘤等病史。否认肝炎、结核等传染病史。否认骨折、外伤、手术史。否认食物及药物过敏史。家族中无甲状腺疾病以及遗传性疾病史。

【体格检查】

T 36.3℃，P 64 次 / 分，R 20 次 / 分，BP 92/58 mmHg。

神清，查体合作，全身皮肤黏膜无黄染，颈部浅表淋巴结未及肿大，咽部无充血，扁桃体未见肿大，双侧甲状腺未及，颈部可见长约 4 cm 条形手术瘢痕，愈合可，声音无嘶哑。余查体无特殊。

【实验室检查】

血常规：未见异常。

甲状腺功能：TSH，74.77（正常值 0.35 ～ 4.94）mIU/L；TgAb，0.72（正常值 0.00 ～ 4.11）IU/ml；Tg，192.50（正常值 1.15 ～ 35.00）ng/ml。

肝功能：ALP 397（正常值 35 ～ 135）U/L，高于正常，余均未见异常。

肾功能：未见明显异常。

血脂：甘油三酯 2.10（正常值 0.34 ～ 1.69）mmol/L，总胆固醇 5.43（正常值 3.10 ～ 5.17）mmol/L，略高于正常，余未见异常。

空腹血糖：4.2（正常值 4.16 ～ 5.83）mmol/L。

【辅助检查】

甲状腺摄碘功能测定：2 h 摄碘率 2.3%，24 h 摄碘率 0.9%，明显低于本实验室正常范围（25% ～ 35%）。

甲状腺 ECT 显像：颈部未见明显摄锝组织影。

全身骨显像及唾液腺显像：未见明显异常。

胸部 CT 平扫：肺内多发结节影，结合病史首先考虑转移（较大者位于左肺下叶背段，约 12 mm×10 mm）。

【诊断】

1. 甲状腺乳头状癌术后（$pT_{1b}N_{1a}M_1$，Ⅱ期）；

2. 双肺多发转移。

【治疗经过】

1. 围 ^{131}I 治疗期对症支持治疗

（1）保护唾液腺：维生素 C 片，每次 0.1 g，每日 3 次含服，用药 1 周。

（2）护胃：奥美拉唑肠溶胶囊，每次 20 mg 每日 2 次口服，用药 1 周。

（3）预防颈部水肿：第 1 周，泼尼松片，每次 10 mg，每日 3 次口服；第 2 周，泼尼松片，每次 5 mg，每日 3 次口服。

（4）预防便秘：乳果糖口服液，每次 15 ml，每日 3 次口服，用药 1 周。

2. 口服 ^{131}I 治疗

（1）患者首次治疗时身高 151 cm，体重 32 kg，考虑青少年患者的生理特点，经和患者及家属充分沟通后，适当调整 ^{131}I 剂量。服 ^{131}I 剂量为 1850 MBq（50 mCi），一次性口服。

（2）患者甲状腺乳头状癌肺转移诊断明确，首次治疗后肺内病灶摄碘明显，首次治疗间隔 4 个月后行第 2 次 ^{131}I 治疗，第 2 次治疗时身高 153 cm，体重 37 kg，服 ^{131}I 剂量为 4625 MBq（125 mCi），一次性口服。

（3）第 2 次治疗间隔 6 个月后行第 3 次 ^{131}I 治疗，第 3 次治疗时身高 160 cm，体重 36 kg，服 ^{131}I 剂量为 4625 MBq（125 mCi），一次性口服。

3. 口服 ^{131}I 次日左甲状腺素钠片替代治疗。

4. ^{131}I 治疗后不良反应及处理：服 ^{131}I 后患者无恶心、呕吐、颈部肿胀等不适。

5. 患者接受 3 个疗程口服 ^{131}I 治疗，遵循相同治疗原则及处理措施，患者未出现明显不适反应。

【治疗效果】

1. 患者 ^{131}I 治疗前后甲状腺癌相关血清学指

标比较（表 49-1）

2. 患者 ^{131}I 治疗后 ^{131}I 全身＋颈胸部断层显像比较

（1）首次 ^{131}I 治疗后 ^{131}I 全身＋颈胸部断层显像：颈部原甲状腺区及双肺见摄 ^{131}I 功能组织影，颈部考虑残留甲状腺组织，双肺符合肺转移征象（图 49-1）。

（2）第 2 次 ^{131}I 治疗后 ^{131}I 全身＋颈胸部

表 49-1　患者 ^{131}I 治疗时间、剂量及复查甲状腺癌相关血清学指标

治疗疗程	治疗时间	治疗剂量（MBq）	TSH（mIU/L）	Tg（ng/ml）	TgAb（IU/ml）
第一疗程	2015-09	1850	74.77	192.50	0.72
第二疗程	2016-01	4625	＞100	72.28	0.50
第三疗程	2016-07	4625	＞100	105.32	0.57
复查	2016-09	－	25.46	21.27	0.68
复查	2016-12	－	0.06	5.61	0.56
复查	2017-03	－	0.85	5.97	0.91
复查	2017-07	－	0.53	5.4	0.74

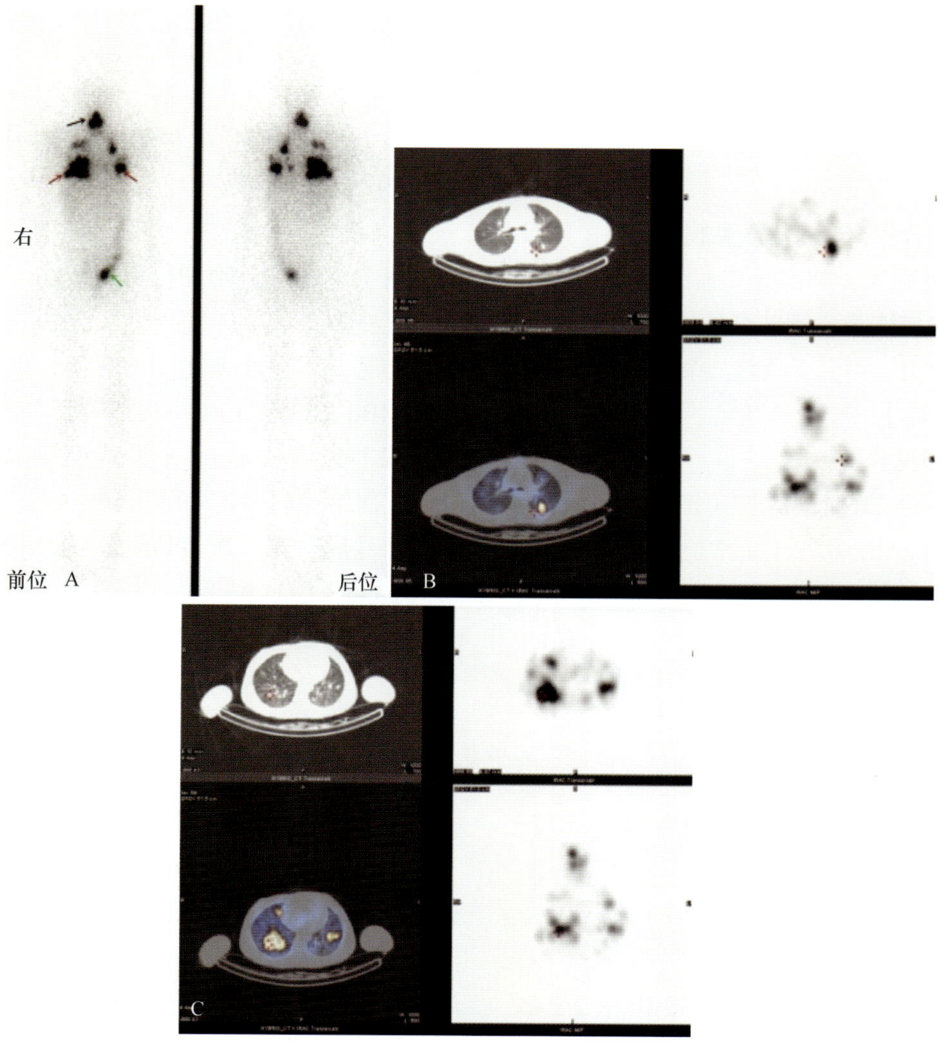

图 49-1　首次 ^{131}I 治疗后 ^{131}I 全身＋颈胸部断层显像。**A.** 黑色箭头示颈部残余甲状腺，红色箭头示胸部多发转移病灶，绿色箭头示肠影；**B** 和 **C.** 肺部横断位示肺部多发转移病灶明显摄碘

断层显像：两肺多发转移瘤病灶与前相仿（图49-2）。

（3）第3次 ^{131}I 治疗后 ^{131}I 全身＋颈胸部断层显像：两肺多发转移瘤，部分结节较前缩小（图49-3）。

3. 患者 ^{131}I 治疗胸部CT平扫比较

（1）首次 ^{131}I 治疗胸部CT平扫：肺内多发结节影，结合病史首先考虑转移（较大者位于左肺下叶背段，约12 mm×10 mm）（图49-4）。

（2）第2次 ^{131}I 治疗胸部CT平扫：肺内转移灶部分稍缩小（较大者位于左肺下叶背段，约11 mm×10 mm）（图49-5）。

（3）第3次 ^{131}I 治疗胸部CT平扫：肺内转移灶部分缩小（较大者位于左肺下叶背段，约10 mm×9 mm）（图49-6）。

4. 患者每次 ^{131}I 治疗后血常规及肝肾功能复查指标（表49-2）。

【治疗体会】

1. 10岁女童，结合患者肺部结节穿刺病理及手术病理，患者甲状腺乳头状癌术后（$pT_{1b}N_{1a}M_1$，Ⅱ期）、双肺多发转移诊断明确，符合 ^{131}I 治疗指征。

2. 患者术后近2个月，首次治疗前已停用左甲状腺素钠片3周，TSH 74.77（正常值0.35～

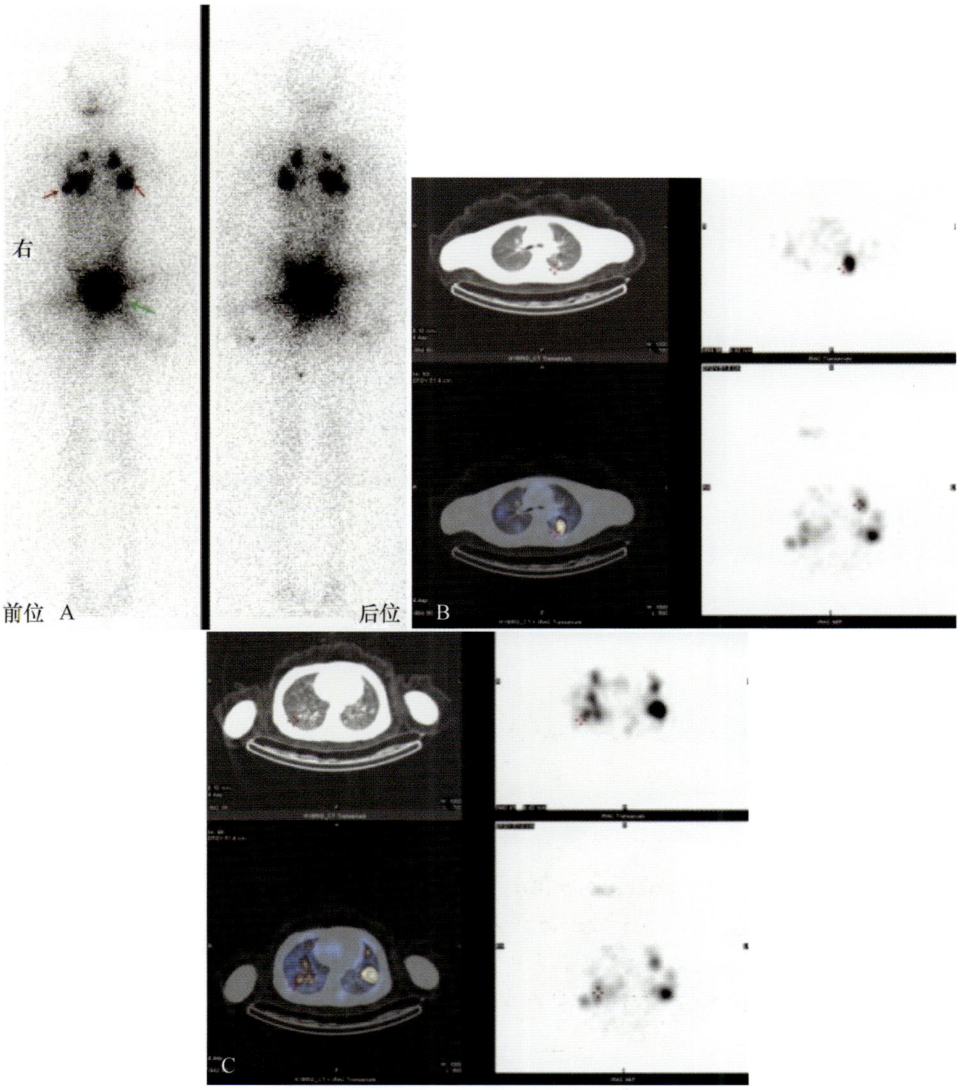

图49-2 第2次 ^{131}I 治疗后 ^{131}I 全身＋颈胸部断层显像。**A.** 红色箭头示胸部多发转移病灶，绿色箭头示肠影；**B** 和 **C.** 肺部横断位示肺部多发转移病灶明显摄碘

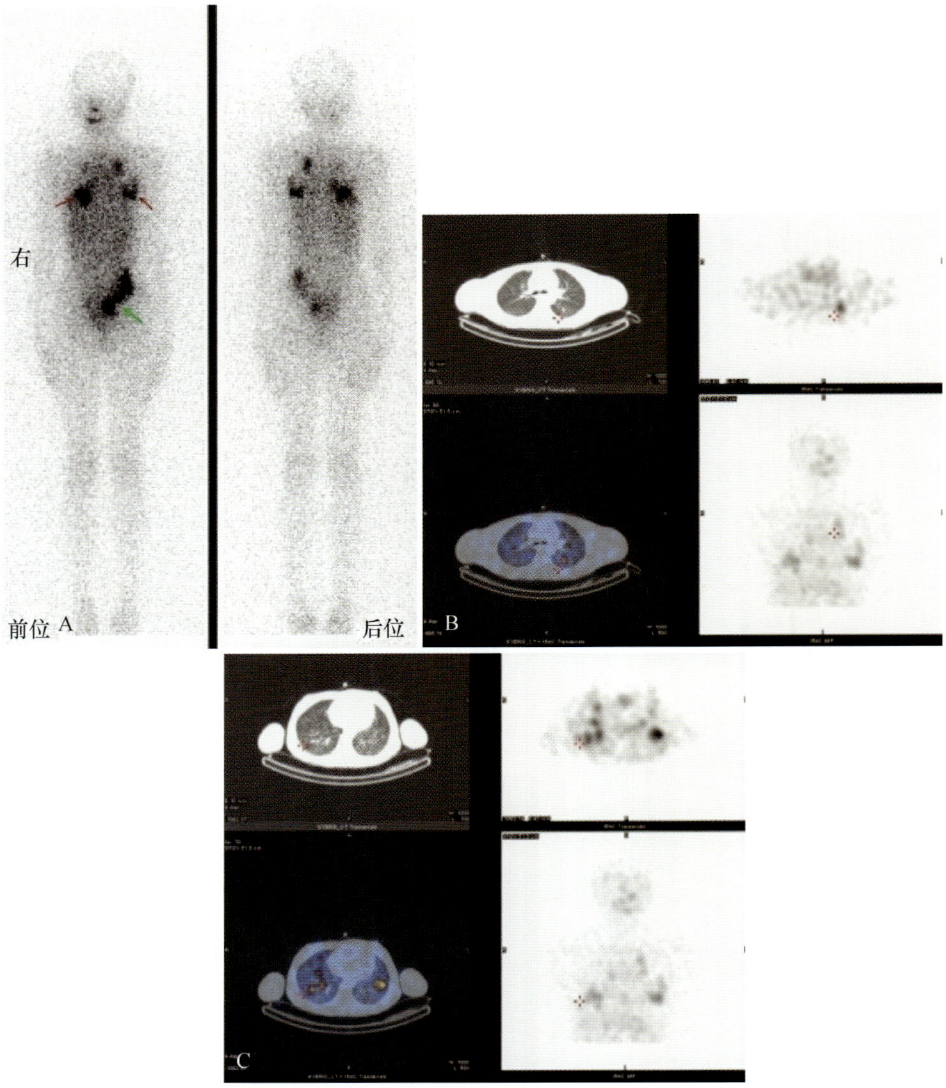

图 49-3　第 3 次 ^{131}I 治疗后 ^{131}I 全身＋颈胸部断层显像。**A.** 红色箭头示胸部多发转移病灶，绿色箭头示肠影；**B** 和 **C.** 肺部横断位示肺部多发转移病灶摄碘，较第 2 次治疗肺部病灶明显好转

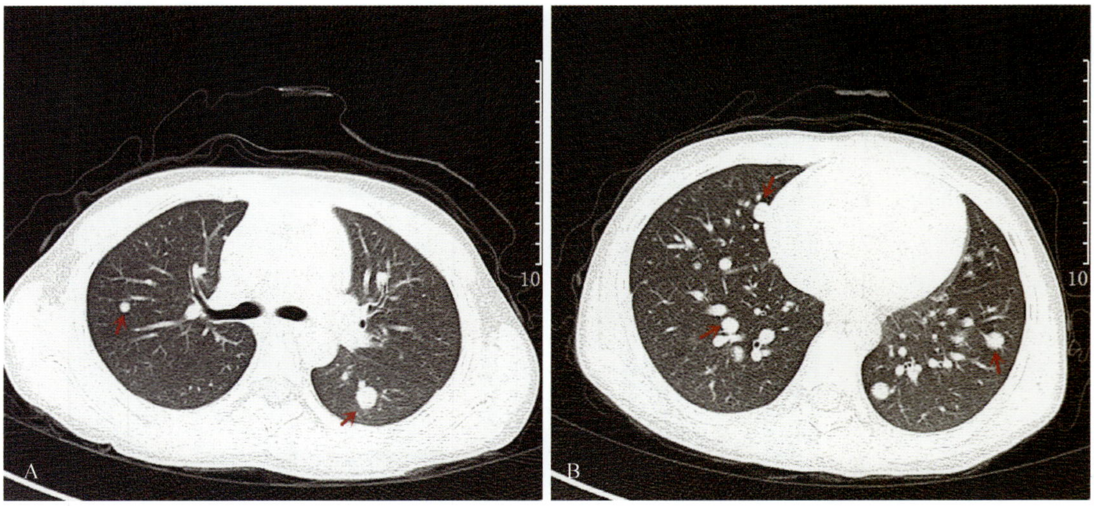

图 49-4　首次 ^{131}I 治疗胸部 CT 平扫，可见肺内多发结节影

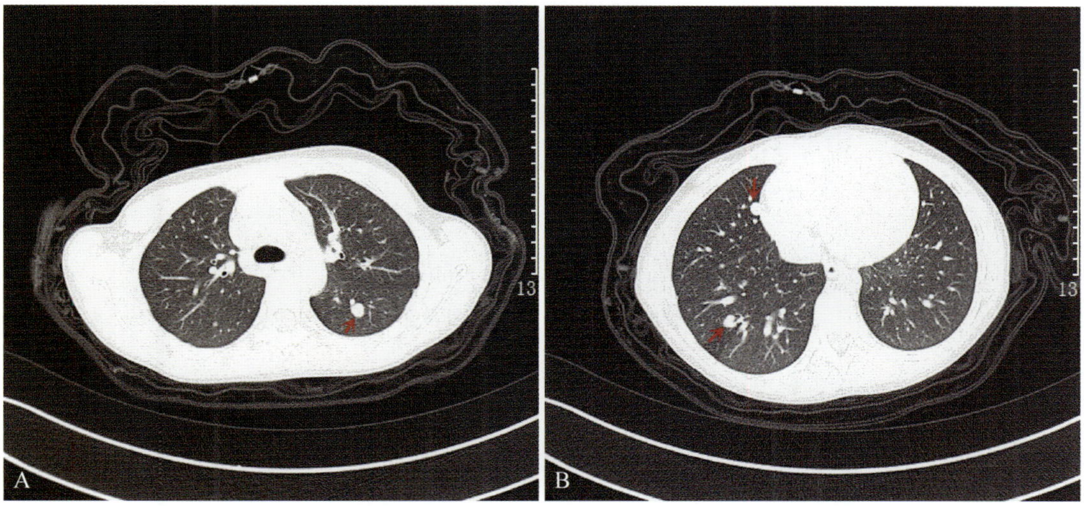

图 49-5 第 2 次 ^{131}I 治疗胸部 CT 平扫，可见肺内转移灶部分稍缩小

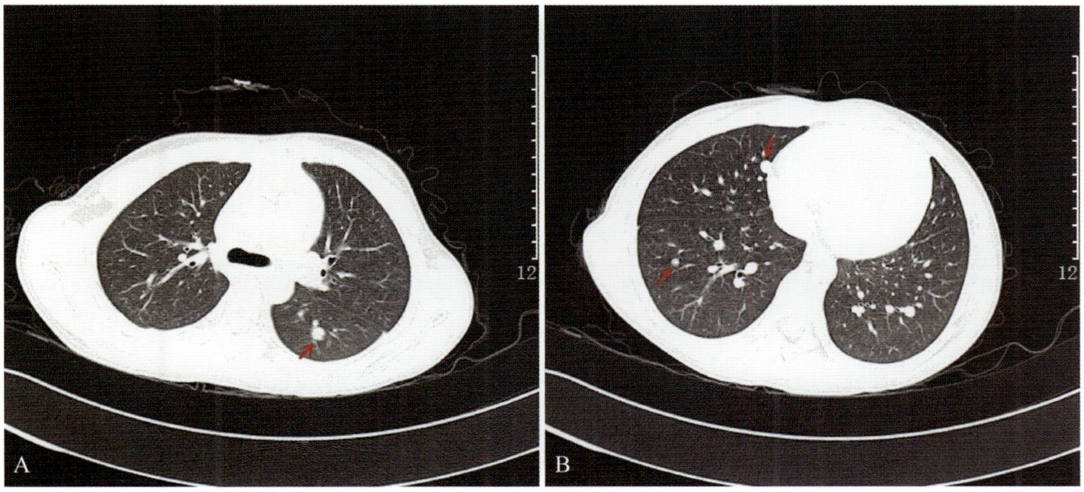

图 49-6 第 3 次 ^{131}I 治疗胸部 CT 平扫，可见肺内转移灶部分缩小

4.94）mIU/L，病情平稳，无严重合并症或并发症，^{131}I 治疗时机适宜。

3. 患者首次 ^{131}I 治疗剂量的确定：患者年龄小，首次治疗以清甲为目的，故适当减少剂量。

4. 患者甲状腺癌肺转移诊断明确，首次治疗 4 个月后及时行第 2 疗程及第 3 疗程治疗，根据首次治疗后全身碘扫肺内病灶局灶性摄碘情况，后两个疗程均采用较大剂量治疗。

【专家点评】

1. 儿童和青少年 DTC 较罕见，其发病率为 0.54/10 万，部分患者在初诊时已经发生远处转移，其中以肺转移最为常见，发生率可达 25%，儿童 DTC 的诊治模式与成人存在差异，但若确诊初期已发生远处转移者，有明确的证据表明及时行 ^{131}I 治疗更有助于提高儿童 DTC 患者的生存率[1]。对于 ^{131}I 治疗后仍存在持续病灶的患者，可能需要进行数次 ^{131}I 治疗，但仍需要结合实际临床特征，综合评判治疗利弊，来决策制订后续个体化 ^{131}I 治疗方案。根据 2015 年美国甲状腺协会（ATA）儿童及青少年甲状腺结节与分化型甲状腺癌指南，^{131}I 治疗剂量的确定，常将相似病情的成人经验性治疗剂量依据患儿体重或体表面积进行折算；亦可以按照 5 岁、10 岁、15 岁分别对应相似病情的成人经验性治疗剂量的 1/3、1/2、5/6 进行治疗。对于存在远处转移需要多次 ^{131}I 治疗的患者，可通过计算病灶的吸收剂量、

表 49-2 患者每次 ^{131}I 治疗后血常规及肝肾功能指标

复查项目（参考范围）	1 疗程后 1 个月	1 疗程后 4 个月	2 疗程后 1 个月	2 疗程后 4 个月	3 疗程后 1 个月	3 疗程后 4 个月	3 疗程后 6 个月	3 疗程后 1 年
RBC（3.80 ～ 5.10）×10^{12}/L	3.74	4.46	3.71	4.19	3.75	3.82	4.10	4.08
WBC（3.5 ～ 9.5）×10^{9}/L	3.60	6.80	3.80	4.40	3.10（*利可君 20 mg Tid）	4.20	4.10	3.2（*利可君 20 mg Tid）
PLT（125 ～ 350）×10^{9}/L	171	191	149	138	146	160	162	99
HGB（11.5 ～ 15.0）g/dl	10.9（*益血生胶囊 1 g Bid）	12.5	10.3（*益血生胶囊 1 g Tid）	12.2	11.4	11.2	12.0	11.9
ALT（7 ～ 40）U/L	—	20	—	22	—	6	9	8
AST（13 ～ 35）U/L	—	26	—	41	—	17	19	16
甘油三酯（0.34 ～ 1.69）mmol/L	—	1.20	—	3.96	—	1.19	0.99	1.12
总胆固醇（3.10 ～ 5.17）mmol/L	—	6.57	—	7.14	—	3.6	3.25	3.90
空腹血糖（4.16 ～ 5.83）mmol/L	—	4.25	—	4.08	—	5.06	4.81	4.27

RBC，红细胞；WBC，白细胞；PLT，血小板；HGB，血红蛋白；ALT，谷丙转氨酶；AST，谷草转氨酶；Bid，每日 2 次；Tid，每日 3 次
“—”为未检测，“*”为治疗措施

全身计量学方法计算 ^{131}I 治疗剂量。

2. 本例患儿因肺内转移病灶而发现甲状腺乳头状癌，其首次治疗的目的应为清甲兼顾清灶治疗，而不单是“清甲”，给予 ^{131}I 50 mCi 的剂量似乎相对偏低。首次治疗后显像除颈部残余甲状腺组织摄碘外，双肺呈局灶性放射性碘摄取增高，这也说明与多数有关儿童 DTC 肺转移的研究一致，儿童 DTC 转移灶往往保留了良好的摄碘能力，因此，更加强调一次有效的 ^{131}I 治疗，而不是将更多的问题留在后面导致反复接受 ^{131}I 治疗，从而引起患儿更多的辐射暴露及相关不良反应，如继发肿瘤风险增高等问题。该患儿两次 ^{131}I 治疗后肺内转移病灶部分缩小，其后定期复查，抑制状态 Tg 维持于 5 ng/ml 左右，可在末次 ^{131}I 治疗 12 个月后再次评估，实时制订下一步治疗计划，基于获益与风险谨慎权衡再次 ^{131}I 治疗的利弊。

3. 本例患者 ^{131}I 治疗后 1 ～ 2 个月均出现骨髓抑制反应，但似乎与 ^{131}I 剂量无明显相关性，并在 3 ～ 4 个月后恢复正常，与文献报告相符[3]，故对于远处转移需要多次 ^{131}I 治疗患儿，治疗间隔时间应适当延长，宜待每次 ^{131}I 治疗充分发挥作用后，例如 Tg/TgAb 不再下降时再行评估，决策后续治疗。

4. 考虑到弥漫性肺转移多次治疗后，即使病灶稳定或消失但可能出现肺纤维化的问题，亦可在每次 ^{131}I 治疗前后，监测肺功能的变化。

参考文献

[1] Reiners C，Biko J，Haenscheid H，et al. Twenty-five years after Chernobyl：outcome of radioiodine treatment in children and adolescents with very-high-risk radiation induced differentiated thyroid carcinoma. J Clin Endocrinol Metab，2013，98（7）：3039-3048.
[2] 王莎莎，林岩松，梁军，等．^{131}I 治疗儿童分化型甲状腺癌伴肺转移一例．中华核医学与分子影像杂志，2012，32（4）：308-309.

[3] Verburg FA，Hanscheid H，Biko J，et al. Dosimetry-guided high-activity（131）I therapy in patients with advanced differentiated thyroid carcinoma：initial experience. European Journal of Nuclear Medicine and Molecular Imaging，2010，37（5）：896-903.

（浙江大学医学院附属邵逸夫医院　楼岑提供）

病例 50　^{131}I 治疗儿童 DTC 多发转移

患儿，女性，10 岁。

【主诉】发现颈部包块半年，甲状腺癌术后 1 个月。

【现病史】左颈部无痛性包块半年。体格检查：左侧甲状腺可触及直径约 5 cm 包块，质硬，边界不清，随吞咽活动；双侧颈部可触及多枚肿大淋巴结，质硬，与周围组织粘连。甲状腺超声示：左叶内见 4.6 cm×3.0 cm×3.1 cm 肿块，右叶未见异常；双侧颈部多发肿大淋巴结，左侧较大者 3.5 cm×1.5 cm，右侧较大者 3.2 cm×1.9 cm。颈、胸部 CT 示：甲状腺左叶及峡部、左颈部及颈前胸廓入口等处见多发软组织团块影，双肺见多发散在小结节灶，考虑甲状腺癌伴多发颈部淋巴结及双肺转移。甲状腺显像示：甲状腺左叶“冷”结节。血清甲状腺功能检查：除 Tg＞300.00（正常值 1.70～55.60）μg/L 外，其余指标均正常。2009 年 8 月 10 日于本院外科行“甲状腺根治性切除＋双侧颈部淋巴结清扫术”，术后病理示“甲状腺乳头状癌，双侧多发淋巴结转移”。术后未服用甲状腺相关药物，遂来我科行 ^{131}I 治疗。

【既往史及家族史】否认冠心病、高血压、糖尿病、肿瘤、精神病、创伤、肝硬化等病史，否认肝炎、结核等传染病史。否认骨折、外伤、手术史。否认食物及药物过敏史，家族中无甲状腺疾病以及遗传性疾病史。

【体格检查】

颈部见明显手术瘢痕。余无特殊。

【实验室检查】

实验室检查无特殊。

【辅助检查】

^{131}I 显像：每次治疗后行 ^{131}I 全身扫描，发现异常病灶时增加局部 SPECT/CT 显像。

【诊断】

甲状腺乳头状癌术后。

【治疗经过】

来我科后，分别于 2009 年 8 月 27 日、2009 年 12 月 23 日、2010 年 4 月 23 日、2010 年 9 月 3 日行 4 次 ^{131}I 治疗，剂量分别为 100 mCi、100 mCi、100 mCi、100 mCi。第 1 次治疗后显像发现双侧颈部多发淋巴结、双肺、左肾、左侧髂肌多发转移灶。

【治疗效果】

1. 经多次治疗后，显像结果呈阴性，2012 年 2 月 23 日行 5 mCi ^{131}I 诊断性显像，未见明显浓聚病灶。

2. 目前经过 7 年余随访，患儿现服用左甲状腺素钠片抑制治疗，定期常规复查，未发现异常。

【治疗体会】

1. 患者为儿童，发病时呈多发淋巴结、多发器官转移。

2. 儿童对放射线敏感性高，因此虽然存在多

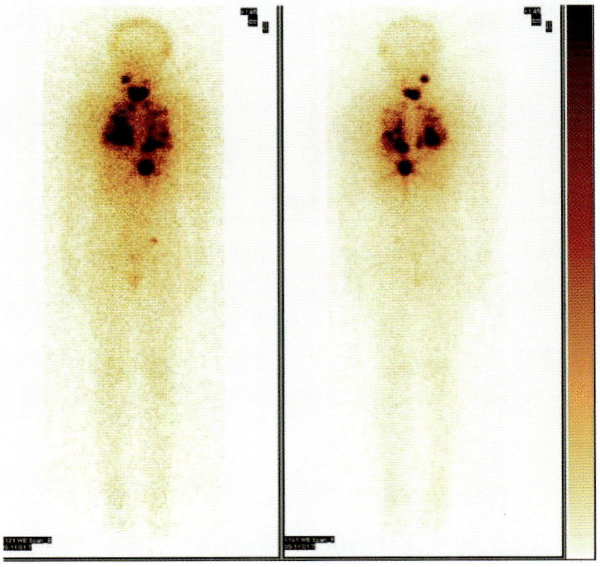

图 50-1　第 1 次治疗后：剂量 100 mCi。发现双侧颈部多发淋巴结、双肺、左肾、左侧髂肌多发转移灶

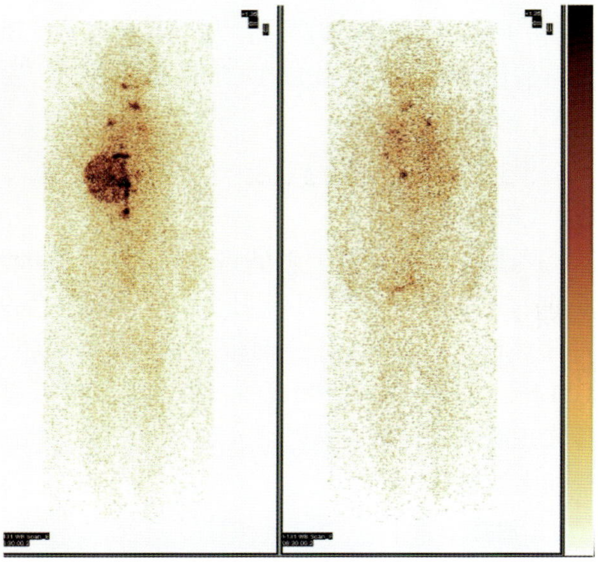

图 50-2 第 2 次治疗后：剂量 100 mCi。仍有少量淋巴结及肺部病灶摄取，右上腹（前位）片状放射性浓聚系呕吐物污染

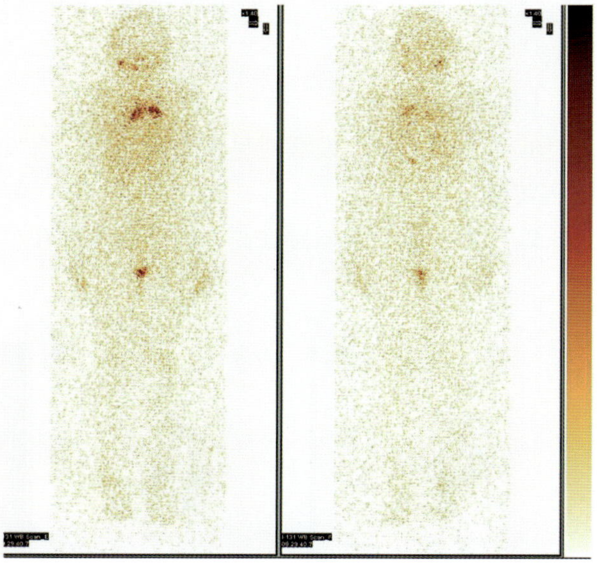

图 50-3 第 3 次治疗后：剂量 100 mCi。右肺轻度摄取，胸腺生理性摄取

发转移灶，经过 4 次 ^{131}I 治疗后，患儿达到临床治愈的效果，经过 7 年随访，未出现复发与再次转移的征象。

3. 初始治疗剂量由于术前基本确定存在肺转移，因此剂量给予 100 mCi。后续治疗，按照常规要加大治疗剂量，但考虑到患儿的辐射剂量因素，故给予 100 mCi，而没有增加剂量。

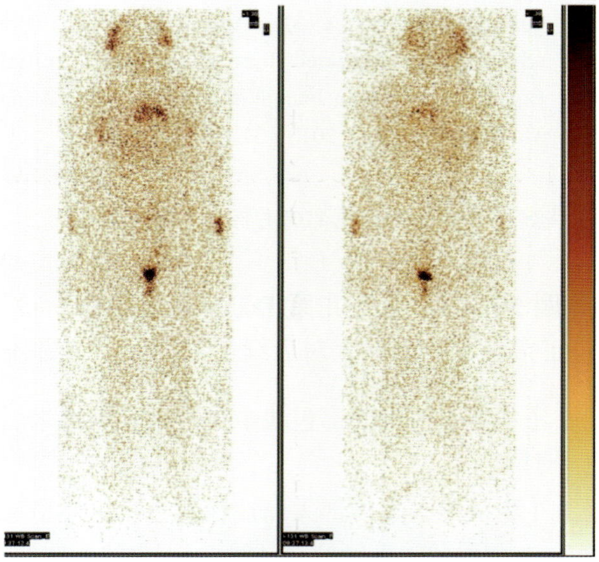

图 50-4 第 4 次治疗后：剂量 100 mCi。仅胸腺生理性摄取

【专家点评】[1-3]

本例介绍了一例甲状腺乳头状癌伴多发远处转移的女性患儿，经手术及多次 ^{131}I 治疗后，末次治疗后及诊断性全身显像未见明显摄碘病灶；虽然该病例符合儿童更易转移、且转移灶多呈摄碘良好、可被数次 ^{131}I 治愈的特征，但是对疗效的判断决不能仅参考单一碘显像，整个病程中血清 Tg/TgAb 水平对病情的变化有着重要的提示意义。“临床治愈”一词太过武断，研究表明患儿亦可长期稳定荷瘤生存，须关注补充 ^{131}I 治疗前后 Tg/TgAb 变化及 CT 所示肺部病灶的变化，结合上述结果，方可客观评价其疗效是否为“反应良好”。另外，虽然本病例给出的治疗后全身显像的资料较完全，但整个诊疗思路仍待完善。

首先，碘显像方面，本例患儿通过 ^{131}I 治疗后全身显像确认全身多发远处转移，鉴于肾和髂肌并不是常见的转移部位，且本例方法中提到了 SPECT/CT 的运用，应进一步断层以明辨摄碘灶的定位，分辨其性质。除最后一次 ^{131}I 治疗后显像外，前 3 次均可见被视为左肾转移灶的点状高摄取灶，在阅片时应注意其变化。随着碘治疗前评估的完善，ATA 提倡所有中高危患儿在碘治疗前均应行诊断性碘显像以探查转移灶，进一步完善分期、指导治疗；本病例中末次治疗后的诊断性全身显像，既能判断疗效，明确当下疾病状态，又能为后续治疗提供依据。

其次，在血清学方面，Tg 作为简单易得且灵敏的指标，在整个病程中都应结合影像学结果，综合判断患儿的病情变化。另外，碘治疗前刺激性 Tg（s-Tg）也可作为分化型甲状腺癌患儿远处转移的预测指标（现有报道临界值 156 ng/ml），辅助治疗决策。本例中给出的 Tg 值为术前所得，受正常甲状腺影响，对后续治疗参考意义并不明确。

儿童在治疗的频率和剂量方面也与成人相异。有关儿童甲状腺癌远处转移的治疗间隔尚无明确推荐，但考虑到患儿对辐射相对较为敏感，且存在自发下降的可能，ATA 指南指出 ^{131}I 治疗 1 年后仍可见明显疗效，从这一点看，本病例间隔 3 ～ 5 个月之间的多次治疗似乎过于激进。目前儿童甲状腺癌的 ^{131}I 治疗剂量多依据年龄梯度，在病情相似的情况下，15 岁患者需给予成人剂量的 5/6，10 岁者给予成人剂量的 1/2，5 岁患者给予成人剂量的 1/3，且需综合考虑病情及可能的不良反应；本病例连续给予 100 mCi 固定剂量的依据较为单薄，在患儿对治疗反应良好、病情逐渐缓解的情况下，“按常规治疗需要加大治疗剂量”的证据不充分。

综上，本例患儿预后良好，如果能补充详实的血清学随访结果及 CT 等形态学影像证据，不失为一例儿童甲状腺癌肺转移临床治愈的经典病例。

参考文献

[1] Zeming Liu，Di Hu，Huang Yi Hui，et al.（2019）. Factors associated with distant metastasis in pediatric thyroid cancer：evaluation of the SEER database. Endocr Connect，2019，8（2）：78-85.

[2] Alzahrani AS，AlSwailem MM，Almutairi R，et al. Lung metastasis in pediatric thyroid cancer：radiological pattern，molecular genetics，response to therapy，and outcome. J Clin Endocrinol Metab，2019，104（1）：103-110.

[3] Liu L，Huang F，Liu B，et al.（2018）. Detection of distant metastasis at the time of ablation in children with differentiated thyroid cancer：the value of pre-ablation stimulated thyroglobulin. J Pediatr Endocrinol Metab，2018，31（7）：751-756.

（第四军医大学西京医院　安小利提供）

病例 51　^{131}I 治疗儿童 DTC（肺转移灶不摄碘）

患儿，男，10 岁。

【主诉】双侧甲状腺乳头状癌术后 1 个月。

【现病史】患者 2 个多月前发现左颈肿块，颈胸部 CT 示左侧甲状腺占位伴左颈部淋巴结肿大，双肺结节。于外院穿刺活检提示左侧甲状腺乳头状癌，1 个月前行双侧甲状腺全切术和双侧颈部淋巴结功能性清扫术，术后镜下见肿瘤细胞具有异型性，呈浸润性生长。为了进一步清灶治疗来我院就诊。

【既往史及家族史】患者既往体健，否认肝炎、结核等传染病史，否认骨折、外伤、手术史，否认食物及药物过敏史，家族中无甲状腺疾病以及遗传性疾病史。

【体格检查】

T 37 ℃，P 80 次 / 分，R 19 次 / 分，BP 110/67 mmHg。

神清，查体合作，全身皮肤黏膜无黄染，颈部浅表淋巴结未及肿大。心律齐，未闻及杂音。双肺呼吸音清，未闻及干湿啰音。腹软，无压痛，肝脾肋下未触及。

【实验室检查】

1. 停用左甲状腺素 3 周，首次治疗前甲状腺激素水平：TT_3，0.06（正常值 0.61 ～ 1.63）nmol/L；T4，17.290（正常值 50 ～ 124）ng/ml；FT3，1.79（正常值 3.3 ～ 8.5）pmol/L；FT4，2.05（正常值 6.6 ～ 24.8）pmol/L；TSH，140.15（正常值 0.3 ～ 4.6）μIU/ml；甲状腺球蛋白（Tg）644.22（1 ～ 40）ng/ml；TgAb，72.73%（0 ～ 30%）。

2. ^{131}I 治疗前后随访血常规和肝肾功能数值未见明显变化（表 51-1）。

表 51-1　^{131}I 治疗前后随访血常规和肝肾功能

时间	WBC（$\times10^9$/L）	NEU（$\times10^9$/L）	RBC（$\times10^{12}$/L）	PLT（$\times10^9$/L）	ALT（U/L）	AST（U/L）	BUN（mmol/L）	Cr（μmol/L）
2014 年 6 月	3.9	1.7	3.69	202	17	25	4.89	50
2015 年 1 月	3.5	2.1	4.11	165	16	25	6.12	20
2015 年 3 月	4.23	2.3	4.52	171	50	52	4.86	42
2015 年 9 月	3.4	1.6	4.17	174	16	25	3.82	37
2016 年 7 月	4.3	2.3	4.37	167	11	18	4.00	28
2017 年 7 月	4.6	2.7	4.76	147	11	19	4.07	46

WBC，白细胞［正常值（4 ～ 10）$\times10^9$/L］；NEU，中性粒细胞（1.4 ～ 6.5）$\times10^9$/L；RBC，红细胞［正常值（4.5 ～ 5）$\times10^{12}$/L］；PLT，血小板［正常值（100 ～ 300）$\times10^9$/L］；ALT，谷丙转氨酶（正常值 0 ～ 75 U/L）；AST，谷草转氨酶（正常值 8 ～ 38 U/L）；BUN，尿素氮（正常值 2.86 ～ 7.14 mmol/L）；Cr，肌酐（正常值 35 ～ 97 μmol/L）

【辅助检查】

1. 心电图：窦性心动过缓，窦性心律失常。

2. 甲状腺扫描：未见明显残余甲状腺组织（图 51-1）。

3. PET/CT：两肺多发小结节，FDG 代谢未见增高（图 51-2）。

4. 第 1 次 ^{131}I（150 mCi）治疗后全身显像及 SPECT/CT：残余甲状腺Ⅲ度显影，两肺多发结节未见聚碘（图 51-3 A）。

5. 病理：甲状腺左叶及峡部乳头状癌，直径约 2.5 cm，甲状腺右叶乳头状癌，多灶性，直径 0.01 ～ 0.2 cm，胸腺组织未见癌累及，左颈Ⅲ、Ⅳ区淋巴结 3/5 枚癌转移，右颈Ⅲ、Ⅳ区淋巴结 6/12 枚癌转移。

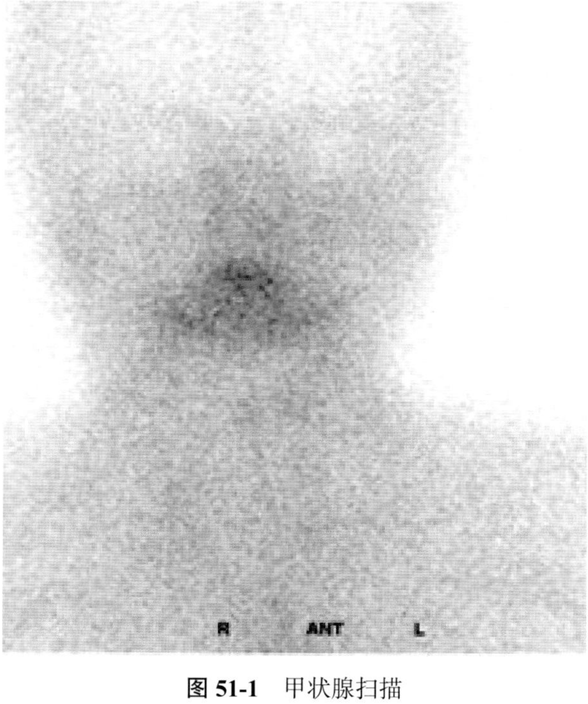

图 51-1　甲状腺扫描

【诊断】

双侧甲状腺乳头状癌术后，双肺转移（$T_2N_{1b}M_1$）

【治疗经过】

1. 入院共进行 ^{131}I 治疗 2 次，总剂量 300 mCi。

2. ^{131}I 口服 25 h 后，患儿出现明显呕吐，予以昂丹司琼 8 mg 加入生理盐水 100 ml 静滴后缓解。

3. 出院后服用左甲状腺素钠控制 TSH 小于 0.1 μIU/ml。

【治疗效果】

1. 治疗前后 Tg 未见下降（表 51-2）。

2. 胸部 CT：两肺散在小结节较 1 年前 CT 读片变化不显著，首先考虑转移。

3. 第 2 次 ^{131}I（150 mCi）治疗后全身显像：两肺多发结节未见聚碘（图 51-3 B）。

【治疗体会】

1. 本例儿童术后病理见甲状腺乳头状癌（PTC）肿瘤细胞具有异型性，呈浸润性生长，手术发现 9 枚淋巴结转移，术前发现肺转移。符合儿童分化型甲状腺癌（DTC）具有高侵袭性、容易复发和转移[1-2]、确诊时常已发生颈部淋巴结转移或远处转移的特点。

2. 该病例肺转移 FDG 和碘代谢均为阴性，

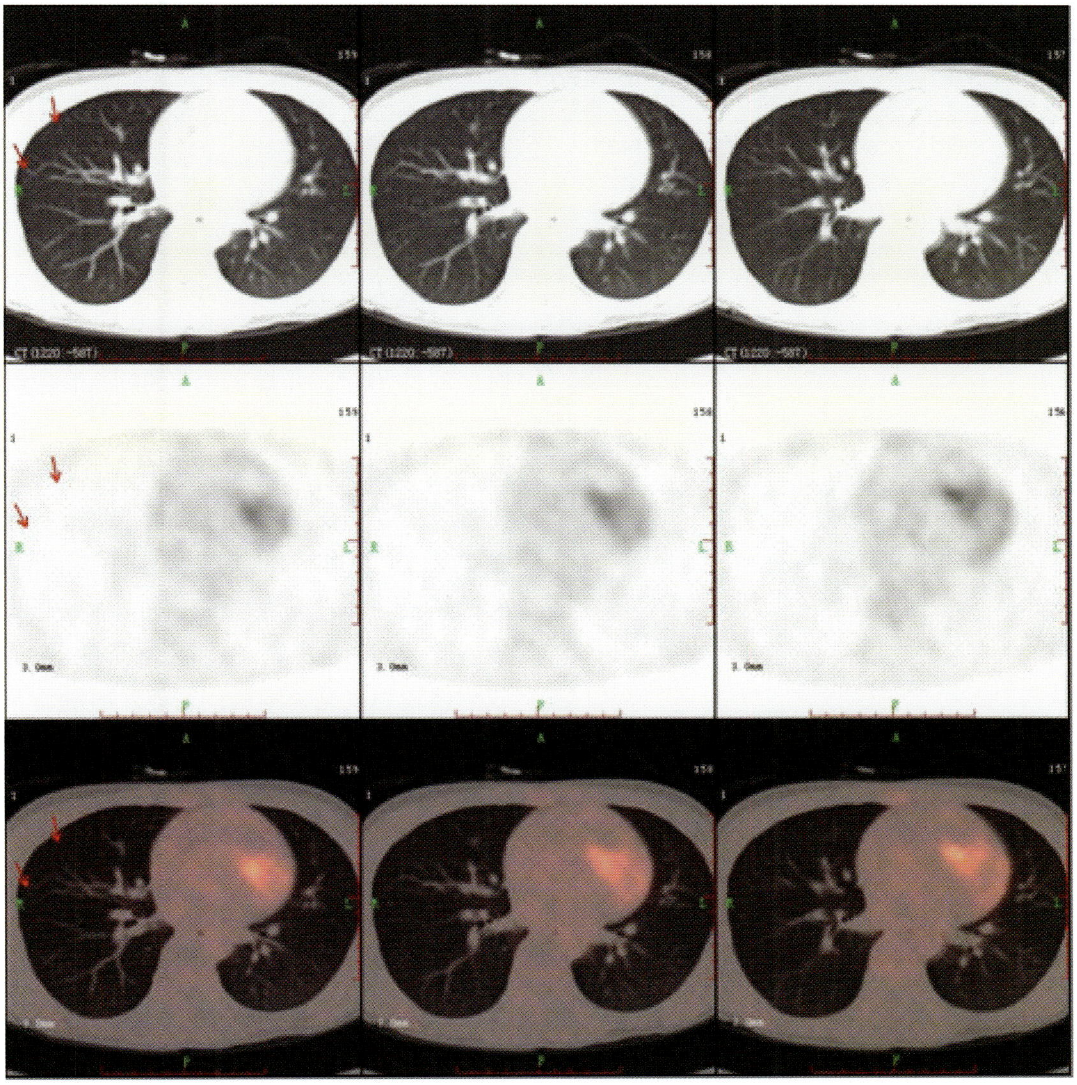

图 51-2 PET/CT

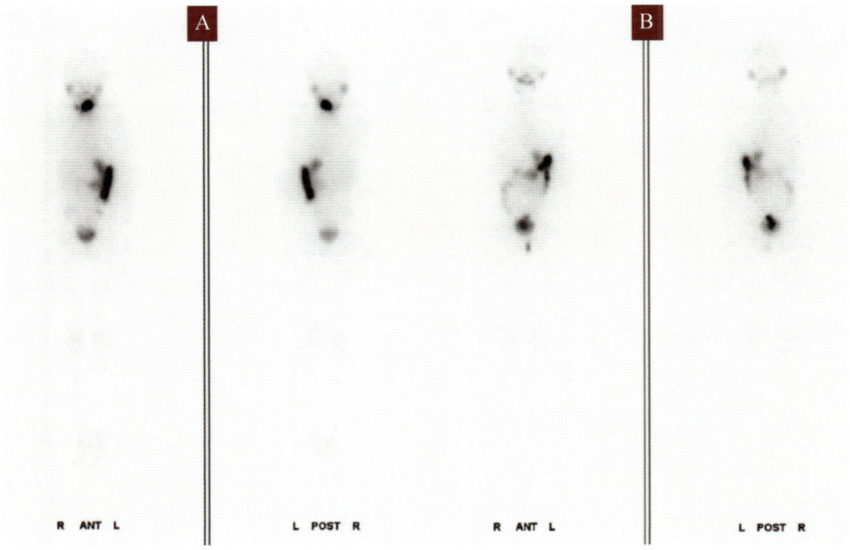

图 51-3 第 1 次（**A**）及第 2 次（**B**）^{131}I（150 mCi）治疗后全身显像

表 51-2 ^{131}I 治疗剂量和治疗后 Tg、TgAb、TSH 变化

随访	^{131}I（mCi）	HTg（ng/ml）	TgAb%	TSH（μIU/ml）
第 1 次 ^{131}I 治疗	150	644.22	72.73	140.15
2015.1	/	65.15	64.42	0.1
第 2 次 ^{131}I 治疗	150	853.25	7.61	＞172.50
2015.9	/	1000.00	6.05	150.88

与常见的儿童 PTC 很少发生失分化、放射性碘治疗效果好不一致，也与通常所说的 DTC 转移灶葡萄糖和碘代谢呈反转现象不一致[3-4]。

3. 对于首次大剂量 ^{131}I 治疗后，分化型甲状腺癌双肺转移灶未见摄取 ^{131}I 的患者，建议再次治疗前行诊断剂量放射性碘显像，如双肺病灶仍未见摄取者，不建议大剂量 ^{131}I 治疗。分子靶向药物对该病例肺转移治疗可能有效。

【专家点评】

该病例介绍了一例 2 次 ^{131}I 治疗后显像及 ^{18}F-FDG PET/CT 显像均为阴性的分化型甲状腺癌伴肺转移患儿。与儿童普遍分化程度高、摄碘功能良好、对 ^{131}I 治疗反应佳的特征不同，该病例影像学阴性而 Tg 极高的情况较为罕见。作为临床中的诊治难题，此类患者的 ^{131}I 治疗及后续治疗方案需要综合多种因素、分析风险与获益后进行决策。

然而，本病例给出的病史及诊治过程及其思路交代仍显单薄，实际临床工作中仍需要更多信息来辅助治疗决策及预后判断。首先，从术后 ^{131}I 治疗前评估角度，术后病理中需要关注病理亚型、原发灶侵犯范围、中央 / 周围转移淋巴结的数目等，以准确区分风险分层；影像学评估最好采用探查灵敏度更高的小剂量诊断性 ^{131}I 全身显像（DxWBS），并在病灶定位不清时采取 SPECT/CT 断层，以在 ^{131}I 治疗前明确残余甲状腺组织及残余病灶的范围及摄碘能力。其次，在整个病程中，抑制性 Tg 因控制了 TSH 水平，较刺激性 Tg 相比更适于判断病情变化；影像学结果如 PET/CT 等也应明确检查时间，以与同期血清学结果结合，综合把握病情进展。另外，每次 ^{31}I 治疗前除血常规、肝肾常规外，应测定血碘及尿碘，并在治疗后密切观察记录不良反应，以指导治疗及图像的判读。最后，在 ^{131}I 治疗决策方面，儿童更易出现不良反应、继发恶性肿瘤，其指征较成人更为严苛。2015 年 ATA 儿童指南中指出儿童患者在每次 ^{131}I 前都应先行 DxWBS；反对经验性治疗，并指出重复性 ^{131}I 治疗仅适用于前次治疗有效的摄碘病灶。

此外，作者应告知本病例在首次 ^{131}I 治疗前先行 ^{18}FDG PET 的意义及考量，现有研究仍缺乏此类患儿 ^{18}F-FDG PET/CT 显像意义、碘难治性的诊断及分子靶向治疗的证据，后续决策仍需要更多信息。儿童患者 ^{131}I 及 ^{18}F-FDG PET/CT 显像双阴性较为少见，本病例若能及时随访至今，补充详尽病例资料及诊治过程，将为此类患儿的诊疗提供宝贵的临床经验。临床工作中儿童患者的各类决策应更加审慎，务必制订个体化的诊疗及随访方案。

建议第 2 次 ^{131}I 治疗后定期监测抑制性 Tg 的变化，因第 2 次治疗后显像未提示转移灶明确摄碘，因此应慎重权衡该患儿再次 ^{131}I 治疗的获益与风险，避免不必要的多次辐射暴露以及因停用 LT4 TSH 升高所致的可能的病情激发及进展问题。临床上我们常可以看到 ^{131}I 治疗疗效欠佳的肺转移患儿在长期 TSH 抑制治疗下仍可在相当长的时间内病情稳定甚至自发缓解[5-6]，因此，针对患儿的 TSH 抑制治疗强调长期监管。

参考文献

[1] Samuel AM，Sharma SM. Differentiated thyroid carcinomas in children and adolescents. Cancer，1991，67（8）：2186-2190.

[2] Francis GL，Waguespack SG，Bauer AJ，et al. Management guidelines for children with thyroid nodules and differentiated thyroid cancer. Thyroid. 2015，25（7）：716-759.

[3] Grunwald F，Kalicke T，Feine U，et al. Fluorine-18 fluorodeoxyglucose positron emission tomography in

thyroid cancer: results of a multicentre study. European Journal of Nuclear Medicine, 1999, 26: 1547-1552.
[4] Chao M. Management of differentiated thyroid cancer with rising thyroglobulin and negative diagnostic radioiodine whole body scan. Clinical Oncology [Royal College of Radiologists (Great Britain)], 2010, 22: 438-447.
[5] Biko J, Reiners C, Kreissl MC, et.al. Favourable course of disease after incomplete remission on (131) I therapy in children with pulmonary metastases of papillary thyroid carcinoma: 10 years follow-up. Eur J Nucl Med Mol Imaging, 2011, 38 (4): 651-655.
[6] Alzahrani AS, Alswailem M, Moria Y, et al. Lung metastasis in pediatric thyroid cancer: radiological pattern, molecular genetics, response to therapy, and outcome [published correction appears in J Clin Endocrinol Metab. 2019 Mar 1; 104 (3): 863]. J Clin Endocrinol Metab, 2019, 104 (1): 103-110. doi: 10.1210/jc.2018-01690

（上海交通大学医学院附属新华医院　马超提供）

病例 52　甲状腺微小乳头状癌（PTMC）术后 ^{131}I 治疗

患者，男性，57 岁。

【主诉】甲状腺癌术后 6 年，复发再次手术 4 个月。

【现病史】患者 2011 年前因诊断“甲状腺肿物”于外院行“双侧甲状腺次全切除术”，术后病理示“双侧结节性甲状腺肿，伴腺瘤样变，局部（左侧）甲状腺微小乳头状癌，并侵犯包膜”，遂再次行“左侧甲状腺全切除术”，术后病理未见癌，出院后未行规律复查及 ^{131}I 治疗。2016 年 5 月再次发现“甲状腺肿物”，外院颈部超声示“甲状腺右残叶低回声，考虑结节性甲状腺肿；左颈部多发肿大淋巴结，考虑转移癌”，我院颈部螺旋 CT 平扫＋增强扫描示“双侧颈部多发稍大淋巴结”，遂于 2016 年 5 月 24 日再次行“左侧残余甲状腺切除＋右侧甲状腺全切除＋双侧喉返神经探查＋双侧颈淋巴结功能性清扫术”，术中见右侧甲状腺多发小结节，边界不清，峡部下方及双侧颈静脉周围可扪及多个肿大淋巴结，术后冰冻石蜡切片结果示“右侧残余甲状腺乳头状癌并颈部多发淋巴结转移癌”。2016 年 9 月 19 日患者为 ^{131}I 治疗收入我科。

【既往史】因急性胰腺炎分别于 2008、2009、2015 年入院治疗 3 次，均内科治疗。发现高血压 1 年，现口服“非洛地平”控制血压，剂量不详，诉血压控制可。“米诺环素、土霉素、头孢类、青霉素类”等诸多抗生素过敏，过敏症状为上肢及股部等处红热皮疹。

【体格检查】

神清，气管居中，颈部活动度可，颈部见数个手术瘢痕，最长径约 10 cm，伤口愈合良好，无明显红肿热痛、无渗血、渗液。甲状腺部位未扪及肿块。双侧颈部未扪及肿大淋巴结。

【实验室检查】

2016 年 9 月 13 日查血清 FT_3 2.30 pmol/L、FT_4 5.22 pmol/L、TSH 102.936 μIU/ml、TgAb 25.2 U/ml、st-Tg 5.53 ng/ml。

【辅助检查】

2016 年 5 月 5 日外院颈部超声示：①甲状腺左叶癌＋右叶甲瘤切除术后，甲状腺右残叶低回声（大小约 39 mm×19 mm×15 mm），考虑结节性甲状腺肿；②左颈（Ⅲ、Ⅳ区）多发肿大淋巴结（直径 2 ～ 14 mm），考虑转移癌。

2016 年 5 月 10 日我院颈部螺旋 CT 平扫＋增强扫描示：甲状腺左侧叶缺如，右侧叶及峡部未见明确异常密度影。双侧颈动脉鞘区见稍大淋巴结，最大者约 13 mm×8 mm（左颈Ⅳ区），增强扫描不均匀强化。右侧颈静脉前方见类圆形低密度影，约 14 mm×11 mm，边界光滑，增强扫描未见强化。影像诊断为：①甲状腺术后改变，甲状腺左叶缺如；②双侧颈部多发稍大淋巴结，建议进一步检查；③右侧颈静脉前方囊肿。

2016 年 5 月 16 日我院颈部超声示：甲状腺切除术后，残余甲状腺右叶形态失常，包膜不光整，内回声增粗，分布欠均匀，内可见短条状血流信号。甲状腺左叶区可见一个不规则形低回声团，范围约 8 mm×4 mm，边界欠清，内可见点状血流信号。右颈部可见一混合回声团，边界清楚，大小约 14 mm×8 mm，内回声不均匀，以无回声区为主，周边可见少许乳头状突起，血流信号不丰富。左颈部可见多个低回声、混合回声团，部分与右侧颈部混合回声团回声类似，较大者约 13 mm×7 mm，部分结节边缘不规则，内回声不均匀，内可见点状血流信号。影像诊断为：①甲状腺切除术后，残余甲状腺右叶回声增粗，内未见明显占位病变；②甲状腺左叶区低回声，考虑残余甲状腺病变与异常肿大淋巴结鉴别；③双颈部低回声、混合回声团，考虑异常肿大淋巴结可能性大，注意淋巴结转移瘤可能。

2016 年 5 月 18 日诊断性 ^{131}I 平面及断层显像示：甲状腺双叶区摄碘，考虑术后残余甲状腺组织。

2016 年 5 月 24 日术后冰冻石蜡切片结果示：①（右侧残余甲状腺）送检甲状腺组织呈结节性甲状腺肿改变，其中见小灶滤泡上皮乳头状增生（5 mm），形态结合免疫组化结果，可符合甲状腺乳头状癌。免疫组化结果：TPO（－），CK19（＋），MC（＋），Gal-3（＋），Ki-67（约 1%＋）。②右颈第 6 组淋巴结组织：见少量癌组织，未见确切淋巴结，另见少量甲状旁腺组织，未见癌。③右颈第 5 组 5 枚淋巴结，未见确切转移癌。④（右颈第 4 组淋巴结 1/1、左颈第 6 组淋巴结 2/3）送检破碎组织，镜下见乳头状增生的异形上皮，形态结合免疫组化结果，符合甲状腺乳头状癌转移。免疫组化结果：TTF-1（＋），TG（＋），CK19（＋）。⑤（左颈第 5 组淋巴结 1/16 枚）查见转移癌，另淋巴结周围纤维组织内见少许癌组织。免疫组化结果：TG（＋），CK19（＋）。

2016 年 6 月 1 日诊断性 ^{131}I 平面及断层显像示：左侧颏下可见放射性浓聚灶。影像诊断为：左侧颏下摄碘组织，考虑甲状腺组织残余可能性大。

2016 年 9 月 13 日甲状腺静态显像示：颈部未见异常摄锝组织，请结合大剂量 ^{131}I 扫描结果。

2016 年 9 月 13 日甲状腺吸碘率：2 h 为 1.3%，24 h 为 0.4%。

2016 年 9 月 13 日颈部超声示：甲状腺切除术后，甲状腺区软组织水肿增厚，内暂未见明显占位病变。双侧颈部未见明显异常肿大淋巴结。

2016 年 9 月 22 日治疗性 ^{131}I 平面及断层显像示：颈部甲状腺床见少量摄碘组织，考虑术后残余甲状腺组织。

【治疗】

2016 年 9 月 14 日予口服 150 mCi 大剂量放射性 ^{131}I，同时给予多烯磷脂酰胆碱（456 mg，每日 3 次）护肝、利可君（20 mg，每日 3 次）升白、泼尼松（30 mg，每日 1 次）抗炎消肿、埃索美拉唑（20 mg，每日 1 次）抑酸、莫沙必利（5 mg，每日 3 次）促胃动力治疗，治疗后予左甲状腺素钠片（125 μg，每日 1 次）替代、抑制等辅助治疗。

【诊断】

1. 甲状腺恶性肿瘤（双侧甲状腺微小乳头状癌复发并再次术后，$T_{1a}N_{1b}M_0$，Ⅳ a 期，高危）；

淋巴结继发性恶性肿瘤（双颈）；

手术后甲状腺功能减退

2. 高血压病

【治疗效果】

^{131}I 治疗后随访

2016 年 11 月 7 日查血清 TgAb 26.7 U/ml、FT_3 7.60 pmol/L、FT_4 26.75 pmol/L、TSH 0.058 μIU/ml、Tg ＜ 0.30 pmol/L。

2016 年 12 月 19 日查血清 TgAb 18.4 U/ml、FT_3 6.81 pmol/L、FT_4 22.82 pmol/L、TSH 0.023 μIU/ml、Tg ＜ 0.30 pmol/L。

2017 年 3 月 27 日查血清 TgAb ＜ 15.0 U/ml、FT_3 4.82 pmol/L、FT_4 20.48 pmol/L、TSH 0.059 μIU/ml、Tg ＜ 0.30 pmol/L。

2017 年 7 月 10 日查血清 TgAb ＜ 15.0 U/ml、FT_3 4.98 pmol/L、FT_4 22.59 pmol/L、TSH 0.063 μIU/ml、Tg ＜ 0.30 pmol/L。

【专家点评】

本例为甲状腺微小乳头状癌患者，第 1 次术后肿瘤临床分期为 $T_1N_0M_0$，Ⅰ期，低危，因患者术后未行甲状腺全切而无法进行 ^{131}I 治疗前评估，同时患者未规律复查。患者术后 5 年发现肿瘤复发。下文从 ^{131}I 治疗前评估、^{131}I 治疗后随访及疗效评价、该例患者核医学诊疗方面所存在的问题三方面进行点评。

1. ^{131}I 治疗前评估方面，该例患者的评估包括颈部超声、诊断剂量 ^{131}I 平面及断层显像、甲状腺吸碘率及实验室检查等。关于 ^{131}I 治疗前吸碘率测定的意义以及其在 ^{131}I 治疗决策中的价值可以检索到若干研究，其中陈立波教授团队于 2019 年发表于 *Thyroid* 的文章发现，相比于固定剂量法，以吸碘率（RAIU）-Tg 为指导的剂量选择法可以提高清甲成功率及降低中期不良反应出现的概率[1]。该例患者经过评估未发现局部残留病灶及颈部、远处转移证据，但治疗前在 TgAb 略增高情况下刺激性 Tg 水平增高，并将其年龄、术后复发等因素纳入考虑，最终给予 150 mCi 辅助治疗剂量治疗。

2. ^{131}I 治疗后该患者按照复发风险高危进行 TSH 抑制治疗（TSH < 0.1 μIU/ml），规律复查期间 Tg 值均小于 0.30 pmol/L，虽然病例中未提供超声及其他影像学结果，可推测也均为阴性，根据 2015 ATA 指南术后动态风险评估该患者为“疗效满意”（excellent response），后续随访可以适当放宽 TSH 抑制目标[2]。由此可以看出动态评估系统在患者后续随访中可以实时、动态地调整治疗及随访方案，实现患者利益最大化的诊疗目标。

3. 该病例中需要注意的是，患者第 3 次术前曾行颈部增强 CT 检查，但此后的 1 个月内分别于手术前、后进行了诊断性 ^{131}I 平面及断层显像。一般诊断剂量 ^{131}I 显像或 ^{131}I 治疗需在增强 CT 检查后间隔 3 个月再进行，因此这两次显像的意义存在争议。

4. 文中未告知再次术后为什么会选择让患者两次停用 LT4 并在间隔 3 个月后方开始 ^{131}I 治疗的原因及意义，建议避免不必要的反复停用 LT4 过程，避免 TSH 反复升高所造成的患者甲状腺功能减退等不适及潜在的激发病灶可能。

参考文献

[1] Yuchen Jin，Maomei Ruan，Lingxiao Cheng，et al. Radioiodine uptake and thyroglobulin-guided radioiodine remnant ablation in patients with differentiated thyroid cancer：a prospective，randomized，open-label，controlled trial. Thyroid，2019，29（1）：101-110.

[2] Haugen BR，Alexander EK，Bible KC，et al. 2015 American Thyroid Association Management Guidelines for adult patients with thyroid nodules and differentiated thyroid cancer：the American Thyroid Association Guidelines Task Force on thyroid nodules and differentiated thyroid cancer. Thyroid，2016，26（1）：1-133.

（中山大学附属第三医院
谢良骏　程木华提供）

五、难治性 DTC ^{131}I 治疗

病例 53　难治性 DTC ^{131}I 治疗

患者，男性，77 岁。

【主诉】甲状腺癌术后，2 次 ^{131}I 治疗后。

【现病史】患者于 2014 年 2 月无意间触及颈部肿物，颈部超声提示“甲状腺实性结节伴钙化，恶性可能”。胸部高分辨 CT（HRCT）提示“双肺多发结节，考虑转移”（图 53-1）。2014 年 5 月 21 日于当地医院行“全甲状腺切除＋颈部淋巴结清扫”。术后病理提示：甲状腺乳头状癌（PTC），侵及周围横纹肌组织；淋巴结转移癌 12/18（右颈部Ⅲ区 3/7，右颈部清扫 7/7，右气管食管沟淋巴结 1/3，左颈部Ⅲ区 1/1）。术后未服左甲状腺素钠片（优甲乐），低碘饮食。

2014 年 6 月 25 日于我院行第 1 次 ^{131}I 治疗，治疗剂量 150 mCi。治疗前评估甲状腺功能：TSH 83.054 μIU/ml，Tg 96.2 ng/ml，Tg-Ab 10.10 IU/ml。治疗后显像：颈部较多残余甲状腺，右颌下异常显影，考虑淋巴结转移可能性大，余未见明确甲状腺癌转移征象（图 53-2）。治疗后服用左甲状腺素钠片 150 μg 每日 1 次。规律复查。

2015 年 4 月 28 日行第 2 次 ^{131}I 治疗，治疗剂量 150 mCi。治疗前评估甲状腺功能：TSH

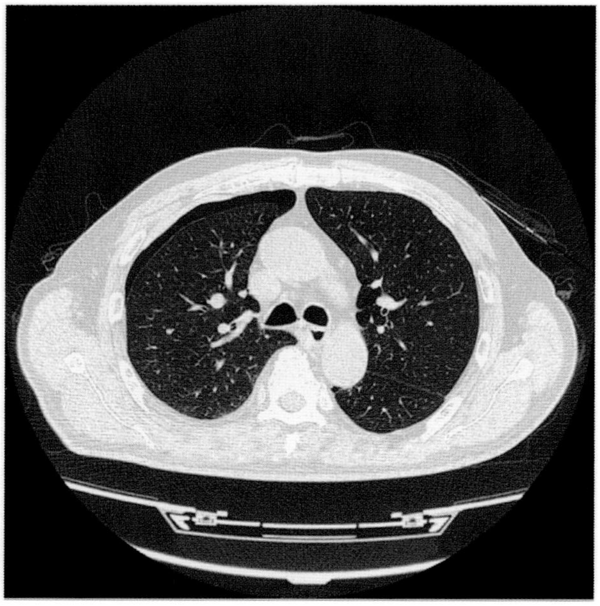

图 53-1 术前胸部 HRCT

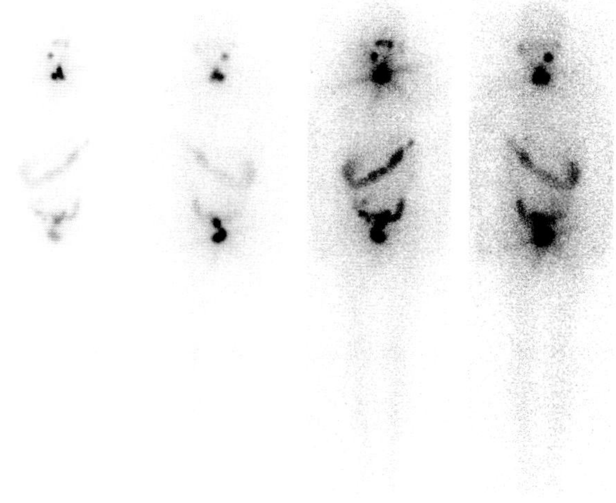

图 53-2 第 1 次 ^{131}I 治疗后显像

62.61 μIU/ml，Tg 88.47 ng/ml；Tg-Ab 13.86 IU/ml。治疗后全身显像：与第 1 次 ^{131}I 治疗后显像比较，颈部仅有极少量残余甲状腺组织，原右颌下异常显影现已不明显；新增右上腹异常放射性浓聚区，性质待定，建议密切随诊，必要时行腹部增强 CT 检查（图 53-3）。治疗后恢复左甲状腺素钠片 150 μg 每日 1 次。现于我院复查。

【既往史及家族史】患者既往体健，否认冠心病、高血压、糖尿病、肿瘤、脑卒中、精神病、创伤、肝硬化等病史，否认肝炎、结核等传染病史，否认骨折、外伤史，否认食物及药物过

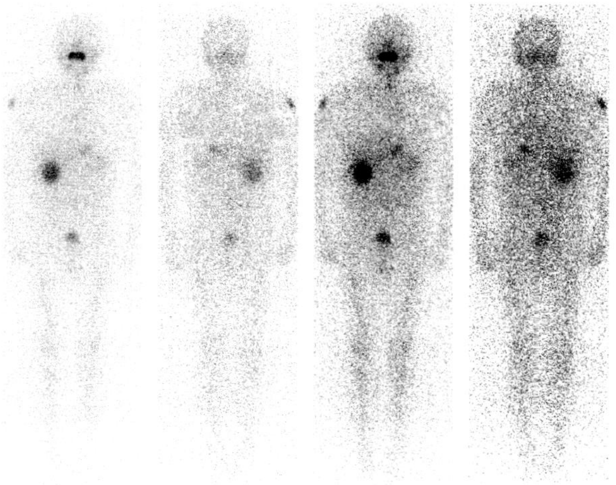

图 53-3 第 2 次 ^{131}I 治疗后显像

敏史，否认幼年颈部照射史。家族中无甲状腺疾病以及遗传性疾病病史。

【体格检查】

T 36.5℃，P 70 次 / 分，R 18 次 / 分，BP 120/70 mmHg。

神清，查体合作。全身皮肤黏膜无黄染，颈部浅表淋巴结未及肿大。咽部无充血，扁桃体未见肿大。颈部可见术后瘢痕。心率 70 次 / 分，律齐，未闻及杂音。双肺呼吸音清，未闻及干湿啰音。腹软，无压痛，肝脾肋下未触及。双下肢无水肿。双侧膝、跟腱反射正常存在，巴宾斯基征（－），霍夫曼征（－）。

【实验室检查】

2015 年 11 月 6 日检查，TSH ＜ 0.008 μIU/ml，Tg 8.37 ng/ml，TgAb ＜ 10.00 IU/ml，FT3 3.54 pg/ml，FT4 2.607 ng/dl。

血常规、肝肾功能、离子、血脂均未见明显异常

【辅助检查】

1. 颈部超声：甲状腺癌术后，未见明显异常。

2. 胸部 HRCT（2015 年 4 月 16 日）：与本院半年前 CT 比较，双肺多发小结节影，部分结节较前增大（图 53-4）；余大致同前。

【诊断】

1. 甲状腺癌术后；

2. 肺转移瘤。

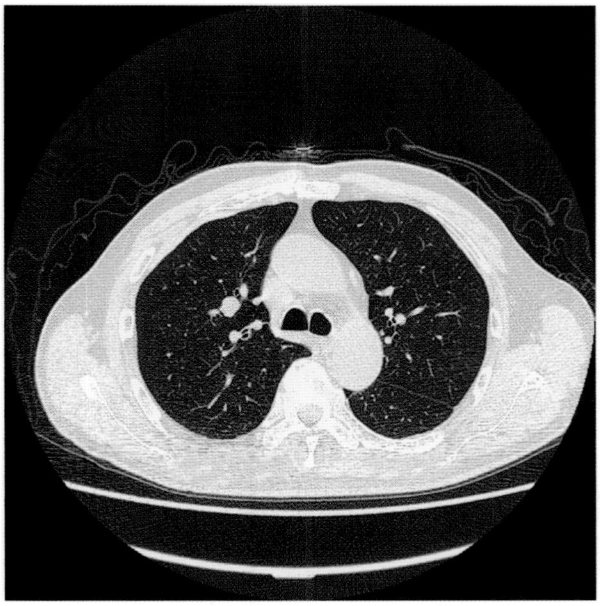

图 53-4 胸部 HRCT 复查（2015 年 4 月 16 日）

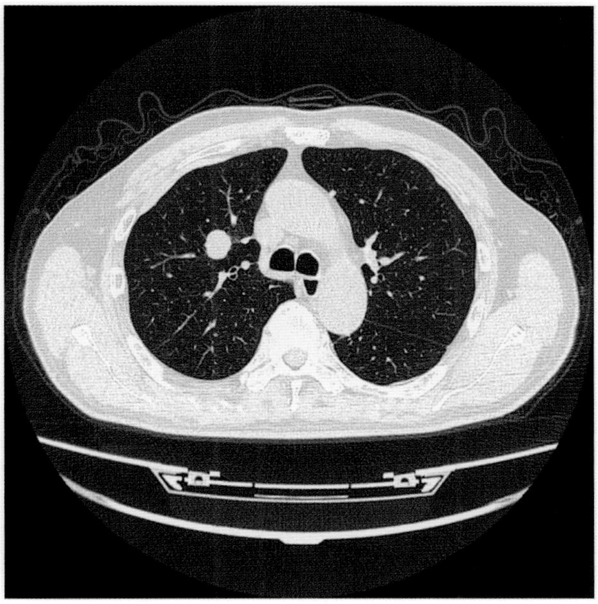

图 53-5 胸部 HRCT 复查（2016 年 3 月 24 日）

【治疗经过】

患者目前暂无 ^{131}I 治疗指征，定期随访监测。

1. TSH 抑制治疗：目前患者甲状腺癌肺转移，为高危人群，应长期服用左甲状腺素钠片，维持 TSH < 0.1 μIU/ml。

2. 3 ～ 12 个月随诊复查

（1）TSH 抑制效果：评估 TSH、Tg、TgAb、FT_3、FT_4；

（2）胸部高分辨 CT 肺部转移灶变化。

【治疗效果】

患者规律服用左甲状腺素钠片定期复查。

2016 年 2 月 23 日：TSH < 0.008 μIU/ml，Tg 10.00 ng/ml，TgAb < 10.00 IU/ml。

2016 年 3 月 11 日：TSH < 0.008 μIU/ml，Tg 13.57 ng/ml，TgAb < 10.00 IU/ml。

2016 年 3 月 24 日：胸部 CT 提示双肺多发结节，部分结节较前明显增大（图 53-5）。

【专家点评】

1. 患者为老年男性，手术前即发现肺部结节，考虑转移。患者经过“全甲状腺切除＋颈部淋巴结”手术，两次 ^{131}I 治疗，肺部结节未见摄碘，随访中在相似的 TSH 抑制治疗水平下 Tg 未见下降，结合患者影像学及血清学检查结果，提示碘难治性分化型甲状腺癌（radioactive iodine-refractory differentiated thyroid cancer，RAIR-DTC）。目前 RAIR-DTC 的界定主要基于病灶摄碘情况、^{131}I 治疗疗效等临床表现，普遍接受“初始 RAI 显像提示病灶不摄碘”“摄碘病灶逐渐不摄碘”“多发病灶部分病灶摄碘、部分不摄碘”或“病灶虽然摄碘，但 ^{131}I 治疗后仍进展”等临床情境为碘难治状态[1]。但上述临床情景受到显像技术、显像时机、医师主观感受、肿瘤异质性等多种因素的影响，在临床工作中应考虑到 RAIR-DTC 界定的复杂性，审慎决策[2]。RAIR-DTC 从再次 ^{131}I 治疗中获益极为有限，因此，ATA 等相关指南均建议针对这类患者应及时终止不必要的反复 ^{131}I 治疗，以避免在停 LT4 抑制治疗期间因 TSH 增高所致的病灶进展可能等。

2. RAIR-DTC 预后差，10 年生存率不足 10%[3]。治疗思路主要包括以下两方面：对于血清学稳定、无明显症状、影像学未观察到病灶明显进展者，应采取继续 TSH 抑制治疗（TSH < 0.1 μIU/ml），3 ～ 12 个月复查，监测病情变化[1]；对于进展迅速的碘难治性甲状腺癌，可以进行抗血管生成靶向治疗，索拉非尼和仑伐替尼现已经过美国、欧盟获批，用于进展性 RAIR-DTC 的治疗。我国在 2017 年亦批准索拉非尼治疗进展性 RAIR-DTC。

3. Tg、TgAb 水平在判断疾病进展方面具有一定的提示意义，但并非判断进展的主要标准，RAIR-DTC 患者随诊中应重点评估其影像学进展情况，主要依据实体瘤评估标准 1.1 版本（RECIST 1.1）进行判断，关注病灶大小、数量、症状的变化[4]。本例患者就诊时索拉非尼尚未获批，患者可经充分知情、筛选合格后进入临床试验，同时研究方应配备具有相关临床技能的医生记录病情变化，及时处理药物不良应[1]。

4. 第 2 次 ^{131}I 治疗后腹部可疑摄碘灶应进行 SPECT/CT 断层融合显像以进一步明确该摄碘灶性质，或在后续随访中明确。

参考文献

[1] Haugen BR，Alexander EK，Bible KC，et al. 2015 American Thyroid Association Management Guidelines for adult patients with thyroid nodules and differentiated thyroid cancer：the American Thyroid Association Guidelines Task Force on thyroid nodules and differentiated thyroid cancer. Thyroid，2016，26（1）：1-133.

[2] Tuttle RM，Ahuja S，Avram AM，et al. Controversies，consensus，and collaboration in the use of（131）I therapy in differentiated thyroid cancer：a joint statement from the American Thyroid Association，the European Association of Nuclear Medicine，the Society of Nuclear Medicine and Molecular Imaging，and the European Thyroid Association. Thyroid，2019，29（4）：461-470.

[3] Durante C，Haddy N，Baudin E，et al. Long-term outcome of 444 patients with distant metastases from papillary and follicular thyroid carcinoma：benefits and limits of radioiodine therapy. The Journal of Clinical Endocrinology and Metabolism，2006，91（8）：2892-2899.

[4] Eisenhauer EA，Therasse P，Bogaerts J，et al. New response evaluation criteria in solid tumours：Revised RECIST guideline（version 1.1）. European Journal of Cancer，2009，45（2）：228-247.

（中国医学科学院北京协和医院
张迎强　林岩松提供）

病例 54　难治性 DTC ^{131}I 治疗

患者，62 岁，男性。

【主诉】 甲状腺癌术后 1.5 年，3 次 ^{131}I 治疗后 3 个月。

患者 1.5 年前发现甲状腺占位性病变，于 2016 年 2 月 29 日在我院行“甲状腺癌改良根治术”。术后病理示：（左叶＋峡部）甲状腺乳头状癌；（右叶）甲状腺乳头状癌；（左颈前、右颈前）淋巴结癌转移（16/17、6/7）；左叶＋峡部病灶直径 0.3 cm，右叶病灶 5.3 cm×3.5 cm×2.8 cm，左颈前淋巴结直径 1 ～ 4.3 cm，右颈前淋巴结直径 0.7 ～ 3.5 cm。后于我科分别在 2016 年 4 月 8 日、2016 年 11 月 24 日、2017 年 5 月 16 日 口服 100 mCi、160 mCi、150 mCi ^{131}I 溶液治疗，于 2017 年 5 月 17 日行 ^{18}F-FDG 显像（图 54-1）示：①两肺多发结节，葡萄糖代谢无明显增高，考虑转移性病变可能；②胸骨柄右侧骨质破坏，葡萄糖代谢异常增高，考虑转移性病变。2017 年 5 月 22 日行甲状腺癌 ^{131}I 全身显像（图 54-2）示：双肺多发结节，部分病灶 ^{131}I 稍浓聚，胸骨柄右侧局部骨质破坏，^{131}I 浓聚。患者发病至今未进行其他抗肿瘤治疗。患者自 2016 年 4 月至今口服左甲状腺素钠片 175 μg 每日 1 次。患者一般情况可。2017 年 8 月 2 日胸部 CT（图 54-3）示：较前胸骨柄骨质破坏区增大（从 13.85 mm 增加至 29.00 mm，增加了 15.15 mm）。双肺多发结节，提示疾病进展。患者否认药物、食物过敏史。

【既往史及家族史】 患者既往有高血压病史 5 年余，最高达 180/100 mmHg，目前口服“硝苯地平控释片”30 mg 每日 1 次，血压控制在 120 ～ 130/80 ～ 90 mmHg。否认冠心病、糖尿病、肿瘤、脑卒中、精神病、创伤、肝硬化等病史，否认肝炎、结核等传染病史，否认骨折、外伤、手术史，否认食物及药物过敏史，家族中无甲状腺疾病以及遗传性疾病病史。

【体格检查】

T 36.5℃，P 74 次 / 分，R 18 次 / 分，BP 128/

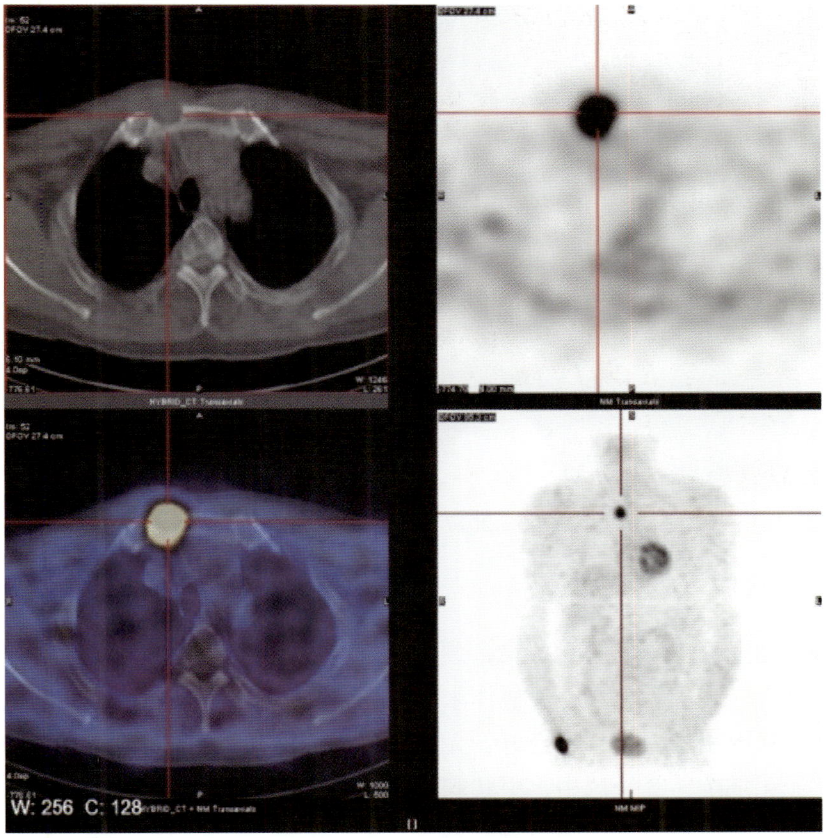

图 54-1 2017 年 5 月 17 日 ^{18}F-FDG 显像

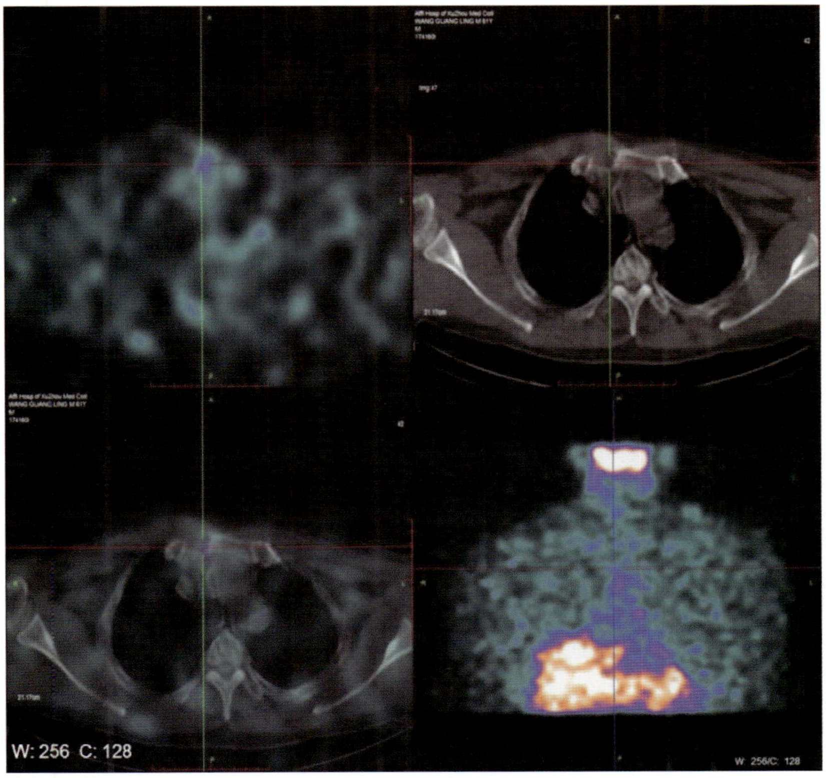

图 54-2 2017 年 5 月 22 日甲状腺癌 ^{131}I 全身显像

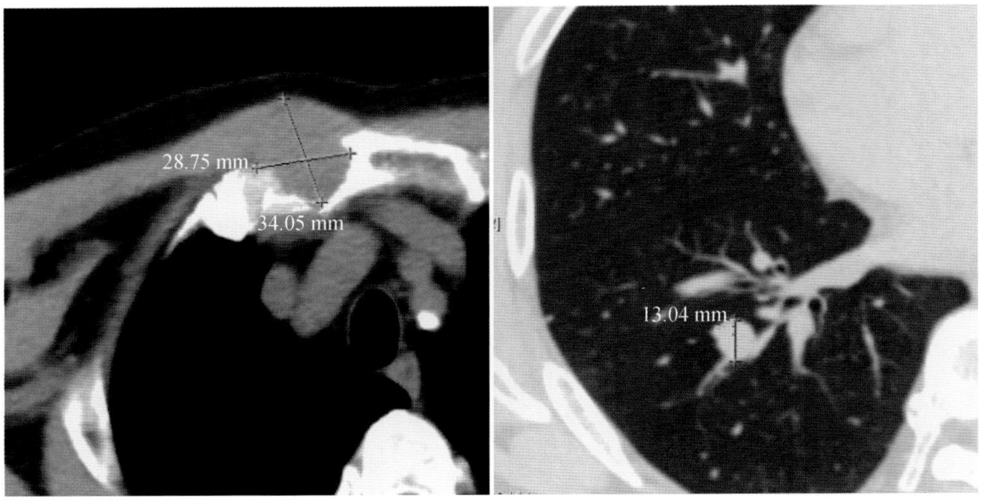

图 54-3 2017 年 8 月 2 日胸部 CT

84 mmHg。

神清，查体合作。全身皮肤黏膜无黄染，颈部浅表淋巴结未及肿大，咽部无充血，扁桃体未见肿大，颈前区可见横形手术瘢痕，愈合好，无红肿、渗出，颈软、无抵抗，气管居中，甲状腺未触及，颈部未触及明显结节，无压痛。胸骨柄右侧皮肤肿胀，压痛（＋），胸廓无畸形，未及胸膜摩擦感，双肺叩诊音清，听诊双肺呼吸音清，未及明显干、湿啰音，心前区无隆起，未及异常心尖搏动，心界无扩大，心率 74 次 / 分，律齐，未及明显病理性杂音。腹平、软，无压痛、反跳痛。肝脾肋下未及，移动性浊音阴性，肠鸣音 4 次 / 分。肾区无叩击痛，肛门及外生殖器未见明显异常，四肢关节活动好。肌力、肌张力正常。双下肢无水肿，生理反射存在，病理反射未引出。

【实验室检查】

2017 年 8 月 15 日，甲状腺功能：TSH 0.05 mIU/L，Tg 10.71 ng/ml。

血生化、凝血功能、血常规、尿液分析、粪便常规＋潜血未见明显异常。

【辅助检查】

2017 年 8 月 15 日，心电图正常。

【诊断】

1. 甲状腺乳头状癌（$T_{4a}N_{1b}M_1$）术后肺、骨转移；

2. 高血压 3 级。

【治疗经过】

1. 平时口服左甲状腺素钠片 175 μg 每日 1 次，硝苯地平控释片 30 mg 每日 1 次。

2. 2017 年 8 月 18 日起口服甲磺酸阿帕替尼片 500 mg 每日 1 次。

3. 治疗后不良反应及处理：患者口服甲磺酸阿帕替尼治疗后出现手、足皮肤反应，予尿素软膏等涂抹患处对症处理，嘱保持皮肤清洁，避免热水刺激及过度摩擦，防止足部受压，穿棉袜或软垫，穿软底鞋或网球鞋，勿长时间站立。

【治疗效果】

1. 2017 年 9 月 1 日患者复查甲状腺功能：TSH 0.02 mIU/L，Tg14.50 ng/ml。行全身骨骼显像（图 54-4）示：胸骨柄右侧骨反应活跃，首先考虑骨转移。

2. 2017 年 9 月 14 日患者复查，查体胸骨柄右侧皮肤肿胀较前减轻，双手多发红斑，无渗出。甲状腺功能：TSH0.03 mIU/L，Tg 8.46 ng/ml。CT（图 54-5）示“甲状腺癌术后”，左侧锁骨上窝淋巴结较 2017 年 8 月 14 日缩小，两肺部分结节较 2017 年 8 月 2 日缩小，胸骨柄骨质破坏未示明显变化。

3. 2017 年 9 月 28 日患者复查甲状腺功能：TSH 0.04 mIU/L，Tg 3.13 ng/ml。

4. 2017 年 10 月 12 日患者复查，查体未见新

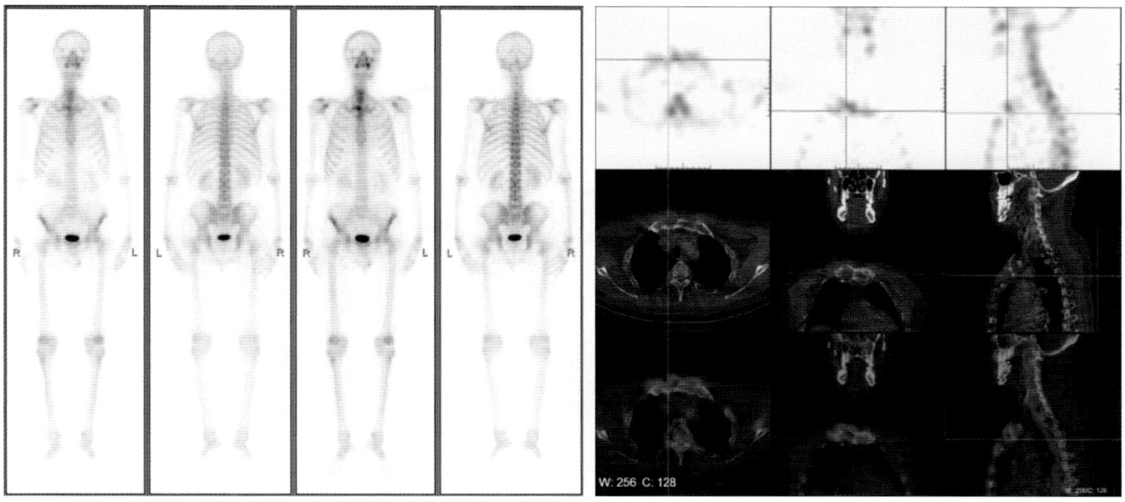

图 54-4 2017 年 9 月 1 日全身骨骼显像

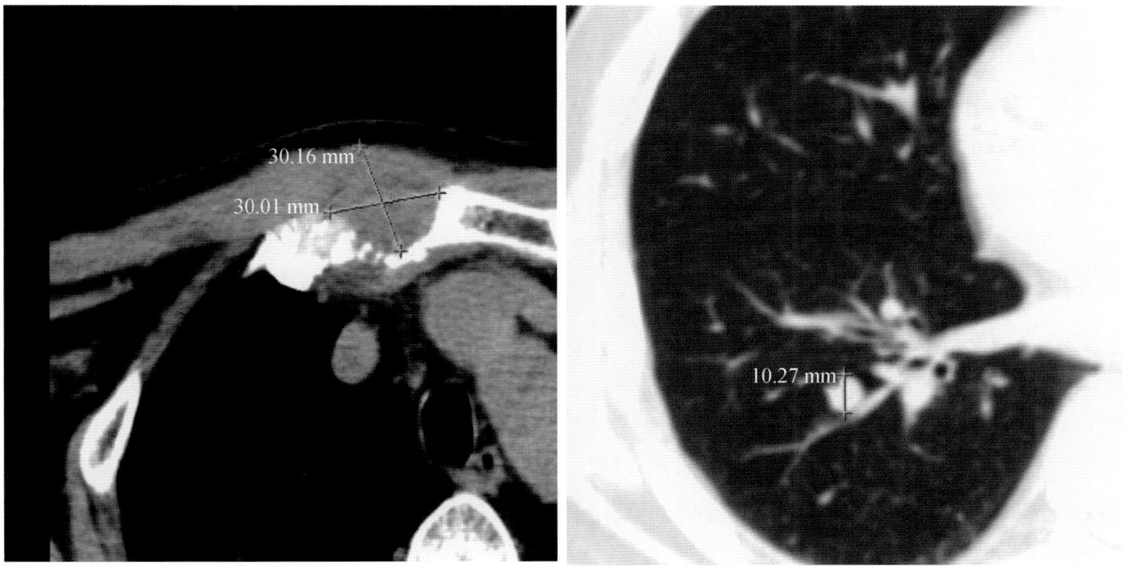

图 54-5 2017 年 9 月 14 日胸部 CT

的阳性体征发现，甲状腺功能：TSH 0.22 mIU/L，Tg 2.58 ng/ml。CT（图 54-6）示“甲状腺癌术后”，左侧锁骨上窝淋巴结较 2017 年 9 月 14 日片有缩小，两肺部分结节有缩小。

【治疗体会】

1. 此例患者为放射性碘难治性甲状腺癌，甲磺酸阿帕替尼治疗后双肺结节缩小，Tg 水平下降。

2. 此例患者甲状腺癌骨转移病灶为溶骨病灶，内部充填软组织，经甲磺酸阿帕替尼治疗后溶骨病灶内充填软组织缩小，但骨破坏无明显修复，需继续随访观察。

3. 甲磺酸阿帕替尼治疗后需密切随访患者的不良反应，及时采取有效措施。

【专家点评】

1. 该病例在术后 15 个月内接受 3 次 ^{131}I 治疗，累积剂量 410 mCi，第 3 次 ^{131}I 治疗后全身显像示双肺转移病灶仅部分结节轻度摄取 ^{131}I，期间虽然监测了 TSH 及 Tg 变化，但未告知 TgAb 的结果及变化趋势。目前有关 DTC 骨转移的 ^{131}I 治疗间隔时间及如何客观评估其疗效仍存在争议。

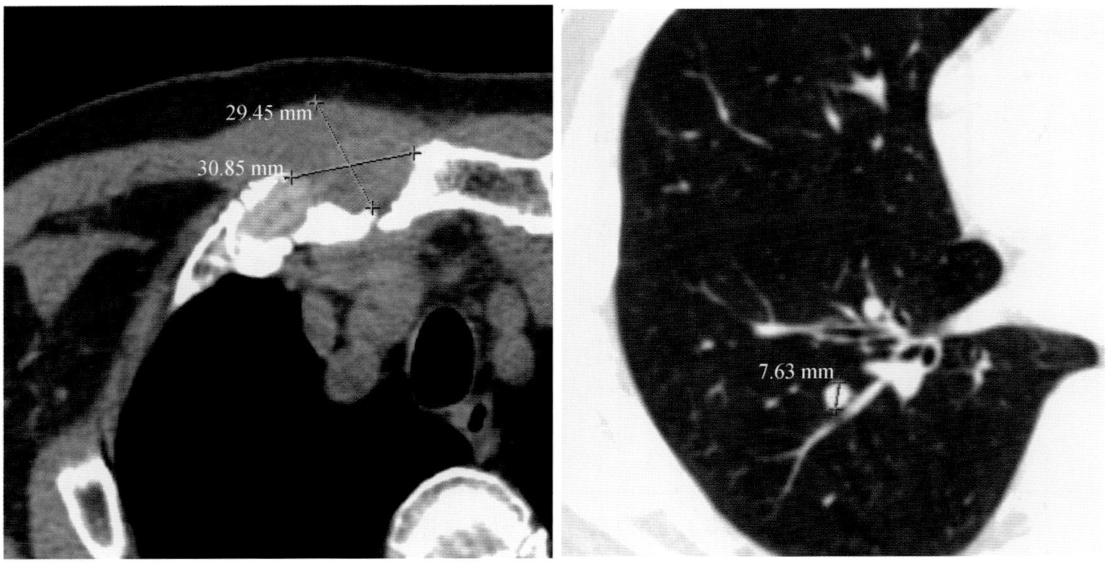

图 54-6 2017 年 10 月 12 日胸部 CT

2. 该患者甲状腺乳头状癌合并骨转移且胸骨转移灶摄取 ^{131}I，但影像学（胸部 CT）评估双肺及胸骨转移病灶均进展，根据指南及专家共识，诊断为碘难治性分化型甲状腺癌（RAIR-DTC），应终止 ^{131}I 治疗，选择靶向治疗等治疗手段控制病情进展[1-2]。

3. 甲磺酸阿帕替尼是具有我国自主知识产权的血管内皮生长因子受体（VEGFR）酪氨酸激酶抑制剂，主要通过抑制 VEGFR 发挥抗血管生成作用而治疗恶性肿瘤，已经在进展性 RAIR-DTC 患者中进行了Ⅱ期临床研究，显示出较高的疾病控制率和可控的安全性，具有一定的应用前景，为 RAIR-DTC 的治疗开辟了一条新路径[2-3]。该例患者开始阿帕替尼治疗的 8 周内，血清甲状腺球蛋白逐渐下降，两次影像学评估提示颈部转移淋巴结、双肺转移灶及胸骨转移灶内软组织肿块逐渐缩小，提示阿帕替尼治疗有效，病情在此期间逐渐得到控制，显示出了靶向药物对 RAIR-DTC 治疗的优势。

4. 然而，靶向药物虽然治疗效果可喜，但相关不良反应也非常普遍，不良反应的发生可能导致药物减量甚至停药，极个别病例甚至发生药物毒性相关死亡。因此，在靶向治疗期间除了评估药物的有效性以外，必须要密切监测并干预其不良反应，以及时调整药物用量，确保患者用药安全。这就要求一线医生必须熟练掌握靶向药物可能发生的不良反应及处置方法，并做到按时随访、全面覆盖、动态监测。甲磺酸阿帕替尼的常见不良反应包括手足皮肤反应、高血压、蛋白尿、出血、消化道反应（腹泻、腹痛、恶心、呕吐等）、心脏毒性、肝毒性、血常规异常及甲状腺功能改变等，且多发生在第 2、3 个周期（28 天为一周期）。根据不良反应的严重程度进行分级，不同级别的不良反应对应相应的处置原则，包括对症治疗、停药和调整剂量等方式，如发生 3/4 级不良反应，建议暂停用药直至不良反应缓解或消失。因此，每次随访必须完善相关病史采集、查体、生命体征检查、实验室检查、心电图、影像学检查等，做到全面、细致。本例患者口服阿帕替尼治疗期间，有关不良反应的记录仅有手足皮肤反应，描述为双手红斑，无渗出，初步评估为 2 级，处置较为合理，但缺乏对感觉异常、脱屑、溃疡、疼痛等特征性表现的详细记录，这样不利于不良反应的明确分级及相应处置。该患者本身有高血压病史，病例中没有提供患者每次随访中血压监测及其他不良反应相关的病史、体征、血清学检查、影像学检查、心电图等资料，而更侧重于有效性的报告，建议补充不良反应相关内容，为该病例增添更多的可读性和借鉴意义[4-6]。

参考文献

［1］中国临床肿瘤学会（CSCO）甲状腺癌专家委员会．碘难治性分化型甲状腺癌靶向药物不良反应管理专家共识（2018 年版）．中国癌症杂志，2018，28（6）：545-553.

［2］张鑫，王宸，梁军，等．进展性碘难治性分化型甲状腺癌患者阿帕替尼治疗后血清学与影像学指标变化．中国肿瘤临床，2017，44（8）：371-376.

［3］林岩松，王宸，李慧，等．甲磺酸阿帕替尼治疗进展性碘难治性甲状腺癌的短期疗效及安全性初步报告．中国癌症杂志，2016，26（9）：721-726.

［4］中华医学会核医学分会．^{131}I 治疗分化型甲状腺癌指南（2014 版）．中华核医学与分子影像杂志，2014，34（4）：264-278.

［5］邓先兆，杨庆诚，罗全勇，等．分化型甲状腺癌骨转移的多科联合处理．中华内分泌外科杂志，2016，10（1）：1-3.

［6］郭晔，梁军，吕静，等．碘难治性分化型甲状腺癌靶向药物不良反应管理专家共识（2018 年版）．中国癌症杂志，2018，28（7）：545-553.

（徐州医科大学附属医院　李智勇提供）

病例 55　难治性 DTC ^{131}I 治疗

患者，男性，37 岁。

【主诉】甲状腺恶性肿瘤综合治疗后。

【现病史】患者 2013 年 8 月 26 日因“颈部肿块”在我院行“全甲状腺叶切除加双颈Ⅱ、Ⅲ、Ⅳ、Ⅴ、Ⅵ区清扫加双侧喉返神经解剖探查术”，术后我院病理检查示：右甲状腺乳头状癌，左甲状腺组织内见灶性钙化及异型腺管，伴颈部淋巴结转移。患者平素服用“左甲状腺素钠片 150 μg/d”抑制、替代治疗。

【既往史及家族史】患者平素体健，否认慢性病病史、外伤史、输血史、食物和药物过敏史，患“乙型肝炎小三阳”17 年，否认结核、疟疾病史，预防接种史不详。父母亲体健，1 兄 2 姐、1 女均身体健康。自诉家族中无结核、遗传性疾病和甲状腺肿瘤病史。

【体格检查】

T 36.2℃，P 59 次 / 分，R 16 次 / 分，Bp 130/82 mmHg。

神清，查体合作，颈部可见弧形横手术瘢痕，愈合良好，未触及明显肿大淋巴结，残留甲状腺未触及，胸部未听及明显干湿啰音。全身皮肤黏膜无黄染、皮疹及瘘管，无肝掌、蜘蛛痣；皮下无结节，皮肤湿润，弹性良好，全身浅表淋巴结未及肿大，腹部平坦，腹壁浅静脉无曲张，未见胃肠型及蠕动波；腹软，腹部无压痛及反跳痛，肝肋下未触及，未及包块，肝区叩痛阴性，肾区无叩痛，无移动性浊音，听诊肠鸣音正常。

【实验室检查】由于数据库更新，第 1、2 次 ^{131}I 治疗前后血液学检查结果未查询到。第 3 次（**2015 年 4 月**）和第 4 次（**2016 年 5 月**）^{131}I 治疗前后的血液学检查结果，包括甲状腺功能变化（表 55-1）、血常规变化（表 55-2）、肝肾功能变化（表 55-3）以及治疗过程中 Tg 值变化情况（表 55-4），列表简述如下。

【辅助检查】

2013 年 10 月颈部超声检查结果：甲状腺缺如（手术切除）；双侧颈部Ⅵ区可见淋巴结，性质待定；右颈部Ⅱ区稍低回声结节（淋巴结？）（图 55-1）。

表 55-1　第 3、4 次 ^{131}I 治疗前后甲状腺功能变化

	FT_3（pmol/L）	FT_4（pmol/L）	TSH（μIU/ml）	Tg（ng/ml）	TgAb（IU/ml）
第 3 次 ^{131}I 治疗前	3.86	4.36	72.07	174.8	2.7
第 3 次 ^{131}I 治疗后 1 个月	6.02	17.03	0.23	29.27	未查
第 4 次 ^{131}I 治疗前	4.5	4.21	16.77	356.61	3.2
第 4 次 ^{131}I 治疗后 1 个月	7.4	18.88	0.08	127.47	未查

注：FT_3、FT_4、TSH、Tg、TgAb 参考值分别为 3.28 ～ 6.47 pmol/L、7.9 ～ 14.4 pmol/L、0.34 ～ 5.6 μIU/ml、1.15 ～ 130.77 ng/ml、＜ 4 IU/ml

表 55-2　第 3、4 次 ^{131}I 治疗前后血常规变化

	RBC（$\times10^{12}$/L）	HGB（g/L）	WBC（$\times10^{9}$/L）	NEUT（$\times10^{9}$/L）	PLT（$\times10^{9}$/L）
第 3 次治疗前	5.86	174	6.23	3.76	264
第 3 次治疗后	5.16	156	4.18	2.79	168
第 4 次治疗前	5.64	168	5.32	3.13	224
第 4 次治疗后	5.31	154	3.66	2.3	160

注：RBC、HGB、WBC、NEU、PLT 参考值分别为（3.5 ～ 5）$\times10^{12}$/L、110 ～ 150 g/L、（0 ～ 10）$\times10^{9}$/L、（2 ～ 7.5）$\times10^{9}$/L、（100 ～ 300）$\times10^{9}$/L

表 55-3　第 3、4 次 ^{131}I 治疗前后肝、肾功能变化

	DBIL（μmol/L）	IBIL（μmol/L）	ALT（U/L）	AST（U/L）	SCr（μmol/L）
第 3 次治疗前	4.5	12.7	68	44	92
第 3 次治疗后	7.3	10.2	33	24	63
第 4 次治疗前	5.2	15.3	54	34	78
第 4 次治疗后	4.8	8.2	21	15	72

注：DBIL、IBIL、ALT、AST、SCr 参考值分别为 0 ～ 5 μmol/L、1.6 ～ 17.6 μmol/L、0 ～ 40 U/L、0 ～ 40 U/L、79.6 ～ 132.6 μmol/L

表 55-4　治疗过程中 Tg 值（ng/ml）变化情况

日期	2016-3-2	2016-5-25	2016-7-6	2016-8-9	2017-5-18	2017-6-22
Tg	48.59	356.61	127.47	130.87	＞ 480	347.17
日期	2017-7-20	2017-8-17	2017-9-14	2017-10-12	2017-11-8	
Tg	235.84	206.53	201.23	215.84	209.53	

注：Tg 参考值为 1.15 ～ 130.77 ng/ml

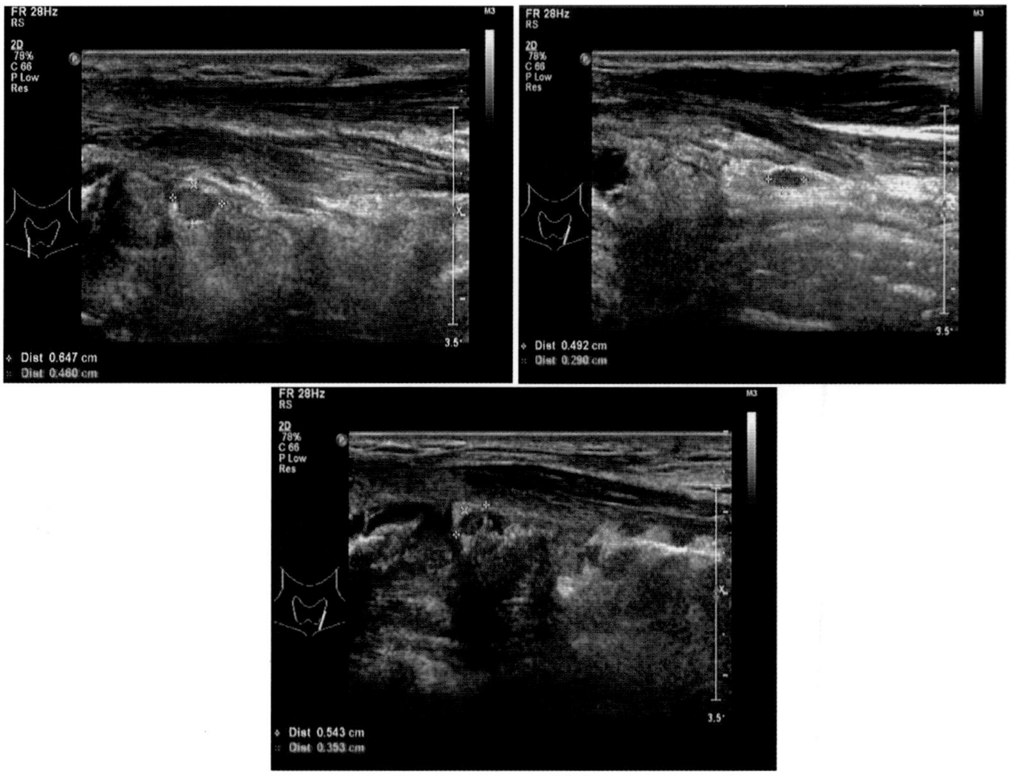

图 55-1　^{131}I 治疗前超声检查

心电图检查结果：窦性心动过缓，下壁导联T波改变。

甲状腺摄碘率及锝甲状腺显像结果：①甲状腺摄碘功能低下；②残留甲状腺组织显影。

病理检查示：右甲状腺乳头状癌；左甲状腺组织内见灶性钙化及异型腺管，其旁淋巴结内癌转移2/2；左颈2、3、4、5区淋巴结4/12；左颈6区淋巴结5/7；右颈2、3、4、5区淋巴结6/11伴癌结节形成；右颈6区淋巴结6/6。

【诊断】甲状腺乳头状癌伴颈部淋巴结及左、右肺转移。

【治疗经过】

1. 手术治疗：患者于2013年8月26日行“全甲状腺叶切除加双颈Ⅱ、Ⅲ、Ⅳ、Ⅴ、Ⅵ区清扫术”，术后病理示：右甲状腺乳头状癌伴颈部淋巴结转移。

2. TSH抑制治疗：平素口服左甲状腺素钠片每次150 μg，每日1次。

3. ^{131}I治疗：患者分别于2013年11月、2014年4月、2015年4月、2016年5月口服^{131}I 100 mCi、100 mCi、150 mCi、150 mCi治疗。

（1）2013年11月第1次^{131}I治疗后，全身及断层融合显像（图55-2）示：①残留甲状腺显影；②颈根部（气管左前）放射性浓聚（残余甲状腺组织？），建议定期复查；③前位像下盆部中线处浓聚影（污染待排），建议定期复查。

（2）2014年4月第2次^{131}I治疗后全身及断层融合显像（图55-3）示：①残留甲状腺显影；②颈根部放射性浓聚影（残余甲状腺组织？淋巴结转移？）；③上纵隔小结节影（未见放射性分布）；

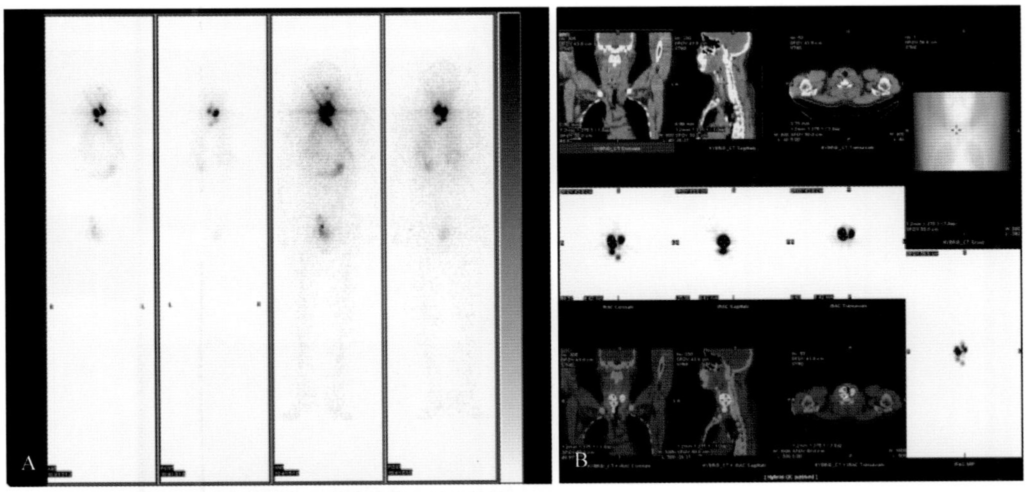

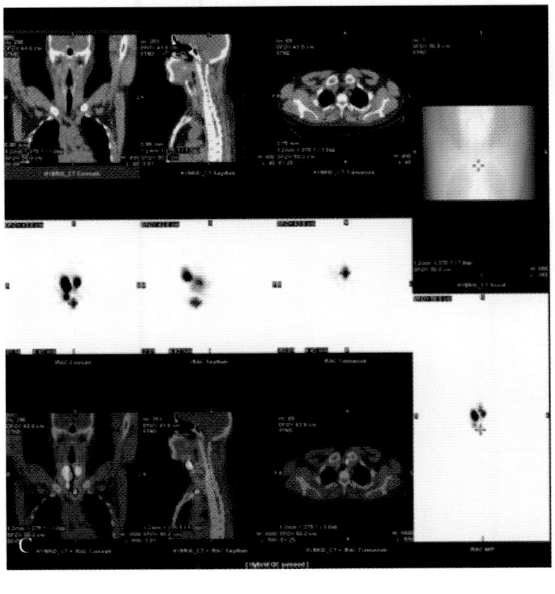

图55-2 第1次^{131}I治疗后全身平面显像（**A**）及局部断层融合显像（**B**和**C**）结果。可见残留甲状腺显影（**A**、**B**），颈根部（气管左前）放射性浓聚（**C**）（残余甲状腺组织？）

④胸部弥漫性放射性分布（考虑肺转移）；⑤右肺中叶炎性变？⑥左、右下肢骨轻度放射性分布可疑。

（3）2015 年 4 月第 3 次 ^{131}碘治疗后全身及断层融合显像（图 55-4）示：①甲状腺清除完全；

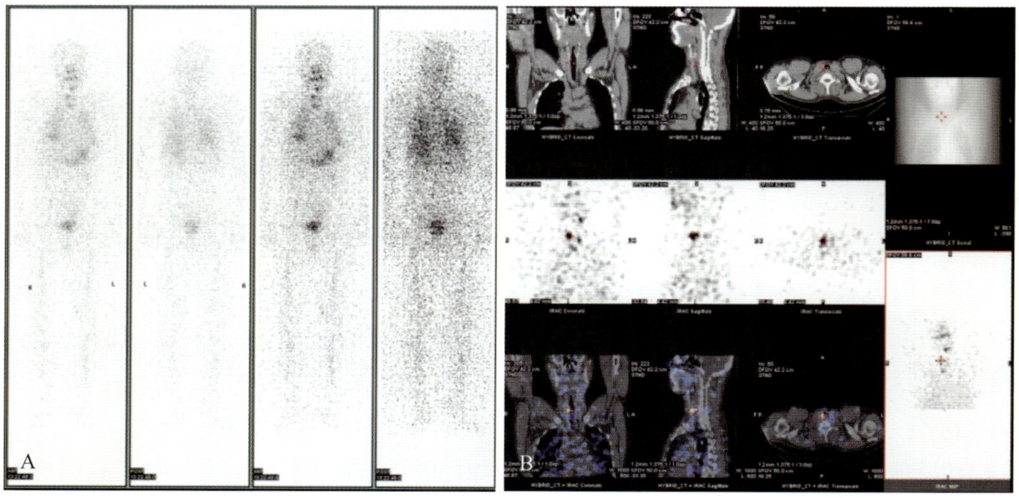

图 55-3 第 2 次 ^{131}I 治疗后全身平面显像（**A**）及局部断层融合显像（**B**）结果。可见残留甲状腺显影（**A**、**B**），颈根部（气管左前）放射性浓聚（**B**）（残余甲状腺组织？淋巴结转移？），胸部弥漫性放射性分布（考虑肺转移）（**A**）

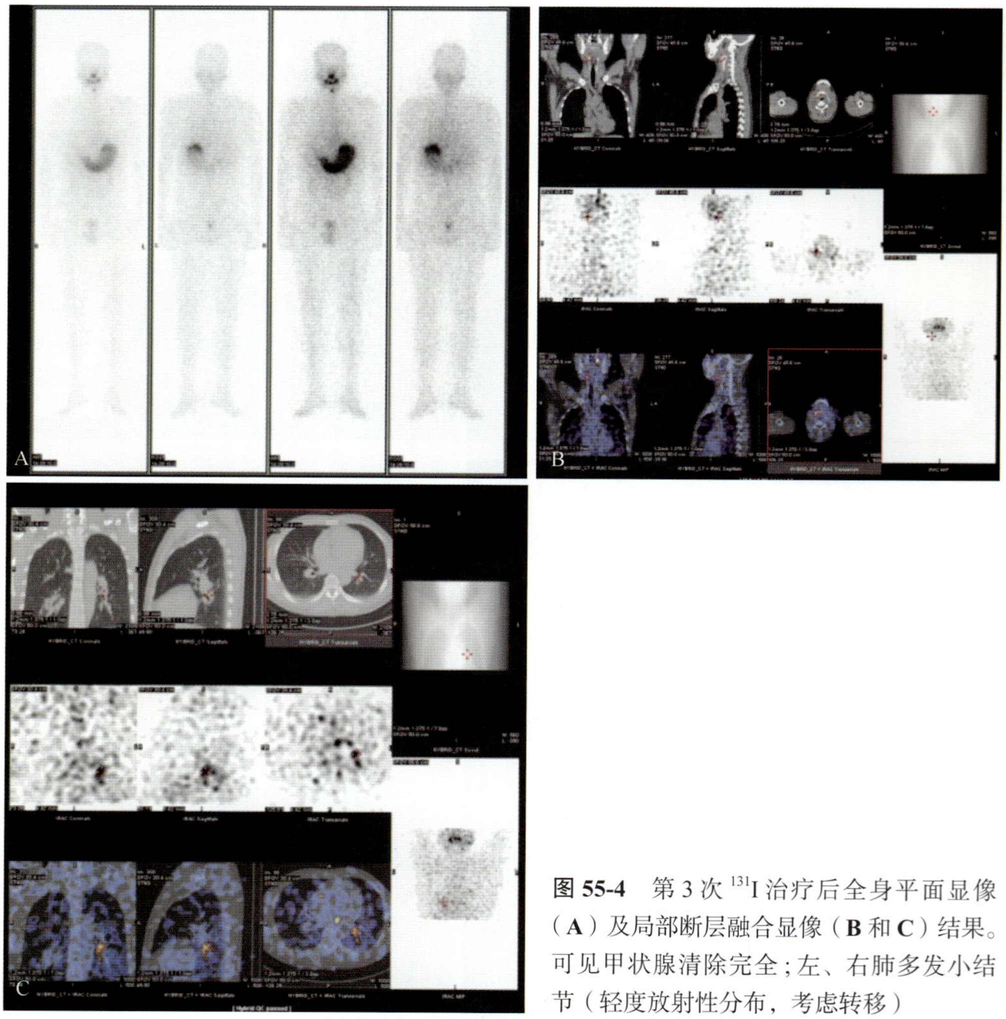

图 55-4 第 3 次 ^{131}I 治疗后全身平面显像（**A**）及局部断层融合显像（**B** 和 **C**）结果。可见甲状腺清除完全；左、右肺多发小结节（轻度放射性分布，考虑转移）

②左、右肺多发小结节（轻度放射性分布，考虑转移）；③上纵隔轻度肿大淋巴结（未见放射性分布）；④左右上颌窦及蝶窦炎、纵隔内炎性钙化灶、右肺中叶陈旧性炎性改变，建议结合临床定期复查。

（4）2016 年 5 月第 4 次治疗后 ^{131}I 全身及局部断层显像（图 55-5）示：①甲状腺清除完全；②甲状软骨前上角浓聚影（疑似转移）；③左、右肺多发结节（未见明确放射性分布，考虑转移）；④左右上颌窦小囊肿、纵隔钙化灶（炎性可能）、右肺中叶陈旧性炎性改变。

4. 单抗药物治疗：因肺部病灶进展快，经患者同意，2017 年 5 月入组甲苯磺酸多纳菲尼片（简称多纳菲尼）二期药物试验，开始口服多纳菲尼片 0.3 g/d。

2017 年 5 月 18 日头、颈、胸、腹部 CT 示：双肺转移病灶较前明显增大增多（图 55-6）。

2017 年 7 月 20 日口服多纳菲尼片 2 个月后

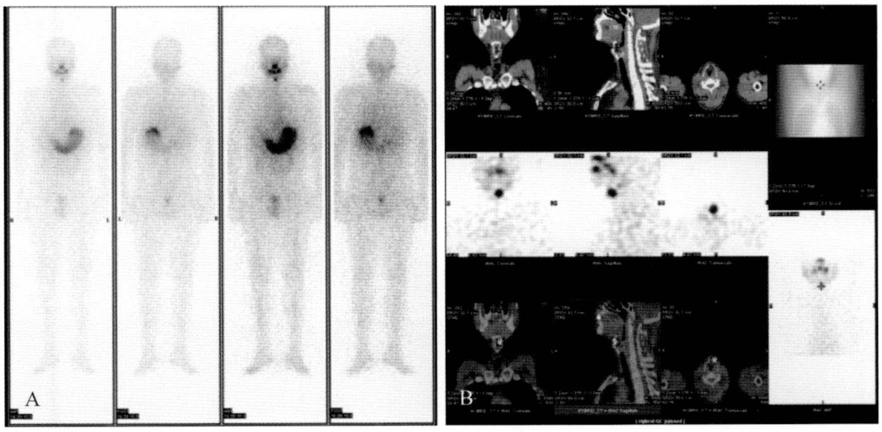

图 55-5　第 4 次 ^{131}I 治疗后全身平面显像（A）及局部断层融合显像（B）结果。可见甲状腺清除完全，甲状软骨前上角浓聚影（疑似转移），左、右肺多发结节（未见明确放射性分布，考虑转移）

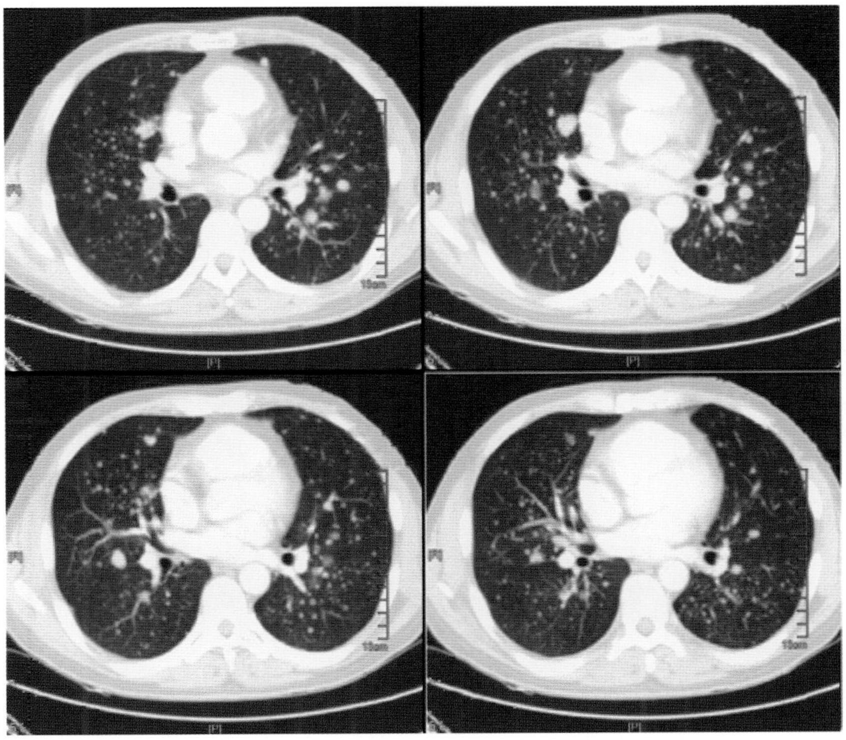

图 55-6　入组多纳菲尼片二期药物试验前 CT

复查颈、胸、腹部CT（图55-7）示：①甲状腺癌术后改变；②双侧颈部多发小淋巴结；③左上颌窦炎；④双肺多发结节，部分较前略缩小；⑤纵隔多发小淋巴结；⑥肝左叶小囊肿，较前相仿。

2017年9月14日复查颈、胸、腹部CT（图55-8）示：①甲状腺癌术后改变；②双肺多发转移瘤，较前变化不大；③纵隔多发小淋巴结；④肝左叶小囊肿，较前相仿。

2017年11月8日复查颈、胸、腹部CT（图55-9）示：①甲状腺癌术后改变；②双肺多发转移瘤，较前变化不大；③纵隔多发小淋巴结；④肝左叶小囊肿，较前相仿；⑤胸5椎体内结节影，考虑良性占位，须结合临床考虑。

【治疗效果】

患者甲状腺乳头状癌术后3年内行4次 ^{131}I治疗，第4次 ^{131}I治疗时血清Tg值356.61 ng/ml，左右肺结节较2015年4月明显增多增大，治疗1个月后复查，Tg值降为127.47 ng/ml，2017年5月复查Tg值大于480 ng/ml，肺部病灶增长超过20%，诊断为进展性难治性分化型甲状腺癌。2017年5月入组甲苯磺酸多纳菲尼片二期药物试验，开始口服多纳菲尼片0.3 g/d，复查血清Tg逐渐下降，降至200 ng/ml左右，而后基本呈稳定状态，肺部转移病灶较前4个月明显变小、变少，而后逐步稳定，单抗药物治疗效果较好。因患者仍在观察期内，未见耐药及严重不良反应。

【专家点评】[1-3]

1. 甲状腺癌作为常见的内分泌肿瘤，经过规范化治疗后预后良好，SEER数据库显示，其10年生存率为98.2%，但仍有约23%的患者发生远处转移。其中约1/3患者在后续的治疗过程中，肿瘤细胞逐渐失分化，丧失浓聚碘的能力，发展

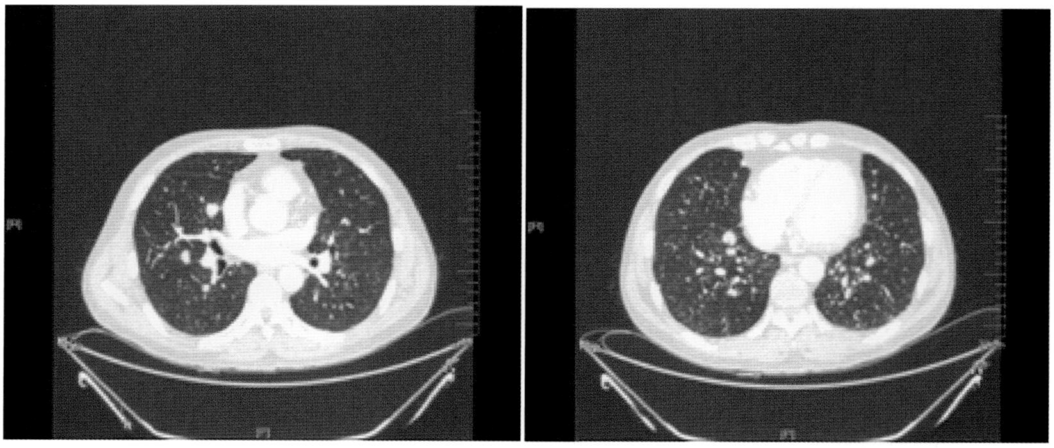

图55-7　多纳非尼治疗2个月后

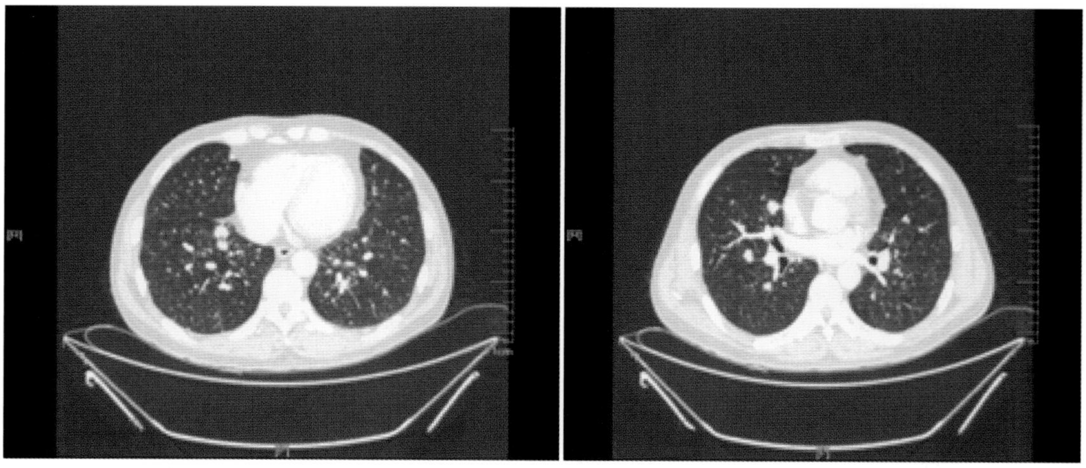

图55-8　口服多纳非尼治疗4个月后

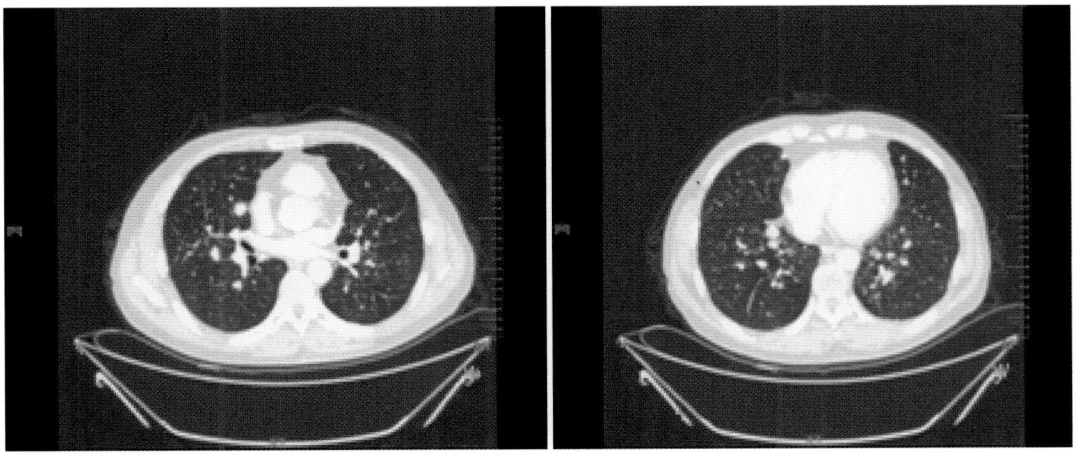

图 55-9 口服多纳非尼 6 个月后

为碘难治性 DTC，此阶段患者生存期明显缩短，平均生存期为 3 ～ 5 年，10 年生存率为 10%。

2. ^{131}I 治疗前刺激性 Tg 或抑制性 Tg 结合患者肿瘤病理等其他因素，可以更全面地预测治疗后的疗效。纵向对比 TSH、Tg、TgAb 变化并结合 CT 及 ^{131}I 治疗前后全身显像等影像学变化，将有助于我们及时了解每次 ^{131}I 治疗的疗效，有助于及时终止不必要的反复多次 ^{131}I 治疗。文中表 56-1 很好地列出了第 3 次、第 4 次 ^{131}I 治疗前后甲状腺功能变化，如将该患者每次相应变化依此列出会更为直观。

3. 碘难治性分化型甲状腺癌（RAIR-DTC）的界定需结合患者病史、Tg 等血清学变化，以及 ^{131}I 全身显像、CT、甲状腺超声、MRI 等影像学变化，综合判断碘难治性 DTC。本患者第 4 次 ^{131}I 治疗后血清 Tg 值较第 3 次治疗时增长一倍，CT 所示肺内结节较前明显增多增大，第 3、4 次治疗后 ^{131}I 全身显像提示肺内转移灶均未见摄取 ^{131}I，以上均提示患者肺内转移灶进展为碘难治性病灶，因此，可考虑及时终止之后的 ^{131}I 治疗。

4. 单发、伴有局部症状，或侵犯周围重要组织器官者可以采用局部治疗，部分碘难治性病灶可以采用外科手术、放疗、消融等手段，需结合患者病情，选择相应适应证。本例患者碘难治性病变是肺内多发转移灶，不适合局部治疗。

本例患者 2017 年 5 月复查 Tg 值大于 480 ng/ml，肺部病灶增长超过 20%，病情进展迅速，临床症状明显，预期生存时间大于 3 个月，适合采用全身治疗。患者在应用靶向药物治疗期间，血清学和影像学检查结果趋于稳定，在治疗过程中未见病情变化及药物不良反应，支持继续口服靶向药物治疗，后续将根据各项临床指征确定终止靶向治疗的时机。

参考文献

[1] 刘杰蕊，梁军，林岩松 . 分化型甲状腺癌 ^{131}I 治疗前刺激性 Tg 与最佳治疗反应的关系 . 中国癌症杂志，2019，29（2）：125-130.

[2] 中国临床肿瘤学会（CSCO）甲状腺癌专家委员会，中国研究型医院学会甲状腺疾病专业委员会，中国医师协会外科医师分会甲状腺外科医师委员会，等 . 碘难治性分化型甲状腺癌的诊治管理共识（2019 年版）. 中国癌症杂志，2019，29（6）：476-480.

[3] Haugen BR，Alexander EK，Bible KC，et al. 2015 American Thyroid Association Management Guidelines for adult patients with thyroid nodules and differentiated thyroid cancer：the American Thyroid Association Guidelines Task Force on thyroid nodules and differentiated thyroid cancer. Thyroid，2016，26（1）：1-133.

（河南省肿瘤医院　杨辉提供）

病例 56　难治性 DTC ^{131}I 治疗

患者，女性，64 岁。

【主诉】甲状腺癌术后伴骨转移 1 年余，第 2 次 ^{131}I 治疗后 10 个月。

【现病史】患者于 2015 年 12 月 28 日因“发

现双侧甲状腺结节半月余”在某院行“甲状腺癌根治术（甲状腺全切除术＋左颈侧区淋巴结清扫术＋中央区淋巴结清扫术＋双侧喉返神经探查术）”。术中见：左侧甲状腺可触及一包块，大小约 1.5 cm×1.2 cm，实性，质地硬，边界欠清，与周围组织无粘连。术后病理（2015 年 12 月 29 日）示：①“左侧”甲状腺乳头状癌（最大径约 1.5 cm），侵犯甲状腺包膜外脂肪组织；②“右侧”甲状腺结节性甲状腺肿。③“戴芬淋巴结”（1/2）见癌转移；④颈中央区淋巴结（1/2）、颈侧区淋巴结（4/4）见癌组织转移。术后暂未予左甲状腺素钠片治疗。全身骨显像（2016 年 1 月 26 日）示：右侧第 6 前肋、左侧尺骨上段、第 4 腰椎骨病变（不除外转移），提示多发骨转移。

为进一步接受治疗，2016 年 1 月 26 日于我院行第 1 次 ^{131}I 治疗，剂量 180 mCi。治疗后行 ^{131}I-融合显像（含全身显像）（2016 年 1 月 30 日）示：①残留甲状腺显影；②甲状腺癌伴全身多处骨转移可能性大。为进一步行甲状腺癌转移灶治疗，2016 年 7 月 21 日于我院行第 2 次 ^{131}I 治疗，剂量 200 mCi。治疗后行 ^{131}I- 融合显像（含全身显像）（2016 年 7 月 25 日）示：全身骨骼多发 ^{131}I 摄取灶，考虑肿瘤多发骨转移；胸骨旁软组织灶，伴放射性碘摄取增高；与前次检查（2016 年 1 月 30 日）相比，病灶 ^{131}I 摄取程度降低，考虑治疗后改变。^{131}I 治疗后予左甲状腺素钠片继续抑制治疗，本次停药前剂量为 125 μg，每日 1 次，口服。为求进一步诊治，患者今来我院行第 3 次 ^{131}I 治疗，确定转移情况及甲状腺癌转移灶治疗，收住我科。考虑“甲状腺癌术后伴多发转移”，拟行第 3 次 ^{131}I 治疗。

【既往史及家族史】否认高血压、糖尿病、高血脂病史，否认血细胞或血小板减少症病史，否认肝炎、结核等传染病史。20 年前曾行“乳腺小叶增生”手术切除（具体不详）。2014 年曾因“胆囊息肉”行胆囊切除术。既往有骨质疏松症，平素口服钙尔奇 D（0.6 g 每日 1 次）、阿法骨化醇（0.25 μg 每日 1 次）对症治疗。否认外伤史、输血史及药物食物过敏史，预防接种史不详。家族中无甲状腺疾病及遗传性疾病病史。

【体格检查】

T 36.8℃，P 80 次 / 分，R 18 次 / 分，BP 110/67 mmHg。

神志清楚，精神尚可，查体合作，自主体位。全身皮肤黏膜无黄染及出血点。全身浅表淋巴结未触及肿大。颈部可见一手术瘢痕，整洁，无红肿渗出。颈软，未及明显包块，未及明显残留甲状腺组织。胸廓无畸形，叩诊双肺清，听诊两肺呼吸音粗，未闻及干湿性啰音。心前区无隆起、震颤，律齐，未闻及病理性杂音。腹部平坦，全腹软，无压痛、反跳痛，肝脾肋下未及，肝肾区叩痛阴性，无移动性浊音。脊柱呈正常生理弯曲，四肢关节活动自如，双下肢未及水肿。双侧膝、跟腱反射正常，巴宾斯基征（－），霍夫曼征（－）。

【实验室检查】

癌胚抗原（CEA）（2017 年 5 月 24 日）：2.49 ng/ml。

甲状腺功能及相关抗体检查（2017 年 6 月 1 日）：TSH，39.25（正常值 0.35 ～ 4.94）mIU/L；FT_3，2.06（正常值 2.63 ～ 5.70）pmol/L；FT_4，6.34（正常值 9.00 ～ 19.00）pmol/L；TgAb，2.17（正常值＜ 4.11）IU/ml；Tg，18010.00（3.5 ～ 77）μg/L。

【辅助检查】

第 1 次 ^{131}I 治疗前全身骨显像（2016 年 1 月 26 日）示：右侧第 6 前肋、左侧尺骨上段、第 4 腰椎骨病变（不除外转移）（图 56-1）。

第 1 次 ^{131}I 治疗后 ^{131}I 全身显像（2016 年 1 月 30 日）示：①残留甲状腺显影；②甲状腺癌伴全身多处骨转移（图 56-2）。

第 2 次 ^{131}I 治疗后 ^{131}I 全身显像（2016 年 7 月 25 日）示：全身骨骼多发 ^{131}I 摄取灶，考虑肿瘤多发骨转移；胸骨旁软组织灶，伴放射性碘摄取增高；与前次检查（2016 年 1 月 30 日）相比，病灶 ^{131}I 摄取程度降低，考虑治疗后改变

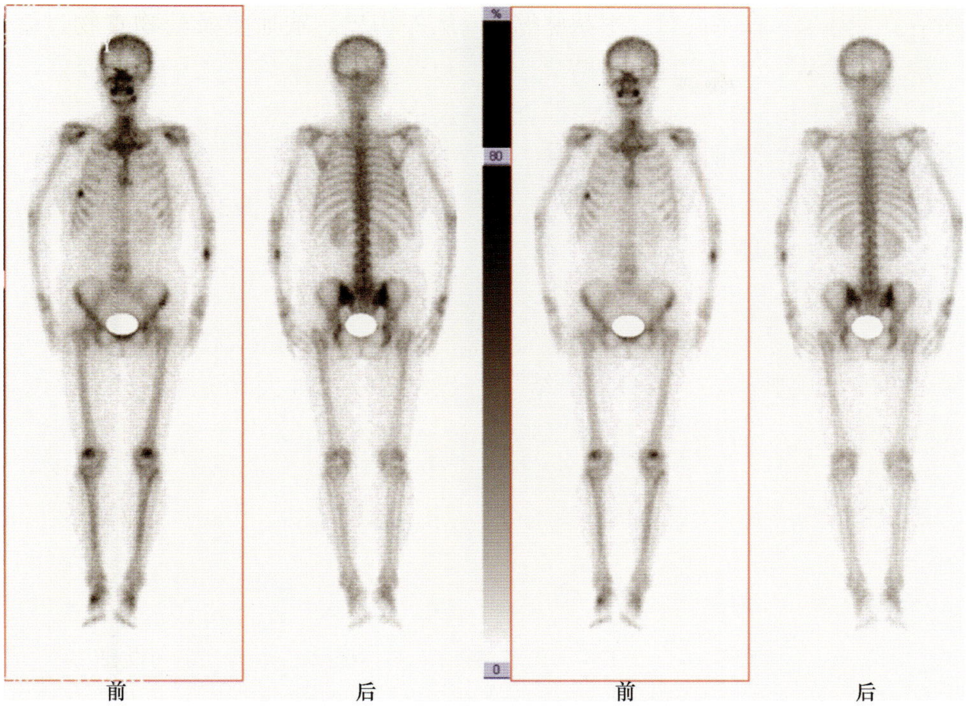

图 56-1 患者第 1 次 ^{131}I 治疗前全身骨显像

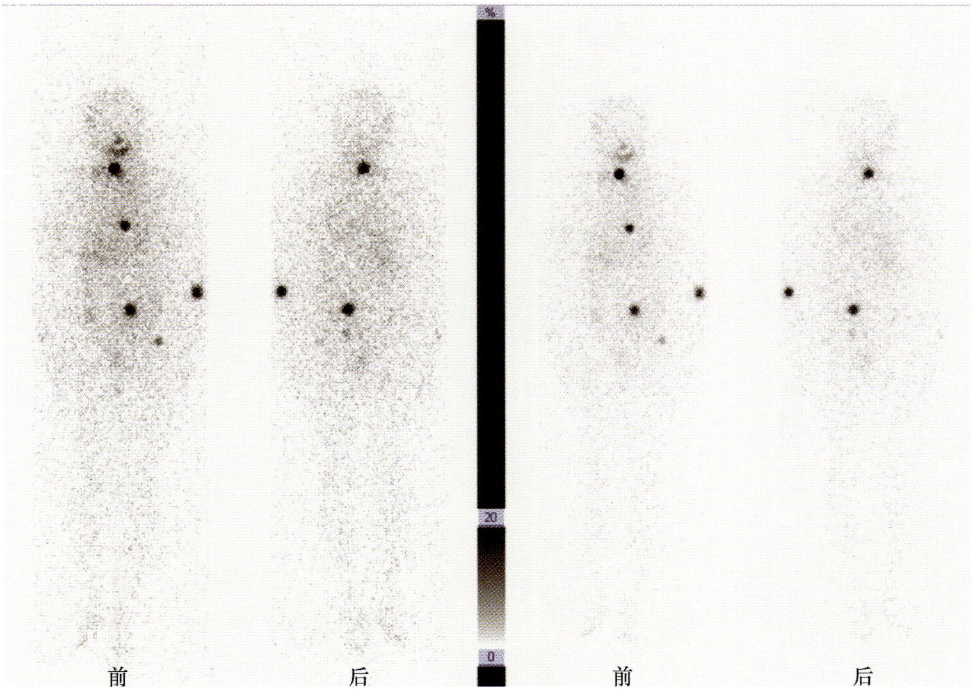

图 56-2 患者第 1 次 ^{131}I 治疗后 ^{131}I 全身显像

（图 56-3）。

第 3 次 ^{131}I 治疗前 ^{131}I 全身骨显像（2017 年 1 月 6 日）：左侧尺骨上段、右侧尺骨下端、第 4 腰椎及左侧髂骨骨转移（图 56-4）。

第 3 次 ^{131}I 治疗前 ^{18}F-FDG PET-CT 检查（2017 年 1 月 6 日）：①全身多处骨密度异常病灶，可见软组织侵犯影，FDG 摄取增高；②两肺多发结节，部分结节 FDG 摄取增高；③右侧颈内静脉

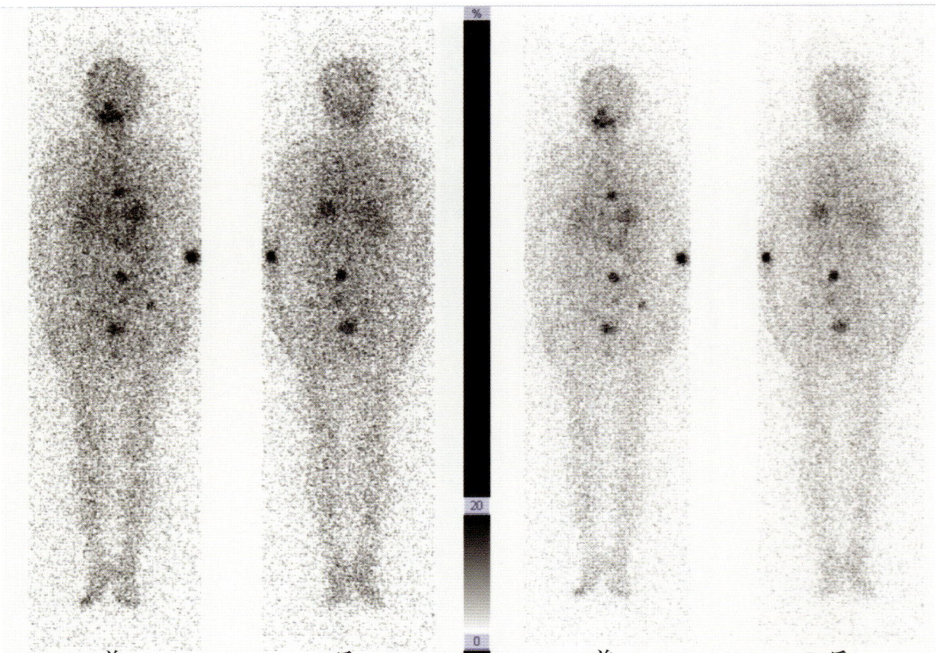

图 56-3　患者第 2 次 ^{131}I 治疗后 ^{131}I 全身显像

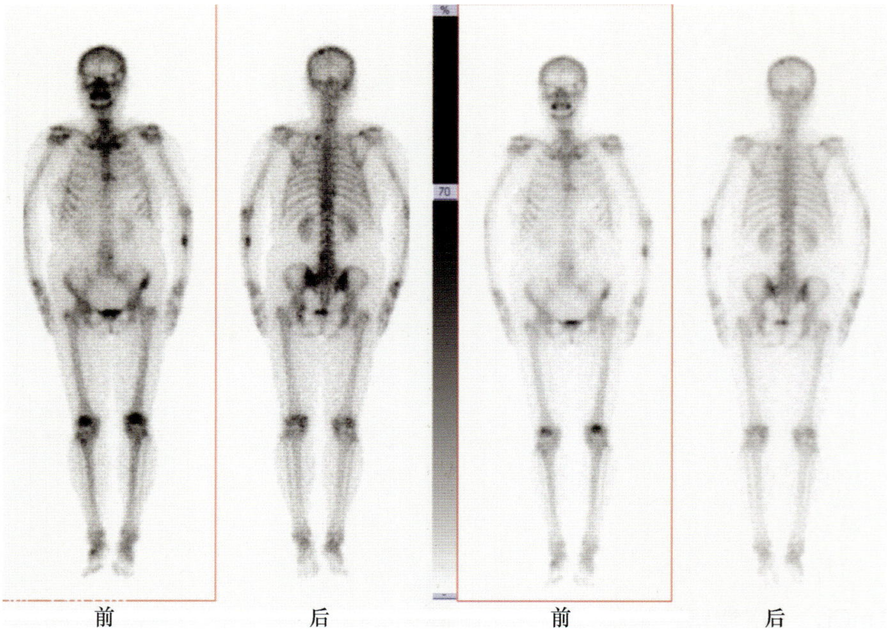

图 56-4　患者第 3 次 ^{131}I 治疗前全身骨显像

节段性扩张；④甲状腺癌术后；⑤胆囊切除术后。提示：甲状腺癌伴多发转移（图 56-5）。

颈部彩超检查（2017 年 5 月 24 日）：甲状腺切除术后；双侧颈部未见明显肿大淋巴结声像。

【诊断】

1. 甲状腺乳头状癌术后（$T_{4a}N_{1b}M_1$，Ⅳ c 期）；

2. 甲状腺癌伴全身广泛转移；

3. 甲状腺癌第 2 次 ^{131}I 治疗后。

【治疗经过】

1. 忌碘饮食，停用左甲状腺素钠片 3 周。

2. ^{131}I 治疗期预防支持治疗

（1）预防放射性炎症：泼尼松片 10 mg，每

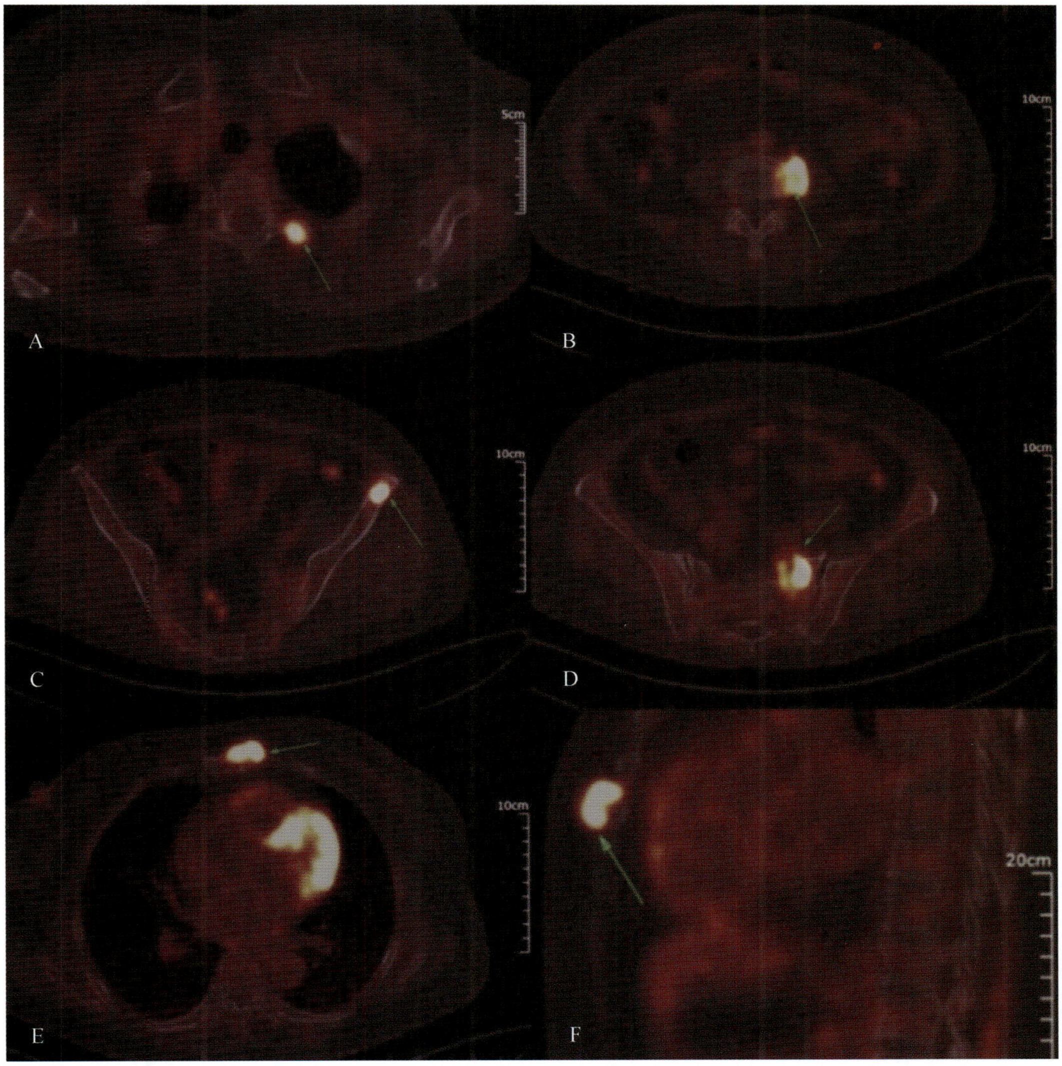

图 56-5 患者第 3 次 ^{131}I 治疗前 ^{18}F-FDG PET-CT 显像。**A** 和 **B.** 椎体转移灶；**C** 和 **D.** 骨盆转移灶；**E** 和 **F.** 胸骨前软组织转移灶

日 2 次。

（2）预防白细胞减少：利可君片 20 mg，每日 2 次。

3. 口服 ^{131}I 治疗：根据 ATA 指南，骨转移予以口服 ^{131}I 200 mCi，一次性口服。

4. ^{131}I 治疗后不良反应及处理：服 ^{131}I 后患者无特殊不良反应。服 ^{131}I 后第 2 天予左甲状腺素钠片 150 μg 每日 1 次，行 TSH 抑制治疗。

【治疗效果】

1. 患者服 ^{131}I 后 1 个月复查

（1）血常规：WBC 3.94×10^9/L，中性粒细胞 68.70%。

（2）甲状腺功能及相关抗体：TSH，0.0731（正常值 0.35 ～ 4.94）mIU/L；FT_3，6.30（正常值 2.63 ～ 5.70）pmol/L；FT_4，22.62（正常值 9.00 ～ 19.00）pmol/L；TgAb，2.00（正常值 < 4.11）IU/ml；Tg，29270（正常值 3.5 ～ 77）μg/L。

（3）影像学检查：甲状腺癌伴全身广泛转移，其中右上肺结节、腰 4 椎体、骶骨左侧等病灶与 2016 年 7 月影像学检查对比，病灶增大。

（4）处理：调整左甲状腺素钠片剂量为 125 μg 每日 1 次口服，行 TSH 抑制治疗。综合评估患者病情，考虑为难治性 DTC，疾病进展，符合靶向药物乐伐替尼临床试验入组条件[1]，与患者及家属充分沟通后，表示同意入组，予靶向药物乐伐替尼 24 mg 每日 1 次，口服治疗。

2. 患者服用乐伐替尼后半个月复查，未诉特殊不适。

（1）甲状腺功能及相关抗体：TSH，0.0206（正常值 0.35 ～ 4.94）mIU/L；FT_3，6.26（正常值 2.63 ～ 5.70）pmol/L；FT_4，22.7（正常值 9.00 ～ 19.00）pmol/L；TgAb，2.16（正常值＜ 4.11）IU/ml；Tg，4305（正常值 3.5 ～ 77）μg/L。

（2）处理：患者血 Tg 水平较前明显下降，继续予左甲状腺素钠片 125 μg 每日 1 次 TSH 抑制治疗。同时继续服用乐伐替尼 24 mg 每日 1 次，口服治疗。

3. 患者服用乐伐替尼 1 个月后复查，诉血压升高[2]，最高达 150/95 mmHg，心内科就诊，予培哚普利叔丁胺 4 mg 每日 1 次口服降压对症治疗，目前血压控制在 144/100 mmHg。

（1）甲状腺功能及相关抗体：TSH，0.0180（正常值 0.35 ～ 4.94）mIU/L；FT3，6.01（正常值 2.63 ～ 5.70）pmol/L；FT4，22.35（正常值 9.00 ～ 19.00）pmol/L；TgAb，2.05（正常值＜ 4.11）IU/ml；Tg，1309（正常值 3.5 ～ 77）μg/L。

（2）处理：患者血 Tg 水平较前明显下降，继续予左甲状腺素钠片 125 μg 每日 1 次 TSH 抑制治疗。同时继续服用乐伐替尼 24 mg 每日 1 次治疗。另加用氨氯地平片 5 mg 每日 1 次口服降压治疗，目前血压控制在（125 ～ 134）/（80 ～ 88）mmHg 范围内。

4. 患者服用靶向药物乐伐替尼 2 个月后复查，未诉特殊不适。

（1）甲状腺功能及相关抗体：TSH，0.1646（正常值 0.35 ～ 4.94）mIU/L；FT_3，5.60（正常值 2.63 ～ 5.70）pmol/L；FT_4，18.90（正常值 9.00 ～ 19.00）pmol/L；TgAb，2.10（正常值＜ 4.11）IU/ml；Tg，986.6（正常值 3.5 ～ 77）μg/L。

（2）胸腹部增强 CT：甲状腺癌术后，右侧第 10 后肋、L_4 椎体、左侧骶椎及左侧髂骨骨质破坏，考虑转移；部分椎体内示结节状高密度影，转移待排查（图 56-6）。

（3）处理：患者血 Tg 水平较前明显下降，CT 与前片相比，病灶均有所缩小。调整左甲状腺素钠片为 150 或 125 μg 隔日 1 次 TSH 抑制治疗。同时继续予以乐伐替尼 24 mg 每日 1 次口服治疗。降压药物种类及剂量不变。

【治疗体会】

1. 患者为中老年女性，结合病史、甲状腺功能检查、Tg、全身骨显像、影像学检查、PET-CT 全身检查及 ^{131}I 融合显像，患者甲状腺乳头状癌术后（$T_{4a}N_{1b}M_1$，Ⅳ c 期）、甲状腺癌伴全身广泛转移诊断明确，有再次行 ^{131}I 治疗指征。

2. 患者全身多发转移 1 年余，转移灶摄取 ^{131}I，共行 3 次 ^{131}I 治疗，总剂量达 600 mCi，但疾病仍然进展，考虑为碘难治性 DTC[3]。

3. 患者符合靶向药物乐伐替尼临床试验入组条件，与患者及家属充分沟通后，表示同意入组，予乐伐替尼 24 mg 每日 1 次口服治疗。

4. 患者服用乐伐替尼 2 个月内，Tg 水平持续下降，影像学检查提示病灶较前缩小，效果显著。治疗过程中出现高血压不良反应，予培哚普利叔丁胺 4 mg 每日 1 次口服、氨氯地平片 5 mg 每日 1 次口服降压处理，血压控制稳定。

【专家点评】

分化型甲状腺癌患者总体预后较好，然而伴有远处转移的患者预后相对较差，疾病特异性死亡率可达 50%[4]。骨是仅次于肺的 DTC 远处转移器官，占远处转移的 30% ～ 40%[5-6]。^{131}I 治疗对于 DTC 骨转移很少可以治愈，然而对于摄碘性骨转移灶疗效较好，可提高此类患者的生存期[7]。2015 ATA 指南推荐对摄碘性骨转移患者可行 100 ～ 200 mCi 的经验性或定量 ^{131}I 治疗。再次 ^{131}I 治疗前应充分评估患者对于前次 ^{131}I 治疗的反应，权衡再次治疗的风险与获益。若呈碘难治状态，应及时终止不必要的 ^{131}I 治疗，考虑手术、放疗、靶向药物等其他综合治疗方案[7]。

本例患者初诊时即发现多发骨转移，首次治疗时兼顾清甲及清灶目的，治疗后 ^{131}I 全身显像提示病灶摄碘良好，再次 ^{131}I 治疗后 ^{131}I 全身显像显示部分病灶变淡，考虑治疗后改变，但未见血清学评估。患者 3 次碘治疗后复查血清 Tg 仍

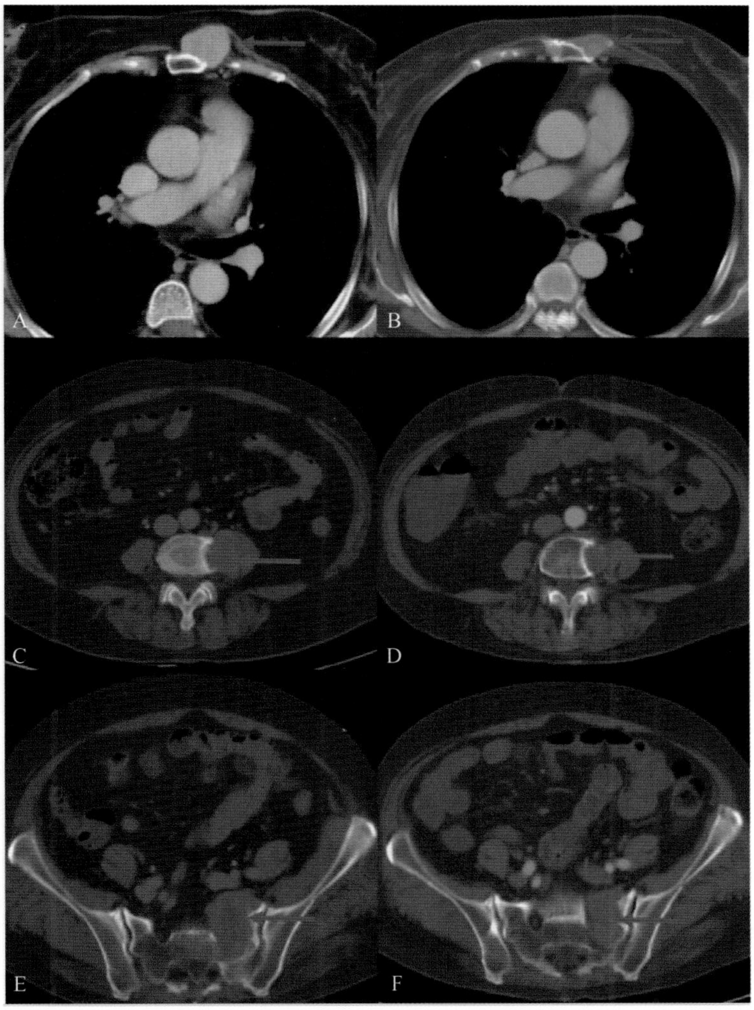

图 56-6 患者靶向药物乐伐替尼治疗前与治疗后 2 个月 CT 检查对比。**A** 和 **B.** 胸骨前软组织转移灶；**C** 和 **D.** 椎体转移灶；**E** 和 **F.** 左侧髂骨转移灶

增长明显，影像学提示出现新发转移灶。如果进展病灶为骨转移灶，建议针对病灶首选外放射治疗；如果进展病灶在肺等部位，且符合 2015 ATA 指南对于“碘难治性 DTC”定义的第 4 条，建议后续靶向治疗如索拉非尼等国家获批药物可作为首选。该患者乐伐替尼治疗后病灶明显缩小、血清 Tg 水平下降，提示靶向药物疗效较好，且不良反应较少，服用靶向药物后仅出现高血压，予以降压药处理后血压控制良好。综上所述，患者对于目前治疗方案反应良好，应继续维持。

参考文献

[1] Maria EC，Mouhammed AH. Lenvatinib：role in thyroid cancer and other solid tumors. Cancer Treat Rev，2016，42：47-55.

[2] Schlumberger M，Tahara M，Wirth LJ，et al. Lenvatinib versus placebo in radioiodine-refractory thyroid cancer. N Engl J Med，2015，372（7）：621-630.

[3] Cabanillas ME，TerrisDJ，Sabra MM，et al. Information for clinicians：approach to the patient with progressive RAI refractory thyroid cancer-when to use systemic therapy. Thyroid，2017，27（8）：987-993. DOI：10.1089/thy.2016.0578.

[4] Vaisman F，Tala H，Grewal R，et al. In differentiated thyroid cancer，an incomplete structural response to therapy is associated with significantly worse clinical outcomes than only an incomplete thyroglobulin response. Thyroid，2011，21（12）：1317-1322.

[5] Sampson E，Brierley JD，Le LW，et al. Clinical

management and outcome of papillary and follicular (differentiated) thyroid cancer presenting with distant metastasis at diagnosis. Cancer，2007，110：1451-1456.

[6] Hirsch D，Levy S，Tsvetov G，et al. Long-term outcomes and prognostic factors in patients with differentiated thyroid cancer and distant metastases. EndocrPract，2017，23(10)：1193-1200.

[7] Haugen BR，Alexander EK，Bible KC，et al. 2015 American Thyroid Association Management Guidelines for adult patients with thyroid nodules and differentiated thyroid cancer：the American Thyroid Association Guidelines Task Force on thyroid nodules and differentiated thyroid cancer. Thyroid，2016，26(1)：1-133.

（南京市第一医院　李少华提供）

六、Tg 阳性而碘扫描阴性 DTC 患者的诊治

病例 57　Tg 阳性而碘扫描阴性 DTC 患者的诊治

患者，47 岁，女性。

【主诉】 甲状腺癌根治术后 10 个月，^{131}I 治疗后 8 个月。

【现病史】 患者 10 个月前体检行颈部超声检查提示甲状腺右叶结节，无呼吸困难、心慌、手抖等不适。后就诊于我院，超声引导下穿刺活检提示“甲状腺乳头状癌（PTC）”，遂于我院行“甲状腺癌根治术”。术后病理示：（右叶）PTC（经典型，大小 2.5 cm×2 cm×2 cm），累及周围软组织；（左叶）结节性甲状腺肿；淋巴结转移癌 13/36（右甲状腺周围 1/1，右气管旁 5/6，气管前 3/4，右喉返神经后方 0/3，右侧 5 组 0/2，右侧 3 组 0/5，右侧 2 组 0/5，右侧 4 组 4/10）。

2 个月后于我院行 ^{131}I 治疗，剂量 30 mCi。治疗前甲状腺功能：TSH，95.051 μIU/ml；Tg，1.87 ng/ml；TgAb，18.85 IU/ml。治疗后全身显像：颈部残余甲状腺（图 57-1）。治疗后口服左甲状腺素钠片 150 μg 每日 1 次。患者 ^{131}I 治疗后 8 个月，停服左甲状腺素钠片 2 周，行 ^{131}I 治疗后评估。

【既往史及家族史】“开角型青光眼”5 年，现药物控制；30 余年前曾患肺结核，现已治愈；否认冠心病、高血压等病史，否认甲状腺良性病史，否认骨折、外伤史，否认幼年颈部照射史，否认食物及药物过敏史。家族中无甲状腺疾病以及遗传性疾病病史。

【体格检查】

T 36.0℃，P 75 次/分，R 17 次/分，BP 115/70 mmHg。

神清，查体合作。全身皮肤黏膜无黄染，颈部浅表淋巴结未及肿大。咽部无充血，扁桃体未见肿大。颈部可见术后瘢痕。心率 75 次/分，律齐，未闻及杂音。双肺呼吸音清，未闻及干湿啰音。腹软，无压痛，肝脾肋下未触及。双下肢无水肿。双侧膝、跟腱反射正常存在，巴宾斯基征（－），霍夫曼征（－）。

【实验室检查】

甲状腺功能：TSH，110.329 μIU/ml；Tg，15.82 ng/ml；TgAb，23.26 IU/ml；FT3，0.50 pg/ml；FT4，0.157 ng/dl。

血常规、肝肾功能、电解质均未见明显异常。

【辅助检查】

1. 颈部超声：甲状腺切除术后，甲状腺床未见明显异常。

2. ^{131}I 诊断性显像：未见异常摄取增高灶（图 57-2）。

3. PET/CT：右肺上叶及双肺下叶背段索条，代谢未见增高，考虑陈旧性病变；双侧乳腺代谢增高，考虑生理性摄取；肝多发囊肿；胸骨柄代谢不均；双侧骶髂关节面密度增高，代谢未见增高，考虑炎性病变；其余部位未见明显异常。

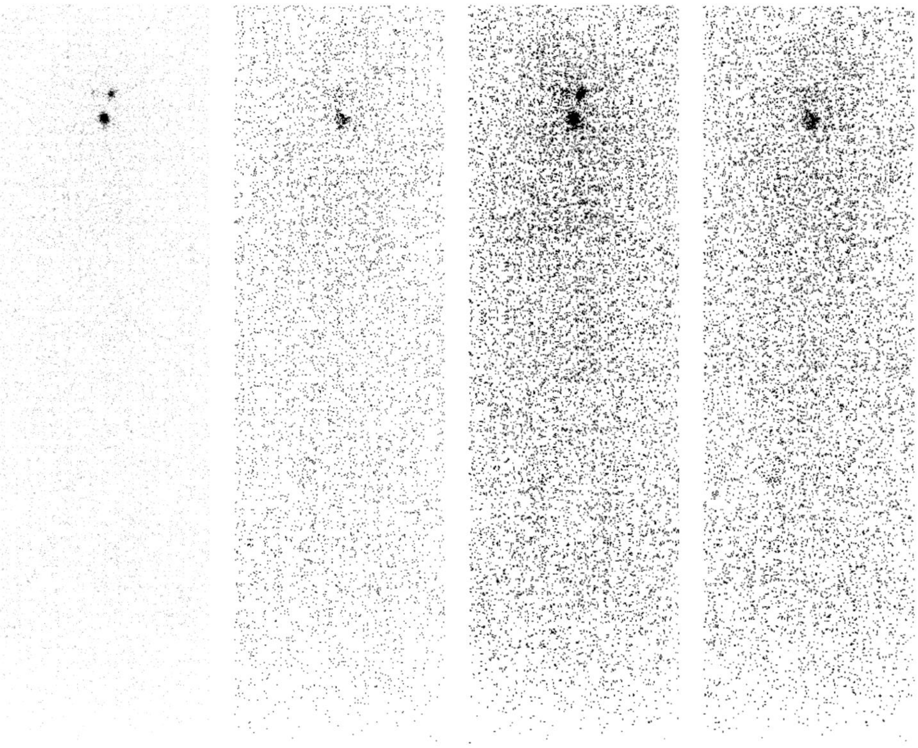

图 57-1　清甲治疗后 ^{131}I 全身显像

图 57-2　^{131}I 治疗后停用甲状腺激素后复查 ^{131}I 诊断性显像

【诊断】

1. 甲状腺癌术后；

2. 开角型青光眼。

【治疗经过】

患者目前暂无 ^{131}I 治疗指征，定期随访监测。

1. TSH 抑制治疗：目前患者为行 ^{131}I 治疗后评估，现已停服左甲状腺素钠片 2 周，应恢复左甲状腺素钠片，维持 TSH < 0.1 μmol/L。

2. 密切随诊：监测患者血清学（TSH、Tg、TgAb）及影像学（颈部超声、胸部 CT 等）变化情况。

【治疗效果】

1. 2 个月后复查：TSH，0.043 μIU/ml；Tg，1.11 ng/ml；TgAb，12.22 IU/ml。

2. 6 个月后复查：TSH，0.012 μIU/ml；Tg，1.32 ng/ml；TgAb，20.12 IU/ml。颈部超声：甲状腺切除术后，甲状腺床未见明显异常。

3. 1 年后复查：TSH，0.028 μIU/ml；Tg，1.25 ng/ml；TgAb，15.57 IU/ml。颈部超声：甲状腺切除术后，甲状腺床未见明显异常。

【专家点评】

1. 本例患者为中年女性，术后病理 TNM 分期为 $T_{2}N_{1b}M_{0}$，Ⅲ期，复发风险分层为中危；但其 ^{131}I 治疗前刺激性 Tg 水平仅为 1.87 ng/ml，提示其手术疗效较好，因此，选择 30 mCi 的清甲治疗剂量合理。

2. 患者 ^{131}I 治疗后 7 个月停用左甲状腺素钠片评估，TSH > 30 μIU/ml，Tg > 10 ng/ml，^{131}I 诊断性全身显像未见异常摄取增高灶，该种情况称作“Tg 阳性碘扫描阴性”。

3. 对于“Tg 阳性碘扫描阴性”患者，其诊治的核心思路是寻找潜在病灶，主要观点如下：①可通过颈部超声、胸部 CT、^{18}F-FDG PET/CT 等影像学检查寻找病灶进而加以处理；②对于没有结构异常者，恢复 TSH 抑制治疗，密切随访监测；③对于 Tg 或 TgAb 明显上升的患者，则可以选择一次 100 ～ 200 mCi 的经验性 ^{131}I 治疗，如此次经验性治疗后显像未见明确摄碘灶，或摄碘但治疗后 Tg 在随访中无明确下降趋势，则终止后续 ^{131}I 治疗。本例患者停服左甲状腺素钠片后 Tg15.82 ng/ml，TgAb 23.26 IU/ml，颈部超声、PET/CT 未发现可疑病灶，不具备 ^{131}I 治疗指征，故选择恢复左甲状腺素钠片进行 TSH 抑制治疗；

4. 患者行 TSH 抑制治疗后 1 年内密切随访，其 TSH < 0.1 μIU/ml，Tg 在 1 ng/ml 左右，未见明显上升，无须采取进一步的干预措施，应继续随访评估，监测 TSH、Tg、TgAb 及影像学变化情况[1]。

参考文献

[1] Haugen BR，Alexander EK，Bible KC，et al. 2015 American Thyroid Association Management Guidelines for adult patients with thyroid nodules and differentiated thyroid cancer：the American Thyroid Association Guidelines Task Force on thyroid nodules and differentiated thyroid cancer. Thyroid，2016，26（1）：1-133.

（中国医学科学院北京协和医院
张迎强　林岩松提供）

病例 58　Tg 阳性而碘扫描阴性 DTC 患者的诊治

患者，女性，37 岁。

【主诉】甲状腺恶性肿瘤综合治疗后 3 年余。

【现病史】患者 2014 年 7 月 14 日因“双颈部肿块”于我院行“右甲状腺癌联合根治＋左甲叶切除＋甲状腺峡部切除＋右颈清扫＋双侧喉返神经解剖＋甲状旁腺自体种植＋双颈淋巴结探查术”，术后病理示：（甲状腺峡部）乳头状癌；（左甲叶）结节性甲状腺肿，不除外极微小乳头状癌；（右甲叶）结节性甲状腺肿；（双颈淋巴结）癌转移。2014 年 10 月 16 日、2015 年 4 月 17 日分别于我科服 ^{131}I 口服溶液各 100 mCi 行 ^{131}I 治疗，并在第 2 次治疗后 ^{131}I 显像示：甲状腺清除完全。患者 2017 年 6 月 19 日复查 B 超示“气管前方低回声团，双侧颈部Ⅳ、Ⅵ区可见肿大淋巴结，部分伴钙化”，于我院行“双颈择区淋巴结清扫术”，术后病理示：甲状腺癌术后，（颈前）

乳头状癌浸润；（左颈7区淋巴结）乳头状癌转移，1/1；（左颈淋巴结）乳头状癌转移，1/1；（右颈淋巴结）软组织内乳头状癌浸润。2017年7月31日于我科服 ^{131}I 口服溶液150 mCi，行第3次 ^{131}I 治疗。治疗后 ^{131}I 显像示：甲状腺清除完全，右肺水平裂处结节影（较前未见明显变化，炎性病变可疑），左侧第10肋骨头下方软组织密度影（炎性病变待排查），左肺底炎性病变。

【既往史及家族史】平素体健，否认慢性病、传染病病史，否认外伤史、输血史、食物和药物过敏史，预防接种史随当地社会进行。父母健在；1子1女均体健，2弟体健。自诉家族中无结核、肝炎，否认遗传性疾病和甲状腺肿瘤病史。

【体格检查】

T 36.5℃，P 96次/分，R 24次/分，Bp 118/83 mmHg。

神清，查体合作，颈部可见弧形横手术瘢痕，愈合良好，未触及明显肿大淋巴结，残留甲状腺未触及。全身皮肤黏膜无黄染、皮疹及瘘管，无肝掌、蜘蛛痣；皮下无结节，皮肤湿润，弹性良好，全身浅表淋巴结未及肿大，腹部平坦，腹壁浅静脉无曲张，未见胃肠型及蠕动波；腹软，腹部无压痛及反跳痛，肝肋下未触及，未及包块，肝区叩痛阴性，肾区无叩痛，无移动性浊音，听诊肠鸣音正常。

【实验室检查】

1. 血常规、肝肾功能无明显异常。

2. 甲状腺功能检查：见表58-1。

【辅助检查】

1. 首次手术后病理检查（2014年7月16日）：（甲状腺峡部）乳头状癌，侵及周围脂肪及肌肉组织。（左甲状腺叶）结节性甲状腺肿，局灶性滤泡上皮不典型增生，不除外极微小乳头状癌（直径＜1 mm）。（右甲状腺叶）结节性甲状腺肿。颈前淋巴结2/2，左颈淋巴结4/4，右颈淋巴结3/3，左颈清淋巴结2/10并癌结节形成，右颈清淋巴结4/5；左颈6区淋巴结1/3，右颈6区淋巴结2/4，左锁骨上淋巴结1/4，右锁骨上淋巴结2/3（图58-1）。

2. 首次手术后超声检查（2014年10月14日）：甲状腺右叶缺如（手术切除）；甲状腺左叶切面大小形态尚可，内回声不均，未见明显异常肿物回声，彩色多普勒血流显像（CDFI）示其内血流信号未见明显异常；双侧颈部未见明显肿大淋巴结回声（图58-2）。

3. 第2次手术前超声检查（2017年5月26日）：甲状腺缺如（手术切除）；气管前方可见一低回声团，大小14 mm×7 mm，形态饱满，边界尚清，内回声欠均；双侧颈部Ⅳ、Ⅵ区有数个低回声团，左侧其一大小约12 mm×11 mm，右侧其一大小约10 mm×9 mm，形态饱满，边界尚清，回声不均，左侧较大者内见点状强回声（图58-3）。

4. 第2次手术后病理检查（2017年6月21日）：甲状腺癌术后，（颈前）乳头状癌浸润。（左颈7区淋巴结）乳头状癌转移，1/1。（左颈淋巴结）乳头状癌转移，1/1。（右颈淋巴结）软组织内乳头状癌浸润（图58-4）。

表58-1 ^{131}I 治疗前后患者甲状腺功能变化

	FT_3（pmol/L）	FT_4（pmol/L）	TSH（μIU/ml）	Tg（ng/ml）	TgAb（IU/ml）
第1次 ^{131}I 治疗前	4.01	0.63	＞100	246.54	0.5
第1次 ^{131}I 治疗后1个月	4.36	11.36	13.65	54.83	0.3
第2^{131}I 治疗前	3.51	4.73	＞100	369.94	
第2次 ^{131}I 治疗后1个月	6.43	16.12	0.39	18.74	
第3次 ^{131}I 治疗前	3.40	0.01	＞100	115.95	0.01
第3次 ^{131}I 治疗后1个月	6.01	15.99	0.28	7.02	0.1

注：FT_3、FT_4、TSH、Tg、TgAb参考值分别为3.28～6.47 pmol/L、7.9～14.4 pmol/、0.34～5.6 μIU/ml、1.15～130.77 ng/ml、＜4 IU/ml

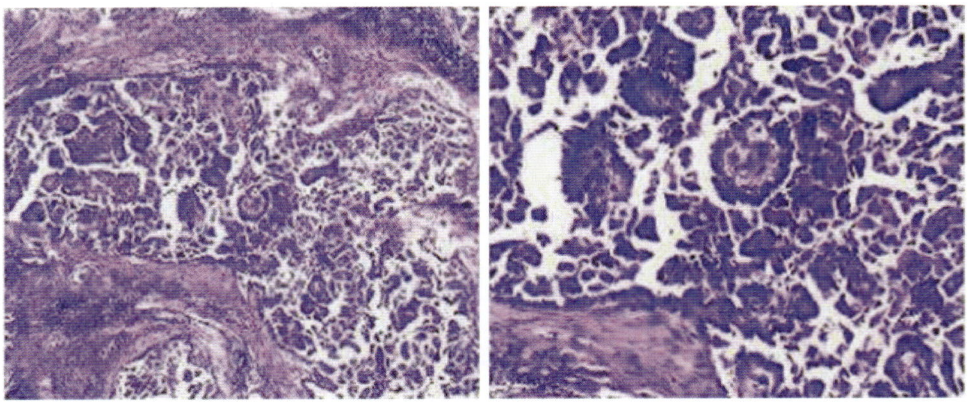

图 58-1　首次手术后病理检查

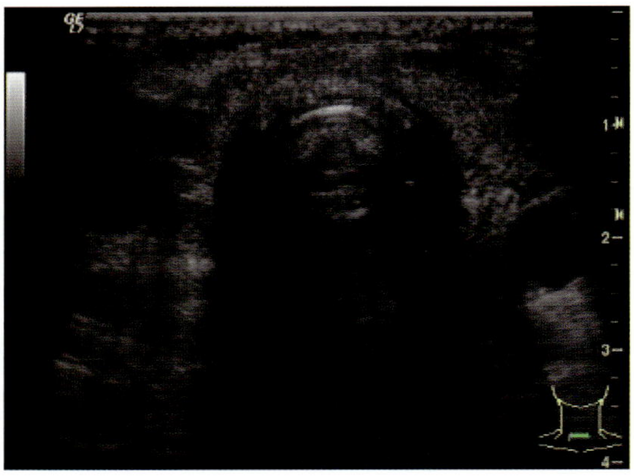

图 58-2　首次手术后超声检查

【诊断】

甲状腺乳头状癌术后。

【治疗经过】

1. 手术史

（1）2014 年 7 月 14 日于我院行“右甲状腺癌联合根治＋左甲叶切除＋甲状腺峡部切除＋右颈清扫＋双侧喉返神经解剖＋甲状旁腺自体种植＋双颈淋巴结探查术”。

（2）2017 年 6 月 19 日于我院行“双颈择区淋巴结清扫术”。

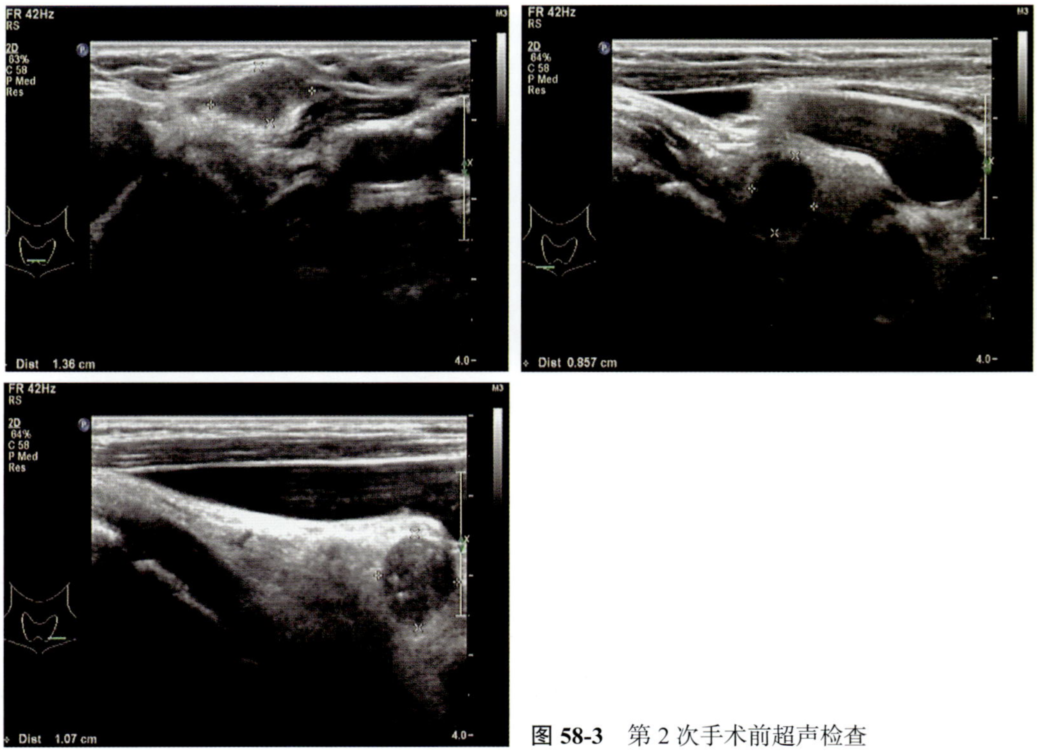

图 58-3　第 2 次手术前超声检查

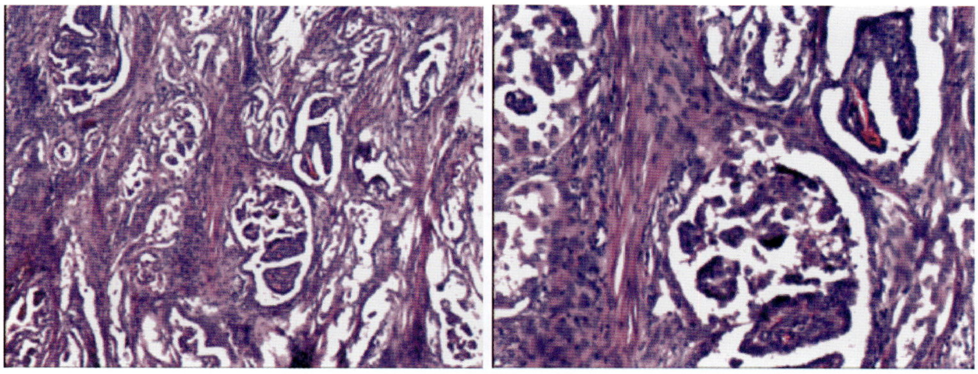

图 58-4 第 2 次手术后病理检查

2. TSH 抑制治疗：平素口服左甲状腺素钠片每次 112.5 μg，每日 1 次。

3. ^{131}I 治疗史：2014 年 10 月 16 日、2015 年 4 月 17 日、2017 年 7 月 31 日分别于我科服 ^{131}I 口服溶液 100 mCi、100 mCi、150 mCi。末次治疗后 ^{131}I 显像示：甲状腺清除完全，右肺水平裂处结节影（较前未见明显变化，炎性病变可疑），左侧第 10 肋骨头下方软组织密度影（炎性病变待排查），左肺底炎性病变。

【治疗效果】

患者 37 岁，女性，3 年间经 2 次手术治疗、3 次 ^{131}I 治疗。2014 年 10 月 16 日行第 1 次 ^{131}I 治疗，碘全身显像表现为阴性，未见明显转移病灶（图 58-5），sTg 为阳性（246.54 ng/ml）。因患者拒绝 PET-CT 检查，2015 年 4 月行第 2 次 ^{131}I 治疗（图 58-6），rTg 一过性下降，从 15.96 ng/ml 降至 6.39 ng/ml。后密切观察 Tg 及颈淋巴结超声，rTg 逐步上升至 9.89 ng/ml。2015 年 5 月发现肿大淋巴结，最大为 14 mm×11 mm，后密切观察，未见明显缩小，并逐步出现钙化。2017 年 6 月 19 日患者行淋巴结清扫术，2017 年 7 月口服 ^{131}I 治疗，碘全身显像仍表现为阴性（图 58-7）。患者整个 ^{131}I 治疗过程中未见其他部位异常 ^{131}I 摄取，但可观察到血清学 Tg 的特异性变化；治疗前的 sTg 分别为 246.54 ng/ml、369.94 ng/ml、115.95 ng/ml，TSH 抑制后的 rTg 分别为 54.83 ng/ml、18.74 ng/ml、7.02 ng/ml，rTg 下降幅度达到 87.2%，血清学 Tg 变化明显。

【专家点评】

根据第 1 次手术后病理检查，TNM 分期为 $T_{3b}N_{1b}M_x$，复发危险度分层为高危（刺激性 Tg 水平较高），患者淋巴结转移率较高（54%），部分区域淋巴结转移率为 100%，以上均提示此患者复发及转移风险较高。第 1 次 ^{131}I 治疗的目的应为清甲兼顾辅助治疗潜在病灶，推荐剂量 100 ～ 150 mCi；后两次 ^{131}I 治疗后显像为阴性、

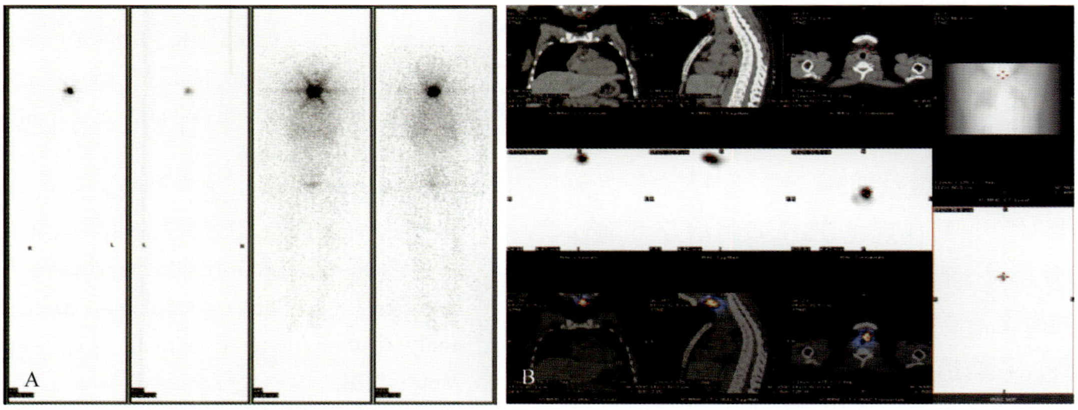

图 58-5 第 1 次 ^{131}I 治疗后全身显像（**A**）及局部断层融合显像（**B**）。可见残留甲状腺组织显影

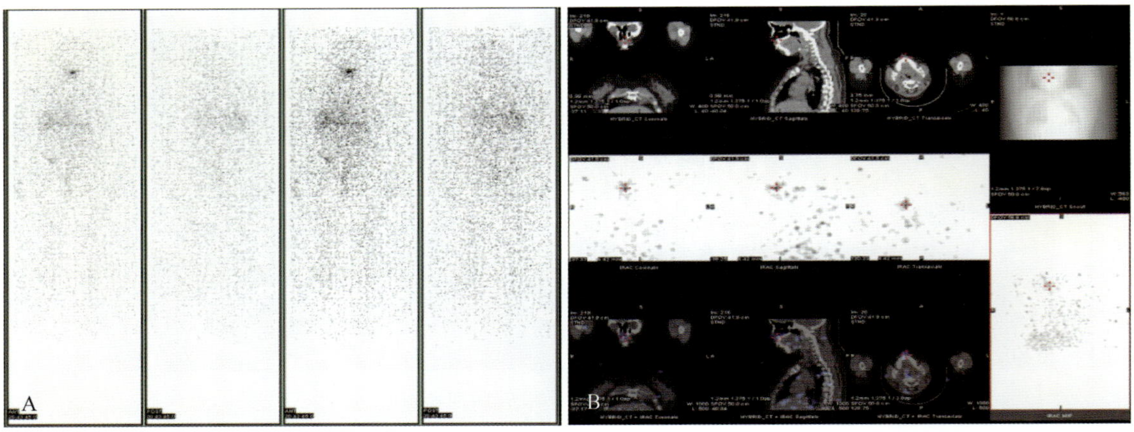

图 58-6 第 2 次 ^{131}I 治疗后全身显像（**A**）及局部断层融合显像（**B**）。可见甲状腺清除完全（阴性结果）

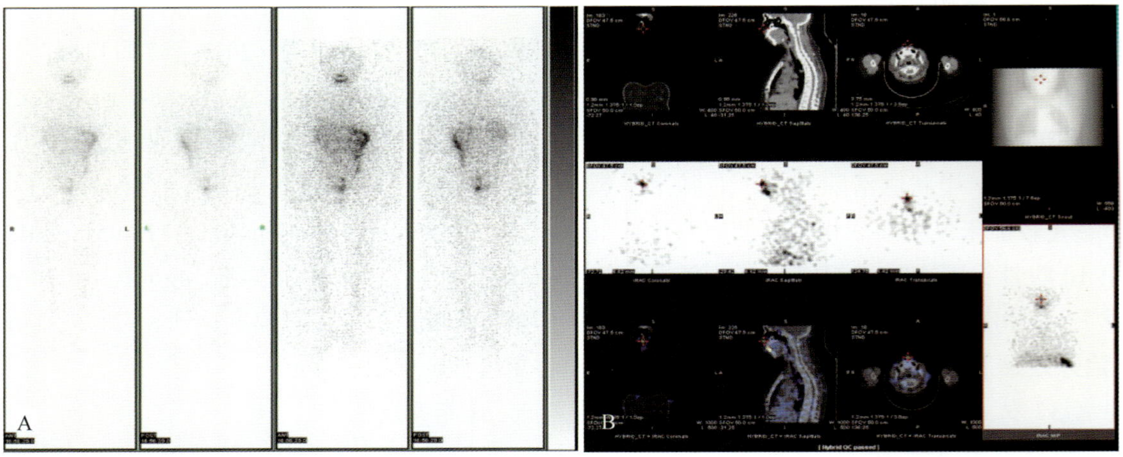

图 58-7 第 3 次 ^{131}I 治疗后全身显像（**A**）及局部断层融合显像（**B**）。可见甲状腺清除完全（阴性结果）。

未发现异常摄碘灶，尤其在第 2 次 ^{131}I 治疗后显像即未见明确摄碘病灶，这时需慎重考虑再次 ^{131}I 治疗是否获益，期间刺激性 Tg 水平下降（由 369.94 ng/ml 下降至 115.95 ng/ml）的主要原因可能是进行了颈部转移灶的清除手术。目前该患者血清 Tg 水平异常增高而全身显像（WBS）为阴性，实时动态评估提示该患者疾病状态为生化不全反应（biochemical incomplete response，BIR），两次 ^{131}I 治疗未提示明确摄碘病灶，故不推荐再次 ^{131}I 治疗。建议继续 TSH 抑制治疗，密切随访，必要时（尤其在规范 TSH 抑制治疗下随诊 Tg 持续升高时）行 PET/CT 检查进一步明确病灶部位；如果血清学稳定，病灶变化不大，则继续随诊观察，若病情发展迅速，根据复发或转移的部位，请多学科会诊，做出最优治疗的选择。这个患者提示我们核医学科大夫：再次行 ^{131}I 治疗前，要根据血清学及影像学检查，实时动态评估前期 ^{131}I 治疗反应，明确治疗目的、权衡再次 ^{131}I 治疗的获益和风险后再决定是否治疗[1-5]。

【参考文献】

[1] Haugen BR，Alexander EK，Bible KC，et al. 2015 American Thyroid Association Management Guidelines for adult patients with thyroid nodules and differentiated thyroid cancer. Thyroid，2016，26（1）：1-133.

[2] Richard CW，Robin SH，Alexander S，et al. The utility of serum thyroglobulin measurement at the time of remnant ablation for predicting disease-free status in patients with differentiated thyroid cancer：a meta-analysis involving 3947 patients. J Clin Endocrinol Metab，2012，97（8）：2754-2763.

[3] 李夏黎，武新宇，闽新慧，等 . 激发态甲状腺球蛋

白评估分化型甲状腺癌 ¹³¹I 清甲治疗后转移的临床价值 . 中华核医学与分子影像杂志，2017，37（3）：153-156.
[4] Konturek A，Barczynski M，Nowak W，et al. Prognostic factors in differentiated thyroid cancer：a 20-year surgical outcome study. Langenbecks Arch Surg，2012，397（5）：809-815.
[5] 高文，梁军，李小毅，等 . 甲状腺乳头状癌淋巴结转移率和远处转移的关系 . 中国癌症杂志，2017，27（1）：26-30.

（河南省肿瘤医院　杨辉提供）

病例 59　Tg 阳性而碘扫描阴性 DTC 患者的诊治

患者，63 岁，女性。

【主诉】甲状腺癌切除术后 7 年，颈淋巴结转移 2 次术后 1 年，3 次 ¹³¹I 治疗后 4 个月。

【病史】2010 年患者因甲状腺肿物接受“甲状腺右叶切除术”，术后病理：甲状腺乳头状癌，术后持续服用左甲状腺素钠片 100 μg/d。2015 年 3 月患者因颈部淋巴结肿大接受“右颈侧清扫＋左甲状腺部分切除术”，病理提示右颈淋巴结多发转移。术后 1 个月于核医学科接受放射性 ¹³¹I 治疗，剂量 150 mCi，显像符合腺体残余表现（图 59-1）。

治疗后复查 TSH 刺激状态下血清甲状腺球蛋白（Tg）水平持续升高（2015 年 4 月 72.2 ng/ml，2015 年 8 月 100.8 ng/ml），但诊断剂量 ¹³¹I 显像阴性。于 2015 年 9 月接受再次放射性 ¹³¹I 治疗，剂量 150 mCi，显像未见 ¹³¹I 摄取灶（图 59-2），治疗后 4 个月复查 TSH 刺激状态下血清甲状腺球蛋白水平降至 85.6 ng/ml。

2016 年 6 月因甲状腺球蛋白水平再次升高（＞ 480 ng/ml），接受“右颈Ⅵ区及左颈Ⅱ、Ⅲ、Ⅳ、Ⅴ区淋巴结清扫术＋颌面颈部深部肿物切除术＋喉返神经探查术”，病理回报：甲状腺右叶纤维脂肪组织内浸润性甲状腺乳头状癌，右颈Ⅵ区淋巴结 1/2、左颈侧淋巴结 5/8 有甲状腺乳头状癌转移。第 3 次术后接受第 3 次放射性 ¹³¹I 治疗，

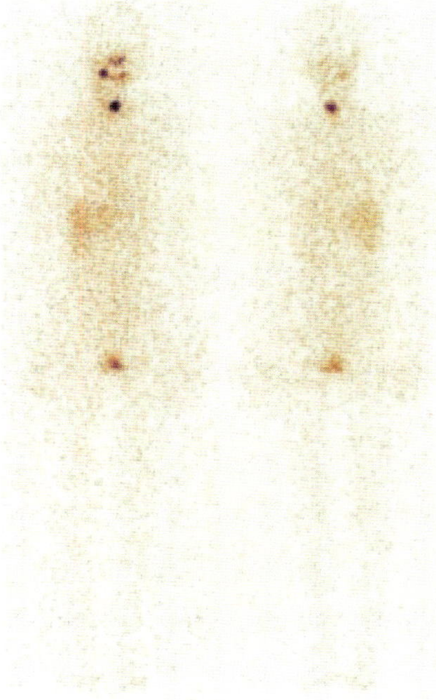

图 59-1　第 1 次 ¹³¹I 治疗后，前位及后位治疗剂量 ¹³¹I 全身显像

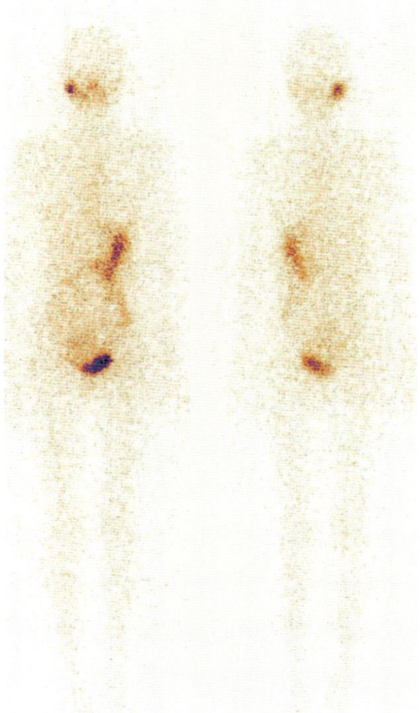

图 59-2　第 2 次 ¹³¹I 治疗后，前位及后位治疗剂量 ¹³¹I 全身显像

剂量 150 mCi，显像未见异常摄碘灶（图 59-3）。

现治疗后 4 个月，停左甲状腺素钠片 1 个月，来我科复查。发病以来，食欲及精神状态

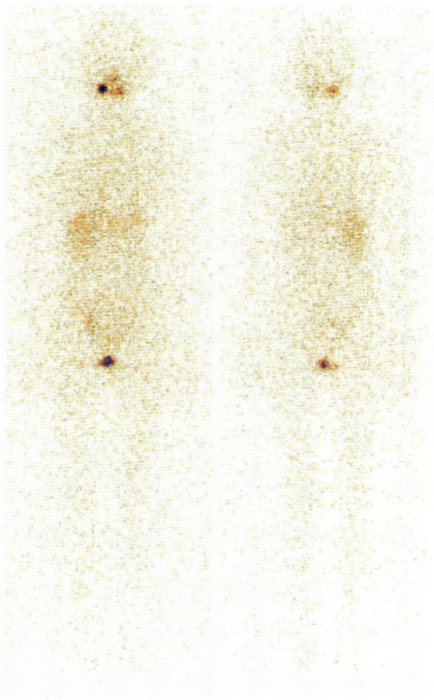

图 59-3 第 3 次 ^{131}I 治疗后，前位及后位治疗剂量 ^{131}I 全身显像

好，大小便未见异常。

【既往史及家族史】否认高血压、心脏病史，否认肝炎、结核、疟疾病史，否认糖尿病、脑血管疾病、精神疾病史，4 年前行卵巢子宫切除术，17 年前行阑尾切除术，否认外伤、输血史，对阿莫西林过敏，预防接种史不详。

【个人史】生于西安市，久居本地，无疫区、疫情、疫水接触史，无牧区、矿山、高氟区、低碘区居住史，无化学性物质、放射性物质、有毒物质接触史，无吸毒史，无吸烟、饮酒史。

【家族史】否认家族性遗传病史。

【体格检查】

T 36.3℃，P 70 次 / 分，R 17 次 / 分，BP 120/80 mmHg。

发育正常，营养良好，正常面容，表情自如，自主体位，神志清楚，查体合作。全身皮肤黏膜无黄染，无皮疹、皮下出血、皮下结节、瘢痕，毛发分布正常，皮下无水肿，无肝掌、蜘蛛痣。全身浅表淋巴结无肿大。头颅无畸形、压痛、包块，无眼睑水肿，结膜正常，眼球正常，巩膜无黄染，瞳孔等大同圆，对光反射正常。口唇无发绀，口腔黏膜正常。舌苔正常，伸舌无偏斜、震颤，齿龈正常。心肺腹（－）。

专科查体：耳鼻咽喉未见异常。颈部：颈软，气管居中，胸骨上窝上 1 cm 处可见长约 15 cm 手术瘢痕，甲状腺未触及，颈部未触及肿大淋巴结。

【实验室检查】

1. 甲状腺功能

2015 年 3 月 27 日：Tg 8.62 ng/ml，TSH 1.42 μIU/ml；

2015 年 4 月 22 日：Tg 72.2 ng/ml，TSH 85.8 μIU/ml；

2015 年 8 月 31 日：Tg 100.8 ng/ml，TSH ＞ 100 μIU/ml；

2016 年 6 月 1 日：Tg ＞ 480 ng/ml，TSH ＞ 100 μIU/ml；

2016 年 9 月 23 日：Tg 85.6 ng/ml，TSH ＞ 100 μIU/ml；

2017 年 2 月 6 日：Tg 74.3 ng/ml，TSH 99.5 μIU/ml。

2. 血常规（2017 年 2 月）：WBC 2.72×10^9/L，余大致正常。

3. 肿瘤标志物、降钙素原检测、传染指标八项、凝血六项、肝肾功能十二项、电解质六项测定均未见明显异常。

【辅助检查】

1. 心电图：窦性心律，心率 68 次 / 分。

2. 颈部 CT（2015 年 3 月 27 日）：左叶甲状腺结节，颈部多发小淋巴结。

3. 甲状腺超声（2015 年 3 月 27 日，2015 年 4 月 22 日，2016 年 9 月 23 日）：甲状腺术后，双侧颈部可见肿大淋巴结。

【诊断】

甲状腺乳头状癌术后，颈淋巴结转移 2 次术后，3 次 ^{131}I 治疗后。

【复查经过】

1. ^{131}I 全身显像（5 mCi）：全身未见明显摄碘灶（图 59-4）。

2. 甲状腺功能：Tg 74.3 ng/ml，TSH 99.5 μIU/ml。

3. 甲状腺超声：甲状腺术后，双侧颈部可见肿

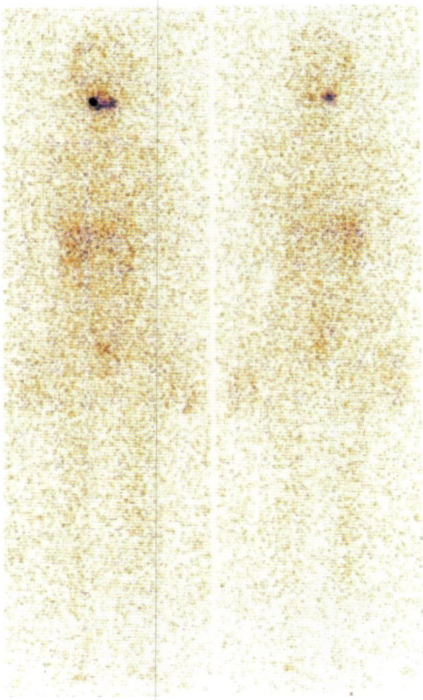

图 59-4 前位及后位诊断剂量 ^{131}I 全身显像

大淋巴结。

4. 胸部 CT：未见明显异常。

5. 疗效评定：部分缓解（PR）。

【治疗体会】

1. 分化型甲状腺癌目前治疗仍以甲状腺切除＋ ^{131}I 治疗＋口服甲状腺激素为主，而治疗后的随访则主要依赖于血清甲状腺球蛋白（Tg）水平的测定与常规影像学检查。随访中 Tg 的升高提示存在复发转移灶的可能，而以放射性 ^{131}I 显像为主的影像学检查则可辅助确认病灶部位。然而，10% ～ 15% 的 DTC 患者存在血清 Tg 升高但常规显像阴性的现象，原因可能是肿瘤组织太小以致无法检测到、肿瘤失分化导致聚碘能力下降或消失、血清甲状腺球蛋白抗体的存在引起假阴性等。目前对于这类患者的治疗存在较多争议，但普遍认为对这类患者应根据其临床特点进行个体化放射性 ^{131}I 治疗。meta 研究表明有 63% 的患者在接受 ^{131}I 治疗后其血清 Tg 水平有下降，提示 ^{131}I 治疗可以减低患者肿瘤负荷；而 62% 的患者在治疗后 ^{131}I 全身显像中发现存在病灶，也提示在 Tg 水平升高而 ^{131}I 显像阴性的患者进行放射性碘治疗的必要性。

2. 该患者 ^{131}I 首次清甲清灶治疗后，出现 TSH 刺激状态下血清甲状腺球蛋白水平持续升高，但诊断剂量 ^{131}I 显像阴性的情况，存在再次 ^{131}I 治疗的指征。在治疗后显像未见 ^{131}I 摄取（图 59-2），但血清 Tg 水平有所下降，提示治疗有减低患者肿瘤负荷的效果。但患者在第 2 次 ^{131}I 治疗后 9 个月即出现 Tg 再次反弹升高，术后病理证实存在多发颈淋巴结转移，故该患者在术后第 3 次接受 ^{131}I 治疗。

3. 对于血清 Tg 升高但全身碘显像阴性的患者，尤其是 Tg 值高于 10 ng/ml 的患者，2015 年 ATA 制订的甲状腺癌治疗指南中推荐采用 ^{18}F-FDG PET/CT 显像检查病灶，据报道其敏感度达到 80% 以上。但遗憾的是，因患者拒绝该检查，没有进行 ^{18}F-FDG PET/CT 显像。

4. 2015 年 ATA 指南中对碘难治性甲状腺癌的界定是，在 TSH 刺激且无外源性碘负荷干扰的状态下，符合以下之一：肿瘤组织或转移病灶不摄碘（在清甲成功后的首次诊断性或治疗性 ^{131}I 全身显像未出现甲状腺床以外的碘摄取）；或曾经摄碘的病灶在 ^{131}I 治疗后逐渐丧失摄碘能力；或 ^{131}I 治疗后仅部分病灶摄碘，部分病灶不摄碘；或尽管病灶存在碘摄取，但经 ^{131}I 治疗后仍出现进展者，即为碘难治性甲状腺癌。指南强烈推荐一旦 DTC 患者被诊断为碘难治性，即不再适合给予进一步的碘治疗，然而目前因为这类患者经碘治疗后临床获益不同而仍存在争议。本例患者在接受 3 次手术、3 次 ^{131}I 治疗后，病情仍持续进展，符合难治性甲状腺癌界定，提示需要其他治疗手段如放疗、靶向治疗等介入。

【专家点评】[1-2]

Tg 阳性碘显像阴性［Tg（＋）I（－）］的患者因 TSH 刺激状态下 Tg 异常升高提示存在潜在病灶或疾病复发，但未发现摄碘性病灶存在，因而经验性 ^{131}I 治疗一直存在争议，其诊治策略也是目前临床工作的难点之一。该病例有以下几点思考与建议。

1. 对于 ^{131}I 治疗后呈 Tg（＋）I（－）的患者，尤其 Tg 水平持续升高者（＞ 10 μg/L），应全面进行其他相关影像学如颈部超声、胸部 CT 及骨显像等探查，结合患者的经济能力可推荐 ^{18}F-FDG PET/CT 探查不摄碘的转移病灶，并且可以作为预测手段辅助制订手术或放疗等治疗方案，且 ^{18}FDG PET/CT 阳性病灶常难以从 ^{131}I 治疗中获益，应及时终止经验性 ^{131}I 治疗。然而，该患者第 2 次 ^{131}I 治疗 9 个月后接受了再次手术，但未交代何时发现颈部淋巴结异常，这点略显遗憾。如果在第 2 次 ^{131}I 治疗前即已发现颈部可疑淋巴结，应及时在 ^{131}I 经验性治疗前先建议再次手术。

2. 该患者在首次 ^{131}I 治疗后复查刺激性 Tg 水平较高，诊断剂量 ^{131}I 显像阴性，但考虑到首次 ^{131}I 治疗后显像有大量残余甲状腺组织，可能会影响远处转移灶对放射性碘的摄取，可考虑行第 2 次 ^{131}I 治疗，但治疗后显像未见异常摄碘灶，提示患者从此次 ^{131}I 治疗中获益有限，结合 Tg 水平无明显下降（2015 年 8 月 100.8 ng/ml，2016 年 1 月 85.6 ng/ml，两个时间点的 TSH 水平未详细说明），不建议再次 ^{131}I 治疗。该患者后来又接受了第 3 次 ^{131}I 治疗，且其阴性的治疗后显像和治疗前后 Tg 水平变化，也再次证实了患者从本次治疗中并无明显获益。2015 ATA 指南中建议对于 Tg（+）I（－）（> 10 μg/L）的患者可考虑行 ^{131}I 经验性治疗，若治疗后显像为阴性时，则将其归为碘难治性 DTC 的范畴，建议终止 ^{131}I 治疗。在后续随访过程中定期监测该患者的抑制性 Tg 水平，视病情进展情况选择放射治疗或靶向治疗等。

3. 在单次大剂量和多次 ^{131}I 治疗过程中，应注意预防及观察 ^{131}I 治疗可能带来的不良反应，如该例患者在经过 3 次 ^{131}I 治疗后 WBC 水平降低（2.72×10^9/L），应及时给予相应的处理。

4. 该例患者 Tg 水平较高，提示存在可疑病灶，应尽量减少停药次数以减少对复发或转移病灶的刺激，并积极进行多学科团队（MDT）讨论，结合其他相关影像学手段积极探查不摄碘病灶，并寻求后续有效的治疗手段。

参考文献

[1] Ma C，Xie J，Kuang A. Is empiric ^{131}I therapy justified for patients with positive thyroglobulin and negative ^{131}I whole-body scanning results? J Nucl Med，2005，46（7）：1164-1170.

[2] Basu S，Parghane RV. Grouping of metastatic thyroid carcinoma by molecular imaging features to allow for individualized treatment，with emphasis on the TENIS syndrome. J Nucl Med Technol，2016，44（3）：184-189.

（西安交通大学第一附属医院　杨爱民提供）

第三部分 骨转移瘤及恶性骨肿瘤的核素治疗

一、引 言

（一）肿瘤骨转移的流行病学简介

肿瘤骨转移是恶性肿瘤常见的并发症，是肿瘤细胞经血液、淋巴系统等途径转移到骨骼所致。肿瘤细胞进入血液循环→随着血流到达骨的毛细血管床→穿过血管内皮间隙→进入骨组织→与骨组织微环境经过一系列相互作用→在骨内增殖→导致骨质重构，即“种子与土壤”学说（肿瘤细胞充当种子，骨髓微环境充当土壤）。

骨骼是恶性肿瘤常见的转移部位，脊柱、骨盆和长骨干骺端是骨转移瘤的好发部位。骨转移瘤多来源于乳腺癌、前列腺癌、肺癌、甲状腺癌和肾癌。由于原发病灶不同，骨转移瘤的病程亦不相同，例如乳腺癌和前列腺癌的骨转移发生率高达65%～75%，其中位生存期分别达19～25个月和30～35个月，肺癌的骨转移发生率为30%～40%，中位生存期仅8～10个月。

骨转移多发生于脊柱、骨盆、肋骨、股骨、头颅等部位，主要症状为逐渐加剧的顽固性骨疼痛、骨骼的负重能力下降、活动能力受限，甚至出现功能障碍、病理性骨折、高血钙、脊髓和神经受压以致截瘫等事件，严重影响患者的行动能力和生活质量。

（二）肿瘤骨转移对患者生活质量及预后的影响

肿瘤骨转移最常见的症状是疼痛。疼痛是与真正或潜在组织损伤有关的一种不愉快感觉和情绪，疼痛的阈值在不同种族之间或同一种族的不同成员之间变化较大。疼痛严重影响癌症患者的生活质量。初诊癌症患者疼痛发生率约为25%，晚期癌症患者发生率为60%～80%，其中1/3的患者为重度疼痛。

世界卫生组织（WHO）提出的口号是“让癌症患者无痛”，并且将每年10月11日定为“世界疼痛日”。医师应尊重患者对疼痛的主诉，并提供疼痛方面的治疗，使疼痛得以缓解。

癌症疼痛（癌痛）如果得不到缓解，患者将感到极度不适，会引起或加重患者的焦虑、抑郁、乏力、失眠、食欲减退等症状，严重影响患者日常活动、自理能力、交往能力及整体生活质量。

（三）目前处置肿瘤骨转移的方法及疗效

肿瘤骨转移患者治疗的主要目标为：①缓解疼痛，恢复功能，改善生活质量；②预防和治疗骨相关事件；③控制肿瘤进展，延长生存期。肿瘤骨转移患者目前可以选择的治疗手段有：抗肿瘤治疗（化疗、内分泌治疗、分子靶向治疗等）、双膦酸盐治疗、手术治疗、放射治疗、镇痛及其他支持治疗。应规范化、个体化综合治疗，动态评估疗效，随时调整方案。

针对病情复杂的患者，三级医院和肿瘤专科医院要积极推行“单病种、多学科”诊疗，组织肿瘤科、内科、外科、放疗科、病理科、药剂科、影像科、检验科、核医学科等相关学科进行会诊、病例讨论或联合查房，制订适宜的诊疗方案。

1. 抗肿瘤治疗：对预期抗肿瘤治疗有效的患者，应根据病情进行合理治疗，包括化疗、内分泌治疗、靶向治疗等。化疗和靶向治疗对肿瘤原发灶和转移灶均有治疗作用，疗效取决于肿瘤对药物的敏感程度，应严格掌握治疗指征。内分泌治疗，尤其是在乳腺癌、前列腺癌的治疗中，具有很重要的作用。

2. 双膦酸盐治疗：双膦酸盐治疗是恶性肿瘤骨转移治疗的基础用药，可预防或延缓骨相关事件（skeletal related events，SRE）的发生，减轻骨疼痛。双膦酸盐可竞争性抑制破骨细胞活性，阻断病理性溶骨，但不能直接杀伤肿瘤细胞，且对成骨性转移灶疗效有限。

使用中应注意的是，在使用双膦酸盐前应检测患者的肝肾功能、血清电解质水平。第一代氯屈膦酸盐、第二代帕米膦酸盐、第三代唑来膦酸盐和伊班膦酸盐都具有治疗肿瘤骨转移的作用，都可以用于治疗高钙血症、骨痛，预防和治疗SRE；双膦酸盐可以与放疗、化疗、内分泌治疗、止痛药联用；长期使用双膦酸盐应注意每天补充500 mg 钙和适量的维生素 D。

3. 止痛药物治疗：肿瘤骨转移患者疼痛的止痛治疗应遵循 WHO 癌症治疗基本原则：首选口服及无创给药途径，按阶梯给药、按时给药、个体化给药，并注意具体细节。如发生病理性骨折，药物止痛治疗效果多不佳，应考虑局部手术治疗，且骨转移患者往往伴有神经病理性疼痛，应注意辅助药物的使用。

4. 骨手术：主要目的是治疗和防止病理性骨折，多采用肿瘤切除、骨水泥填塞、内固定和外固定等。

5. 外放射治疗：主要针对单发骨转移灶，可缓解疼痛、减少病理性骨折的风险和照射区病灶进展，是骨转移瘤姑息治疗的常用有效方法，局部疼痛控制有效率为 70% 以上，但对多发性骨转移的应用有限。体外照射的适应证包括：有骨疼痛症状的骨转移灶，缓解疼痛及恢复功能；选择性用于负重部位骨转移的预防性放疗（如脊柱或股骨转移）。

6. 放射性核素 / 药物：是一种全身性治疗方法，利用辐射生物效应可以杀伤肿瘤细胞，有效缓解骨痛、改善患者生活质量。

放射性核素 / 药物用于骨转移瘤的研究和应用已有 70 多年的历史，20 世纪 80 年代 ^{89}Sr 在英国开始正式应用于临床，90 年代获美国 FDA 批准。^{89}Sr 治疗骨转移瘤所致疼痛的特点是：静脉注射，可门诊治疗；药物定向浓聚，直接作用于病灶；在骨转移灶内的生物半衰期长，持久发挥治疗作用；一次静脉注射，疗效可长达 3 ～ 6 个月。

二、$^{89}SrCl_2$ 治疗

病例 60　$^{89}SrCl_2$ 治疗

患者，男性，67 岁。

【主诉】右肾癌术后，肋骨及腰椎疼痛 3 月余。

【现病史】患者于 2013 年体检发现右肾占位，于郑州大学第一附属医院手术。术后病理：透明细胞癌，1 期，肿块大小 3 cm，未侵犯包膜。患者定期复查，病情稳定。2016 年 8 月出现左后肋疼痛，2016 年 9 月出现腰痛，未治疗，患者诉影响平时活动及睡眠。

【既往史及家族史】高血压病史 25 年，服药治疗，具体不详，血压控制可。20 余年前诊断为“腔隙性脑梗死”。父母已故，具体死因及时间不详。1 姐 1 弟体健，1 女体健。自诉家族中无结核、肝炎，否认遗传性疾病和甲状腺肿瘤病史。

【体格检查】

T 36.5℃，P 64 次 / 分，R 16 次 / 分，Bp 130/83 mmHg。

神清，查体合作，全身皮肤黏膜无黄染，无皮疹、皮下出血。全身浅表淋巴结未触及肿大。

颈软，无抵抗，颈静脉无怒张。双肺呼吸音清，无胸膜摩擦音。右背部可见长约 10 cm 纵行手术瘢痕，愈合好。腹软，无压痛、反跳痛，未触及包块，移动性浊音阴性，听诊肠鸣音正常。肝、脾肋下未及。双肾区无叩击痛。左后肋及腰椎压痛明显，无明显红、肿、热。神经系统查体无异常。

【实验室检查】

1. 血常规：白细胞（WBC）5.19×10^9/L，红细胞（RBC）4.62×10^{12}/L，血红蛋白（HGB）144 g/L，血小板（PLT）180.00×10^9/L，中性粒细胞百分比（NEUT%）61.70%

2. 肝功能：总胆红素（TBIL）19.5 μmol/L，直接胆红素（DBIL）8.9 μmol/L，间接胆红素（IBIL）12.6 μmol/L，谷丙转氨酶（ALT）20 U/L，谷草转氨酶（AST）21 U/L，碱性磷酸酶（ALP）83 U/L，血尿素氮（BUN）9 mmol/L。

3. 凝血功能：凝血酶原时间（PT）13.6 s，国际标准化比值（INR）1.13，凝血酶原活动度（PTA）75.8%，活化部分凝血活酶时间（APTT）33.50 s，凝血酶时间（TT）17.00 s。

4. 尿常规、便常规及传染病学检查均无异常。

【辅助检查】

1. 2016 年 10 月于郑州大学第一附属医院复查 CT：考虑左后第 5 肋转移。ECT 示：左后第 5 肋，腰椎代谢增高。

2. 2016 年 11 月 11 日查腰椎 MRI 平扫（图 60-1）示：①L_1 椎体棘突异常信号影，考虑转移，结合临床考虑；②多发椎间盘变性，L_3/L_4、L_4/L_5 椎间盘略膨出；③右肾小囊肿可能；④左侧髂骨 T_2WI 压脂稍高信号影，建议随诊。

【诊断】右肾透明细胞癌术后多发骨转移。

【治疗经过】

1. 第 1 次 ^{89}Sr 及双磷酸盐药物治疗

（1）2016 年 11 月 12 日行 ^{89}Sr 4 mCi 治疗。

（2）2016 年 11 月至 2017 年 2 月每月静脉点滴唑来磷酸 4 mg。

（3）2017 年 2 月 8 日骨扫描（ECT）（图 60-2）：可见左侧第 5 肋、第 6 胸椎、约第 1 腰椎、右髂骨骨质代谢旺盛灶（考虑骨转移）。

（4）2017 年 2 月 8 日 MRI（图 60-3）：①L_1 椎体棘突异常信号影，较前略大，考虑转移，结合临床考虑；②L_4 椎体异常信号，较前明显，转移待排查；③多发椎间盘变性，L_3/L_4、L_4/L_5 椎间盘略膨出，较前变化不大；④原左侧髂骨 T_2WI 压脂稍高信号结节影，显示不清。

（5）2017 年 2 月 8 日 CT（图 60-4）：左侧第 5 肋骨、第 1 和第 3 腰椎棘突骨质破坏，双侧髂骨高密度影，考虑转移。

2. 第 2 次 ^{89}Sr 及双磷酸盐药物治疗

（1）患者于 2017 年 2 月 10 日行第 2 次 ^{89}Sr 治疗。

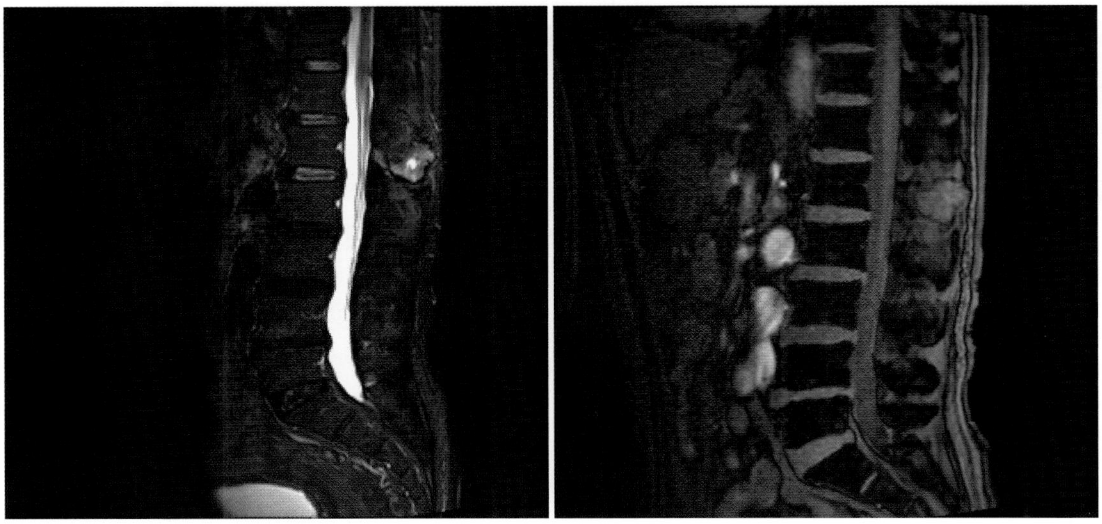

图 60-1 2016 年 11 月腰椎 MRI 提示骨转移

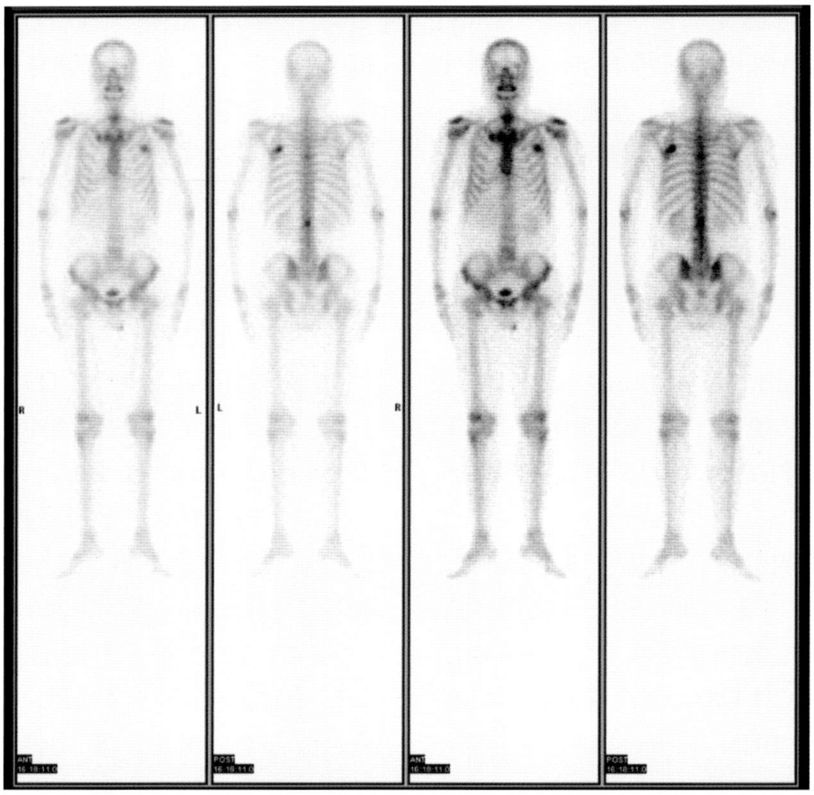

图 60-2 第 1 次 ^{89}Sr 治疗 3 个月后全身骨显像

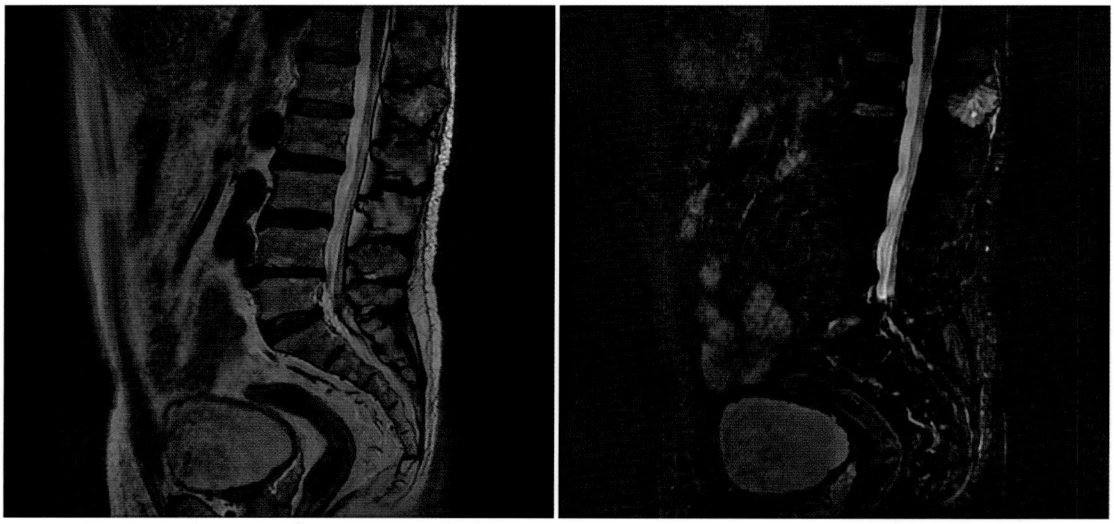

图 60-3 第 1 次 ^{89}Sr 治疗 3 个月后 MRI

（2）2017 年 3—5 月每月静脉点滴唑来磷酸 4 mg。

（3）2017 年 5 月 9 日行骨扫描（ECT）（图 60-5）：①全身多发浓聚影较前略增强；②第 4 胸椎骨质代谢轻度活跃。

（4）2017 年 5 月 9 日腰椎 MRI（图 60-6）：① L_1 椎体棘突异常信号影，较前相仿，考虑转移，须结合临床；② L_4 椎体异常信号，较前相仿；③多发椎间盘变性，L_3/L_4、L_4/L_5 椎间盘略膨出，较前变化不大；④原左侧髂骨 T_2WI 压脂稍高信号结节影，显示不清。

（5）2017 年 5 月 9 日 CT（图 60-7）：①左

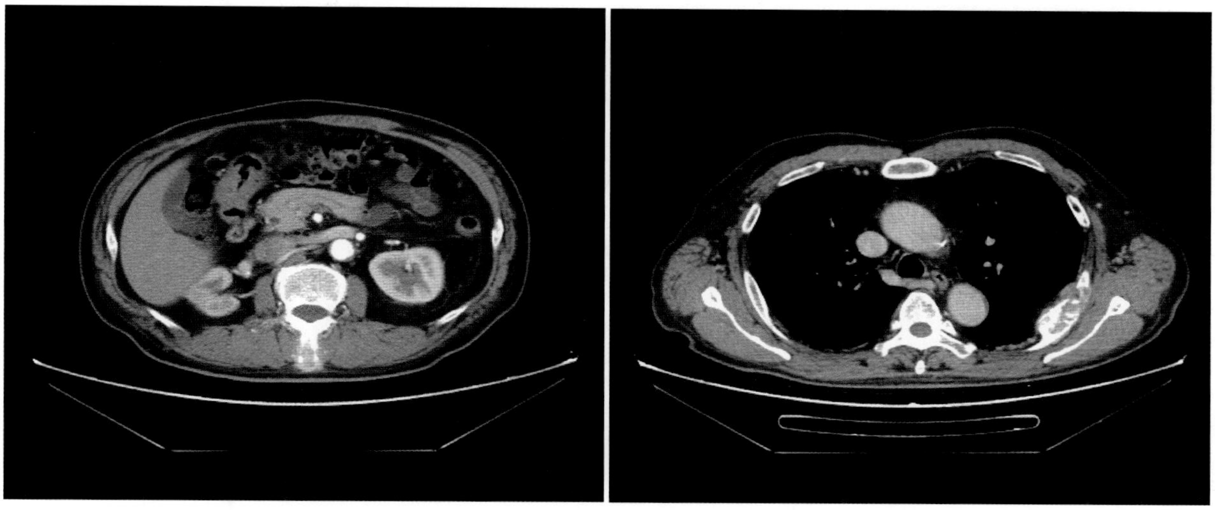

图 60-4 第 1 次 ^{89}Sr 治疗 3 个月后 CT

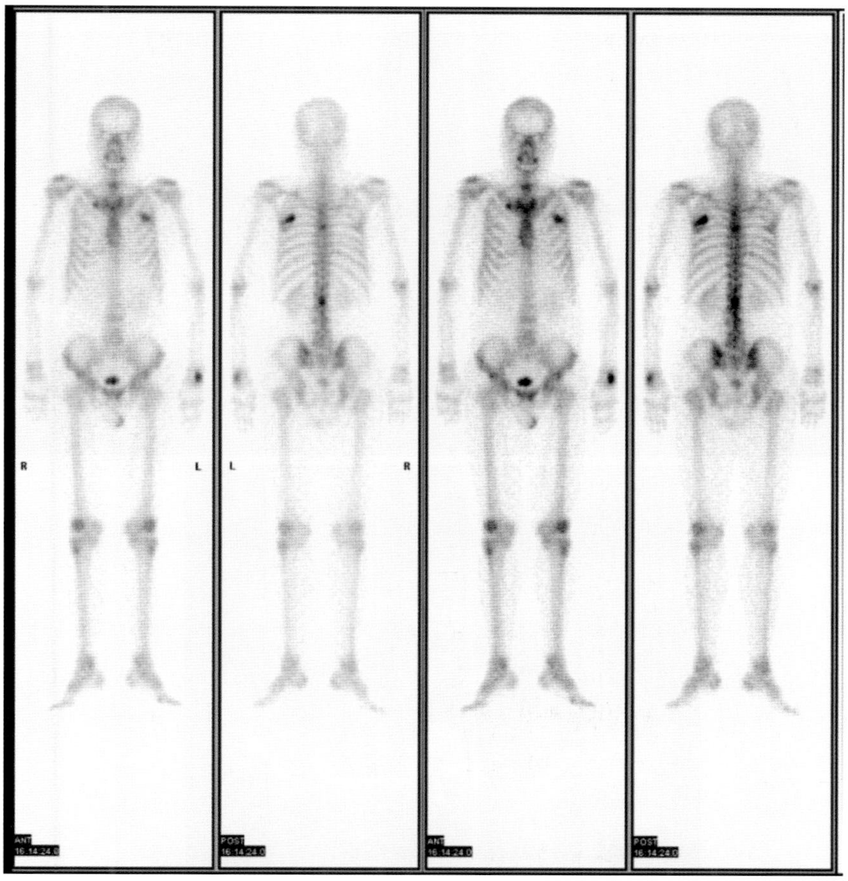

图 60-5 第 2 次 ^{89}Sr 治疗 3 个月后全身骨显像

侧第 5 肋骨、第 1 和第 3 腰椎棘突骨质破坏，双侧髂骨高密度影，考虑转移，较前相仿；②左侧肩胛骨、右侧第 6 肋、右侧股骨颈及左侧耻骨高密度小结节影，较前相仿，建议随诊。

3. 第 3 次 ^{89}Sr 及双磷酸盐药物治疗

（1）患者于 2017 年 5 月 10 日行第 3 次 ^{89}Sr 治疗。

（2）2017 年 6—8 月每月静脉点滴唑来磷酸

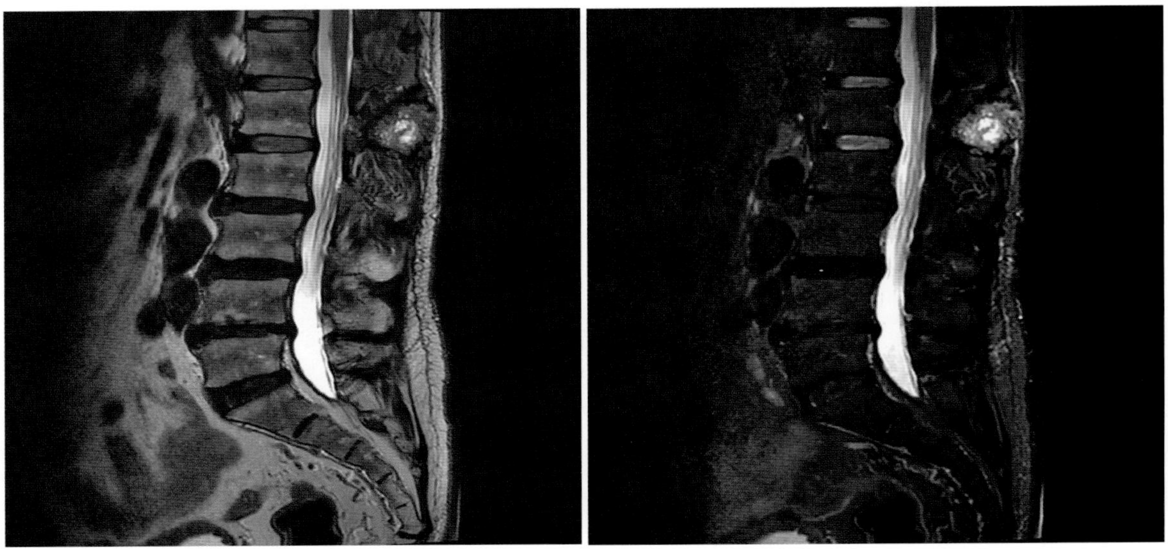

图 60-6 第 2 次 ^{89}Sr 治疗 3 个月后 MRI

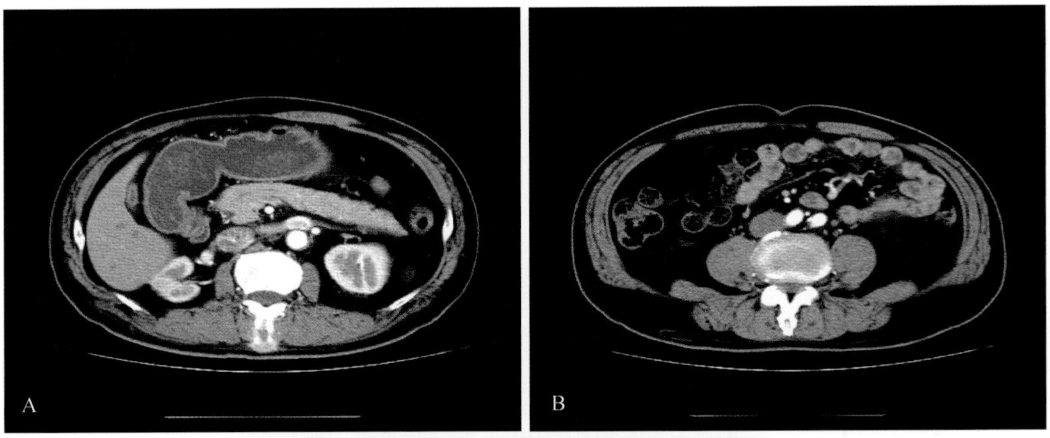

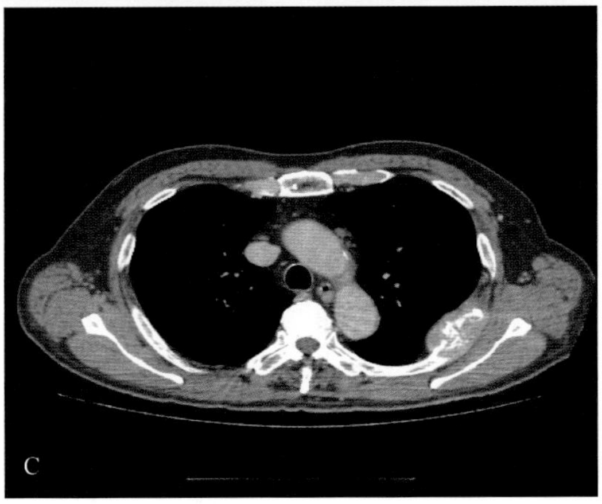

图 60-7 第 2 次 ^{89}Sr 治疗 3 个月后 CT。**A.** 第 1 腰椎；**B.** 第 3 腰椎；**C.** 左后第 5 肋

4 mg。

（3）2017 年 8 月 7 日行骨扫描（ECT）（图 60-8）：①原多发放射性浓聚影较前稍减淡；②约第 2 胸椎新增轻度放射性浓聚影。

（4）2017 年 8 月 7 日 MRI（图 60-9）：① L_1 椎体棘突异常信号影，较前相仿，考虑转移，须结合临床；② L_4 椎体异常信号，较前相仿；③多发椎间盘变性，L_3/L_4、L_4/L_5 椎间盘略

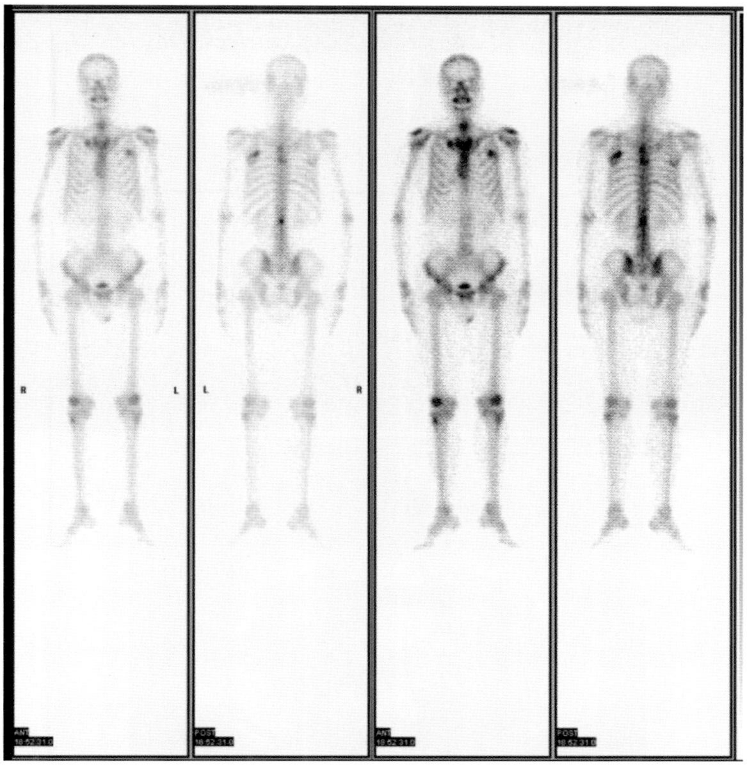

图 60-8 第 3 次 ^{89}Sr 治疗 3 个月后全身骨显像

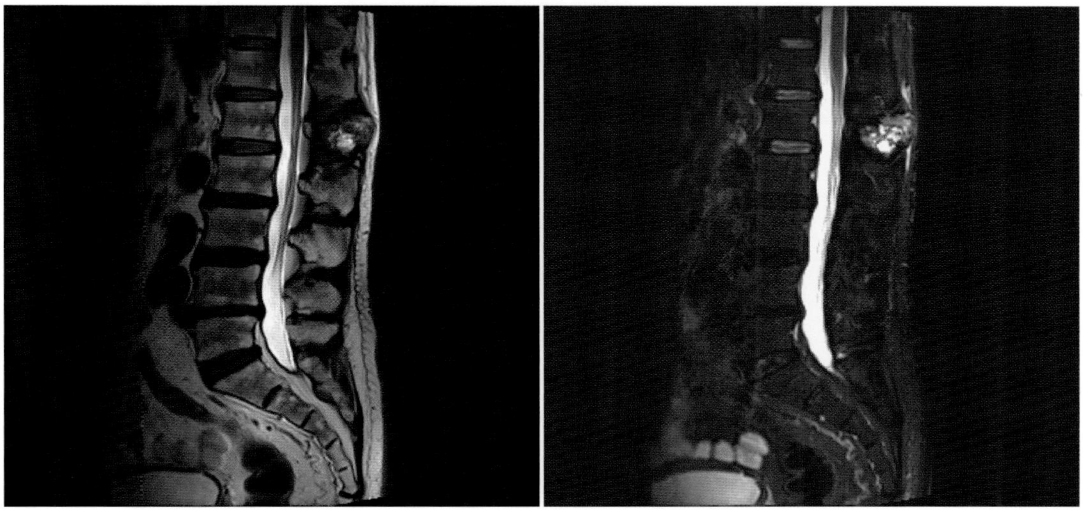

图 60-9 第 3 次 ^{89}Sr 治疗 3 个月后 MRI

膨出，较前变化不大；④左侧髂骨 T_2WI 压脂稍高信号结节影。

（5）2017 年 8 月 7 日 CT（图 60-10）：①左侧第 5 肋骨、第 1 和第 3 腰椎棘突骨质破坏，双侧髂骨高密度影，考虑转移，较前相仿；②左侧肩胛骨、右侧第 6 肋、右侧股骨颈及左侧耻骨高密度小结节影，较前相仿，建议随诊。

4. 第 4 次 ^{89}Sr 及双磷酸盐药物治疗

（1）患者 2017 年 8 月 8 日行第 4 次 ^{89}Sr 治疗。

（2）2017 年 9—11 月每月静脉点滴唑来磷酸 4 mg。

（3）2017 年 11 月 8 日行骨扫描（ECT）（图 60-11）：①原全身多发浓聚影较前未见明显变化；②右后第 9 肋新增轻度骨质代谢活跃灶（考虑骨

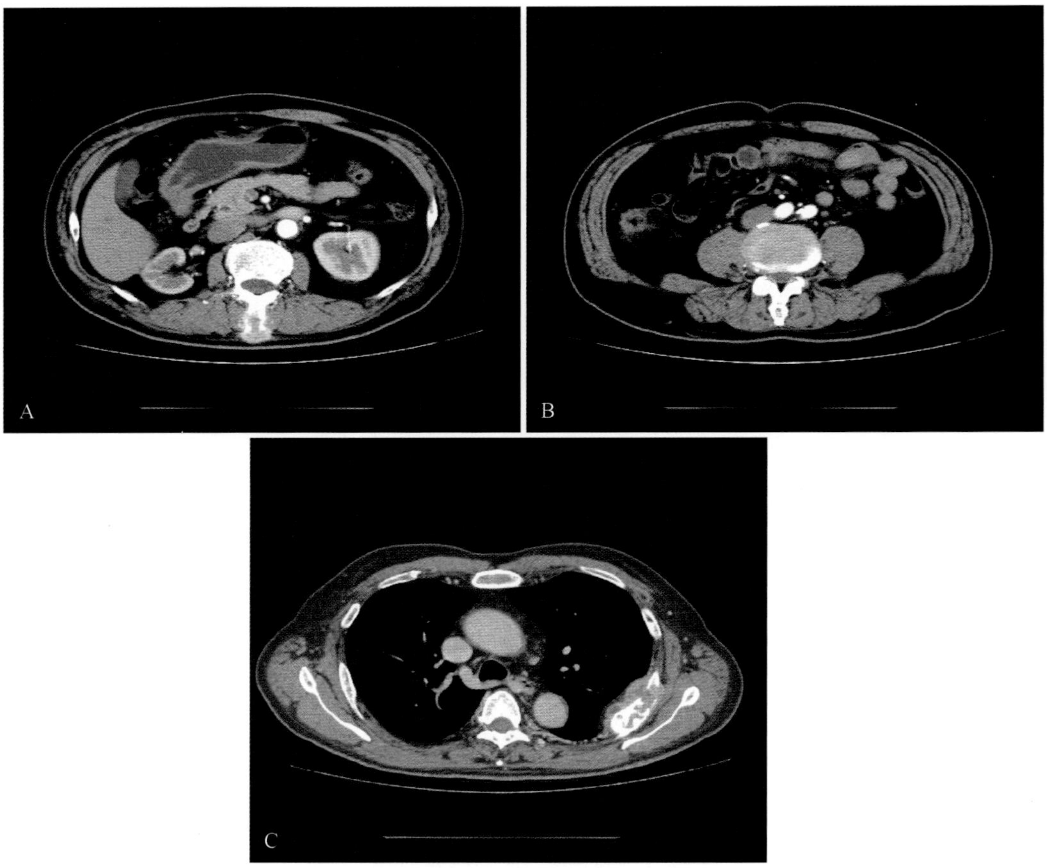

图 60-10 第 3 次 ^{89}Sr 治疗 3 个月后 CT。**A.** 第 1 腰椎；**B.** 第 3 腰椎；**C.** 左后第 5 肋

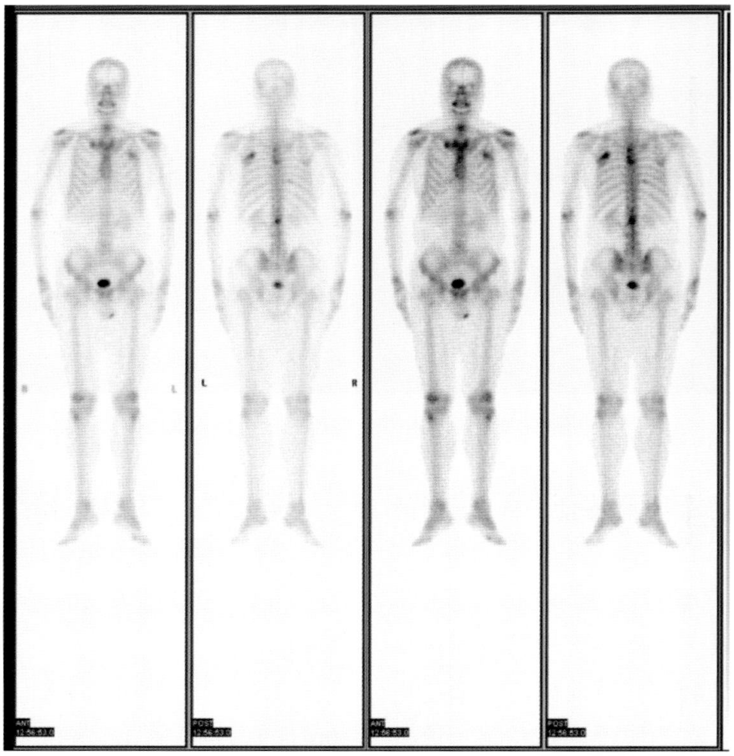

图 60-11 第 4 次 ^{89}Sr 治疗 3 个月后全身骨显像

转移）。

（4）2017 年 11 月 8 日 MRI（图 6-12）：①L_1 椎体棘突异常信号影，较前相仿，考虑转移，须结合临床；②L_4 椎体异常信号，较前相仿；③多发椎间盘变性，L_3/L_4、L_4/L_5 椎间盘略膨出，较前变化不大；④原左侧髂骨 T_2WI 压脂稍高信号结节影显示欠佳，建议随诊；⑤右侧髂骨稍高信号结节影，建议密切随诊。

5. 2017 年 11 月 11 日行第 5 次 ^{89}Sr 治疗，定期应用唑来膦酸。

【治疗效果】

患者于 2016 年 11 月至 2017 年 11 月共行 5 次 ^{89}Sr 治疗，同时每月静脉点滴唑来膦酸 4 mg。骨转移病灶基本保持稳定，患者疼痛逐渐好转，现疼痛基本消除，不影响日常生活及睡眠。患者 ^{89}Sr 重复治疗 5 次，血常规出现Ⅱ°骨髓抑制（表 60-1），肝、肾功能无明显变化（表 60-2）。

【专家点评】[1-3]

恶性肿瘤发生骨转移时，可导致溶骨性骨质破坏和成骨性骨质破坏。成骨性骨质破坏因成

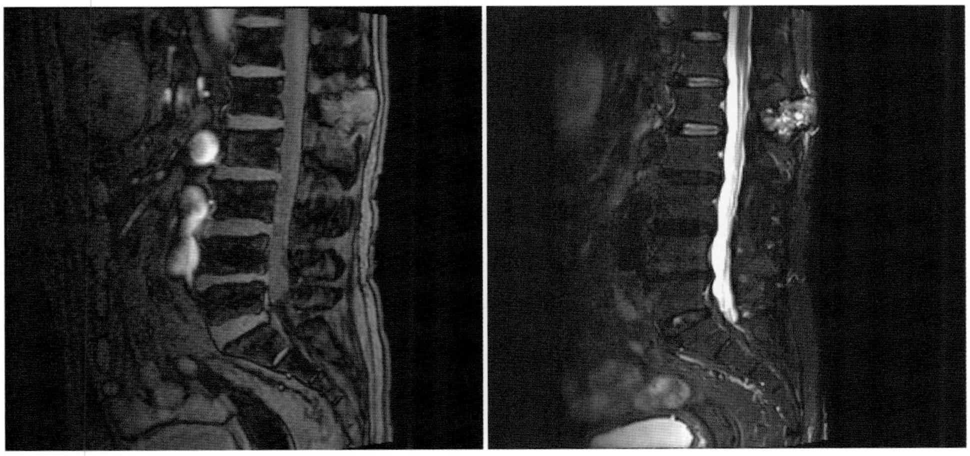

图 60-12 第 4 次 ^{89}Sr 治疗 3 个月后 MRI

表 60-1 治疗期间血常规变化

日期	RBC（$\times10^{12}$/L）	HGB（g/L）	WBC（$\times10^9$/L）	NEUT（$\times10^9$/L）	PLT（$\times10^9$/L）
2016.11	4.62	144	5.19	3.20	180
2017.02	4.65	147	6.12	3.64	132
2017.05	3.69	124	4.18	2.43	105
2017.08	3.56	120	4.47	2.75	86
2017.11	3.74	133	3.92	2.50	88

注：RBC、HGB、WBC、NEUT、PLT 参考值分别为（4～5.5）$\times10^{12}$/L、（120～160）g/L、（3.5～9.5）$\times10^9$/L、（1.8～6.3）$\times10^9$/L、（125～350）$\times10^9$/L

表 60-2 治疗期间肝、肾功能变化

日期	DBIL（μmol/L）	IBIL（μmol/L）	ALT（U/L）	AST（U/L）	CREA（μmol/L）
2016.11	6.9	12.6	20	21	102
2017.02	3.7	5.6	19	25	105
2017.05	1.7	2.8	18	25	99
2017.08	4.1	6.4	13	19	109
2017.11	4.9	8.1	19	22	114

注：DBIL、IBIL、ALT、AST、CREA 参考值分别为 0～5 μmol/L、0～15 μmol/L、5～40 U/L、8～40 U/L、45～104 μmol/L

骨细胞活性增强，病理性新生骨形成，表现为病灶区域 ^{99m}Tc-MDP 摄取增高，由此推测病变骨对 ^{89}Sr 亦有较好的摄取，故可进行 ^{89}Sr 治疗。对于溶骨性骨质破坏，因骨质结构由病理性软组织替代，对于此类骨转移灶，是否适合行 ^{89}Sr 治疗，目前意见尚不统一。

2017 年版《氯化锶（^{89}Sr）治疗转移性骨肿瘤专家共识》（中华医学会核医学分会制订）提出即使是溶骨性骨转移灶，如病灶摄取 ^{99m}Tc-MDP，表明在溶骨性病灶区域仍伴有成骨细胞的活跃，由此可进行 ^{89}Sr 治疗。本例患者腰椎、肋骨等骨转移灶，以溶骨性病变为主，局部形成了软组织包块，但病灶组织对 ^{99m}Tc-MDP 表现为较高的摄取，经多周期 ^{89}Sr 治疗，骨痛症状得到了有效控制。

文献报道，^{89}Sr 治疗引发Ⅲ、Ⅳ级血液不良反应的发生率不足 5%，但Ⅰ、Ⅱ级血液不良反应的发生率可达 18%。因此，对于 ^{89}Sr 治疗患者，特别是行多周期 ^{89}Sr 治疗期间，应密切监测骨髓及血液不良反应的发生，积极予以纠正。

参考文献

[1] Paes FM，Serafini AN. Systemic metabolic radiopharmaceutical therapy in the treatment of metastatic bone pain. Semin Nucl Med，2010，40：89-104.

[2] 黄钢 . 核医学与分子影像临床操作规范 . 北京：人民卫生出版社，2014.

[3] 匡安仁，李林 . 核医学 . 2 版 . 北京：高等教育出版社，2017.

（河南省肿瘤医院　杨辉提供）

病例 61　$^{89}SrCl_2$ 治疗

患者，男性，72 岁。

【主诉】前列腺癌术后 1 个月，全身疼痛伴疲乏半个月。

【现病史】患者 2012 年出现排尿困难，夜尿增多，2014 年 5 月在当地县人民医院行前列腺汽化电切术，术后病理提示：前列腺中分化腺癌。注射醋酸戈舍瑞林缓释剂（诺雷德）3.6 mg 1 次，及口服比卡鲁胺（康士德）50 mg 每日 3 次 1 个月。近半个月出现多处骨痛，行走困难，影响睡眠，无明显肢体麻木和感觉障碍，入住泌尿外科。起病以来，精神食欲差，二便可，体重下降 15 斤。

【既往史、个人史及家族史】否认冠心病、高血压、糖尿病、脑卒中、精神病、创伤、肝硬化等病史。否认病毒性肝炎、结核等传染病史。否认骨折、外伤史。否认食物及药物过敏史，无烟酒嗜好。家族中无前列腺疾病以及遗传性疾病病史。

【体格检查】

T 36.5℃，P 85 次 / 分，R 20 次 / 分，BP 122/85 mmHg。

神清，查体合作。消瘦，体重 53 kg。直肠指诊：前列腺体积稍大，中央沟消失，质地较软，未触及结节，指套无染血。脊柱及四肢广泛轻压痛，疼痛 VAS 评分 7 分，体力 KPS 评分 60 分。

【实验室检查】（2014 年 6 月 18 日）

血常规：RBC 3.6×10^{12}/L，HGb 108 g/L，WBC 4.8×10^9/L，PLT 159×10^9/L。

肝功能：碱性磷酸酶（AKP）1596 U/L。

肾功能及电解质：未见明显异常。

凝血功能：未见异常。

前列腺特异抗原（PSA）＞ 100（正常值 0 ～ 4）ng/ml，游离前列腺特异抗原（fPSA）10.4（正常值 0 ～ 0.9）ng/ml。

【辅助检查】

1. 单光子发射计算机断层成像（SPECT）：广泛骨转移征象（图 61-1）。

2. 彩超：前列腺 3.9 cm×5.4 cm×3.2 cm，回声不均匀。

【诊断】

1. 前列腺癌术后；

2. 骨继发恶性肿瘤。

【治疗经过】

1. 予以药物抗雄激素治疗，皮下注射醋酸戈舍瑞林缓释剂（诺雷德）3.6 mg 及口服比卡鲁胺（康士德）50 mg 每日 3 次。于 2014 年 6 月 21

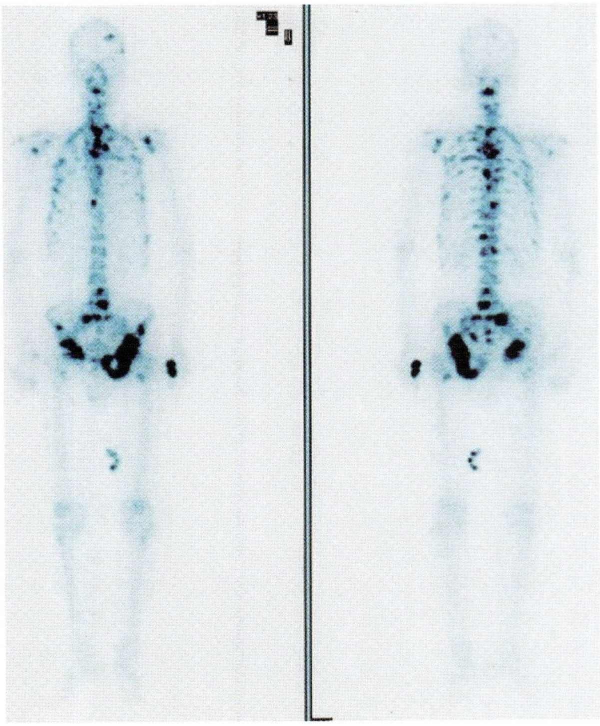

图 61-1 2014 年 6 月 SPECT（第 1 次治疗前）

日静脉注射 ^{89}Sr，2 天后唑来膦酸 4 mg 静脉滴注 1 次，每 2 月 1 次，持续 1 年。6 个月后第 1 次复查时予以双侧睾丸切除。其后 12 个月第 2 次注射 ^{89}Sr、20 个月第 3 次注射 ^{89}Sr。

2. ^{89}Sr 治疗后：第 1 次治疗后 1 周左右自觉腰椎疼痛加剧，3 天后逐渐好转，未用止痛药。其余每次治疗后均未出现恶心、呕吐、腹泻、便秘等消化道反应，以及过敏反应或血液毒性等不良反应。

【治疗效果】

第 1 次治疗后 10 天左右疼痛、精神状态逐渐好转，体力逐步改善，可自己行走，睡眠逐渐改善，体重增加，6 个月时骨显像病灶明显减少（图 61-2）。1 年后复出现腰骶部疼痛，第 2 次注射 ^{89}Sr 后逐渐缓解乃至疼痛基本消失，一直持续到 20 个月进行第 3 次注射（图 61-3 和图 61-4）；28 个月、36 个月复查（图 61-5），无明显疼痛出现，疼痛评价为完全有效（CR），KPS 评分 90 分。实验室检查动态结果如表 61-1。

【治疗体会】

1. 双膦酸盐属焦膦酸盐类似物，可有效减少

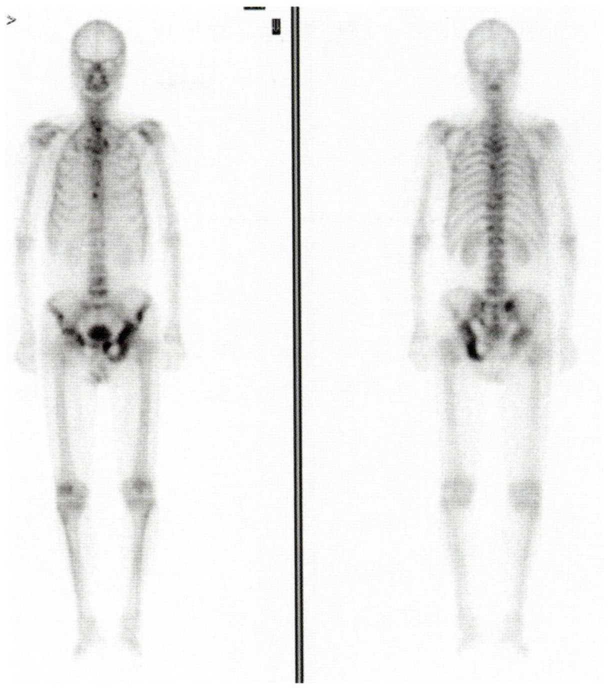

图 61-2 2014 年 12 月骨显像（第 1 次治疗后 6 个月）

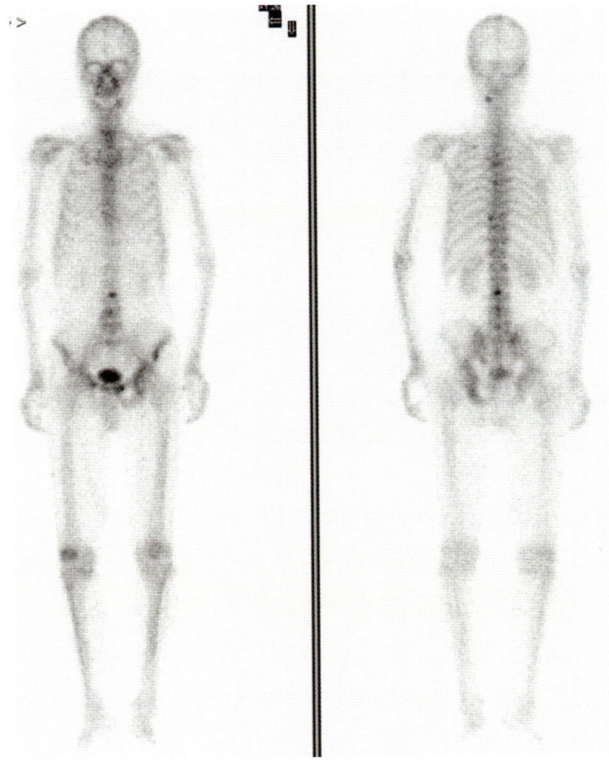

图 61-3 2015 年 7 月骨显像（第 2 次治疗前）

骨吸收。唑来膦酸作为第 3 代含氮双膦酸盐，临床前研究显示其通过诱导肿瘤细胞凋亡、对抗细胞黏附侵袭、抑制肿瘤血管生成等直接和间接方式达到抗肿瘤的目的[1]。唑来膦酸是骨转移治疗

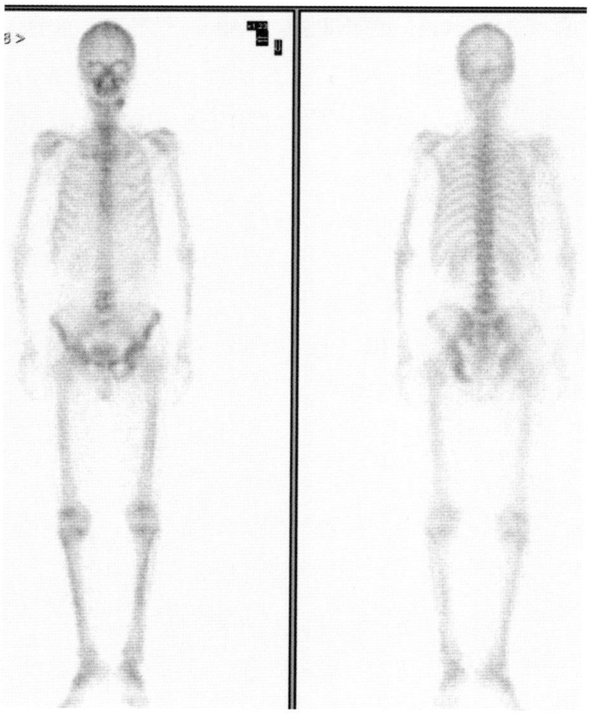

图 61-4 2016 年 3 月骨显像（第 3 次治疗前）

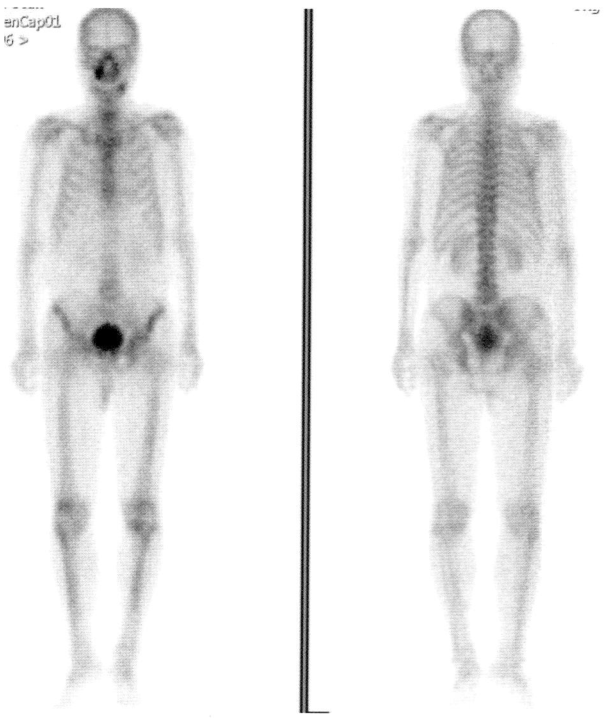

图 61-5 2017 年 6 月复查骨显像

表 61-1 实验室检查动态结果

日期 \ 指标	PSA（ng/ml）	RBC（$\times10^{12}$/L）	HGB（g/L）	WBC（$\times10^{9}$/L）	PLT（$\times10^{9}$/L）	AKP（U/L）	凝血	VAS
2014.6.18	＞ 100	3.6	108	4.8	159	1596	阴性	7
2014.12.15	12	3.6	115	4.9	106	88	阴性	3
2015.7.17	15	3.26	109	7.9	60	93	阴性	4
2016.3.8	0.3	3.5	121	4.9	96	102	阴性	3
2016.10.18	0.02	3.1	104	2.8	87	85	阴性	2
2017.6.15	0.01	3.7	120	3.5	83	93	阴性	1

的基础用药，曾认为和 ^{89}Sr 同时使用会减少其吸收。但已有诸多文献报道早期 ^{89}Sr 联合唑来膦酸治疗恶性肿瘤骨转移骨痛具有协同作用，既有明显的镇痛效果，又可显著减少病灶。唑来膦酸使用后能增强骨的修复，增加 MDP 显像剂和 ^{89}Sr 的摄取，原来表现为溶骨性转移为主的病灶在 CT 上可能转化为成骨转移为主。但长期（＞ 1 年）的唑来膦酸治疗则降低疗效（减少血供、降低骨转换率、与羟基磷灰石晶体的竞争）[2]，因此强调早期联合使用。

2. 血液学毒性反应是 ^{89}Sr 治疗的主要不良反应。本病例在未联合放化疗的情况下，^{89}Sr 联合唑来膦酸治疗后，白细胞等未见明显变化，仅出现血小板减少 50%，但仍在正常范围以内。

【专家点评】

^{89}Sr 治疗前列腺癌骨转移，疗效确切，但临床实践中仍需强调早期、联合治疗。本例前列腺癌患者表现为全身多发骨转移，在病程早期积极进行 ^{89}Sr 治疗，并联合应用多周期的唑来膦酸加强骨病灶的修复，癌性骨痛症状最终得到有效控制，影像学资料显示骨转移灶数量减少、代谢活性显著降低。

参考文献

［1］张青菊，徐文贵，戴东，等．^{89}Sr 联合唑来膦酸治疗骨转移瘤骨痛的安全性及疗效评价．中国肿瘤临床，2015，42（23）：1138-1142.

［2］Yamada K，Yoshimura M，Kaise H，et al. Concurrent use of Sr-89 chloride with zoledronic acid is safe and effective for breast cancer patients with painful bone metastases. Exp Ther Med，2012，3（2）：226-230.

（南昌大学第一附属医院　张青提供）

病例 62　$^{89}SrCl_2$ 治疗

患者，男性，65 岁。

【主诉】发现前列腺癌伴骨转移 4 +年。

【现病史】患者 4 +年前无明显诱因出现尿频、尿急、排尿困难。行 MRI 检查示：前列腺明显增大，并突向膀胱内，大小约 5.3 cm×4.3 cm×6.4 cm；膀胱多发小憩室；腹部盆腔积液。查 PSA ＞ 100.00 ng/ml，游离 PSA 20.00 ng/ml。经会阴部前列腺穿刺活检术，病理检查示：（前列腺左）查见前列腺癌，Gleason 评分 4 ＋ 3 ＝ 7 分；（前列腺右）查见前列腺癌，Gleason 评分 3 ＋ 4 ＝ 7 分。全身骨显像提示多发骨转移。患者于 2013 年 7 月 30 日行“双侧睾丸切除术”去势治疗，为求进一步治疗多次于核医学科门诊行 $^{89}SrCl_2$ 治疗。

【既往史及家族史】患者既往体健，否认冠心病、高血压、糖尿病、脑卒中、精神病、创伤、肝硬化等病史。否认肝炎、结核等传染病史。否认骨折、外伤、史。否认食物及药物过敏史。

【体格检查】

神清，查体合作。全身皮肤黏膜无黄染，颈部浅表淋巴结未及肿大。心肺腹（－），双下肢无水肿。双侧膝、跟腱反射正常存在，巴宾斯基征（－），霍夫曼征（－）。全身骨痛明显伴行走困难。

【实验室检查】（2013 年 8 月 26 日）

1. 癌胚抗原（CEA）11.17（正常值＜ 3.4）ng/ml；前列腺总特异抗原（T-PSA）＞ 100（正常值＜ 3）ng/ml，游离 PSA ＞ 50（正常值＜ 0.75）ng/ml，非小细胞肺癌抗原（CYFRA21-1）5.42（正常值＜ 3）ng/ml，烯醇化酶（NSE）21.26（正常值＜ 15）ng/ml。

2. 血常规：红细胞（RBC）4.5（正常值 4.3 ～ 4.8）×10^{12}/L，血红蛋白（HGB）128（正常值 130 ～ 175）g/L，血小板（PLT）170（正常值 100 ～ 300）×10^9/L，白细胞（WBC）8.64（正常值 3.5 ～ 9.5）×10^9/L。

3. 肝功能：总胆红素（TBIL）12.7（正常值 5.8 ～ 28）μmol/L，谷丙转氨酶（ALT）19（正常值＜ 50）IU/L，谷草转氨酶（AST）26（正常值＜ 40）IU/L，碱性磷酸酶（ALP）746（正常值 51 ～ 160）IU/L。

4. 肾功能：未见明显异常。

【辅助检查】

1. 心电图：窦性心律，正常心电图。

2. 胸腰椎及骨盆 CT（2013 年 7 月）：双侧多支肋骨、胸腰椎和骨盆多发成骨性改变，提示肿瘤多发骨转移（图 62-1）。

3. 全身骨显像（2013 年 8 月）：全身多处骨代谢增高灶，结合病史，考虑肿瘤多发骨转移（图 62-2）。

【诊断】

前列腺癌伴广泛骨转移

【治疗经过】

1. $^{89}SrCl_2$ 治疗，总共 13 次，每次间隔时间 3 ～ 6 个月；每次 148 MBq（4 mCi），静脉注射。

2. 辅助治疗

（1）抑制破骨细胞：唑来膦酸注射液 4 mg，静脉点滴，每月 1 次。

（2）抑制雄激素：氟他胺，250 mg，口服，3 次 / 日。

（3）促进排尿：前列倍喜 2400 mg，3 次 / 日。

3. $^{89}SrCl_2$ 治疗后不良反应及处理：每次静脉注射 $^{89}SrCl_2$ 后患者无明显特殊不良反应，随访复查过程未见疼痛明显加重征象，偶见白细胞及红细胞轻度降低，给予地榆升白片等对症支持治疗，恢复正常。遵嘱定期复查随诊。

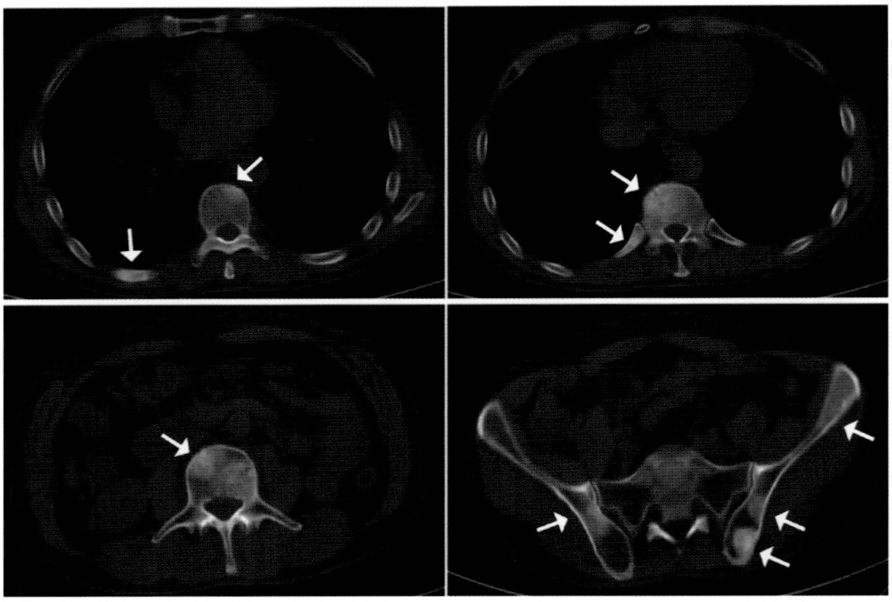

图 62-1 胸腰椎及骨盆 CT 提示肋骨、胸腰椎和骨盆多发成骨性转移（白色箭头示）

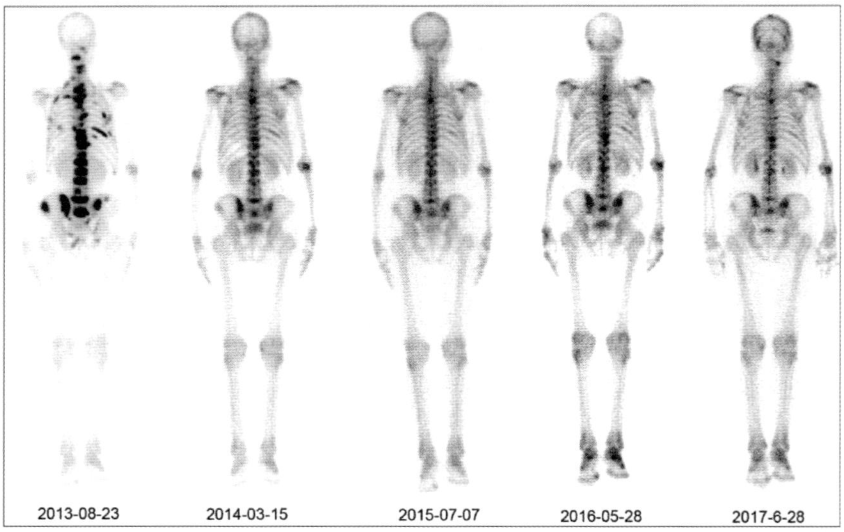

图 62-2 $^{89}SrCl_2$ 治疗前后 ^{99m}Tc-MDP 骨扫描对比

【治疗效果】

1. 患者自 2013 年 8 月 28 日到 2018 年 3 月 13 日共行 13 次 $^{89}SrCl_2$ 治疗，每次间隔 3 ～ 6 月，治疗前、治疗后 1 个月和 3 个月复查血常规，患者仅 Hgb 和 WBC 出现Ⅰ级血液毒性反应，疼痛明显缓解，T-PSA 明显下降。表 62-1 列举了治疗前后部分血常规和 T-PSA 结果。

2. 历次复查骨显像（图 62-1）

【治疗体会】

患者诊断前列腺癌时已出现多处骨转移，失去前列腺癌根治术指征，接受了去势手术和内分泌抗雄治疗，全身多处骨转移也无法全部进行外放疗，趋骨性放射性药物 $^{89}SrCl_2$ 则可在具有成骨反应的骨转移病灶浓聚，达到止痛甚至治疗的作用，而严重骨髓抑制的发生率较低。该患者是本中心接受 $^{89}SrCl_2$ 治疗次数最多的一名患者，四年多的治疗过程中未曾出现Ⅱ级以上血液毒性反应，除明显疼痛缓解外，该患者病灶在经过 $^{89}SrCl_2$ 治疗后明显减少，达到部分缓解。

表 62-1 $^{89}SrCl_2$ 治疗前后部分血常规和前列腺总特异抗原（T-PSA）结果

	RBC（$\times10^{12}$/L）	HGB（g/L）	WBC（$\times10^9$/L）	PLT（$\times10^9$/L）	T-PSA（ng/ml）
2013.11.22	4.01	119	4.61	214	0.045
2014.03.30	3.47	113	4.44	157	0.026
2015.03.12	3.46	108	4.44	157	0.046
2016.02.18	3.49	111	3.45	141	0.224
2017.04.18	3.19	101	3.59	125	0.84
2018.03.13	3.54	115	4.44	153	2.45

【专家点评】

$^{89}SrCl_2$ 发射纯 β 射线，最大能量 1.46 MeV，平均能量 0.58 MeV，平均射程 2.4 mm，半衰期 50.5 天。锶（Sr）在元素周期表中与钙同族，其体内代谢特点与钙相似，沉积在成骨活跃的骨组织。肿瘤细胞破坏骨组织，如以成骨反应为主，$^{89}SrCl_2$ 则大量浓聚在此，未浓聚的 $^{89}SrCl_2$ 80% 通过肾、20% 通过肠道排泄。$^{89}SrCl_2$ 与 ^{99m}Tc-MDP 在正常骨和骨转移灶中的分布相似，肿瘤骨转移灶浓聚 ^{89}Sr 可达正常骨的 2～25 倍，利用发射的 β 射线产生辐射生物效应达到止痛和抑制肿瘤的目的。总体有效率 65%～90%，10% 疼痛消失[1-4]。$^{89}SrCl_2$ 骨皮质吸收剂量为 63 rad/mCi（17.0 mGy/MBq），对红骨髓吸收剂量为 40.7 rad/mCi（11.0 mGy/MBq），治疗后部分患者会出现骨髓抑制。一项国内多中心前瞻性研究[5]观察 $^{89}SrCl_2$ 血液毒性反应后得出结论：$^{89}SrCl_2$ 治疗后血红蛋白、血小板及白细胞下降发生率 4 周高于 2 周，治疗后 4 周才和治疗前血常规存在统计学差异。治疗后 4 周出现Ⅰ～Ⅱ级血液毒性反应约 18%，严重的Ⅲ～Ⅳ级血液毒性反应不到 5%。

参考文献

[1] 刘兴党，蒯大禹，金少津，等. 国产 $^{89}SrCl_2$ 治疗肿瘤骨转移灶所致骨痛临床多中心研究. 中华核医学与分子影像杂志，2004，24（04）：213-216.

[2] 刘兴党，张光明，蒯大禹，等. $^{89}SrCl_2$ 注射液治疗肿瘤骨转移致骨痛的多中心临床研究（Ⅱ）. 中华核医学与分子影像杂志，2007，27（04）：245-247.

[3] Kuroda I. Effective use of strontium-89 in osseous metastases. Ann Nucl Med，2012，26：197-206.

[4] Guerra Liberal FDC1，Tavares AAS2，Tavares JMRS. Palliative treatment of metastatic bone pain with radiopharmaceuticals：a perspective beyond strontium-89 and samarium-153. Appl Radiat Isot，2016，110：87-99.

[5] 黄蕤，董萍，杨沛，等. 肿瘤多发性骨转移 $^{89}SrCl_2$ 治疗后血液毒性研究. 中华核医学与分子影像杂志，2019，39（3）：150-152。

（四川大学华西医院　黄蕤提供）

三、^{153}Sm-EDTMP 治疗

病例 63　^{153}Sm-EDTMP 治疗

患者，男性，73 岁。

【主诉】前列腺癌去势手术治疗 1 年半，伴胸背部及左髋疼痛 1 月余。

【现病史】患者于 2006 年 1 月在我院行前列腺癌去势手术（双侧睾丸切除术）。术后服用比卡鲁胺片（50 mg，1 次 / 日）治疗。近 1 个月来，胸背部及左髋疼痛，并逐渐加重，2007 年 6 月行全身骨显像示全身多发骨转移。目前无头晕、头痛，无胸闷、胸痛、心悸，无咳痰、咯血。现停服比卡鲁胺片 1 个月，拟行 ^{153}Sm-EDTMP 治疗

恶性骨转移骨痛。

【既往史及家族史】冠心病行冠状动脉支架成形术后 3 年，规律对症治疗，病情稳定。否认高血压、糖尿病、脑卒中、精神病、创伤、肝硬化等病史。否认肝炎、结核等传染病史，否认骨折、外伤史。否认食物及药物过敏史。家族中无前列腺疾病以及遗传性疾病病史。

【体格检查】

T 36.3℃，P 70 次 / 分，R 20 次 / 分，BP 125/84 mmHg。

神清，查体合作。全身皮肤黏膜无黄染，未及肿大淋巴结。心率 70 次 / 分，律齐，未闻及杂音。双肺呼吸音清，未闻及干湿啰音。腹软，无压痛，肝脾肋下未触及。双下肢无水肿。双侧膝、跟腱反射正常存在，巴宾斯基征（－），霍夫曼征（－）。

（一）第 1 次 ^{153}Sm-EDTMP 治疗

【实验室检查】（2007 年 7 月 16 日）

1. 血常规：WBC 8.3×10^9/L，PLT 283×10^9/L，HGB 125 g/L。

2. 肾功能及肝功能：BUN 5.30 mmol/L，Cr 106.8（正常值 53 ～ 97）μmo/L，ALT 28 U/L，AST 23 U/L。

3. 前列腺特异性抗原：总 PSA（T-PSA）12.5（正常值＜ 4）μg/L。

【辅助检查】

1. 胸部 CT：双肺间质性病变。

2. 全身骨显像 ECT：胸骨远端、双侧肋骨、多处胸腰椎、左侧骶髂关节及髋臼转移性病变（图 63-1 A 和 B）。

【诊断】

1. 前列腺癌去势手术治疗后；

2. 骨继发恶性肿瘤；

3. 冠心病。

【治疗经过】

1. 结合胸部 CT、全身骨显像 ECT、相关实验室检查及临床症状与体征，给予 ^{153}Sm-EDTMP 50 mCi 治疗恶性骨转移骨痛。

2. ^{153}Sm-EDTMP 静脉推注后，注意大小便的

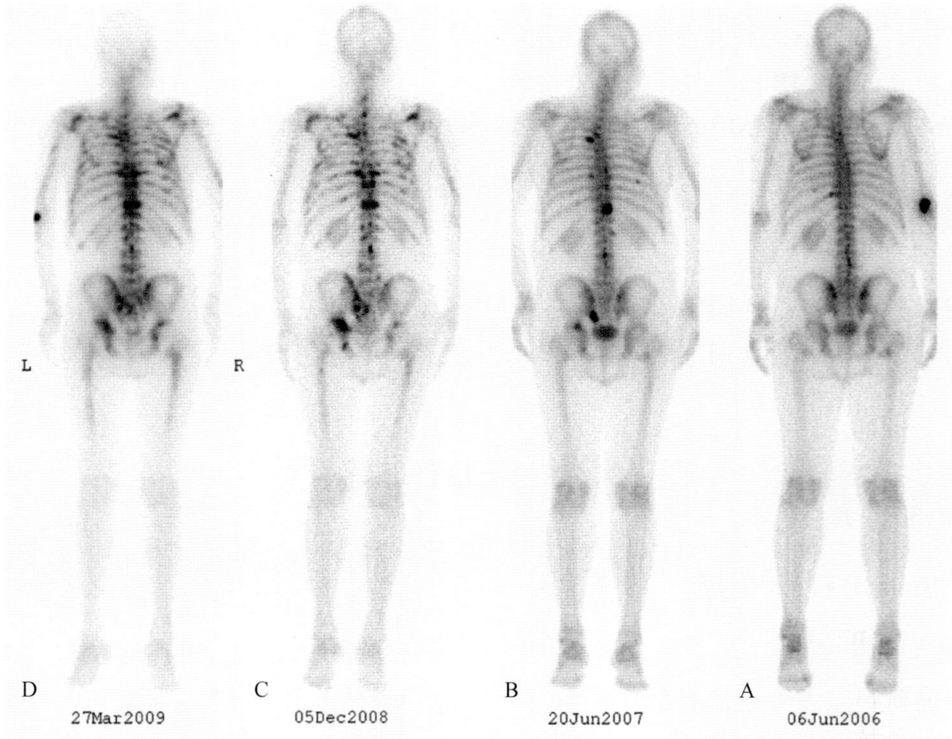

图 63-1 全身骨 ^{99m}Tc-MDP 后位影像。**A.** ^{153}Sm-EDTMP 治疗前 1 年；**B.** 治疗前；**C.** 第 3 次 ^{153}Sm-EDTMP 治疗后 9 个月；**D.** 第 3 次 ^{153}Sm-EDTMP 治疗后 1 年

放射性污染，特别是注射后 8 ～ 10 h，需多放水冲洗及换洗内裤等。

3. 患者应避免剧烈活动和负重（以免引起病变处骨折或压缩），观察和记录疼痛变化情况，以及食欲、睡眠和生活质量的变化情况。

4. 患者定期每周化验血常规，连续 4～6 周，如有下降及时联系主管医师或核医学医师。

【治疗效果】

1. 患者 ^{153}Sm-EDTMP 治疗后 4 ～ 6 周复查血常规均未见明显异常。注射后第 5 天出现疼痛加重，持续 2 ～ 3 天（“反跳痛”，一种预示治疗有效的体征），之后疼痛逐渐减轻至基本无疼痛。

2. 患者治疗后约 3 个月，再次出现疼痛明显，与治疗前疼痛相似。现拟行第 2 次 ^{153}Sm-EDTMP 治疗。

（二）第 2 次 ^{153}Sm-EDTMP 治疗

【实验室检查】（2007 年 11 月 12 日）

前列腺特异性抗原：T-PSA 23.2（正常值＜ 4）μg/L。

【治疗经过】

1. 根据相关实验室检查及临床症状与体征，结合第 1 次治疗有效，再次给予 ^{153}Sm-EDTMP 50 mCi 治疗恶性骨转移骨痛。

2. ^{153}Sm-EDTMP 治疗后 8 h 行全身显像（图 63-2 A）：胸骨远端、双侧肋骨、多处胸腰椎、左侧骶髂关节及髋臼转移性病变。

【治疗效果】

1. 患者 ^{153}Sm-EDTMP 治疗后 4 ～ 6 周复查血常规均未见明显异常。注射后第 7 天出现疼痛相对加重，之后疼痛逐渐减轻至相对无疼痛。

2. 患者治疗后约 4 个月，逐渐出现疼痛，与治疗前疼痛部位相似。现拟行第 3 次 ^{153}Sm-EDTMP 治疗。

（三）第 3 次 ^{153}Sm-EDTMP 治疗

【实验室检查】（2008 年 3 月 10 日）

前列腺特异性抗原：T-PSA 44.6（正常值＜ 4）μg/L。

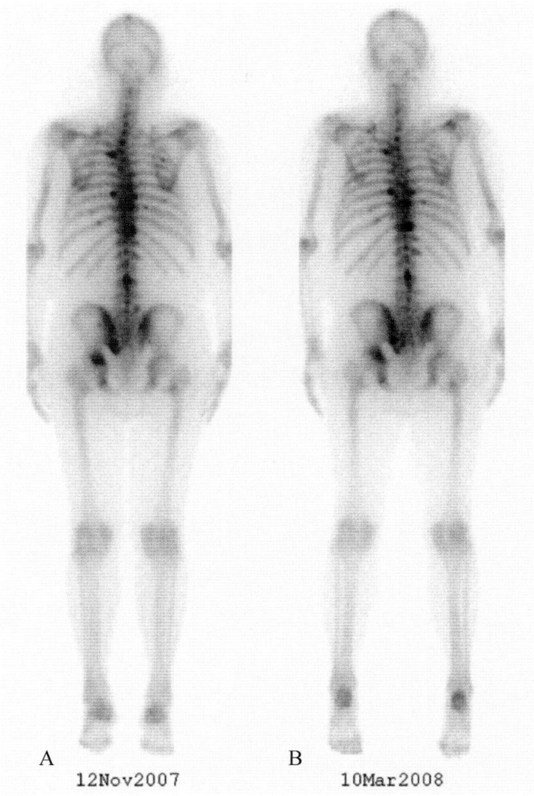

图 63-2 全身骨 ^{153}Sm-EDTMP 后位影像。**A.** 第 2 次 ^{153}Sm-EDTMP 治疗；**B.** 第 3 次 ^{153}Sm-EDTMP 治疗

【治疗经过】

1. 根据相关实验室检查及临床症状与体征，结合前两次治疗有效，再次给予 ^{153}Sm-EDTMP 50 mCi 治疗恶性骨转移骨痛。

2. ^{153}Sm-EDTMP 治疗后 8 h 行全身显像（图 63-2 B）：胸骨远端、双侧肋骨、多处胸腰椎、左侧骶髂关节及髋臼转移性病变，与 2007 年 11 月 12 日全身 ^{153}Sm-EDTMP 显像比较，有新病灶出现，同时原病灶减淡和范围减小，提示原病灶有好转，但出现新病灶的病情进展。

【治疗效果】

1. 患者 ^{153}Sm-EDTMP 治疗后 4 ～ 6 周复查血常规均未见明显异常。

2. 患者治疗后，疼痛逐渐有好转，但较前两次效果差。

3. 随访 1 年，患者一直伴随疼痛，但与以前比较，自觉疼痛减弱且对症止痛可以耐受，放弃继续 ^{153}Sm-EDTMP 治疗。

4. 患者第 3 次治疗后 9 个月和 1 年行全身骨显像（图 63-1 C 和 D），提示病灶数量及范围均有明显进展。

【专家点评】

^{153}Sm-EDTMP 于 2000 年获中国药品监督管理局批准，用于治疗恶性肿瘤骨转移。国内外研究显示，^{153}Sm-EDTMP 治疗恶性肿瘤骨转移与 ^{89}Sr 疗效相当，毒副作用可控。

癌性骨痛是影响恶性肿瘤骨转移患者生活质量的重要因素，缓解、控制癌性骨痛，将改善患者的生活质量及生存期。本例前列腺癌骨转移患者经多周期 ^{153}Sm-EDTMP 治疗，癌性骨痛症状得到一定控制。

参考文献

[1] Dennis K，Vassiliou V，Balboni T，et al. Management of bone metastases：recent advancesand current status. J Radiat Oncol，2012，1：201-210.

[2] 匡安仁，李林 . 核医学 . 2 版 . 北京：高等教育出版社，2017.

（山西医科大学第一医院　陆克义提供）

第四部分 放射性粒子植入治疗

一、引 言

放射性粒子植入治疗是近距离放射治疗（brachytherapy）的一种，植入的放射性粒子具有特殊的物理特性，使治疗靶点局部剂量高，而周围正常组织受照剂量低，且治疗靶点内部剂量分布均匀，无须考虑靶器官的运动、仪器设施的变化以及摆位时的误差，对于那些手术难以切除的肿瘤以及术后和放疗后复发的肿瘤，放射性粒子植入治疗无疑是更合理、更有效的治疗途径。其抑制肿瘤生长、缓解疼痛、改善生活质量、提高患者生存率和对病变的局部控制率的作用，已受到国内外学者的普遍重视和认可。随着科学的发展，新技术、新材料的出现，放射性粒子植入治疗逐渐成为肿瘤治疗的一种常规方法。基于粒子属于放射性核素，许多核医学科开展和参与了该项工作，并积累了不少经验，本章将介绍有关病例，供大家参考。

二、前列腺癌的粒子植入治疗

病例 64 前列腺癌的粒子植入治疗

患者，男性，70 岁。

【主诉】排尿困难 40 天，逐渐加重

【现病史】患者 40 天前无明显诱因出现排尿困难且逐渐加重，排尿踌躇，尿流变细、缓慢，排尿不尽感，排尿时间延长，伴尿频，无尿急、尿痛，无肉眼血尿，无尿潴留、尿失禁，无排便困难，无贫血、消瘦。就诊于外院，行全腹部 CT 检查示：前列腺增大并可见多发钙化，考虑前列腺恶性肿瘤可能性大。遂于超声引导下行前列腺肿物穿刺，病理结果示纤维结缔组织内见中分化腺癌浸润，免疫组化检查 PSA（弱＋）、P504s（＋）、34βE12（－）、P63（－）、CK7（－）、CK20（－）、ki67（30%＋）、GAT（－）。结合临床及免疫组化结果，考虑为前列腺癌。综上，外院诊为“前列腺癌”。诊断明确后，给予比卡鲁胺 50 mg 每日 1 次口服，亮丙瑞林 3.75 mg 皮下注射及对症支持治疗，患者排尿困难症状较前好转出院。现患者为求进一步治疗来我院就诊，门诊以“前列腺癌”收入我科。

【既往史及家族史】患者高血压病史 30 余年，血压最高达 167/100 mmHg，规律口服降压药，血压控制在 130 ～ 140/80 ～ 85 mmHg。冠状动脉粥样硬化性心脏病病史 20 余年，口服“阿司匹林 100 mg 每日 1 次、氯吡格雷 75 mg 每日 1 次”，控制可。10 年前行外痔切除术，术后恢复可。自述“海蜇、海蟹”类海鲜过敏。否认糖尿病、脑血管疾病、精神疾病病史，否认肝炎、结核病史，否认疟疾病史，否认外伤史、输血史，否认药物过敏史，预防接种史不详。父亲因前列腺癌去世，母亲自然死亡，叔叔及二哥均

患有前列腺癌，否认家族中有传染性疾病。

【体格检查】

T 36.0℃，P 72 次 / 分，BP 147/85 mmHg，H 180 cm，W 103 kg。

发育正常，营养良好，神志清楚，自主体位，正常面容，步态正常，语言清晰，查体合作。皮肤黏膜无黄染，无皮疹、皮下出血，无皮下结节、瘢痕，皮下无水肿，毛发分布正常，无肝掌、蜘蛛痣。全身浅表淋巴结无肿大。腹部平坦，对称，无腹壁静脉曲张，无胃肠型和蠕动波，腹部柔软，无压痛及反跳痛，未触及异常包块。肝、脾肋下未触及、质软、无压痛，Murphy 征阴性。肝、肾区无叩击痛，无移动性浊音。肠鸣音正常，5 次 / 分。未听到血管杂音。外生殖器无异常。腹壁反射正常，双侧肱二、三头肌肌腱反射正常，双侧膝、跟腱反射正常，双侧 Babinski 征阴性、Gordon 征阴性、Oppenheim 征阴性、Hoffmann 征阴性，脑膜刺激征阴性。直肠指检：前列腺表面凹凸不平，可触及数个结节，质地坚硬。

【实验室检查】

1. 前列腺肿瘤标志物：总前列腺特异抗原（T-PSA）19.07（正常值 0 ～ 4）ng/ml，游离前列腺特异抗原（fPSA）2.23 ng/ml，fPSA/T-PSA 0.117（正常＞ 0.15），T-PSA 升高，fPSA/T-PSA 低于正常范围。

2. 血常规：WBC 4.44×10^9/L，RBC 4.55×10^{12}/L，HGB 138.0 g/L，均在正常范围内。

3. 肝肾功能、电解质、血糖均未见异常。

4. 肝炎全套＋梅毒螺旋体＋ HIV 均未见异常。

5. 凝血常规、尿常规、大便常规均未见异常。

【辅助检查】

1. 全腹 CT 平扫：前列腺增大，内见多发钙化，考虑前列腺恶性肿瘤可能性大（外院）。

2. 前列腺穿刺病理：纤维结缔组织内见中分化腺癌浸润，免疫组化检查 PSA（弱＋）、P504s（＋）、34βE12（－）、P63（－）、CK7（－）、CK20（－）、ki67（30%＋）、GAT（－）。结合临床及免疫组化结果，考虑为前列腺中分化腺癌，Gleason 评分 5 分。

3. 心电图：窦性心律（本院）。

4. PET/CT：

（1）考虑前列腺癌，局限前列腺内，未见周围组织及淋巴结侵犯。①前列腺右叶增大，形态不规则，其内见等低密度肿块，边界不清，SUVmax 约 26.5；②邻近膀胱、直肠、乙状结肠未见异常密度影，代谢未见异常，SUVmax 约 0.6；③腹膜后、髂总动脉走行区、双侧髂外血管走行区未见肿大淋巴结，代谢未见异常，SUVmax 约 0.5。

（2）慢性肺炎可能性大。

（3）肝囊肿。

（4）椎体退行性病变。

【诊断】

1. 前列腺低分化腺癌（$T_{2a}N_0M_0$）；

2. 高血压Ⅱ级，很高危；

3. 冠状动脉硬化性心脏病；

4. 外痣术后。

【治疗经过】

1. 围介入手术治疗期对症支持治疗

（1）预防呕吐：盐酸帕洛诺司琼注射液 25 mg 静脉注射；

（2）预防过敏反应：地塞米松磷酸钠注射液 10 mg 静脉注射；

（3）抑酸：注射用泮托拉唑钠 40 mg ＋ 0.9% 氯化钠 100 ml 静脉滴注；

（4）保肝：注射用还原型谷胱甘肽 2.4 g ＋ 0.9% 氯化钠 100 ml 静脉滴注；

（5）营养支持：脂肪乳氨基酸（17）葡萄糖（11%）注射液（卡文）1440 ml 静脉滴注，钠钾镁钙葡萄糖注射液（乐加）500 ml 静脉注射。

2. ^{125}I 粒子植入术：直肠超声引导下前列腺肿瘤 ^{125}I 粒子植入术。常规准备后，患者取截石位，给予全麻，留置导尿管，给予会阴穿刺点及周围区域常规消毒、铺巾。经直肠超声探查前列腺肿瘤并留存图片，将图片导入 TPS 治疗计划系统进行术前计划设计（图 64-1 A 和 B），图中绿色曲线（图 64-1 A 绿色箭头所指）为前

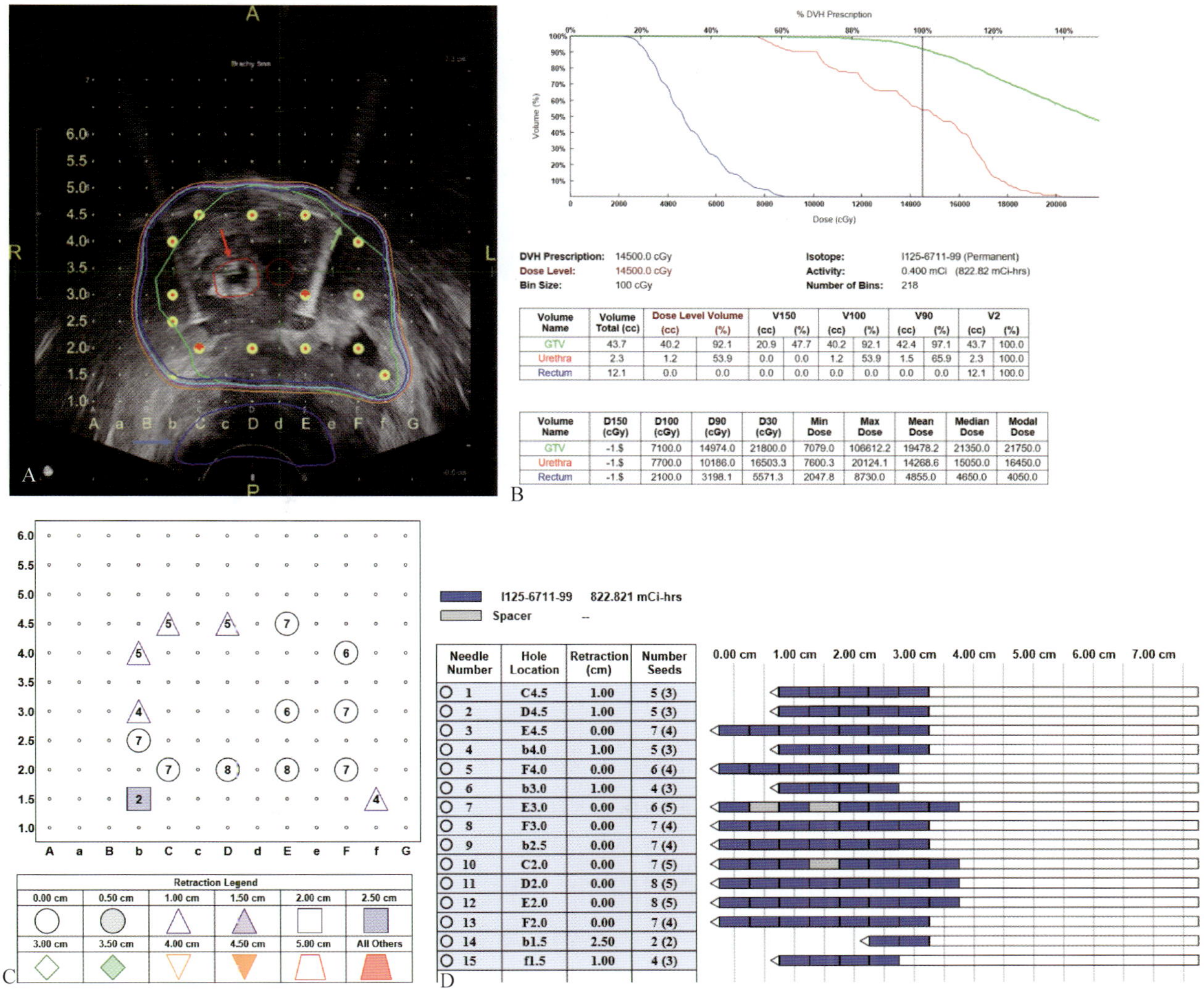

图 64-1 经直肠超声引导联合 TPS 治疗计划系统进行术前计划设计。**A** 和 **B.** 绿色曲线（绿色箭头所指）为前列腺肿瘤靶区，红色曲线（红色箭头所指）为尿道，蓝色曲线（蓝色箭头所指）为直肠；**C** 和 **D.** 根据术前治疗计划模拟穿刺针布针位置及进针深度

列腺肿瘤靶区，红色曲线（图 64-1 A 红色箭头所指）为尿道，蓝色曲线（图 64-1 A 蓝色箭头所指）为直肠。根据欧洲泌尿协会前列腺癌治疗指南及美国近距离治疗协会标准[1-2]，前列腺及周围肿瘤计划处方剂量为 145 000.0 cGy，接受 100% 处方剂量的靶区体积（V100）占 92.1%（40.2 cm^3/43.7 cm^3），90% 的靶区体积所受的最低剂量（D90）为 14 974.0 cGy。尿道、直肠 V100、D90 分别为 53.9%、10 186.0 cGy 和 0.0%，3198.1 cGy，均在可承受范围内。根据术前治疗计划经前列腺近距离治疗模板穿刺布针（图 64-1 C 和 D），确认进针位置后，经导引针植入 0.4 mCi 规格 ^{125}I 粒子，共植入 ^{125}I 粒子 100 粒。术后复查超声，无明显出血等并发症，之后给予穿刺点消毒、加压、包扎。^{125}I 粒子植入术后 2 周复查盆腔 CT 进行术后验证，可见前列腺内多发高密度结构及伪影，粒子位置正常，分布均匀，未见游走至其他部位（图 64-2 A 和 B）。

3. ^{125}I 粒子植入术后不良反应处理：^{125}I 粒子植入术后无不良反应，未见尿道、直肠出血等并发症，遵医嘱定期复查随诊。

【治疗效果】

1. 患者 ^{125}I 粒子植入术后 2 个月复查，自觉排尿困难症状较前好转，术后半个月内出现尿频，白天 8 ～ 10 次，夜间 3 ～ 4 次，后逐渐好转，无尿痛、血尿、尿失禁等，大便无异常。

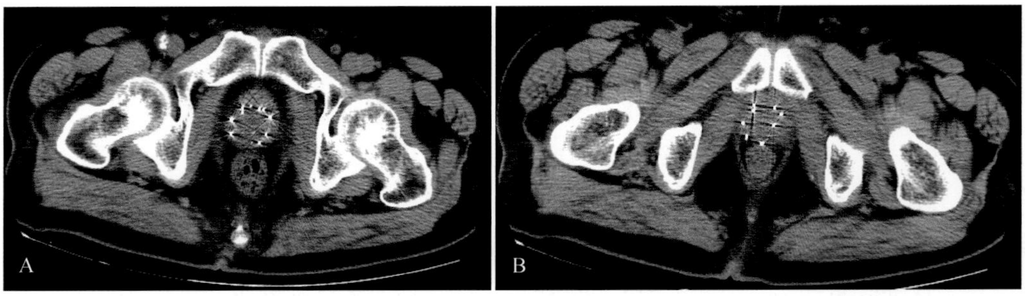

图 64-2 术后 2 周盆腔 CT 验证，可见前列腺内多发高密度结构及伪影，粒子位置正常，分布均匀，未见游走至其他部位

（1）前列腺肿瘤标志物：T-PSA 14.3（正常值 0 ～ 4）ng/ml，fPSA 2.14 ng/ml，较治疗前降低。

（2）血常规：WBC 5.20×10^9/L，RBC 4.61×10^{12}/L，HGB 131.0 g/L，均在正常范围内。

（3）肝肾功能、电解质、尿常规、大便常规均未见异常。

（4）处置：高血压、冠心病支持治疗，观察并发症，定期复查随诊

2. 患者 ^{125}I 粒子植入术后 5 个月复查，自觉排尿困难症状较前明显好转，无尿频、尿痛、血尿、尿失禁等，大便无异常。

（1）前列腺肿瘤标志物：T-PSA 5.6（正常值 0 ～ 4）ng/ml，fPSA 0.85 ng/ml，较前降低。

（2）前列腺 MR：前列腺粒子植入术后，可见右叶肿块较治疗前缩小。

（3）血常规、肝肾功能、电解质、尿常规、大便常规均未见异常。

（4）处置：高血压、冠心病支持治疗，观察并发症，定期复查随诊

3. 患者 ^{125}I 粒子植入术后 11 个月复查，排尿困难症状消失，无尿频、尿痛、血尿、尿失禁等，大便无异常。

（1）前列腺肿瘤标志物：T-PSA 1.7（正常值 0 ～ 4）ng/ml，fPSA 0.34 ng/ml，恢复正常范围。

（2）前列腺 MR：前列腺粒子植入术后，可见右叶肿块较前缩小，余未见异常信号影。

（3）血常规、肝肾功能、电解质、尿常规、大便常规均未见异常。

（4）处置：高血压、冠心病支持治疗，观察并发症，定期复查随诊。

【治疗体会】

1. 患者老年男性，结合排尿困难症状、直肠指检、PSA 升高、影像学检查及病理穿刺结果等，患者前列腺癌诊断明确，分期 $T_{2a}N_0M_0$，Gleason 评分 5 分，T-PSA 19.07 ng/ml，风险评估为中危患者。

2. 患者病史 40 天，肿瘤局限于前列腺内，无局部侵犯及远处转移，分期较早。对于年龄较轻、可耐受手术的患者，应首选根治性前列腺切除术。但该患者为 70 岁老年男性，合并高血压、冠心病病史，对手术耐受力差，患者本人及家属拒绝手术治疗，此种情况尤其适用于 ^{125}I 粒子植入治疗，内放射治疗疗效肯定，并发症少，微创且相对安全。

3. 根据国内外指南推荐，制订 ^{125}I 粒子植入治疗计划，在保证对肿瘤的治疗疗效的同时，最大程度减少对尿道、直肠等邻近器官的放射性损伤，减少术后并发症的发生率。

4. 患者 ^{125}I 粒子植入术后 2、5、11 个月复查，PSA 逐渐下降并恢复正常范围，前列腺 MR 显示植入粒子无移位，前列腺肿瘤逐渐缩小，治疗效果较好。治疗后半个月内出现短暂的尿频症状，自行缓解，未发生尿痛、血尿、直肠出血等并发症，继续定期复查随诊。

【专家点评】

前列腺癌 ^{125}I 粒子植入治疗是指在 B 超引导下通过治疗计划系统的引导装置将 ^{125}I 粒子植入到前列腺内，以内照射治疗的方式达到治疗肿瘤的目的。相比外放疗，低剂量率近距离放疗体现出更好的局控性[1-2]。因 ^{125}I 粒子植入治疗的疗效肯定、微创、并发症少的优点，现在已

经有越来越多的前列腺癌患者受益于 ^{125}I 粒子植入治疗[3]。根据前列腺癌患者的危险度分级，可考虑采用单独近距离粒子植入治疗或联合外放疗。根据欧洲泌尿协会前列腺癌治疗指南及美国近距离治疗协会标准，同时符合以下 3 个条件的低危患者可行单纯粒子植入治疗：①临床分期为 T_1 ～ T_{2a} 期；② Gleason 分级为 2 ～ 6；③ PSA ＜ 10 ng/ml[1-2]。该病例分期 $T_{2a}N_0M_0$，Gleason 评分 5 分，但是 PSA ＞ 10 ng/ml（19.07 ng/ml），属于中危患者。有研究显示，中危患者仅具有 1 项危险因素者，单纯近距离放疗也显现出良好的治疗效果。且该患者已行内分泌治疗，故可选择单一 ^{125}I 粒子植入治疗。指南规定对单纯近距离治疗的患者，^{125}I 的处方剂量为 145 Gy，该患者剂量合理，且治疗计划精细、布针合理、术后验证准确，患者取得了良好的疗效且未发生相关并发症，说明该病例指征把握准确，治疗实施精细，随访及时全面，为改善患者生存及生活质量提供了很大帮助。

参考文献

[1] Heidenreich A，Bastian PJ，Bellmunt J，et al. EAU guidelines on prostate cancer. part 1：screening，diagnosis，and local treatment with curative intent-update 2013. Eur Urol，2014，65（1）：124-137.

[2] Nag S. Brachytherapy for prostate cancer：summary of American Brachytherapy Society recommendations. Semin UrolOncol，2000，18（2）：133-136.

[3] Tanaka N，Fujimoto KY，Hirao YS，et al. Variations in international prostate symptom scores，uroflowmetric parameters and prostate volume after ^{125}I permanent brachytherapy for localized prostate cancer. J Clin oncol，2009，74（2）：407-411.

（青岛大学附属医院　李娇提供）

病例 65　前列腺癌的粒子植入治疗

患者，男性，65 岁。

【主诉】肉眼血尿 1 年。

【现病史】患者于 2 年前无明显诱因出现排尿困难，夜尿 3～4 次，尿线细，无腰痛、尿痛、肉眼血尿，无低热、乏力、食欲不振。查彩超示前列腺增生并结石。口服药物治疗，疗效差。1 年前患者出现肉眼血尿、尿痛、尿频、尿急等症状。门诊行检查后，以“前列腺癌？”收入院。患者入院以来无发热，无腰痛及全身不适，饮食正常，大便通畅，无消瘦、乏力及体重下降。

【既往史及家族史】2 年余前曾于当地医院行冠状动脉支架置入术，无高血压史，有冠心病史。发现糖尿病 10 余年，口服降糖药，注射胰岛素治疗，血糖控制良好，无脑血管疾病病史，无肝炎、结核、疟疾病史，预防接种史不详，无外伤、输血史，无食物、药物过敏史。

【体格检查】

T 35.8℃，P 72 次 / 分，R 18 次 / 分，Bp 167/83 mmHg。

神清，查体合作。双侧肾区无压痛、叩击痛、反跳痛，双侧输尿管区无叩击痛。

【实验室检查】

1. 血常规、肝肾功能、电解质、凝血试验及肿瘤标志物检查均正常。

2. PSA 示：总前列腺特异抗原（T-PSA）0.61 ng/ml，游离前列腺特异抗原（fPSA）0.38 ng/ml，fPSA/T-PSA 比值为 0.62。

【辅助检查】

1. 全身骨显像：未见明显异常。

2. 心电图：正常心电图。

3. 彩超引导下穿刺活检：证实为前列腺癌。

【诊断】

1. 前列腺癌；

2. 冠心病支架置入术后。

【治疗经过】

入院后积极完善相关检查，排除治疗禁忌，经患者及家属签字同意后于 2012 年 12 月 18 日行 B 超引导下 ^{125}I 粒子植入术，患者经全麻后，取截石位并固定，常规消毒皮肤及 B 超探头，打开手术包、戴无菌手套，固定模板，将 B 超探头推入直肠内，根据 B 超采集图像确定进入病变位置，并制订粒子植入计划（图 65-1 和图 65-2），处方剂量 145 Gy，根据计划确定病变位置、进

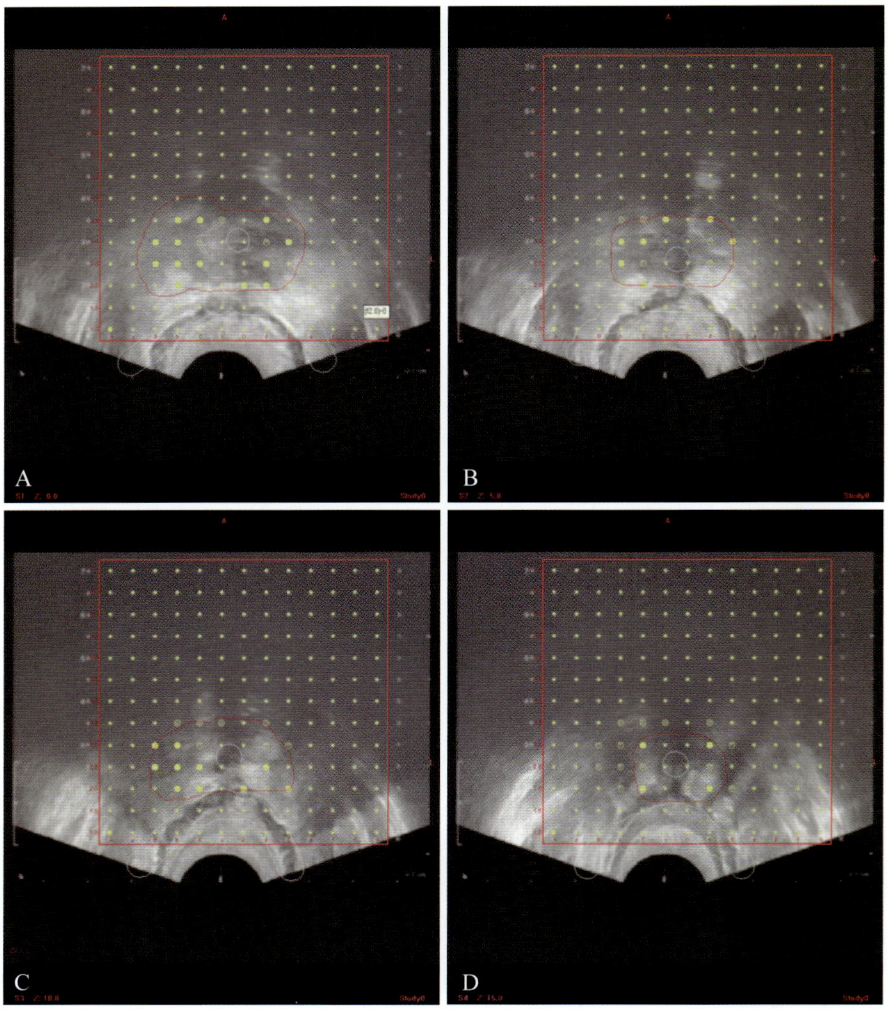

图 65-1 勾画不同层面靶区轮廓

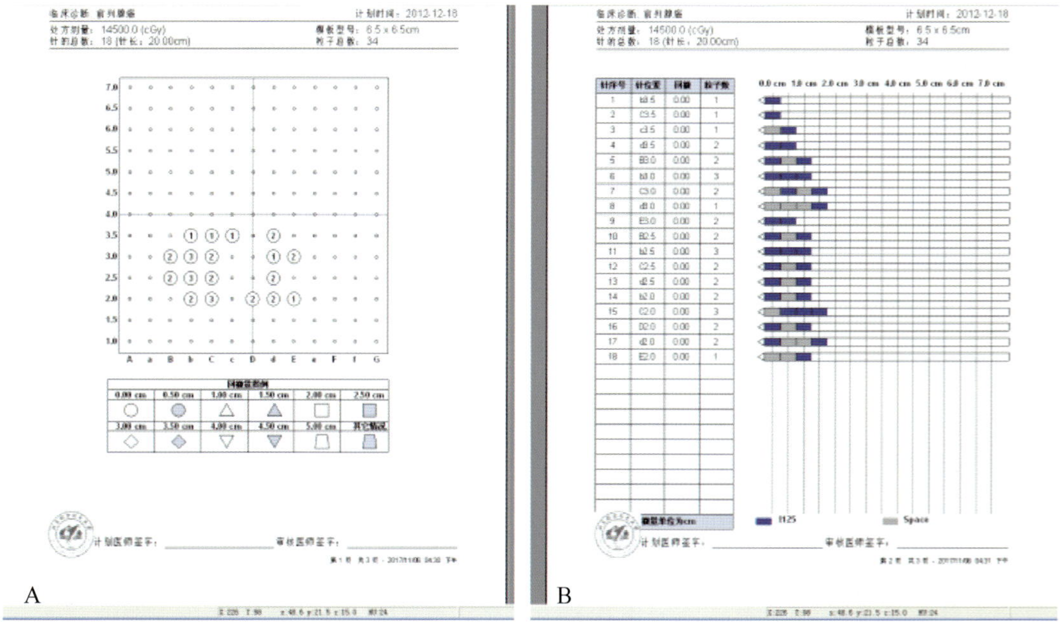

图 65-2 治疗前 TPS 计划

针点、进针角度、进针深度，取穿刺针，沿定位点，按计划进针角度，进针到计划深度，并按预定计划在病变内植入 ^{125}I 粒子，然后按前步骤在病变位置不同层面均匀布置粒子。待粒子分布满意后，拔出穿刺针，按压约 5 min，无渗血后贴上敷贴。患者术中及术后无不适，安全返回病房。术后剂量学验证满意（图 65-3）。

【治疗效果】

患者治疗后 1 个月自觉症状好转，血尿便常规、电解质、肝肾功能、传染病检查、凝血试验、心电图未见明显异常。复查 PSA 正常。

【治疗体会】

1. 前列腺特异抗原（PSA）用于前列腺癌的诊断及疗效判断有局限性。

2. 对于不愿手术的前列腺癌患者可行前列腺癌粒子植入术，该手术创伤小，患者易于接受。

3. 经 ^{125}I 放射性粒子植入治疗后，患者恢复良好，从中受益。

【专家点评】

经会阴前列腺癌放射性粒子植入治疗对于早期前列腺癌患者是安全有效的选择。国内开展这一微创治疗技术的医院逐年增加，但这一技术专业性很强，实施中存在一定的风险和技术难度。经直肠超声引导下进行经会阴插植，推荐使用高分辨率的双平面（双极）探头，并配备完备的 TPS 治疗计划系统。

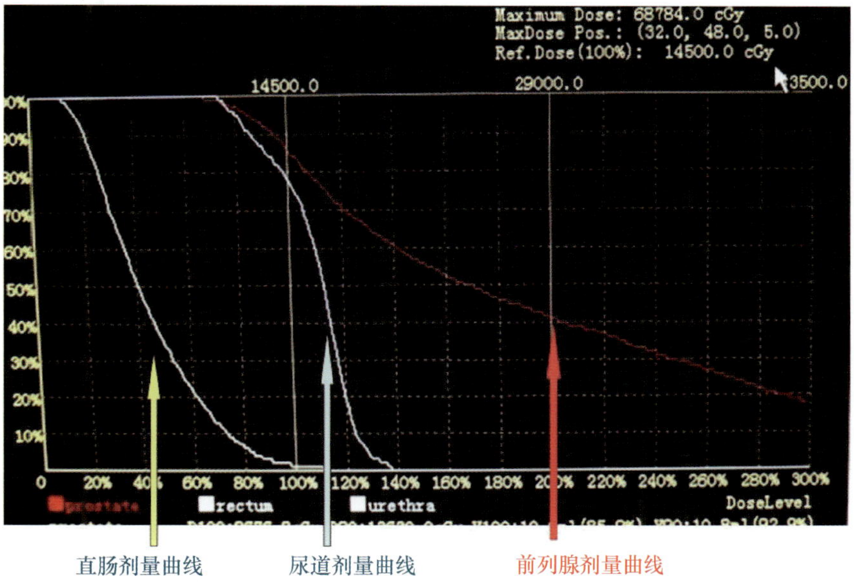

图 65-3 治疗后 TPS 剂量学验证

（郑州大学第一附属医院 程兵提取）

三、头颈部肿瘤的粒子植入治疗

病例 66 ^{125}I 粒子植入治疗颈部转移性鳞癌

患者，男性，56 岁。

【主诉】发现左侧颈部肿块 7 月余。

【现病史】患者于 2012 年 5 月无明显诱因出现左颈部肿块，起初约黄豆大小，无肿胀、疼痛、发热、瘙痒等不适，未予重视，后肿块逐渐增大至 2 cm×3 cm 大小，伴左颈肿胀感，遂到永州市某医院就诊，行淋巴结活检示转移性中分化腺癌（具体不详），曾至我院门诊行全身 PET-CT 示左颈部数个肿大淋巴结，考虑转移癌，余未见异常，当地医院诊断为“左颈部转移性低分化腺癌”，予以 TP 方案诱导化疗 2 周期，接着予以根治性放疗，具体剂量：先予 6 MV X 线放疗 50 GY/25 F，随后予 9 MeV 电子线放疗 19.8 GY/11 F。患者颈部肿块较前缩小。2012 年 8 月时患者自感左颈部淋巴结又较前增大，当地医院再予以“培美曲塞”＋“顺铂”化疗 2 周期，症状改善不明显，2012 年 12 月 4 日患者为求明确肿瘤来源及进一步诊治来我院门诊，门诊以“左颈部转移癌”收住院。入院后行肠镜检查示：①结肠息肉；②慢性结肠炎。肠镜活检病理示:（乙状结肠）腺瘤性息肉，部分腺上皮轻度非典型增生。会诊永州市中心医院病理切片（蜡块）示:（左颈淋巴结病变）符合转移灶低分化癌，考虑低分化鳞癌；免疫组化结果示 HCK（＋＋＋）、P63（＋＋＋）、CK5/6（＋＋＋）、CEA（＋）、P504S（＋）、PSA（－）、TTF-1（－）、CK（－）、CK20（－）、CDX-2（－）、Villin（－）。头颈外科会诊意见：考虑患者结束放疗不足 6 个月，不宜手术治疗，建议再行一次化疗，满 3 个月后再复查是否可行手术治疗。患者不同意化疗，嘱其回当地休息 1 个月再来我院头颈外科复诊。2012 年 12 月至 2013 年 1 月患者左颈部肿块明显增大伴疼痛，同时出现发热，每日下午发热，体温波动在 38 ～ 40℃，在当地医院行对症支持治疗（具体不详），症状无明显缓解。为求进一步治疗，来我科门诊就诊，门诊拟“左颈部转移癌发热查因”收住院。

【既往史及家族史】一般健康状况良好。否认高血压、冠心病、糖尿病等慢性疾病史。否认肝炎、结核等传染病史。预防接种史不详。否认手术、外伤史。否认输血史。否认有食物、药物过敏史。家族中无肿瘤疾病病史。

【体格检查】

T 36.9 ℃，P 100 次 / 分，R 20 次 / 分，BP 108/68 mmHg。

神志清楚，查体合作。全身皮肤黏膜未见黄染；左颈部皮肤呈深褐色，无破损及渗液，左颈部触及 2 ～ 3 个肿大淋巴结，质硬，活动度差，边界不清，余未触及明显肿大淋巴结。胸廓无畸形，呼吸活动度双侧对称，语颤正常，呼吸音清，未闻及干湿啰音。心脏听诊未见异常。腹部平软，无压痛及反跳痛，肝脾未及。未见病理征。

【实验室检查】

1. 血常规：白细胞 9.12×10^9/L，中性粒细胞百分比 71.30%，淋巴细胞百分比 14.52%，单核细胞百分比 11.40%，红细胞 3.29×10^{12}/L，血红蛋白 92 g/L，血小板 565×10^9/L。

2. 肝功能：白蛋白 26.8 g/L，球蛋白 51.4 g/L，余正常。

3. 凝血功能：凝血酶原时间（PT）15.00 s。

4. 电解质、肾功能、心肌酶、空腹血糖、血脂无明显异常。

5. 尿常规、大便常规未见异常。

【辅助检查】

1. 病理会诊（2012 年 5 月 31 日）:（左颈淋巴结）符合转移性低分化腺癌。

2. PET-CT（2012 年 6 月）：左颈、左锁骨上多发淋巴结肿大，考虑转移癌。

3. 我院颈部 CT（2013 年 1 月 10 日）：颏下、左颈部、左侧锁骨区及纵隔内肿大淋巴结较 2012 年 12 月 21 日片增大、增多（图 66-1）。

4. 颈部彩超：①左侧颈部及锁骨上窝区多个非均质肿块，考虑增大淋巴结，淋巴结恶性肿瘤不排除；②右侧颈部及锁骨上窝区未见明显肿块声像。

5. 心电图：窦性心动过速。

【诊断】

1. 左颈转移性鳞癌综合治疗后，$T_xN_xM_1$ Ⅳ期；

2. 发热查因；

3. 轻度贫血；

4. 肝功能异常低白蛋白血症。

【治疗经过】

根据颈部 CT 及超声确定肿瘤体积、大小及肿瘤与邻近组织器官的关系，经 TPS 治疗计划系统算出肿瘤所需放射剂量、^{125}I 粒子活度及数目。患者采用适当的体位，常规消毒铺巾，用 2% 利

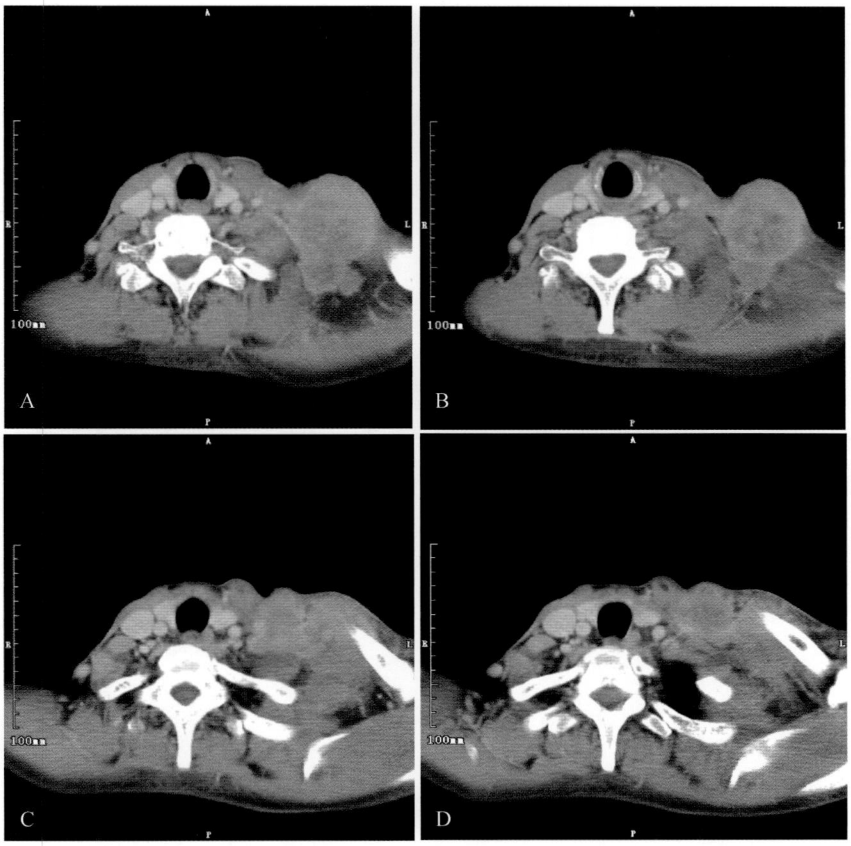

图 66-1 左颈转移癌放化疗后复发（^{125}I 粒子植入治疗前 CT 图像）

多卡因局部麻醉，采用多点浸润麻醉，根据 B 超或 CT 确定进针点及进针角度，以术前 TPS 计划的粒子数及进针方向做参考，注意避开重要血管及神经，在 B 超或 CT 引导下用粒子针进行植入，粒子针插植边缘达到肿瘤影像学边缘，每排针间距 0.5 ～ 1 cm，用粒子植入枪后退式植入粒子，粒子间距 0.5 ～ 1 cm。植入术后即行超声复查，了解粒子分布状况，如果粒子空间分布欠均匀，可行补植入粒子，避免剂量学冷区。粒子活度为 1.85×10^7 ～ 2.96×10^7 Bq，于 2013 年 1 月 25 及 1 月 29 日分别行左侧颈部肿块粒子植入 103 粒和 44 粒，处方剂量 120 GY，手术顺利，未见明显不良反应及粒子脱落，术毕安全返回病房。由于粒子植入后移位、手术操作误差等会引起粒子分布与术前 TPS 计划差异，术后 24 ～ 72 h 即行头颈部 CT 扫描，层厚 5 mm，了解粒子实际分布情况，同时进行 TPS 术后验证，根据剂量-体积直方图得到肿瘤实际照射剂量，必要时进行补植入，避免剂量学冷区。术后验证实际最小周边剂量（minimum peripheral dose，MPD）为 110 Gy。经抗感染、抗肿瘤等对症支持治疗，于 2013 年 1 月 31 日出院。嘱其定期复查。

【不良反应】

患者安全完成粒子植入手术，未出现粒子移位，急性黏膜及皮肤放疗反应Ⅰ / Ⅱ级，无Ⅲ级以上反应。血常规指标未见明显下降，无恶心、呕吐等消化道反应。

【治疗效果】

2013 年 4 月 10 日颈部 CT 结果：左下颈部及左侧锁骨区致密内置粒子影，左下颈部及左侧锁骨区软组织影范围较前缩小（图 66-2）。根据肿瘤大小变化和临床症状缓解程度，按照国际标准评估疗效，本病例为部分缓解（PR）：肿瘤减少 50%，并至少维持 4 周以上无新病灶出现。

【随访情况】

患者按时随访，随访截止时间至 2015 年 4

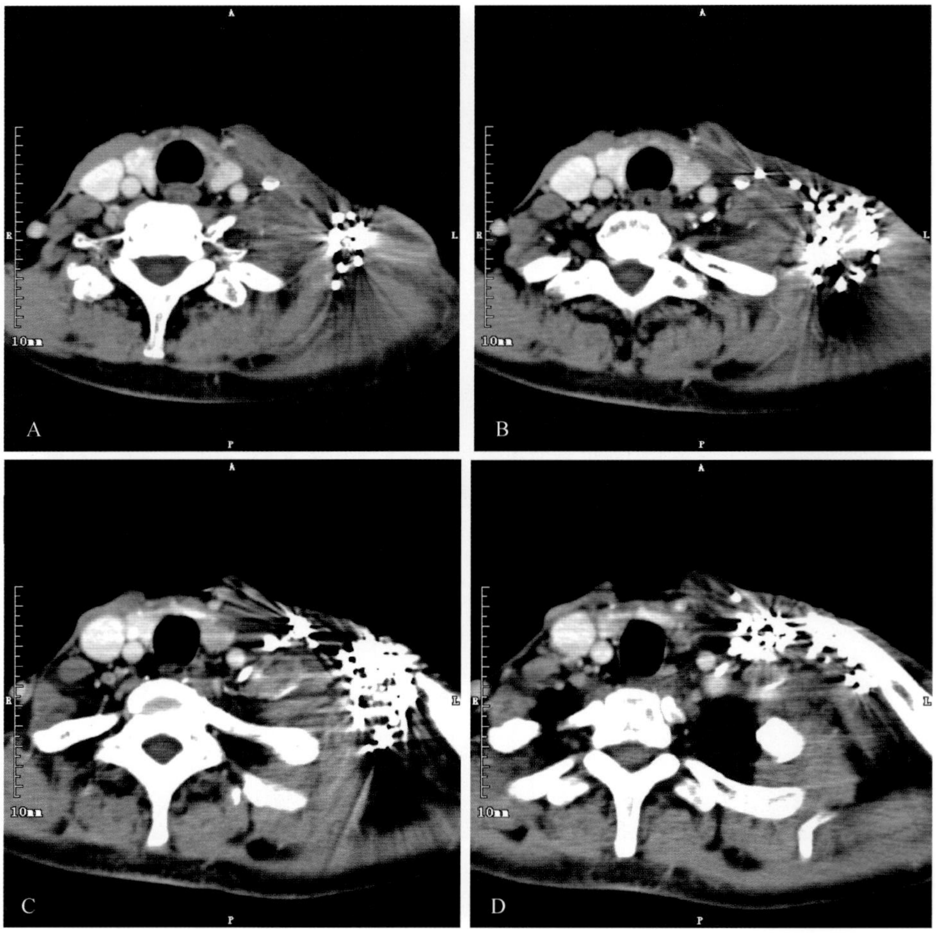

图 66-2 左颈转移癌放化疗间期联合 ^{125}I 粒子植入治疗约 3 个月后 CT 图像

月 31 日，随访 24 个月，患者治疗区病灶无影像学新增病灶。

【治疗体会】

头颈部器官种类多，功能复杂，解剖结构特殊，该部位肿瘤侵袭性强，复发转移率高[1]。头颈部肿瘤复发患者由于经过手术根治切除、化疗及足量放疗，再次治疗具有挑战性，只有 20% 左右的患者可接受姑息性手术治疗[2-3]。三维适形放射治疗（3DCRT）及调强适形放射治疗（IMRT）联合化疗等综合治疗似乎能解决一些问题，但是治疗后会带来较重的相关并发症，如放射性骨坏死、骨髓抑制、大出血及纤维化等，影响患者的生活质量及生存期。对于年龄较大、身体情况较差、术后不能耐受化疗或化疗后复发的患者，往往丧失治疗的机会，而运用 B 超或 CT 引导下放射性 ^{125}I 粒子组织间植入内照射治疗头颈部恶性肿瘤取得了良好的疗效，提高了这些患者的肿瘤局部控制率及生存率[5]。

放射性粒子治疗恶性肿瘤国内外已见多篇报道[4-7]，实践证明这种射线对肿瘤细胞有杀伤能力的有效期限为 4 ～ 5 个半衰期，长达 280 天，因此可以持久、最大限度地杀灭肿瘤细胞，从而增加疗效。我们总结了 35 例头颈部恶性肿瘤综合治疗后复发患者，^{125}I 粒子植入治疗的总有效率（CR ＋ PR）为 77.1%（27/35）；6 个月、1 年、2 年总生存率分别为 100%、55.2% 和 30.2%。急性黏膜及皮肤放疗反应Ⅰ / Ⅱ级为 11 例，无Ⅲ级以上反应。血常规指标未见明显下降，无恶心、呕吐等消化道反应。可见，^{125}I 粒子植入治疗头颈部复发恶性肿瘤具有安全、有效、微创的特点[8-10]。需注意的问题是：

（1）在评价标准时，我们多采用 CT 或 MRI，但研究指出，在采用实体肿瘤反应率作为评价标准时，出现肿瘤经粒子放疗后虽然坏死，但并未吸收，或伴有纤维化，体积不缩小或缩小不明显的现象，不能准确反映治疗效果，多数学者认为采用 PET-CT 评价疗效较为准确[11]。

（2）根据 TPS 治疗计划系统计算植入数据，原则上剂量分布应均匀；放射源应呈直线排列，相互平行；各放射源（粒子）之间等距离。但是实际工作中，由于内在的放射学性质（如散射和各向异性）、周围血管及器官影响、术者操作影响、粒子间隔不均匀和进针方向的偏斜等因素，往往难以达到这样的要求。因此，术后即应行 CT 扫描，进行 TPS 术后验证，根据剂量-体积直方图得到肿瘤实际照射剂量，必要时进行补植入，避免剂量冷区[12]，同时可考虑在常规设计的总活度基础上增加 15% ～ 20% 的剂量以确保疗效。

（3）^{125}I 粒子的射线辐照有效范围为 1.7 cm，80% 的剂量分布在 1 cm 范围内。应严格掌握处方剂量，如与外照射合并使用，应留出外照射剂量。距离皮肤、血管、气管等脏器均应在 1 cm 左右，植入粒子的局部皮肤可放置冰袋，减少肿胀疼痛。粒子治疗后可口服抗生素 1 周，酌情使用镇痛剂及对症处理药物。粒子射线大多在患者体内，在治疗后 1 ～ 2 个月，孕妇、儿童应与患者距离 50 cm 以上。粒子持续作用最长 18 个月，植入后第 1 天、第 4 ～ 6 周随访，其后每 3 个月 1 次，随访 2 年[13]。

综上所述，在 B 超和 CT 引导下植入 ^{125}I 粒子进行肿瘤体内照射，具有植入精确可控、微创、安全、近期疗效确切的特点，是治疗头颈部恶性肿瘤的有效方法。

【专家点评】

头颈部恶性肿瘤可以选择性应用粒子植入治疗。本例作者详细介绍了相关治疗进展及治疗方法，并阐述了自己的认知和经验，有助于临床参考。

参考文献

[1] El-Naggar AK，Chan JKC，Grandis JR，et al. WHO classification of tumors of head and neck tumors.4th ed. Lyon：IARC Press，2017：1-347.

[2] Ma CM，Luxton G，Orton CG. Point/counterpoint：pulsed reduced dose rate radiation therapy is likely to become the treatment modality of choice for recurrent cancers. Medical Physics，2011，38（9）：4909-4911.

[3] Mahmoud OM，Koyfman SA. Reirradiation and stereotactic body radiotherapy for recurrent or second primary squamous cell carcinoma of the head and neck. Journal of Radiation Oncology，2015，4（2）：117-128.

[4] Hao Wang，Junjie Wang，Yuiang Jiang，et al. The investigation of ^{125}I seed implantation as a salvage modality for unresectable pancreatic carcinoma. Brachytherapy，2014，13：S23.

[5] 黄金华，顾仰葵，张亮，等 . 鼻咽癌肺转移瘤（125）I 放射性粒子植入疗效分析 . 国际肿瘤学杂志，2006，（03）：233-235.

[6] 宿伟鹏，赵化荣 . 头颈部肿瘤治疗进展 . 新疆医科大学学报，2013，36（02）：259-265.

[7] 姚丽红，王俊杰 . 立体定向放疗及放射性粒子植入治疗脊柱转移瘤的研究进展 . 癌症进展，2014，12（06）：537-540 ＋ 559.

[8] 张素欣，陈彦平，刘哲敏，等 .（125）I 放射性粒子植入在口腔颌面部恶性肿瘤治疗中的应用 . 中国肿瘤临床，2012，39（23）：1943-1945.

[9] 谯朗，高俊飞，王恳，等 . 超声引导下（125）I 放射性粒子植入治疗口腔颌面部恶性肿瘤 45 例分析 . 中华医学超声杂志（电子版），2010，7（12）：2145-2150.

[10] 王俊杰，冉再强，姜玉良，等。超声引导放射性 ^{125}I 粒子治疗头颈部复发或转移癌 . 中国微创外科杂志，2007，7（2）：120-122.

[11] 张福君 . CT 导向下 ^{125}I 粒子植入治疗复发 / 转移性盆腔恶性肿瘤的近中期疗效评价 . 中国（第七届）肿瘤微创治疗学术大会暨世界影像导引下肿瘤微创治疗学会成立筹备大会论文汇编，2011：9.

[12] 霍彬，王磊，王海涛，等 . 模板联合肋骨钻孔技术辅助放射性粒子植入治疗肺癌的可行性 . 山东大学学报（医学版），2017，55（02）：26-31.

[13] 刘晓，蔡越飞，马燕华，等 . 肺恶性肿瘤（125）I 放射性粒子植入治疗后的辐射剂量监测及防护 . 实用医学影像杂志，2017，18（05）：380-382.

（中南大学湘雅医院附属肿瘤医院
石峰提供）

四、胸部肿瘤的粒子植入治疗

病例 67　^{125}I 粒子植入治疗肺转移癌

患者，女性，40 岁。

【主诉】肝癌术后 2 年

【现病史】2013 年 2 月患者因“原发性肝癌”在我院行手术治疗，术后病理检查示肝细胞癌；好转后出院。2014 年 8 月 19 日 CT 示（图 67-1）：①右肺多发结节，考虑转移癌，较前部分增大。②肝左叶高密度结节，较前变化不大。2014 年 8 月 22 日在局麻下行 CT 引导经皮肝肿瘤及肺转移癌穿刺放射性粒子植入治疗（图 67-2），期间给予升白细胞、升血小板药物治疗。2014 年 11 月 2 日复查 CT 示（图 67-3）：肺部病灶较前明显缩小；肝内病灶未见活性，未治疗。2015 年 1 月 30 日复查 CT 示（图 67-4）：肝 S6 结节，较前增大；原右肺上叶尖段及中叶内侧段结节仅残存粒子样高密度影。患者近来精神状态良好，食欲及食量良好，睡眠情况良好，体重无明显变化，大小便正常。

【既往史及家族史】平素体健，否认慢性病病史、外伤史、食物和药物过敏史；患乙型肝炎 20 年，未行正规治疗。预防接种史不详。4 年前顺产时因大出血曾输血，手术史如上述。

【体格检查】

T 36.5℃，P 78 次 / 分，R 20 次 / 分，Bp 132/91 mmHg。

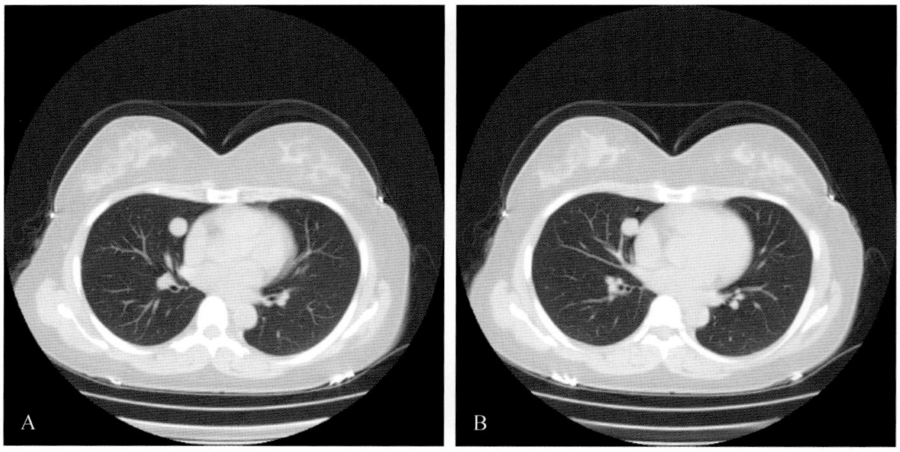

图 67-1　原发性肝癌肺转移治疗前（2014 年 8 月 19 日）

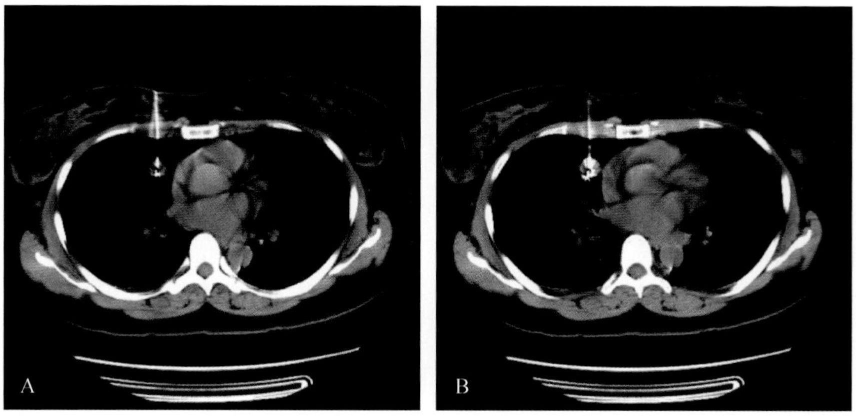

图 67-2　^{125}I 粒子植入手术（2014 年 8 月 22 日）

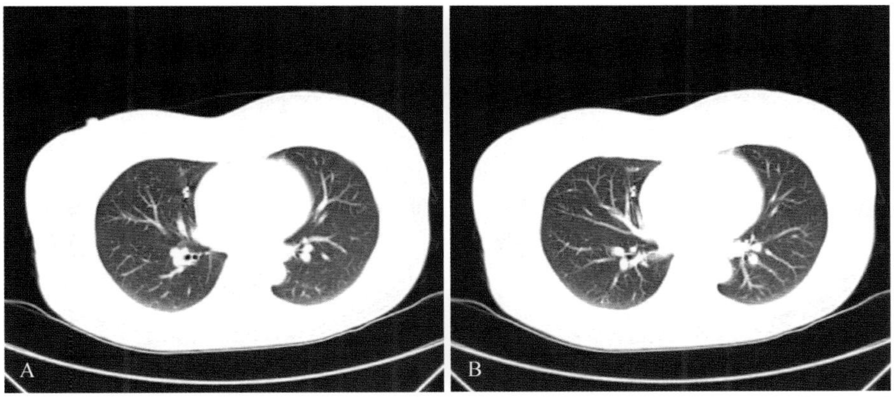

图 67-3 ^{125}I 粒子植入术后约 3 个月（2014 年 11 月 2 日）

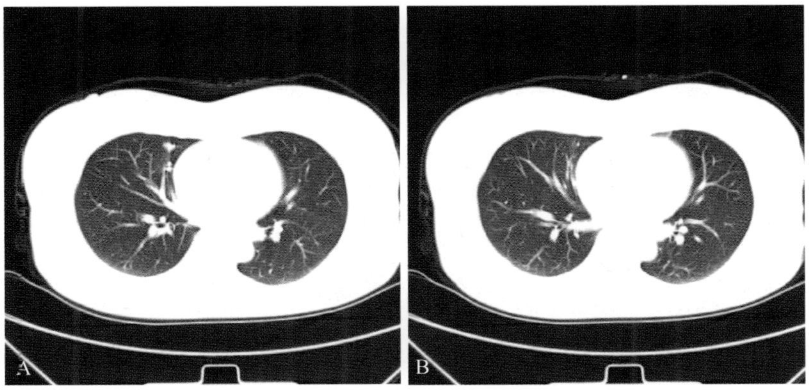

图 67-4 ^{125}I 粒子植入术后 5 个月（2015 年 1 月 30 日）

神清，查体合作，全身皮肤黏膜无黄染、皮疹及瘘管，无肝掌、蜘蛛痣；皮下无结节，皮肤湿润，弹性良好，全身浅表淋巴结未及肿大。腹部平坦，腹壁浅静脉无曲张，未见胃肠型及蠕动波；腹软，腹部无压痛及反跳痛，肝肋下未触及，未及包块，肝区叩痛阴性，肾区无叩痛，无移动性浊音，听诊肠鸣音正常。

【实验室检查】

血常规检查：^{125}I 治疗前及治疗后 3 个月白细胞、血小板明显低下，给予升白治疗后恢复正常（表 67-1）。

表 67-1 治疗期间血常规变化

时间	WBC（$\times 10^9$/L）	RBC（$\times 10^{12}$/L）	HGB（g/L）	PLT（$\times 10^9$/L）
2014 年 8 月	2.27	3.05	105	48
2014 年 11 月	2.57	3.24	108	85
2015 年 1 月	5.78	4.09	113	301

注：WBC、RBC、HGB、PLT 参考值分别为（3.5 ～ 9.5）$\times 10^9$/L、（4 ～ 5.5）$\times 10^{12}$/L、（110 ～ 150）g/L、（125 ～ 350）$\times 10^9$/L

【辅助检查】

1. 2014 年 8 月 19 日 CT 示：右肺多发结节，考虑转移癌（图 67-1）。

2. 2014 年 11 月 2 日 ^{125}I 粒子植入术后约 3 个月复查 CT 示：右肺病灶较前明显缩小（图 67-3）。

3. 2015 年 1 月 30 日 ^{125}I 粒子植入术后 5 个月复查 CT 示：右肺病灶仅残存粒子样高密度影（图 67-4）。

【诊断】

1. 肝细胞癌术后；

2. 肺转移性癌；

3. 慢性乙型肝炎。

【治疗经过】

1. 因血常规检查（2014 年 8 月）示白细胞低，给予粒细胞刺激因子（75 μg 肌内注射）2 次，余生化检查正常，无介入禁忌证。

2. ^{125}I 粒子植入手术前 TPS 计划（图 67-5 和图 67-6）

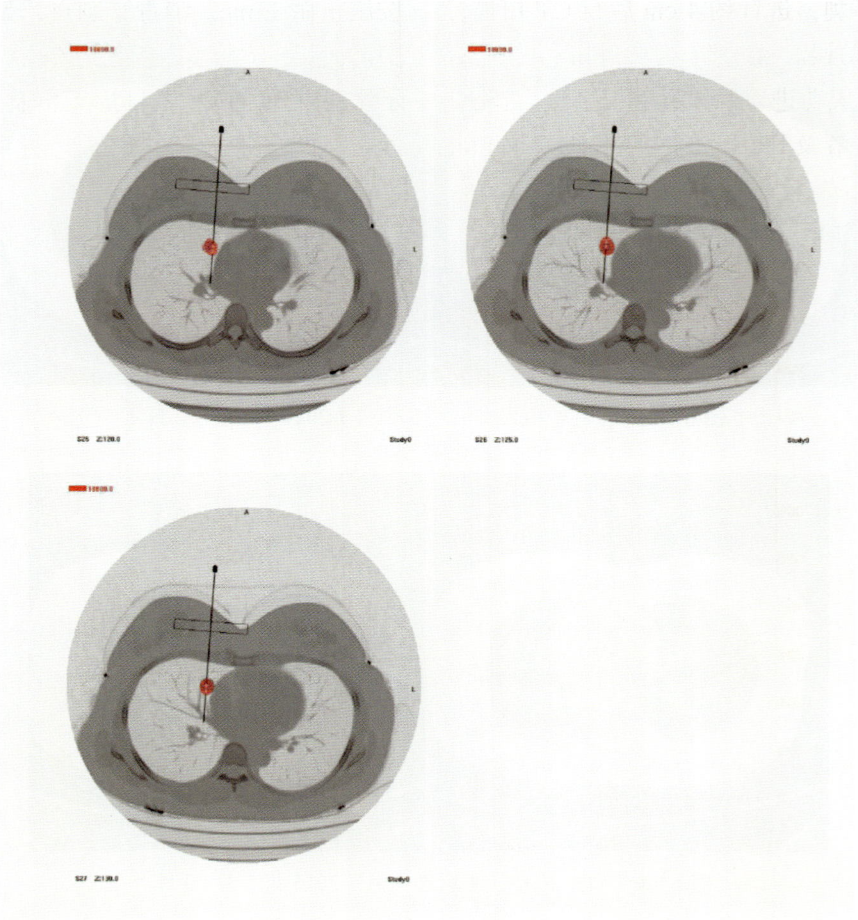

图 67-5 ^{125}I 粒子植入术前计划

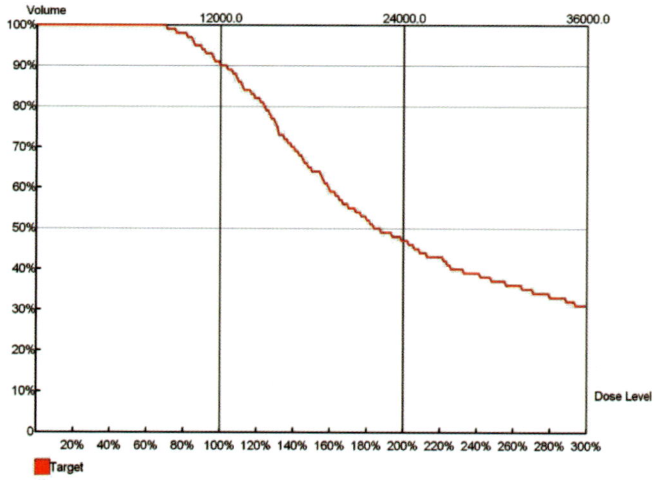

图 67-6 ^{125}I 粒子植入术前计划

3. ^{125}I 粒子植入手术（图 67-2）：2014 年 8 月 22 日，签知情同意书后，局麻下行 ^{125}I 粒子治疗。患者取仰卧位，常规行上腹部 CT 扫描，定位肝肿瘤，设计穿刺针道，测量进针角度及深度。确定体表穿刺点后，贴体表标记行 CT 扫描，见标记位置准确。常规消毒、铺无菌单，2% 利多卡因 5 ml 局部穿刺点处皮下麻醉，按设计好的穿刺针道，沿肝肿瘤长轴用粒子植入专用穿刺针行经皮肝肿瘤穿刺，进针约 4 cm 后行 CT 扫描，见穿刺针方向无误。又进针至 5.5 cm 行 CT 扫描，见穿刺针已成功进入肝肿瘤后部。然后退出针芯，回抽无血液及其他液体，即按间距 5 mm 逐个植入 ^{125}I 粒子 4 枚。之后定位肺部肿瘤，成功穿刺后植入 ^{125}I 粒子 9 枚。粒子植入后拔针，按压止血 3 min，消毒穿刺点，无菌包扎。行 CT 扫描，肝、肺肿瘤内相距约 5 mm 多个高密度碘粒子影，针道、肺内及肝周无出血及渗出。患者无不适症状。血压、脉搏正常。遂将患者送回病房，嘱患者卧床休息，继续保肝、抗肿瘤及对症治疗。

4. ^{125}I 粒子植入手术后 TPS 验证（图 67-7）。

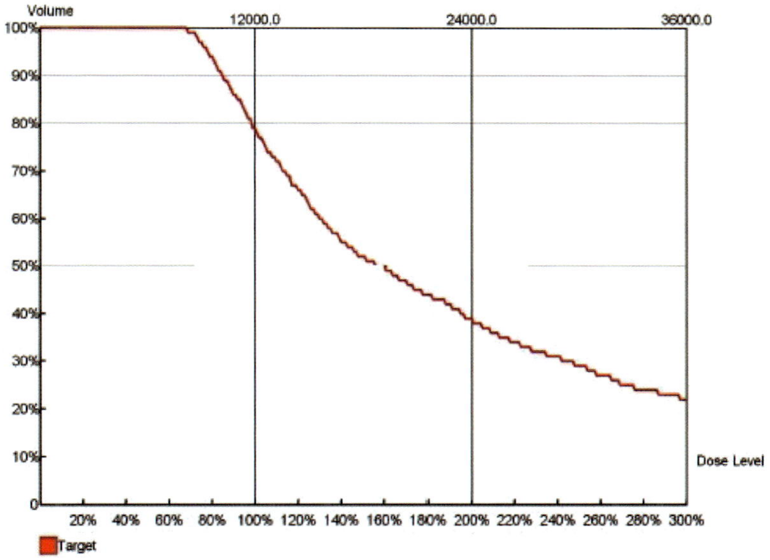

图 67-7 ^{125}I 粒子植入术后验证

5. 对症治疗：2014 年 11 月患者门诊血常规检查白细胞减低，考虑脾功能亢进，给予“地榆升白片”，一次 4 片，3 次 / 日。

【治疗效果】

1. ^{125}I 粒子植入术后约 3 个月（2014 年 11 月）复查 CT 示，原右肺上叶尖段及中叶内侧段结节明显缩小，残存粒子样高密度影，建议结合临床。

2. 治疗后 5 个月（2015 年 1 月）复查 CT 示，原右肺上叶尖段及中叶内侧段结节仅残存粒子样高密度影；血常规和肝、肾功能正常。

【专家点评】

转移性肺癌很常见，在积极治疗原发病灶的同时也应治疗转移灶。粒子植入对明确的肺转移病灶有很好的治疗效果。可以根据患者的病灶位置、大小、转移灶数量制订治疗方案。临床实践表明该方法具有很好的治疗效果。

（河南省肿瘤医院　杨辉提供）

病例 68　^{125}I 粒子植入治疗难治性甲状腺癌纵隔淋巴结转移

患者，男性，59 岁。

【主诉】甲状腺癌术后 5 年，胸闷 1 个月。

【现病史】患者于 2011 年 12 月 5 日在我院全麻下行甲状腺癌联合根治术。术后病理示：全甲状腺乳头状癌，左颈淋巴结清扫阳性 3/9，右颈淋巴结清扫阳性 2/10。患者术后行 3 次 ^{131}I 内照射治疗，每次 5.55×10^9 Bq，后因其个人原因未再继续进行治疗。2016 年 1 月 5 日患者来我院复查，行胸部 CT 示：甲状腺癌术后两肺多发转移治疗后，纵隔多发淋巴结肿大，考虑转移。1.85×10^8 Bq ^{131}I 全身显像示：甲状腺癌术后改变，全身未见明显 ^{131}I 异常摄取。FT_3 1.34 pg/ml，FT_4 0.37 ng/dl，TSH 53.904 μIU/ml，Tg 439.6 ng/ml。因血清 Tg 明显增高，继续给予 6.4755×10^9 Bq ^{131}I 治疗，5 天后全身显像未见明显异常 ^{131}I 摄取，

SPECT/CT 断层融合提示纵隔淋巴结轻度摄取 ^{131}I。2016 年 6 月 20 日胸部增强 CT 提示：纵隔多发淋巴结肿大，较前进展（图 68-1）。FT_3 0.78 pg/ml，FT_4 0.26 ng/dl，TSH 100.63 μIU/ml，Tg 1560 ng/ml，考虑失分化，病情进展，拟对纵隔淋巴结行 ^{125}I 粒子植入治疗。

【既往史】预防接种史不详。否认肝炎、结核等传染病病史，否认高血压、心脏病、糖尿病病史。否认外伤及输血史。无食物、药物过敏史。

【体格检查】

全身浅表淋巴结未及肿大，颈部可见一长 16 cm 的弧形手术瘢痕，愈合良好。叩诊双肺清音，听诊双肺呼吸音清，未闻及干湿啰音。腹软，无压痛及反跳痛。双下肢无水肿。

【实验室检查】

1. 血常规、肝肾功能、出凝血功能等基本正常

2. 2016 年 6 月 21 日血清甲状腺功能示：FT_3 0.78 pg/ml（↓），FT_4 0.26 ng/dl（↓），TSH 100.63 μIU/ml（↑），Tg 1560 ng/ml（↑），TgAb 18.3 U/ml，ATPO ＜ 28 pg/ml，PTH 51.5 pg/ml。

【辅助检查】

1. 心电图：窦性心律，正常心电图。

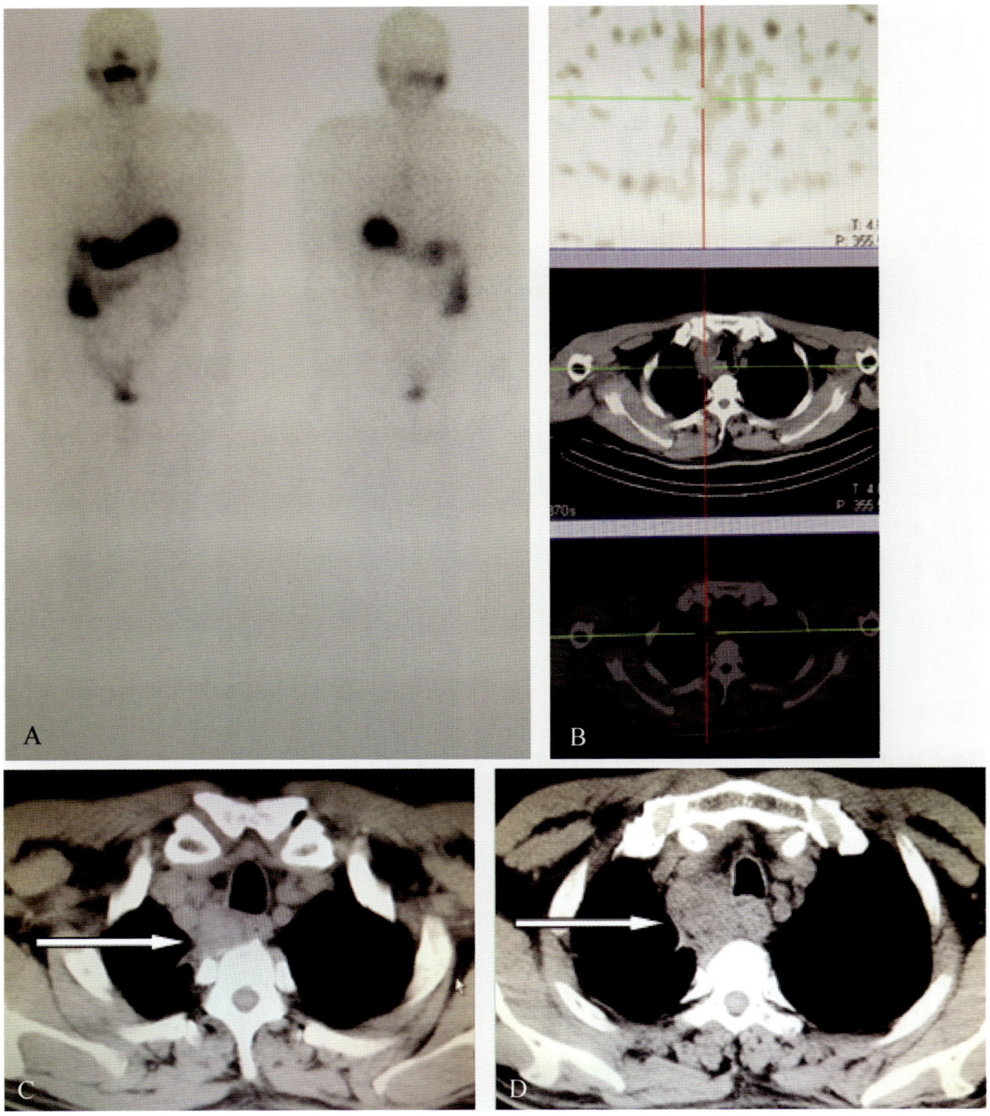

图 68-1 **A.** 大剂量 ^{131}I 治疗后全身显像未见明显异常 ^{131}I 摄取；**B.** 纵隔淋巴结 SPECT/CT 断层融合提示轻度 ^{131}I 异常摄取；**C.** ^{131}I 治疗前纵隔淋巴结大小为 2.7 cm×2.8 cm；**D.** ^{131}I 治疗后、^{125}I 粒子治疗前，纵隔淋巴结进展，增大到 3.3 cm×4.0 cm

2. 2016 年 6 月 21 日胸部 CT 示：甲状腺癌术后两肺多发转移治疗后，纵隔多发淋巴结肿大，最大者 3.3 cm×4.0 cm。

【诊断】

甲状腺癌术后，^{131}I 治疗后纵隔淋巴结转移。

【诊疗经过】

2016 年 6 月 23 日按 12 000 cGy 的处方剂量，共植入活度为 2.59×10^7 Bq 的 ^{125}I 粒子 40 颗，植入过程顺利，未发生明显不良反应。

【治疗效果】

1. 一般情况及血清 Tg 变化情况：粒子治疗后 1 周，患者胸闷症状好转，治疗后 4 个月，血清 Tg 下降到 464.3 ng/ml，治疗后 18 个月，血清 Tg 下降到 23.4 ng/ml。

2. 肿瘤变化情况：治疗后 4 个月，纵隔淋巴结缩小到基本无显示，治疗后 18 个月随访，未见局部复发（图 68-2）。

【治疗体会】

1. 甲状腺乳头状癌在手术治疗及 ^{131}I 治疗后出现失分化，纵隔淋巴结进展，Tg 升高。

2. ^{125}I 粒子植入治疗后患者症状改善、血清 Tg 水平下降，肿大的纵隔淋巴结基本消失，未发生明显不良反应，提示 ^{125}I 粒子为难治性甲状腺癌提供了一种有效的治疗方法。

【专家点评】

DTC 远处转移出现失分化则属于碘难治性 DTC，除了采用靶向治疗外，没有更好的局部治疗方法。由于靶向治疗仍然存在许多不足，放射性粒子治疗是一种有效的治疗方法，特别是对于远处转移病灶。本病例纵隔淋巴转移经粒子治疗后获得满意效果，可供临床参考。

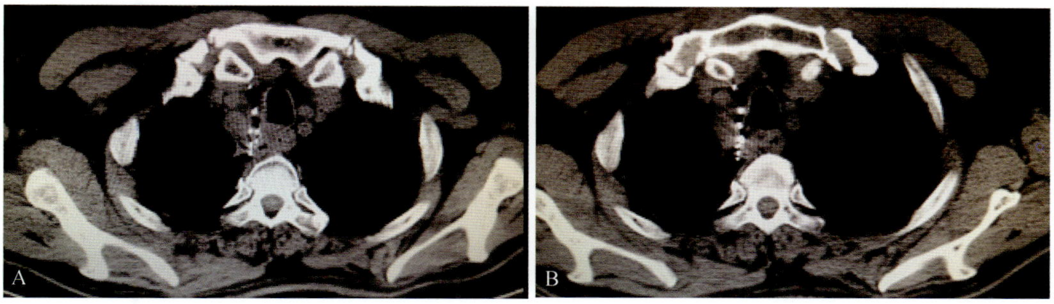

图 68-2 **A.** ^{125}I 粒子治疗后 4 个月，纵隔淋巴结基本消失；**B.** ^{125}I 粒子治疗后 18 个月，未见局部复发

（江西省肿瘤医院　陈志军提供）

五、腹部肿瘤的粒子植入治疗

病例 69　^{125}I 粒子植入治疗肝癌

患者，男性，54 岁。

【主诉】发现肝区占位 2 周

【现病史】患者因体检超声发现肝区占位，2015 年 4 月 16 日于郑州大学第一附属医院行 CT 检查示：肝占位，考虑肝癌可能；门静脉右支栓子形成。未治疗来河南省肿瘤医院，患者自患病以来精神状态良好，食欲和食量一般，睡眠情况良好，体重无明显变化，大便和小便正常。

【既往史及家族史】2015 年 4 月在郑州某医院检查提示"慢性乙型肝炎"，现口服恩替卡韦片治疗（0.5 mg，1 次 / 日）。既往体质一般。否认糖尿病、心脑血管疾病病史，否认结核、疟疾病史，预防接种史不详，否认手术、外伤、献血史。否认食物、药物过敏史。父母已去世（具体不详），1 姐 1 哥患“肝病”已去世（具体不详），余 2 姐均体健。否认家族性遗传病病史。

【体格检查】

T 36.5℃，P 80 次 / 分，R 20 次 / 分，Bp 120/80 mmHg。

神清，查体合作，全身皮肤黏膜无黄染、皮疹及瘘管，无肝掌、蜘蛛痣，皮下无结节，皮肤湿润，弹性良好，全身浅表淋巴结未及肿大。腹部平坦，腹壁浅静脉无曲张，未见胃肠型及蠕动波；腹软，腹部无压痛及反跳痛，肝肋下未触及，未及包块，肝区叩痛阴性，肾区无叩痛，无移动性浊音，听诊肠鸣音正常，约 4 次 / 分。

【实验室检查】

1. 血常规：WBC 5.16×10^9/L，RBC 4.33×10^{12}/L，HGB 135.00 g/L，PLT 80.00×10^9/L，NEUT% 45.80%。

2. 肝功能：TBIL 10.3 μmol/L，DBIL 5.5 μmol/L，IBIL 4.8 μmol/L，ALT 66 U/L，AST 77 U/L，ALP 167 U/L，GGT 260 U/L。

3. 肿瘤标志物：CA 19933.72 U/mL，TAM 72.08 U/mL，AFP ＞ 1210 ng/ml。患者 AFP 升高明显，符合肝细胞癌诊断。

4. 凝血功能：PT 13.20 s，INR（PT）1.11，PTA 78.60%，APTT 41.00 s，TT 16.80 s。

【辅助检查】

1. 心电图无明显异常。

2. 患者于 2015 年 4 月 28 日在局麻下行门静脉癌栓穿刺活检术（图 69-1），活检病理结果示：（门静脉右支内肿物）癌浸润 / 转移（图 69-2）。建议必要时标记 CK7、CK18、CK19、CK、CD34、AFP、Hep α 、Ki-67 后再诊。

【诊断】

1. 肝细胞癌；

2. 慢性乙型肝炎。

【治疗经过】

1. ^{125}I 粒子植入治疗前建立 TPS 计划。

2. 2015 年 4 月 30 日在局麻下行 CT 引导门静脉癌栓 ^{125}I 粒子植入术（图 69-3）。患者取俯卧位，常规行上腹部 CT 扫描，设计穿刺针道，测量进针角度及深度。确定体表穿刺点后贴体表标记行 CT 扫描，见标记位置准确，常规消毒、铺无菌单，2% 利多卡因 5 ml 局部穿刺点处皮下麻醉，按设计好的穿刺针道，沿门静脉右支癌栓长轴用 ^{125}I 粒子植入专用穿刺针行经皮门静脉癌栓穿刺，进针约 8 cm 后行 CT 扫描，见穿刺针方向无误。又进针至 13.5 cm 行 CT 扫描，见穿刺针已成功进入门静脉右支癌栓后部。然后退出针芯，回抽无血液及其他液体，即按间距 5 mm 逐个植入 ^{125}I 粒子，调整穿刺角度，将针道前移至门静脉癌栓中部，进针 14 cm，行 CT 扫描显示位置无误，再次逐个植入 ^{125}I 粒子。最后将穿刺针再次向腹侧倾斜，进针 13 cm 至癌栓前部，逐个植入粒子。共植入 31 枚 ^{125}I 粒子。粒子全部植入后拔针，按压止血 3 min，消毒穿刺点，无菌包扎。行 CT 扫描，门静脉癌栓内相距约 5 mm

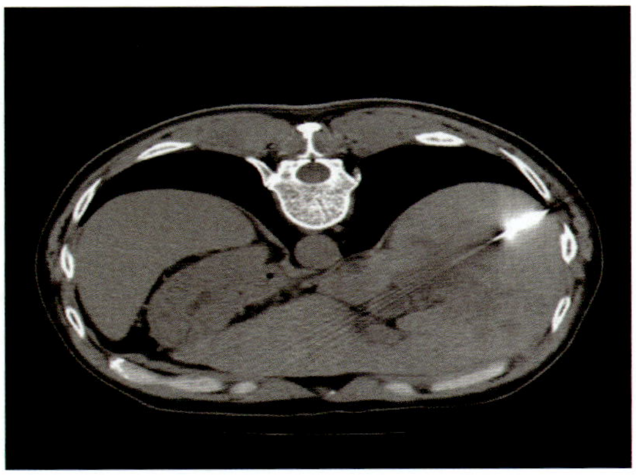

图 69-1 癌栓穿刺活检术

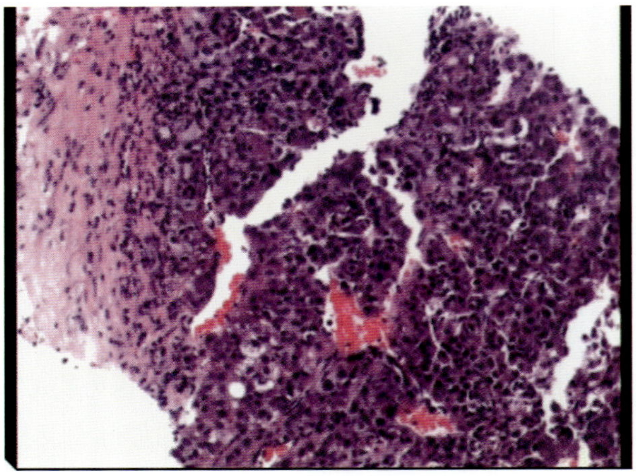

图 69-2 穿刺活检病理

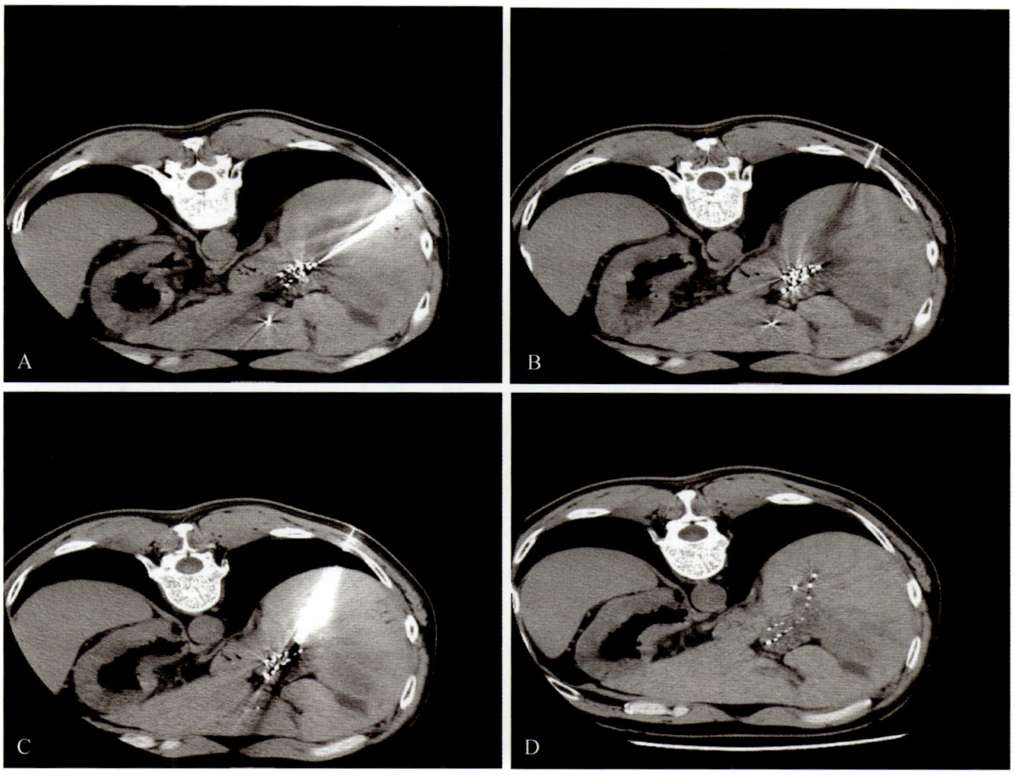

图 69-3　^{125}I 粒子植入术中

多个高密度 ^{125}I 粒子影，针道及肝周无出血及渗出。患者无不适症状。血压、脉搏正常。遂将患者送回病房，嘱患者卧床休息，继续保肝、抗肿瘤及对症治疗。

3. 患者 ^{125}I 粒子术后 TPS 验证（图 69-4）。

4. 后续治疗：2015 年 4 月 30 日 ^{125}I 粒子植入术后，患者分别于 2015 年 5 月 5 日、6 月 19 日、6 月 25 日、8 月 7 日多次行肝癌栓塞及其他对症治疗。术中用药：氟尿苷 750 mg、奥沙利铂 100 mg、三氧化二砷 30 mg、碘化油 4 ml 和明胶海绵颗粒。2015 年 10 月 22 日局麻下再行 CT 引导门静脉癌栓 ^{125}I 粒子植入术，定期复查提示病情稳定，未行特殊治疗。2016 年 4 月 7 日复查 MRI 示：门静脉右支及主干栓子形成，并粒子植入术后改变，较前相仿。遂于 2016 年 4 月 12 日局麻下行肝动脉化疗灌注加栓塞术，并分别于 2016 年 4 月 25 日、6 月 28 日、10 月 18 日、10 月 24 日全麻下行 CT 引导经皮穿刺射频消融术，2016 年 12 月 23 日复查 MRI 示：①“肝癌介入治疗后”，肝内散在结节及团块，介入后改变，未见明确活性；②门静脉右支及左支栓子形成，较前变化不大。2017 年 3 月 2 日复查 CT 提示“肺部转移瘤较前增大”，又行肺转移瘤 ^{125}I 粒子植入治疗。2017 年 5 月 15 日复查头颅 MRI 提示：①额部及顶部皮下肿块，性质待定，建议结合临床；②左侧侧脑室周围脑实质结节，脱髓鞘可能。遂于 2017 年 5 月 25 日全麻下行“额骨肿瘤切除术”，术后病理提示“低分化腺癌转移”。术后于 2017 年 6 月 22 日行“局部放疗”（具体

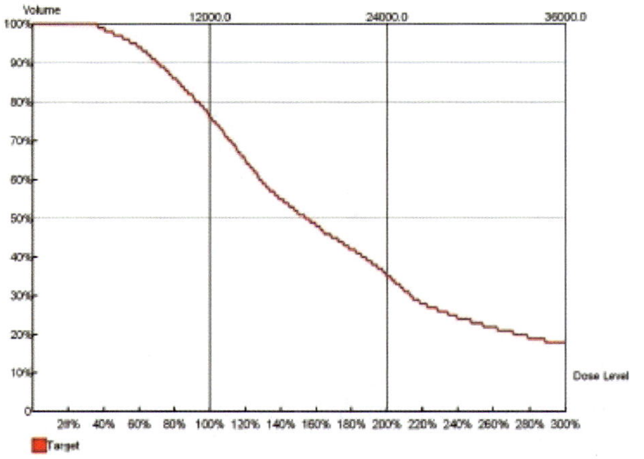

图 69-4　^{125}I 粒子植入术后 TPS 验证

剂量不详），于 2017 年 7 月 27 日结束。2017 年 7 月 28 日复查头部 MR 提示：右顶及左额颅骨占位，考虑转移。建议患者进一步全身综合治疗，家属要求出院。院外一般情况尚可。2017 年 10 月 24 日再次入院后完善相关检查，于 2017 年 11 月 2 日行右顶部转移粒子植入术。

【治疗效果】

患者未行 ^{125}I 粒子植入治疗前，可见门静脉癌栓致门静脉右支明显变宽至 17 mm。患者行第 1 次 ^{125}I 粒子植入（2015 年 4 月 30 日）术后 3 个月，复查 CT 示（图 69-5）：肝内多发低密度结节及团块，部分仍存活性；门静脉主干及右支低密度影，考虑癌栓粒子植入术后；门静脉右支宽度为 8 mm，较术前明显变窄。

患者第 2 次门静脉癌栓 ^{125}I 粒子植入（2015 年 10 月 22 日）术后 14 个月，复查 MRI（图 69-6）：肝内散在结节及团块呈介入后改变，门静脉区未见明显增强，均未见明显肿瘤活性组织，治疗效果明显。

河南省肿瘤医院对 137 例伴有左主支或右主支门静脉癌栓的肝细胞癌患者进行回顾性研究，依照患者的意愿进行单纯经导管肝动脉化疗栓塞（transcatheter arterial chemoembolization，TACE）和粒子联合 TACE 治疗，粒子联合 TACE 组 68 例，单纯 TACE 组 69 例，CT 引导下门静脉癌栓的粒子植入在首次 TACE 治疗后 4 ～ 7 天进行，记录病史、实验室检查结果、影像学检查结果和不良反应，随访两组患者的生存期并进行统计学分析，^{125}I 粒子植入联合 TACE 组的中位生存时间明显高于单纯 TACE 组。

【专家点评】

采用放射性 ^{125}I 粒子植入治疗原发性肝癌患者，可以显著改善患者的症状，安全性高。如果联合其他方法可以获得更好的效果，文献报道有肝动脉化疗栓塞（TACE）、高强度聚焦超声、CT 引导下射频消融等技术，能延长生存期、缓解临床症状、提高生存质量。本病例提供了 ^{125}I 粒子植入联合其他技术成功治疗肝癌的详细过程，并取得很好的临床效果，可以借鉴和参考。

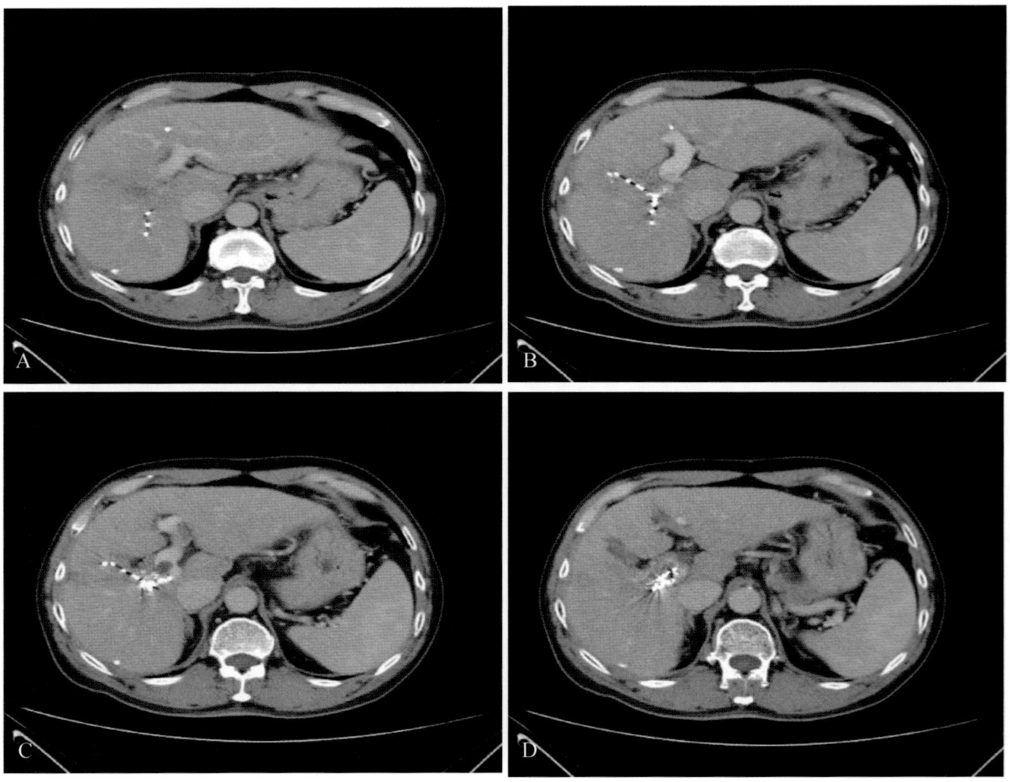

图 69-5 第 1 次门静脉癌栓 ^{125}I 粒子植入术后 3 个月

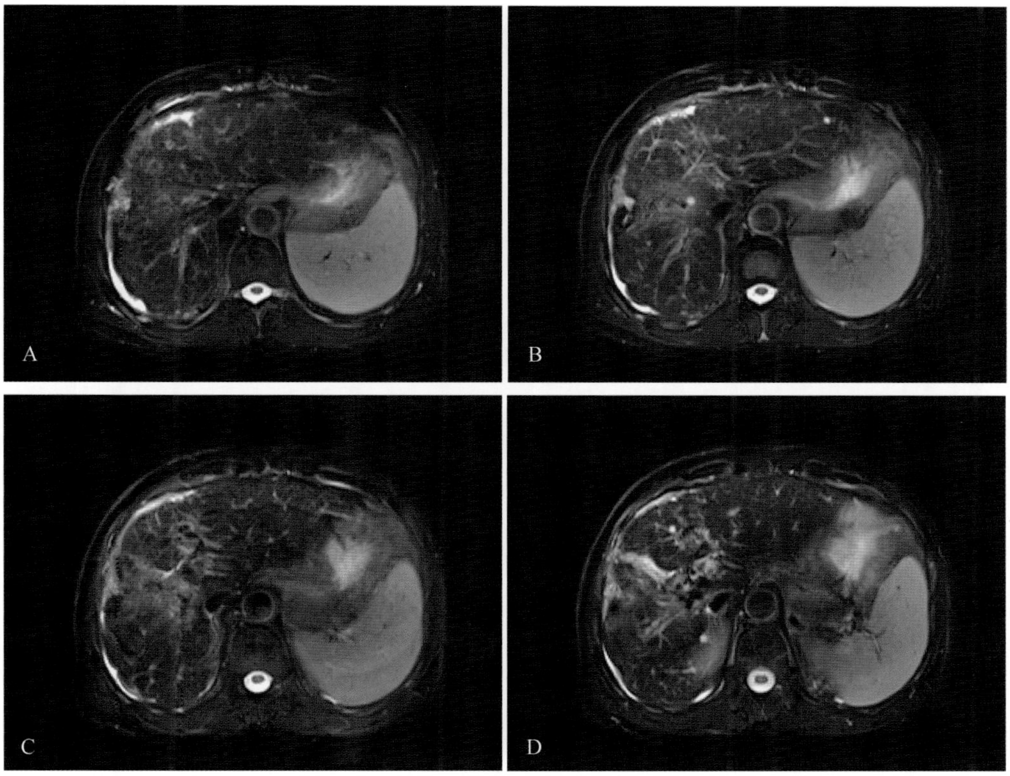

图 69-6 第 2 次门静脉癌栓 ^{125}I 粒子植入术后 14 个月

（河南省肿瘤医院　杨辉提供）

六、其他部位肿瘤的粒子植入治疗

病例 70　^{125}I 粒子植入治疗难治性阑尾癌腹壁转移

患者，女性，80 岁。

【主诉】 阑尾腺癌术后 10 个月，腹壁转移 4 月余。

【现病史】 患者自 2016 年 9 月无明显诱因出现右下腹部间断隐痛，某医院行肠镜检查考虑阑尾腺癌，行阑尾腺癌手术，术后病理提示阑尾中分化腺癌，侵犯全层。术后未行抗肿瘤治疗。2017 年 3 月 3 日胸腹 CT 示：阑尾癌术后改变，手术瘢痕及邻近腹壁、肝内及双肺多发结节，考虑转移。2017 年 3 月 7 日在我院门诊行贝伐珠单抗 300 mg ＋卡培他滨 1500 mg 口服每日 2 次，连续服用 14 天，每 21 天为一周期，无明显不良反应。2017 年 7 月 13 日复查 CT 提示两肺多发转移瘤基本消失，肝多发转移瘤明显减少及缩小，腹壁手术切口及腹壁结节无明显变化，伴较明显的牵扯痛。

【体格检查】

T 36.4℃，P 73 次 / 分，R 20 次 / 分，BP 125/85 mmHg。

神清，查体合作。全身浅表淋巴结未触及明显肿大，胸廓对称，呼吸运动双侧对称，双肺呼吸音清，心前区无隆起，未闻及摩擦音，心率 73 次 / 分，律齐，心尖部及各瓣膜区未闻及病理性杂音。双侧乳腺对称等大无畸形。下腹部见长约 10 cm 手术瘢痕，愈合好，远心端处可触及鸽蛋大小、质韧的结节，压痛（＋），活动度差；邻近腹壁可触及蚕豆大小、质韧、无压痛、可移动结节一枚。腹软，肝脾肋下未触及，Murphy 征（－），无移动性浊音，肠鸣音正常，未闻及气过水声。生理反射存在，病理反射未引出。

【实验室检查】

1. 肿瘤标志物：CA19-9，39.12 U/mL（↑）；CA72-4，30.88 U/mL（↑）；NSE，13.47 ng/ml（↑）；CEA，13.7 ng/ml（↑），CA12-5，8.4 U/ml。

2. 血常规：WBC，4.14×10^9/L；RBC，3.36×10^{12}/L（↓）；HGB，112 g/L；PLT，214×10^9/L。

3. 凝血功能：D- 二聚体 2.64 μg/ml。

4. 生化系列（40 项）：白 / 球蛋白比 1.13，前白蛋白 198.45 mg/L，载脂蛋白 A_1 2.21 g/L，脂蛋白（a）413.7 mg/L，钙 2.07 mmol/L。

5. 肝炎系列（定量）＋ HIV ＋梅毒螺旋体（TP）：乙肝 e 抗体（抗 -HBe）1∶1.28 DRU/ml（阳性），乙肝核心抗体（抗 -HBc）1∶5.31 DRU/ml（阳性）。

【辅助检查】

1. 2017 年 7 月 13 日胸部、全腹部 CT 平扫及增强示：阑尾癌术后、多处转移灶化疗及靶向治疗后，两肺多发转移瘤基本消失，肝多发转移瘤明显减少及缩小，右侧腹壁转移瘤无明显变化，较大者约 2.4 cm×1.8 cm，与邻近肠管分界不清（图 70-1），较小者 1.3 cm×1.1 cm（图 70-2）。

2. 彩超：肝内多发实性结节，较前缩小；右下腹及右下腹壁多发实性肿物，较前无明显变化；右肝钙化灶，胆囊多发结石，左肾囊肿。

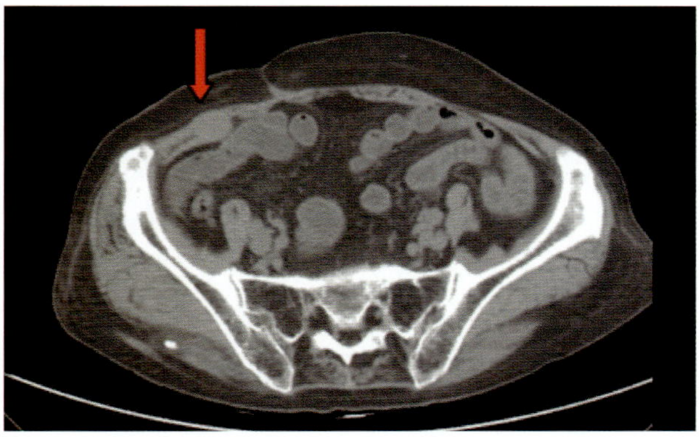

图 70-1 粒子治疗前，腹部手术切口处转移灶

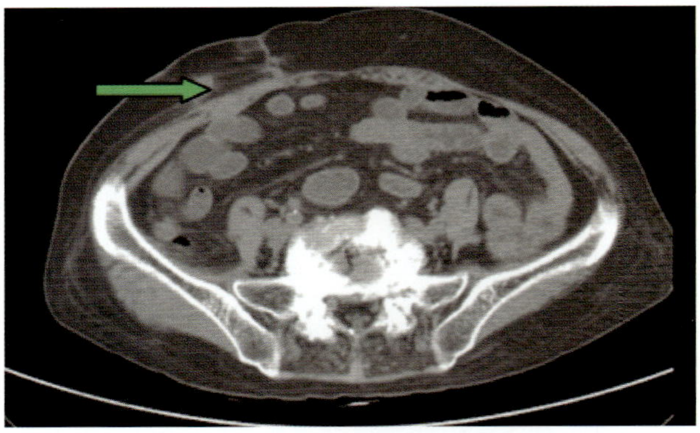

图 70-2 粒子治疗前，腹壁转移灶

【诊断】

1. 阑尾中分化腺癌术后（$T_3N_0M_0$ ⅡA 期）；
2. 腹壁转移瘤；
3. 肺转移瘤；
4. 肝转移瘤。

【治疗经过】

CT 引导局麻下对腹壁两包块进行 ^{125}I 粒子植入治疗，处方剂量 14 000 cGy，共植入 2.22×10^7 Bq ^{125}I 粒子 19 颗。术后给予患者白眉蛇毒凝血酶 2 IU 皮下注射，未行其他治疗。

【治疗效果】

粒子治疗后 1 周患者腹部局部疼痛明显减轻，治疗后 2 个月较大的结节由 2.4 cm×1.8 cm 缩小为 1.1 cm×0.9 cm，治疗后 3 个月结节完全消失，疼痛消失，局部压痛（－），原结节粘连的肠管未见异常改变（图 70-3）；小结节治疗后 2 个月明显缩小，治疗后 3 个月完全消失（图 70-4）。

治疗后 2 个月：CEA，9.72 ng/ml；CA19-9，40.43 U/ml；CA12-5，6.2 U/ml。

治疗后 3 个月：CEA，7.89 ng/ml；CA19-9，26.37 U/ml；CA12-5，7.7 U/ml。

【治疗体会】

1. 患者老年女性，诊断明确：阑尾中分化腺癌术后肺转移、肝转移、手术切口及腹壁转移。经化疗及靶向治疗后，手术切口及腹壁转移灶未见明显变化。

2. 手术切口及腹壁转移灶 ^{125}I 粒子植入治疗后动态随访，疼痛消失，2 个月后转移灶明显缩

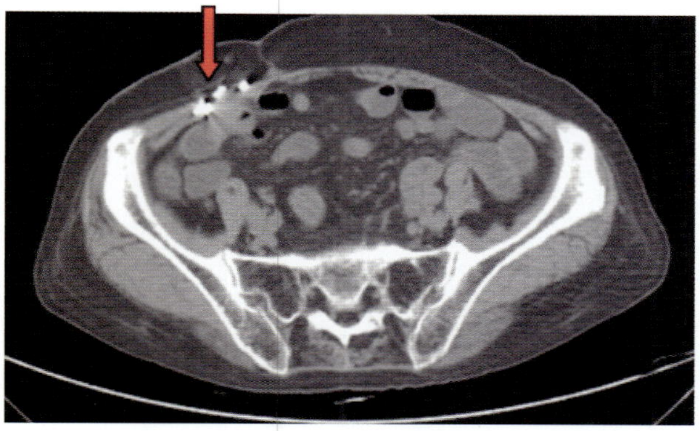

图 70-3 粒子治疗后 3 个月，腹部手术切口处转移灶

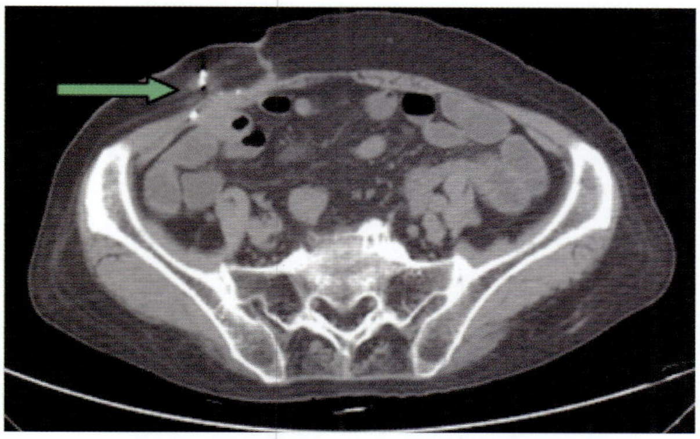

图 70-4 粒子治疗后 3 个月，腹壁转移灶

小，3 个月后完全消失，肿瘤标志物 CEA 明显下降，粒子治疗取得非常明显的治疗效果。

3. ^{125}I 粒子植入治疗肿瘤局部控制效果好，不良反应小，操作方便，可以与其他治疗联合使用，也可以用于其他治疗失败的患者治疗。

【专家点评】

本例阑尾中分化腺癌术后出现肺、肝、手术切口及腹壁多处转移灶，常规化疗及靶向治疗对手术切口及腹壁转移灶效果不理想，放射性粒子植入治疗是一种很好的选择。临床治疗经过和效果说明，选择此治疗方法合理、有效，有很好的临床应用价值。

（江西省肿瘤医院　陈志军提供）

病例 71　^{125}I 粒子植入治疗肺癌胸椎转移

患者，男性，51 岁。

【主诉】左肺腺癌术后 2 年半，背痛 2 月余。

【现病史】患者 2014 年 9 月 25 日就诊江西某医院，胸部 CT 示左肺上叶见大小约 2 cm×3 cm 结节灶，密度不均，呈分叶状。于当月 28 日在该院行全麻下胸腔镜辅助左肺上叶后段部分切除＋下叶结节切除术，术后病理：左肺上叶后段、左肺下叶腺泡性为主的浸润性腺癌（腺泡性腺癌占 80%、乳头状癌占 15%、贴壁状腺癌占 5%）。第 10、11 组淋巴结 0/1、1/1 枚见癌细胞转移。2014 年 10 月开始患者于上海某医院常规完成左侧胸部外放疗、化疗及靶向治疗。2017 年 2 月 27 日本省某医院胸椎 MRI 示：① T_4 椎体、T_3 左侧附件骨质破坏，考虑骨转移瘤；②左上肺斑片状实变并左上胸膜不规则增厚。2017 年 4 月，患者背部疼痛严重，前来核医学科拟行 ^{125}I 治疗。

【体格检查】

T 36.5℃，P 80 次 / 分，R 20 次 / 分，BP 143/86 mmHg。

神清，查体合作。全身浅表淋巴结未触及明显肿大，右胸后外侧见长约 10 cm 手术瘢痕，愈合可，胸廓活动度正常，无皮下气肿，无胸壁静脉曲张。胸廓对称，呼吸运动双侧对称，双侧肺呼吸音清，心前区无隆起，未闻及摩擦音，心率 80 次 / 分，律齐，心尖部及各瓣膜听诊区未闻及病理性杂音。T_3、T_4 区域局部压痛、叩击痛（＋）。腹部未触及明显异常，生理反射存在，病理反射未引出。

【实验室检查】

肿瘤标志物：癌胚抗原（CEA）5.07 ng/ml，糖类抗原（CA19-9）17.72 U/ml，细胞角质蛋白 19 片段（CYFRA21-1）2.53 ng/ml，神经特异性烯醇化酶（NSE）5.88 ng/ml，鳞状上皮细胞癌抗原（SCCA）2.6 ng/ml。

肝肾功能、血常规基本正常。

【辅助检查】

1. 2017 年 4 月 15 日胸椎 MRI 平扫（图 71-1 A 和 B）：① T_3 左侧附件、T_4 椎体骨转移瘤较前进展，T_4 椎体水平胸髓受压较前明显；② T_5 椎体新增骨质破坏，转移瘤不除外，建议胸椎 MR

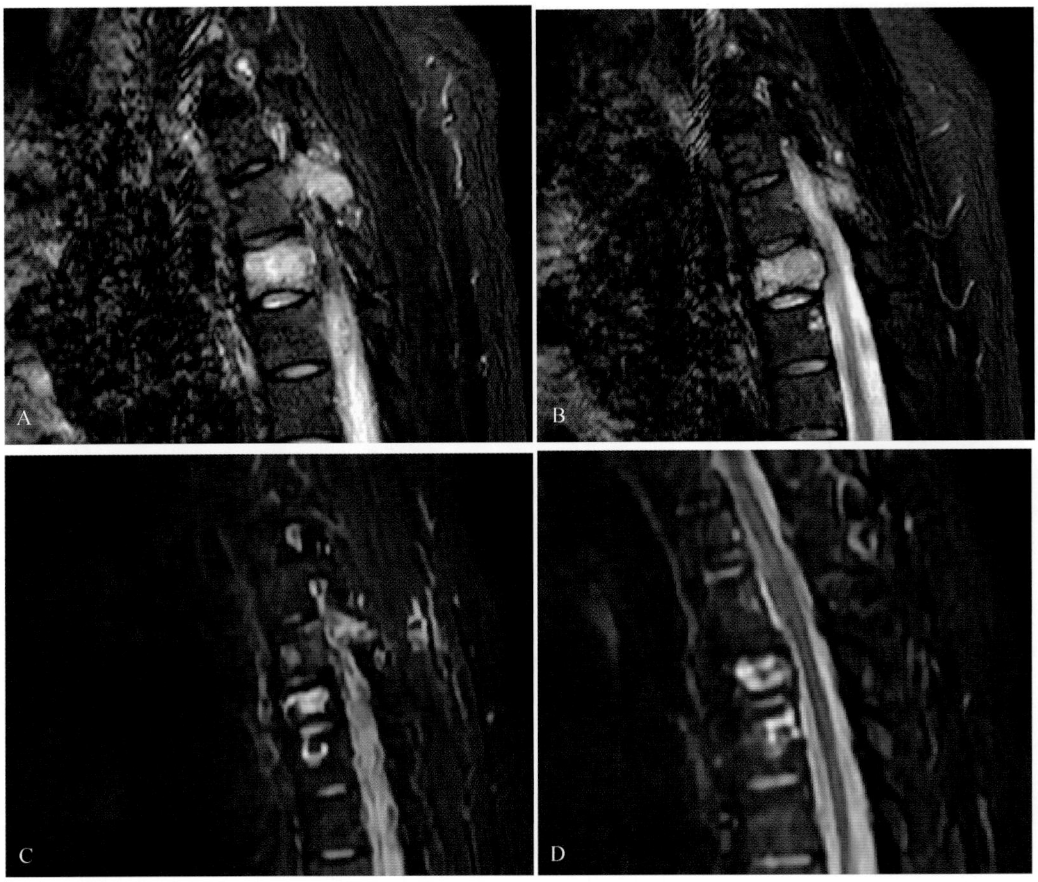

图 71-1 ^{125}I 粒子治疗前、后胸椎 MRI 检查。**A 和 B.** 治疗前胸椎 MRI 平扫，提示 T_3 附件及 T_4 椎体骨质破坏，胸髓受压；**C 和 D.** 治疗后 1 个月复查 MRI，病变缩小，胸髓受压改善

增强扫描；③左上肺斑片状实变并左上胸膜不规则增厚，建议结合胸部 CT 检查。

2. 2017 年 4 月 27 日胸部增强 CT 示（图 71-2 A 和 B）：① T_3 椎体左侧附件、T_4 椎体及左侧肩胛骨骨质破坏，考虑转移可能；②左残肺斑片条索影，考虑慢性炎性病变及纤维化病灶。

3. 腹部彩超示：脂肪肝。

4. 心电图：窦性心律，正常心电图。

【诊断】

1. 左肺腺癌术后，$T_2N_xM_1$ Ⅳ期；

2. 骨转移瘤。

【治疗经过】

2017 年 5 月 2 日在 CT 引导下对 T_3 附件及 T_4 椎体行 ^{125}I 粒子植入术，共植入 2.96×10^7 Bq ^{125}I 粒子 35 颗，处方剂量 12 000 cGy。植入过程顺利，少量出血，未出现气胸及神经损伤症状。

【治疗效果】

治疗后 1 周患者疼痛明显减轻。

治疗后 1 个月复查 MRI，T_3 及 T_4 椎体骨质破坏区软组织影较前缩小，胸髓压迫改善（图 71-1 C 和 D）。肿瘤标志物：CEA，4.63 ng/ml；CA19-9，22.36 U/ml；CYFRA21-1，1.67 ng/ml；NSE，9.29 ng/ml；SCCA，2.3 ng/ml。

治疗后 6 个月胸部 CT 提示，T_3 及 T_4 椎体转移灶稳定，骨质破坏有所修复（图 71-2 C 和 D）。

【治疗体会】

1. 中年男性肺癌患者，常规完成放疗、化疗及靶向治疗，胸椎转移灶明显进展，局部疼痛症状明显，脊髓受压，再不进行有效治疗，患者将面临高位截瘫，但临床已无有效治疗方法。

2. 经 ^{125}I 粒子治疗后，患者疼痛症状在短期内明显缓解，动态复查 CT 及 MRI，转移灶明显

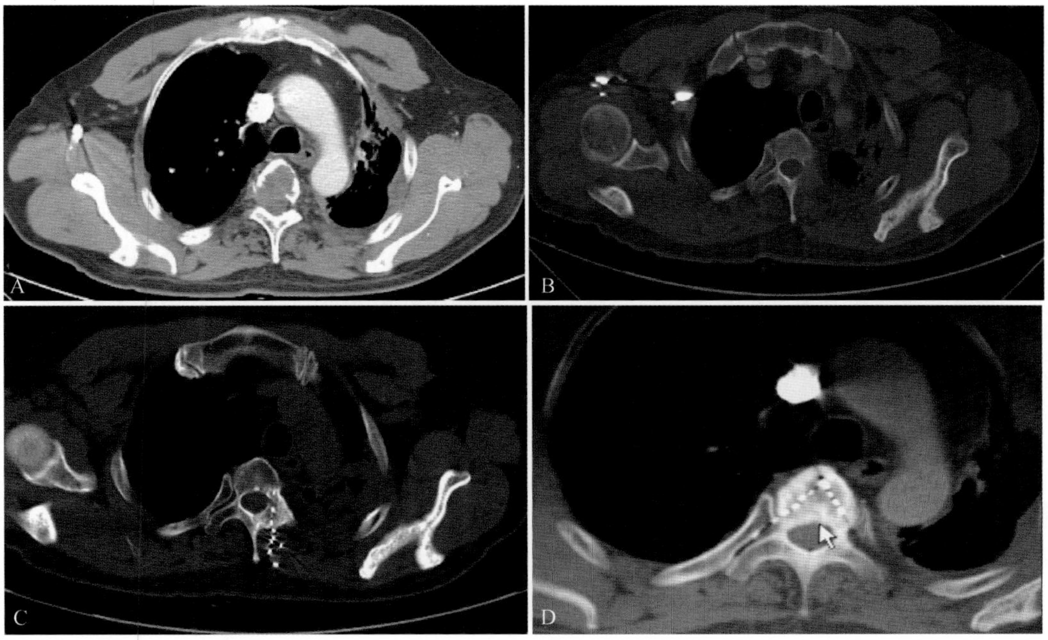

图 71-2 ^{125}I 粒子治疗前、后胸椎 CT 检查。**A 和 B.** 治疗前胸椎增强 CT，提示 T_3 附件及 T_4 椎体骨质破坏，侵犯胸髓；**C 和 D.** 治疗后 6 个月胸椎 CT，附件及椎体均见明显骨质修复

缩小、稳定，脊髓受压症状改善，且出现明显的骨质修复，患者无明显不良反应。说明 ^{125}I 粒子是一种效果良好、不良反应小的骨转移癌局部治疗手段，就连易受放疗损伤的脊髓，紧邻的病灶在进行 ^{25}I 粒子治疗后既未发生放射性损伤、也未出现放疗后水肿压迫症状。另外，^{125}I 粒子还可用于放化疗失败患者的治疗，并取得理想疗效。

【专家点评】

肺癌胸椎转移的治疗有一定难度，如果不及时有效地控制病情，将会造成高危截瘫。粒子植入治疗可以缓解脊髓受压症状，缩小转移病灶，减轻疼痛，是一种有效的姑息性治疗方法。

（江西省肿瘤医院　陈志军提供）

病例 72　^{125}I 粒子植入治疗嗅神经母细胞瘤脑转移瘤

患者，男，54 岁。

【主诉】嗅母细胞癌术后 3 年余。

【现病史】2013 年 11 月因颅底肿瘤于我院咽喉头颈外科行“鼻内镜下颅底肿瘤切除术”，术后病理（2013 年 11 月 21 日）示：左鼻腔恶性肿瘤，结合免疫组化，符合嗅神经母细胞瘤或含嗅神经母细胞瘤的癌肉瘤。于 2013 年 12 月 8 日按“顺铂＋依托泊苷”方案化疗 1 周期，并行鼻面部放疗 4 次，具体放射剂量不详。2016 年 2 月 13 日在外院复查头颅 MRI 发现：①双侧额叶、胼胝体膝部实质性占位，大小 5.8 cm×6.3 cm×5.1 cm，考虑转移；②斜坡骨质异常，考虑转移。遂至我院神经外科于 2016 年 2 月 23 日行“开颅双侧前颅底占位切除术”。术后病理（2016 年 2 月 27 日）示：(前颅底占位）结合形态及病史，符合嗅神经母细胞瘤浸润或转移。术后行调强放射治疗（IMRT），给予 PTV 6MV-X DT 50 Gy/25 F/2 Gy。此后定期复查，评价均为病情稳定（SD）。2016 年 8 月患者因“右侧肢体无力、反应迟钝、言语不利”至当地医院行头颅螺旋 CT（SCT）示：左侧额叶、颞叶占位。来我院神经外科于 2016 年 10 月 20 日全麻下行“左侧颞叶及左侧额叶占位切除术”。术后病理（2016 年 10 月 26 日）示:（左侧额叶占位、左侧颞叶占位）伴有神经内分泌分化的恶性肿瘤浸润或转移，类型难定，考虑嗅神经母细胞瘤混有神经内分泌癌。于 2016 年 11 月 6 日分别按“重组人血管内皮抑制素注射液（恩度）＋替莫唑胺”方案化疗 2 周期，末次化疗时间为 2016 年 11 月 29 日。2016 年 12 月 20 日入院复查 MRI 示“嗅神经母细胞瘤术后，左侧额颞叶占位术后”改变，与 2016 年 10 月 15 日 MRI 对比，左侧额顶部病变较前增大，须结合临床协诊。为进一步治疗至我院。

【体格检查】

右肢无力，神经系统生理反射尚存在，病理反射未引出。余无阳性体征。

【实验室检查】

血常规、肝肾功能、电解质、凝血实验及肿瘤标志物检查均正常。

【辅助检查】

我院 CT（2016 年 12 月 24 日）：左侧额、颞叶占位术后改变，左侧额顶部病变较前增大，建议结合临床协诊。

【诊断】

1. 前颅底嗅神经母细胞瘤术后放疗后；

2. 鼻窦嗅神经母细胞瘤术后；

3. 左侧颞叶及左侧额叶嗅神经母细胞瘤切除术后；

4. 高血压病Ⅲ级，极高危组。

【治疗经过】

入院后积极完善相关检查，因患者放化疗效果不佳，经多学科会诊后建议行 ^{125}I 粒子植入治疗。植入前预防性使用降颅压治疗，制订 TPS 计划（图 72-1），处方剂量 100 Gy，于 CT 引导下行脑部嗅神经母细胞瘤放射性粒子植入术，手术过程顺利，术后给予抗感染、脱水、消肿等对症治疗。后患者顺利出院。

【治疗效果】

患者治疗后 1 个月自觉症状好转。1 月余后行增强 CT（2017 年 2 月 8 日）示：嗅神经母细胞瘤术后改变，须结合临床评估；与 2016 年 12 月 24 日增强 CT 对比，左侧额部病变明显缩小（图 72-2）。临床疗效评价，部分缓解（PR）。2017 年 4 月 15 日复查 MRI 示：嗅神经母细胞瘤术后，脑转移术后改变；与 2016 年 12 月 20 日

临床诊断：嗅神经母细胞瘤　　　　计划时间 2016.12.27

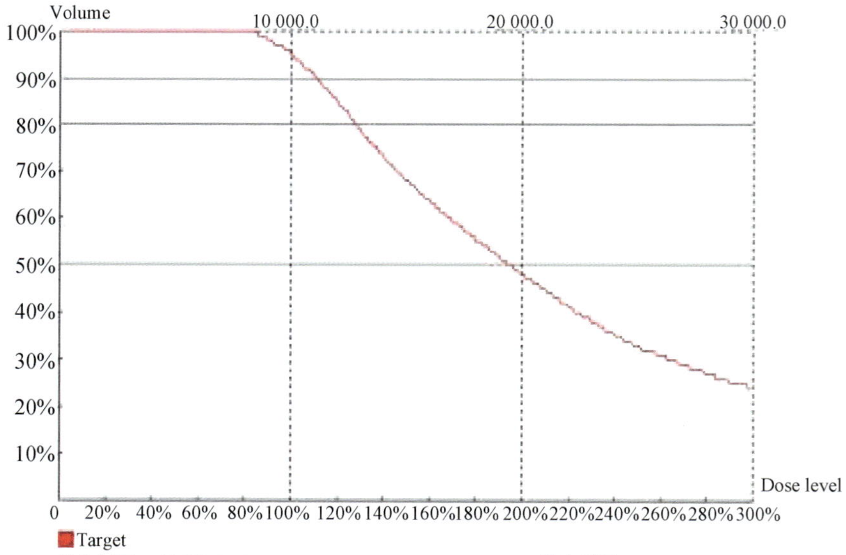

处方剂量：10 000.0 cGy　　最大剂量：20 6211.1 cGy
粒子类型　I_125　　粒子活度　0.70 mCi
粒子总数　24

组织名称	体积 (ml)	最小剂量	最大剂量	平均剂量
Target	24.3	7516.2	206 211.1	27 869.8

图 72-1　TPS 计划制订图

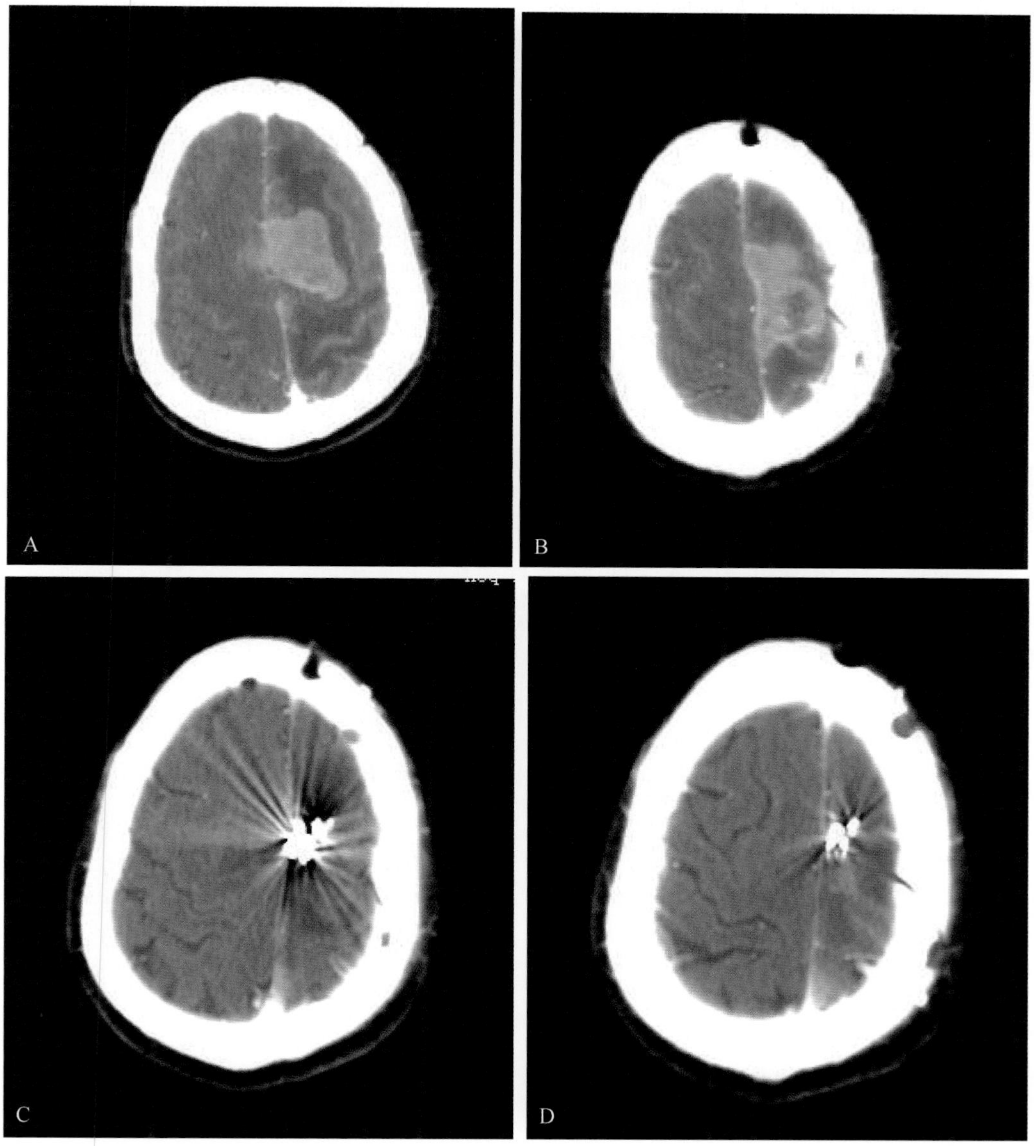

图 72-2　A 和 B. ^{125}I 粒子植入治疗前，脑转移瘤 CT 图像；**C 和 D.** ^{125}I 粒子植入治疗后 1 月余，脑转移瘤 CT 图像，脑转移病灶较前明显缩小

MRI 对比，左侧额部病变明显缩小。2017 年 4 月末次复查后患者失访。

【治疗体会】

嗅神经母细胞瘤（olfactory neuroblastoma，ONB）是比较罕见的一种鼻颅底的恶性肿瘤，自 1924 年第 1 次报道以后，目前已有 1200 余例文献报道；然而，因为嗅神经母细胞瘤比较罕见，而且位置比较特殊，对于 ONB 的治疗策略目前尚无统一的方法[1]。放射性 ^{125}I 粒子植入治疗是恶性肿瘤局部治疗的重要方法之一，在多种恶性肿瘤中取得了较为满意的临床疗效[2]。放射性 ^{125}I 粒子释放出射线，当累积到特定剂量即可杀灭肿瘤细胞[3]。国内相关研究报道了 ^{125}I 粒子植入治疗在颅内恶性肿瘤治疗中的价值[4]，但 ^{125}I 粒子植入治疗应用于脑转移瘤中的报道较少，值得我们进一步研究总结。

我们对本例患者的治疗总结如下：①患者脑部嗅神经母细胞瘤术后复发转移，经化放疗后治疗效果不佳，疾病进展，可行局部放射性 ^{125}I 粒子植入治疗。②行脑部放射性粒子植入手术时，术前须充分了解并掌握影像学资料，根据 TPS 计划设计最佳进针路径，避开脑部血管、组织等重要器官[5]。③做好术前及术后准备工作，预防脑疝发生。④患者经放射性 ^{125}I 粒子植入治疗后，病情好转，局部病变明显缩小，患者从中受益。综上，脑肿瘤常规治疗手段常难以控制，由于正常脑组织无法耐受高的照射剂量，因而对脑肿瘤来说外照射的疗效常不理想。放射性粒子植入近距离放疗可提高脑肿瘤的局部控制率，延长患者生存期，而且具有定位准确、并发症低、疗效确切等优点，值得我们进一步探索研究。

【专家点评】

嗅神经母细胞瘤是一类少见的恶性肿瘤，治疗方式有手术、放疗和化疗，但缺乏标准的治疗规范与临床路径。放射性 ^{125}I 粒子植入治疗是恶性肿瘤局部治疗的重要方法之一，可以考虑作为嗅神经母细胞瘤手术后的辅助治疗。本病例报道治疗效果良好，肿瘤病灶明显缩小而没有明显不良反应，可惜最后失访，但仍可作为临床参考。

参考文献

[1] 吴涛，刘丕楠．嗅神经母细胞瘤的诊治相关研究进展．中华神经外科杂志，2020，36（1）：84-87.

[2] Gao F，Li C，Gu Y，et al. CT-guided ^{125}I brachytherapy for mediastinal metastatic lymph nodes recurrence from esophageal carcinoma：effectiveness and safety in 16 patients. Eur J Radiol，2013，82（2）：e70-75.

[3] 李敏，文鹏，钱秋琴，等．碘-125 粒子植入治疗碘难治性分化型甲状腺癌淋巴结转移灶的临床研究．中国癌症杂志，2020，30（2）：122-127.

[4] 胡效坤，彭丽静，刘士锋，等．靶区和剂量控制下 ^{125}I 粒子治疗颅内恶性肿瘤的再评价．中华医学杂志，2017，97（19）：1457-1462.

[5] 中国抗癌协会肿瘤微创治疗委员会粒子治疗分会，中国医药教育协会介入微创治疗专业委员会，中国医师协会介入分会放射性粒子治疗专家委员会．放射性粒子治疗颅内肿瘤标准化流程专家共识．中华医学杂志，2019，99（47）：3683-3686.

（郑州大学第一附属医院　刘婷婷提供）

病例 73　^{125}I 粒子植入治疗乳腺癌转移灶

患者，女性，60 岁。

【主诉】乳腺癌术后 12 年，腹壁肿块 1 年。

【现病史】患者 12 年前因右乳“乳腺癌”于浙江省肿瘤医院行改良根治术，病理检查为浸润性导管癌，术后行辅助放化疗，定期随访，6 年前自行停止复查。1 年前发现剑突下腹壁肿块，未予重视，半年前自觉肿块有所增大，来我院就诊，诊断为：剑突下肿块，乳腺癌局部转移。予以阿那曲唑片 1 mg 每日 1 次口服，行内分泌治疗。治疗期间患者出现乏力，以双手及双足为著。今为进一步治疗就诊于我院，门诊以“剑突下肿块，考虑乳腺癌腹壁转移灶”收住院。

【既往史及家族史】胆囊结石 2 年，未行治疗；半年前有咯血史，治疗后至今未复发；半年前检查发现肝囊肿、乙肝表面抗原（HBsAg）阳性。

【体格检查】

T 36.6℃，P 96 次 / 分，R 18 次 / 分，Bp 121/76 mmHg。

神志清，精神可，浅表淋巴结未及明显肿大，口唇无发绀。右乳处可见乳房切除术后陈旧性瘢痕，愈合良好，左乳未及明显结节。双肺呼吸音清，两下肺呼吸音减低，未闻及明显干湿啰音；心界无扩大，未及异常波动及心包摩擦音，未及病理性杂音。腹平软，剑突下可见一肿块，质硬，边界不清，表面欠光滑，活动度差，无压痛，余腹部体检无特殊发现。病理征未引出。疼痛评分为 0 分。

【实验室检查】（2013 年 5 月 31 日）

1. 血常规：HGB，11.9 g/dl，略低于正常，余未见明显异常。

2. 肝肾功能：甘油三酯（TG）2.32 mmol/L，总胆固醇（TCHO）7.26 mmol/L，高于正常，余未见明显异常。

3. 凝血功能：凝血酶原时间（PT）11.4 s，略低于正常，余未见明显异常。

【辅助检查】

1. 上腹部＋盆腔 CT 增强（2012 年 12 月 25

日）：①胆囊炎、胆囊小结石，胆总管、胰管略扩张，结合临床考虑；②右肾楔形低密度灶，梗死灶？复查除外转移瘤。③右乳术后，剑突下及右心膈角转移灶？

2. 活检组织病理学（2012 年 12 月 25 日）：（腹壁）浸润性癌。

3. 胸部 CT 平扫（2013 年 4 月 22 日）：①右乳术后改变，剑突前方软组织团块影，考虑转移；②左下肺紧贴胸膜及右上肺胸膜下结节；③右中上肺支气管扩张伴感染？

【诊断】：

1. 剑突下肿块，乳腺癌腹壁转移灶；
2. 乳腺癌术后；
3. 胆囊结石；
4. 肝囊肿；
5. 支气管扩张伴感染？

【治疗经过】

1. 术前检查：治疗前行血常规、心功能、肝肾功能及凝血功能检查，常规行肿瘤标志物检查，并利用 CT 对肿块进行扫查，以确定其大小、数量、位置、形状及与周围重要组织的关系（图 73-1）。

2. 制订粒子植入计划：将术前 CT 图像数据传输到计算机 TPS 治疗计划系统，进行三维立体影像重建，勾画肿瘤靶区和计划靶区，确定肿瘤靶区剂量、粒子数量、粒子空间分布，以及植入路径和穿刺针数量，确定处方剂量为 110 Gy。

3. 植入过程：排除治疗禁忌后，于 2013 年 6 月 6 日行 CT 引导下剑突下肿块穿刺置入术。核对患者信息无误，平卧，CT 扫描确定穿刺层面及体表进针点，然后局部常规消毒、铺巾，5 ml 利多卡因局麻，以 18 G×20 cm×4 根同轴穿刺针穿刺病灶，CT 扫描确定针尖位置，确保针位准确后植入粒子。通过放射性粒子治疗计划系统（设备公司 HGGR-2000 型）共植入放射性粒子 27 颗，按照中间稀疏、周围密集的原则，后退式植入，粒子间距为 1.0 cm。逐层布针，依次植入（图 73-2），单个粒子的放射性活度为 0.5 mCi。术毕扫描针道旁未见出血，未见气胸。患者无不适，局部敷贴后送返病房。术中全程心电监护，未有异常情况。

4. 术后处理：术后再次行 CT 扫描，进行术后剂量验证，该例患者剂量达到预期标准，无须进行补种。粒子植入术后如患者未出现出血、疼痛、感染等，不需要特殊处理，如出现上述并发症则需对症处理。术后每 6 个月复查 CT（图 73-3），同时对患者复查肿瘤标志物变化以评价粒子植入的疗效（表 73-1）。

【治疗效果】

疗效评价参照 RECITS 实体肿瘤疗效评价标准[1]进行评价，分为：①完全缓解（CR），目标病灶消失，影像学检查不能显示肿瘤或仅有粒

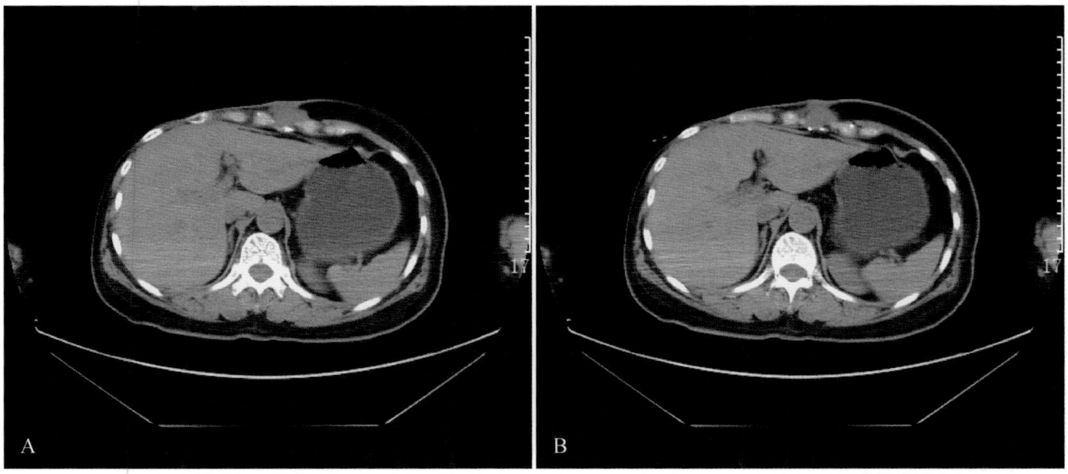

图 73-1 ^{125}I 粒子植入治疗乳腺癌腹壁转移灶，术前 CT 影像。**A.** CT 可见剑突前方不规则软组织团块影；**B.** 确定肿块大小、数量、位置、形态及与周围重要组织的关系

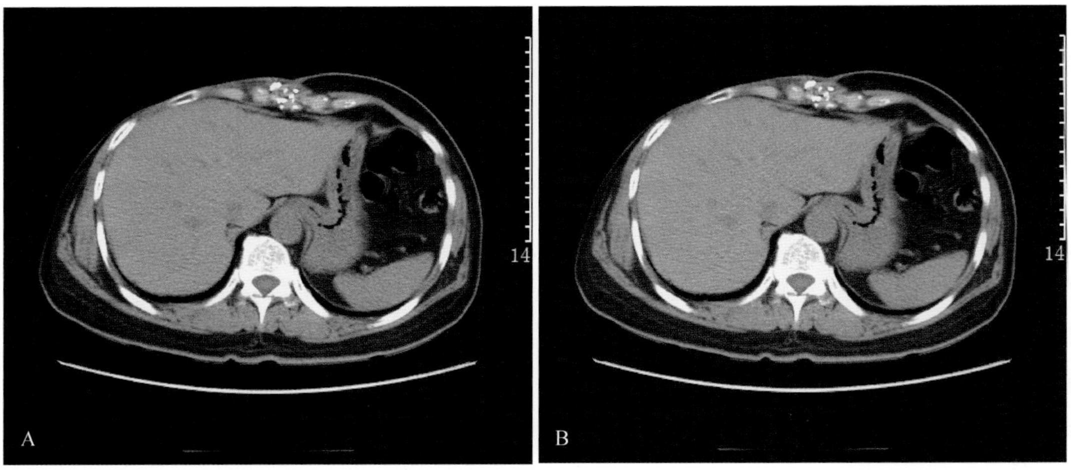

图 73-2 125I 粒子植入治疗乳腺癌腹壁转移灶，术中 CT 影像。**A.** 共植入放射性粒子 27 颗；**B.** 术毕扫描针道旁未见出血，未见气胸

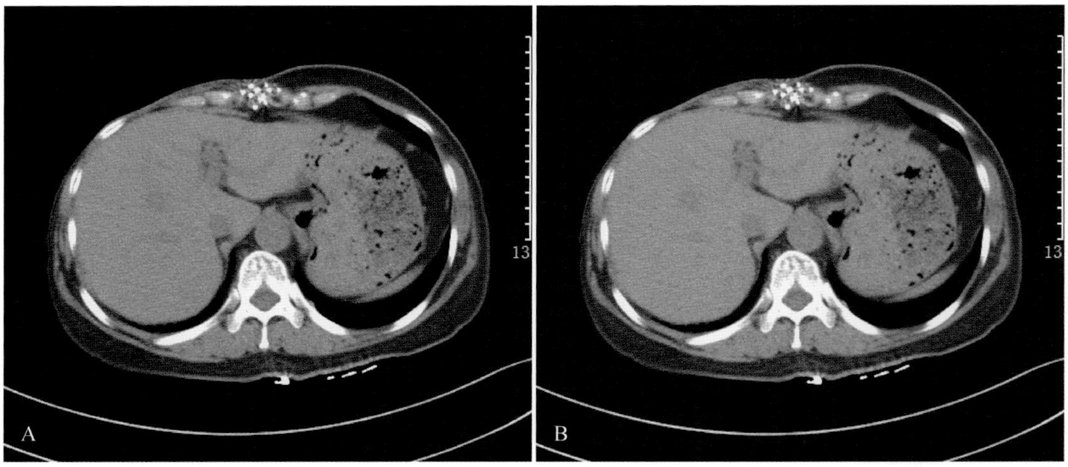

图 73-3 125I 粒子植入治疗乳腺癌腹壁转移灶，术后 CT 影像。**A.** 进行术后剂量验证；**B.** 核查有无术后并发症

表 73-1 患者 125I 粒子治疗前后肿瘤标志物血清学检查变化

时间	CA199（IU/ml）	CEA（ng/ml）	CA125（U/ml）	CA153（U/ml）	AFP（ng/ml）	铁蛋白（μg/ml）
2013 年 4 月	17.41	15.41	1.45	94.49	7.94	142.30
2013 年 7 月	19.38	17.74	1.81	40.99	7.66	147.60
2013 年 10 月	20.73	17.66	1.45	22.50	8.68	143.30
2014 年 1 月	18.79	14.25	1.33	16.33	7.39	155.80
2015 年 6 月	15.88	16.46	1.75	10.89	6.26	126.60
2015 年 12 月	19.98	18.21	1.44	15.06	6.35	138.10
2017 年 10 月	15.80	18.54	1.26	14.14	5.72	153.60

子聚集影；②部分缓解（PR），肿瘤缩小，肿瘤最大径之和减少＞ 30%，并维持 4 周；③病情稳定（SD），肿瘤较治疗前减少＜ 30% 或增大＜ 20%，并维持 4 周；④病情进展（PD），肿瘤最大径之和增加＞ 20%，或出现新病灶。以 CR ＋ PR 计算总有效率。

放射性粒子植入术后 2 周，患者局部癌性疼痛有所缓解，并逐渐消失。定期复查肿瘤标志物，术前乳腺癌相关指标 CA153（正常值＜ 35 U/ml）较正常值明显偏高，术后逐步下降并趋于稳定。

【治疗体会】

1. 患者中老年女性，结合患者主诉、体格检查以及 CT 等辅助检查，患者乳腺癌剑突下腹壁转移灶的诊断明确，符合 ^{125}I 粒子植入治疗指征。

2. 患者近期尚未接受其他相关治疗，经综合临床评估（血常规未见异常、肝肾功能可、多学科会诊及 CT 相关辅助检查评估），患者病情平稳，无严重合并症或并发症，治疗时机恰当。

3. 患者 ^{125}I 粒子植入数量的确定，是根据术前 CT 图像数据传输到计算机 TPS 治疗计划系统，进行三维立体影像重建，勾画出肿瘤靶区和计划靶区，从而确定肿瘤靶区剂量、粒子数量、粒子空间分布，以及植入路径和穿刺针数量，并确定处方剂量为 110 Gy。

4. 患者治疗前后 1 个月血常规、肝肾功能、凝血功能均未见明显异常，治疗后未出现严重不良反应，定期复查病情稳定并趋于好转，故 ^{125}I 粒子治疗对此例患者是安全有效的选择。

【专家点评】

放射性粒子组织间植入治疗肿瘤属于微创介入治疗，效果良好且无明显不良反应。^{125}I 是最常用的放射性粒子，射线穿透距离为 1.7 cm，靶区剂量高，属于精确适形放疗，放射性损伤低，应用安全。其机制为 γ 射线持续、不间断照射，并直接作用于肿瘤细胞的 DNA，破坏 DNA 合成和供瘤血管的生成，控制肿瘤细胞的增殖和修复，引起细胞周期再分布，增强肿瘤细胞对放射线的敏感性，并能诱发细胞凋亡，从而最有效地治疗肿瘤，并起到防止复发的作用，对肿瘤周围正常组织细胞的损害亦较低[2-4]。

一项多中心Ⅲ期临床试验显示，对于保乳术后的早期乳腺癌患者，放射性粒子植入对控制乳腺癌患者的局部复发率及总生存率等方面与常规全乳放疗的效果基本相当，但并发症更少且操作简单易行[5]。

本病例表明，^{125}I 放射性粒子植入对于治疗复发、转移的乳腺癌有较高的局部控制率，可较快减轻局部疼痛，明显延长患者的生存时间，改善患者的生存质量。

参考文献

[1] 陈智伟，廖美琳 . RECITS 标准在肿瘤治疗疗效评价中的作用 . 中国肿瘤，2004，13（10）：616-618.

[2] Qin QH，Huang BS，Tan QX，et al. Radiobiological effect induced by different activities of ^{125}I seed brachytherapy in a hepatocellular carcinoma model. Int J Clin Exp Med，2014，7（12）：5260-5267.

[3] Tian Y，Xie Q，Tian Y，et al. Radioactive ^{125}I seed inhibits the cell growth，migration，and invasion of nasopharyngeal carcinoma by triggering DNA damage and inactivating VEGF-A/ERK signaling. Plos one，2013，8（9）：e74038-e74051. DOI：10.1371/JOURNAL.PONE.0074038.

[4] Wang ZM，Lu J，Zhang LY，et al. Biological effects of low dose rate irradiation of pancreatic carcinoma cells in vitri using ^{125}I seeds. World J Gastroenterol，2015，21（8）：2336 -2342. DOI：10.3748/wjg.v21.i8.2336.

[5] Strnad V，Ott OJ，Hildebrandt G，et al. 5 year results of accelerated partial breast irradiation using sole interstitial multicatheter brachytherapy versus whole breast irradiation with boost after breast conserving surgery for low risk invasive and in situ carcinoma of the female breast：a randomized，phase 3，non-inferiority trial. Lancet，2016，387（10015）：229-238. DOI：10.1016/S0140-6736（15）00471-7.

（浙江大学医学院附属邵逸夫医院

楼岑　王舰提供）

病例 74　^{125}I 粒子植入治疗门静脉癌栓

患者，男性，69 岁。

【主诉】原发性肝癌综合治疗 3 年余。

【现病史】患者自 2013 年 2 月无显诱因出现上腹部胀痛不适 1 月余，无发热等症状，遂就诊于当地医院，行 CT 检查示：肝右多发占位性病变，考虑肝癌，未治疗。3 月 4 日来江西省肿瘤医院就诊，行 CT 等检查，确诊为原发性肝癌，于 3 月 8 日行介入治疗，恢复良好后出院。4 月 16 日返院复查，给予免疫抗肿瘤等治疗后出院。其后多次返院复查，给予免疫抗肿瘤等治疗后出院。2016 年 4 月 18 日患者再次返院复查，CT 示：“肝癌介入术后”改变，肝内新增结节考虑复发可能性大，建议随诊。于 4 月 22 日在局麻下行肝动脉化疗栓塞治疗（TACE）术后出院。2016 年 10 月 20 日返院复查，CT 提示病变较前进展伴脾功能亢进，于 10 月 24 日在局麻下行 TACE＋脾动脉栓塞术，术后给予护肝等治疗，恢复良好后出院。12 月 5 日因右上腹疼痛返院复查，12 月 6 日 CT 扫描示：①“肝癌介入术后”改变，肝多发结节及门静脉癌栓较前增大，考虑病变较前进展；②脾栓塞术后改变。患者甲胎蛋白（AFP）较前上升明显，脾功能亢进症状已缓解，CT 提示门静脉癌栓较前进展，再次行介入治疗意义不大，拟行门静脉内 ^{125}I 粒子植入治疗。

【既往史及家族史】否认结核病史，无手术外伤史，无输血史，无药物过敏史，预防接种史不详，无高血压及糖尿病史。

【体格检查】

T 36.80℃，P 78 次 / 分，R 20 次 / 分，血压 130/78 mmHg。

皮肤、巩膜无黄染。腹部平坦，无腹壁静脉曲张，未见胃肠型及蠕动波，腹式呼吸存在，未见腹部手术瘢痕，腹软，无膨隆，右上腹压痛（＋），余腹部无压痛及反跳痛，无腹肌紧张。肝脾未触及，肝肾区无叩击痛，移动性浊音（－）。KPS 评分 80 分。

【实验室检查】

AFP，8095 ng/ml；白蛋白，24.8 g/L（↓）；白 / 球蛋白比（A/G），0.71（↓）。

肝功能：谷草转氨酶，51 U/L（↑）；γ - 谷氨酰转肽酶，161 U/L（↑）。

血常规：RBC，2.53×10^{12}/L（↓）；HGB，88 g/L（↓）。

乙型肝炎表面抗原，315.3 ng/ml；乙型肝炎表面抗体，3.89 mIU/ml（↑）；乙型肝炎 e 抗原，0.22 PEI U/ml（正常）；乙型肝炎 e 抗体，4.84 PEI U/ml（↑）；乙型肝炎核心抗体，1.66 IU/ml（↑）。

【辅助检查】

1. 上腹部 CT 平扫＋增强扫描（2016 年 12 月 6 日）示：①“肝癌介入术后”改变，肝多发结节及门静脉癌栓较前增大，考虑病变较前进展；②脾栓塞术后改变。

2. 心电图：窦性心律，正常心电图。

【诊断】

原发性肝癌伴门静脉癌栓，$T_4N_0M_0$ Ⅲ b 期。

【治疗经过】

2016 年 12 月 13 日 B 超引导局麻下对门静脉癌栓行 ^{125}I 粒子植入术，处方剂量 12000 cGy，共植入 2.59×10^7 Bq ^{125}I 粒子 24 颗，植入过程顺利，有少量出血，无腹痛、腹胀，无恶心、呕吐。

【治疗效果】

1. 临床症状及肿瘤标志物变化情况：治疗后 1 个月复查，患者腹痛症状减轻。AFP 在治疗后 3 个月降为 1480 ng/ml，治疗后 6 个月降为 352.8 ng/ml。

2. 肿瘤变化情况（图 74-1）

【治疗体会】

本例原发性肝细胞癌（HCC）伴肝内多发转移，经过多次 TACE 术、免疫抗肿瘤治疗，出现门静脉癌栓、脾功能亢进、肝功能较差，已经不适合做 TACE 治疗。目前处理门静脉癌栓的方法很多，如手术取栓、癌栓内无水乙醇注射、癌栓射频消融等，但总体上对门静脉癌栓控制不佳。^{125}I 粒子由于具有以下优点，已广泛应用于各种实体肿瘤的治疗，并取得了良好效果：①组织内射程短，肿瘤组织可以达到致死剂量的照射而周围正常组织损伤小；②半衰期 59.4 天，可持续作用于肿瘤细胞各个分裂周期，抑制肿瘤细胞的复制，诱导肿瘤细胞凋亡；③植入后位置相对固定，大大减低了呼吸运动对肿瘤照射的影响；④小剂量的辐射能通过改变肿瘤细胞免疫表型而减少转移的机会。该例门静脉癌栓患者采用 B 超引导下 ^{125}I 粒子植入治疗后，症状好转，AFP 迅速下降，癌栓明显缩小，提高了晚期肝癌患者的生存期和生活质量，未发生明显的不良反应。

【专家点评】

^{125}I 放射性粒子植入法可以治疗门静脉癌栓，文献报道如果联合动脉化疗栓塞（TACE）等可以

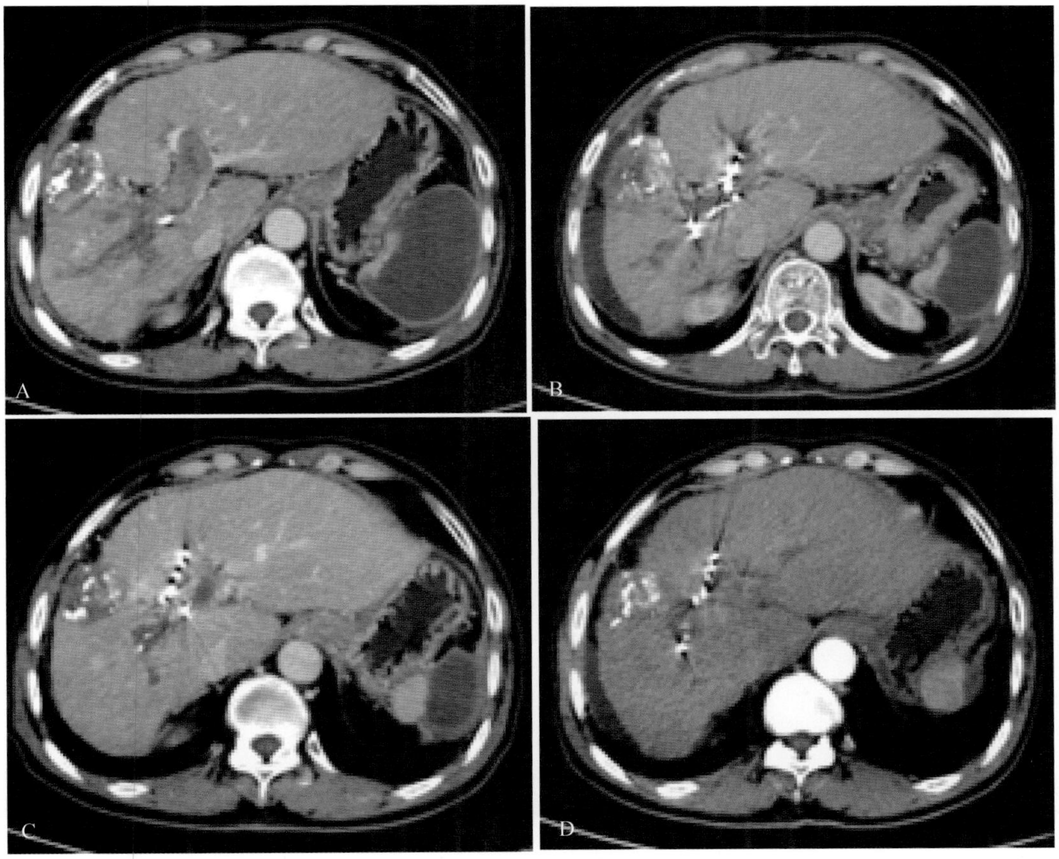

图 74-1　A. ^{125}I 粒子植入治疗前上腹部增强 CT 扫描，门静脉充盈缺损，管径明显增宽，大小约 4.2 cm×2.4 cm；**B.** 治疗后 1 个月复查上腹部 CT 增强扫描，门静脉左、右支充盈缺损形态大致同前，内见多发粒子植入术后改变；**C.** 治疗后 2 个月复查上腹部 CT 增强扫描示，门静脉右支充盈缺损影较前稍缩小，内见多发高密度粒子影；**D.** 治疗后 6 个月上腹部增强 CT 扫描，门静脉右支充盈缺损影较前明显缩小，未见明显低密度充盈缺损影，其内见多发高密度粒子影。

明显提高生存率，缓解临床症状。近期疗效满意，创伤性小、不良反应少，效果明显，可以选择应用。

（江西省肿瘤医院　陈志军提供）

病例 75　^{125}I 粒子植入治疗右上颌骨腺样囊性癌

患者，女性，59 岁。

【主诉】右鼻腔腺样囊性癌三次切除术后 5 年余，左下睑肿物末次介入术后 6 月余。

【现病史】门诊拟诊断为“右上颌骨腺样囊性癌术后复发”收入院。患者自患病以来，精神状态一般，食欲、食量一般，睡眠情况良好，体重无明显变化，大便正常，小便正常。

【既往史及家族史】平素体健，否认慢性病、传染病病史，否认外伤史、输血史、食物和药物过敏史，预防接种史随当地社会进行。父母已故，具体原因不详；2 兄 1 弟 2 妹，均体健；家族中亲属无类似疾病，否认家族性遗传病史。

【体格检查】

T 36.2℃，P 76 次 / 分，R 18 次 / 分，Bp 135/91 mmHg。

神清，查体合作，全身皮肤黏膜无黄染、皮疹及瘘管，无肝掌、蜘蛛痣；皮下无结节，皮肤湿润，弹性良好，全身浅表淋巴结未及肿大，腹部平坦，腹壁浅静脉无曲张，未见胃肠型及蠕动波；腹软，腹部无压痛及反跳痛，肝肋下未触及，未及包块，肝区叩痛阴性，肾区无叩痛，无移动性浊音，听诊肠鸣音正常。

【实验室检查】

血常规、凝血功能、肝肾功能未见明显异常。

【辅助检查】

1. 2013 年 7 月 14 日甲状腺超声（图 75-1）：甲状腺回声不均改变，甲状腺左叶低回声结节；颈部双侧可见淋巴结；甲状腺右叶、双侧腮腺、双侧颌下腺未见明显异常。

2. 2013 年 7 月 19 日 CT（图 75-2）："右侧鼻腔腺样囊性癌"术后改变；左侧上颌骨区、筛窦多发软组织肿块，考虑转移。

【诊断】右上颌骨腺样囊性癌。

【治疗经过】

经多学科会诊，拟定行 ^{125}I 粒子植入术以控制肿瘤进展而影响视力。

2013 年 7 月 31 日局麻下行 CT 引导左上颌区及筛窦内肿物 ^{125}I 粒子植入术（图 75-3）。患

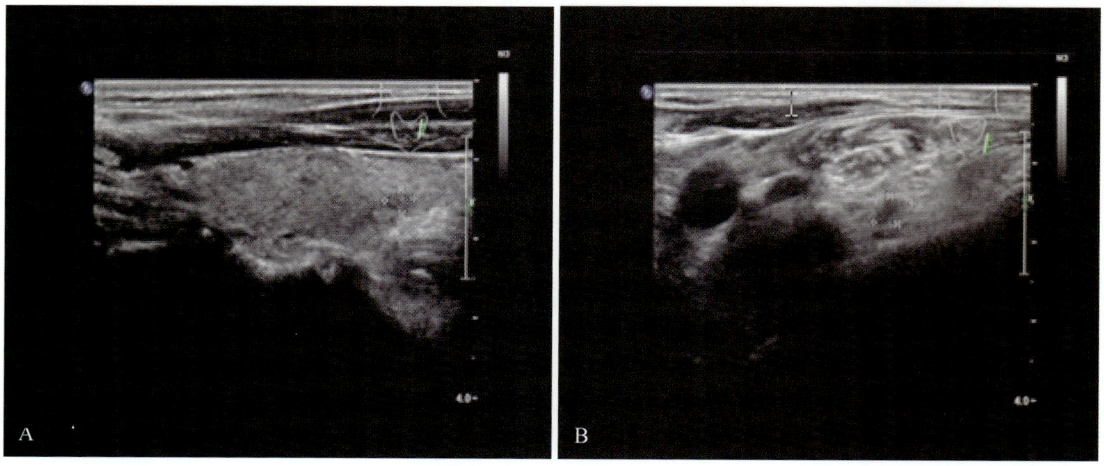

图 75-1　甲状腺超声

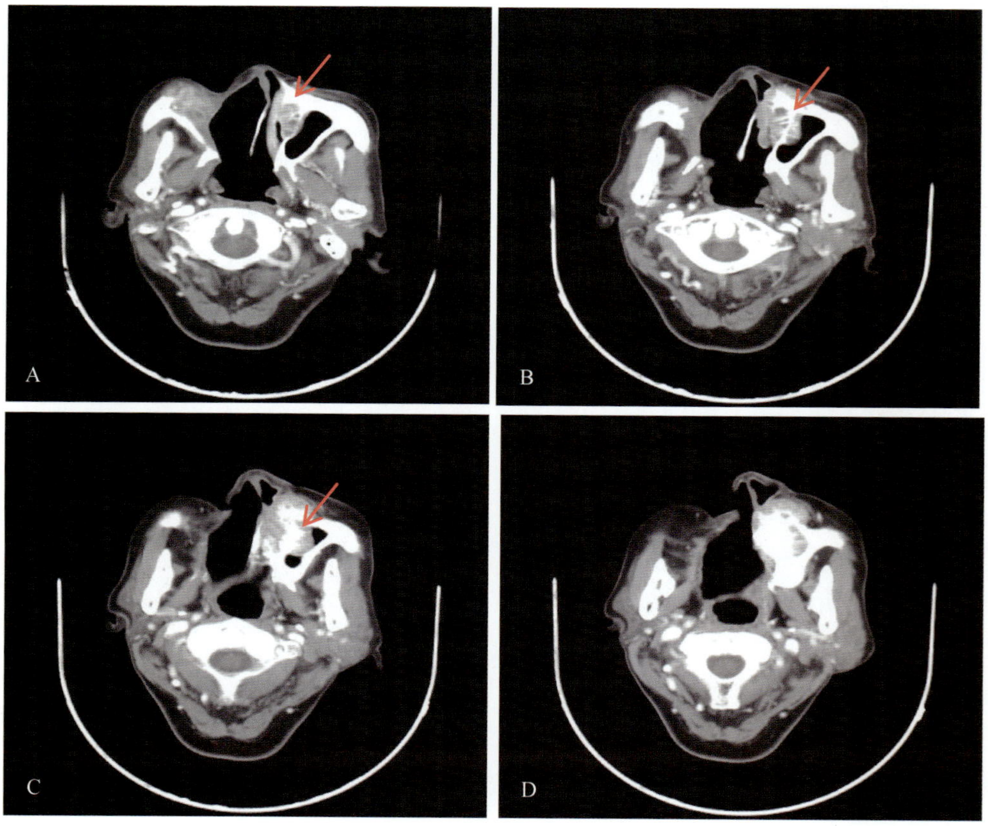

图 75-2　左侧上颌骨区、筛窦占位

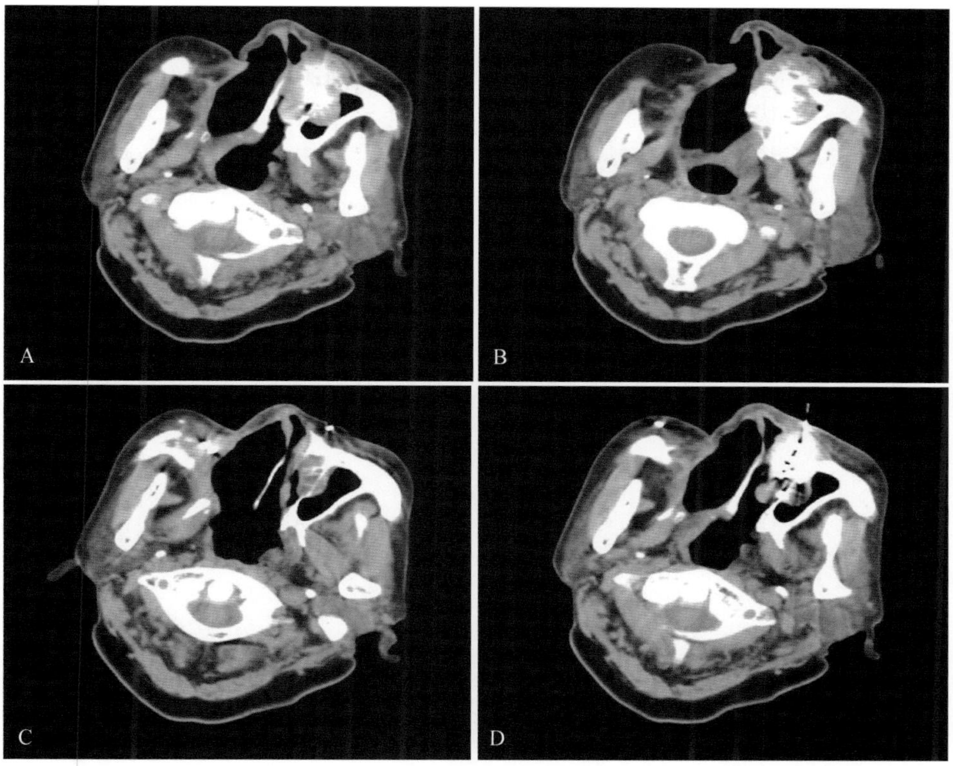

图 75-3 ^{125}I 粒子植入术术中

者取仰卧位，常规行 CT 扫描，设计穿刺针道，测量进针角度及深度。确定体表穿刺点后，贴体表标记行 CT 扫描，见标记位置准确，常规消毒、铺无菌单，2% 利多卡因 5 ml 局部穿刺点处皮下麻醉，按设计好的穿刺针道行粒子植入。共穿刺 6 个针道，植入 24 个粒子。最后拔针，按压止血 3 min，消毒穿刺点，无菌包扎。行 CT 扫描，粒子分布满意。患者无不适症状。血压、脉搏正常。遂将患者送回病房，嘱患者卧床休息，继续保肝、抗肿瘤及对症治疗。

【治疗效果】

^{125}I 粒子植入术后 11 个月行 CT 检查，可见肿物明显缩小（图 75-4）；植入术后 21 个月 PET-CT 可见肿物活性基本消失（图 75-5）。

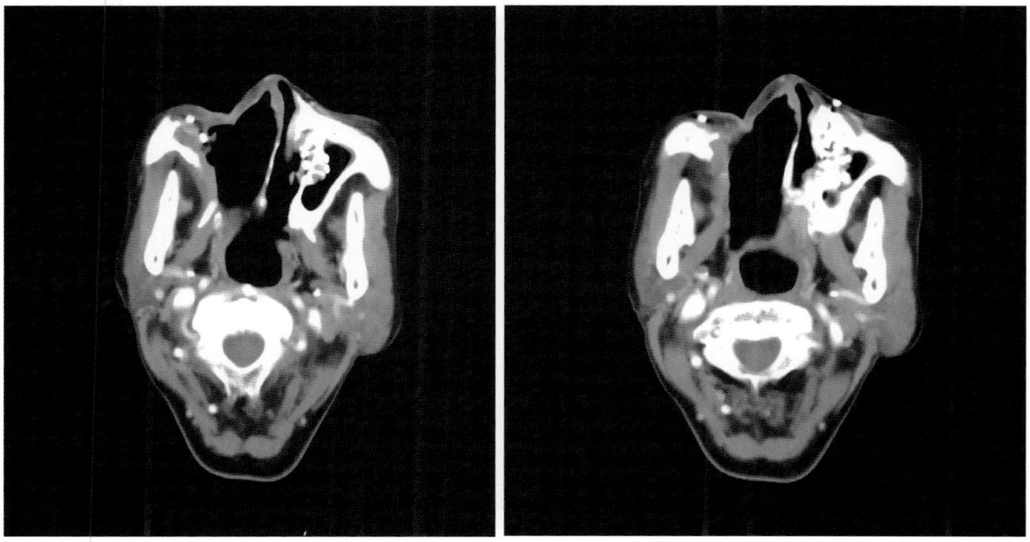

图 75-4 ^{125}I 粒子植入术后 11 个月

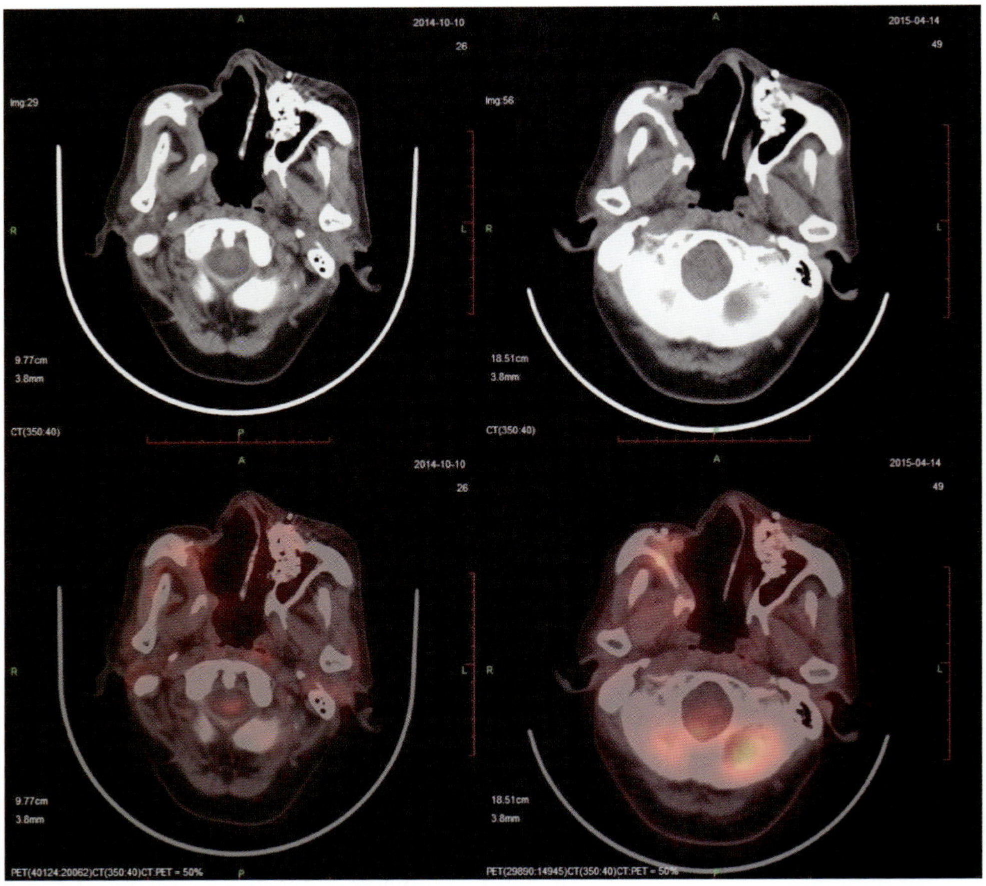

图 75-5 ^{125}I 粒子植入术后 PET-CT 检查

【专家点评】

头颈部腺样囊性癌（ACC）极易侵袭神经并循神经扩展，镜下常见神经周围间隙甚至神经纤维内有肿瘤细胞侵犯，因此有人说这是头颈部最具破坏性和不可预见性的肿瘤之一。目前临床上以手术治疗为主，术后辅助局部放疗。外照射辅助放疗虽已被广泛应用，但考虑放射性损伤，其使用剂量受限，使临床疗效受到限制和影响。近年来的基础和应用研究证实，应用 ^{125}I 粒子植入治疗头颈部 ACC，取得了很好的效果，可以抑制肿瘤发展，延缓复发，提高生存率，具有很好的应用前景。

（河南省肿瘤医院　杨辉提供）

第五部分 放射性核素敷贴治疗

一、引 言

利用放射性药物制成敷贴器治疗某些皮肤疾病常称为敷贴治疗，是核素治疗的重要内容之一。此种方法具有操作简便、无创、疗效肯定等优点，因而在临床上被广泛应用。使用放射性药物敷贴治疗皮肤病时，一般选用产生纯 β 射线的核素制作成敷贴器，β 射线有较强的电离能力而穿透能力较弱，在人体组织内的射程仅几毫米。一定剂量的 β 射线作用于表浅组织和病变组织时，对病变部位产生电离辐射生物效应，病变组织对电离辐射的敏感性比正常组织高，病灶受到破坏或抑制，从而达到治疗目的。该方法操作相对安全，不易对周围及深部组织产生不必要的辐射损伤。目前常用的有 ^{32}P 敷贴器和 ^{90}Sr-^{90}Y 敷贴器。

二、敷贴治疗小儿皮肤血管瘤

病例 76 敷贴治疗小儿唇部血管瘤

患儿，女，2 个月。

【主诉】下唇黏膜红色肿物 2 个月，逐渐增大

【现病史】出生后，下唇黏膜出现红色肿物，初为斑点状，逐渐增大为片状，明显突出

【既往史及家族史】无。

【体格检查】下唇黏膜红色肿物，呈片状，略突出皮表，按之稍褪色，大小约 0.8 cm×1.0 cm（图 76-1）。

【辅助检查】

超声：下唇红色印记皮下可探及大小 11.0 mm×3.2 mm×9.8 mm 混合回声团块，边界清，无包膜，内部回声不均，最深处距皮肤 3.2 mm，内部可见丰富血流信号。超声提示：下唇血管瘤。

【诊断】皮肤血管瘤。

【治疗经过】

1. 向家属交待疾病性质，介绍可以采取的治疗方法（激光、冷冻、手术、普萘洛尔治疗等方法），并说明我科采用的治疗方案为核素敷贴治疗，采用 β 射线局部照射，治疗后可能出现皮肤色素沉着或脱失、影响美容、皮肤破溃感染、疗效不佳等后果，家属知情同意后签署知情同意书，对病变部位进行拍照，同病历资料一同存档。

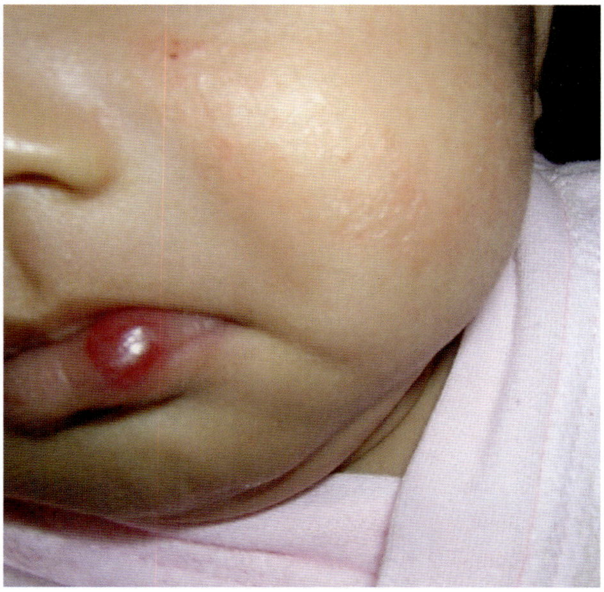

图 76-1 下唇黏膜红色肿物

2. 治疗方法：给予 ^{90}Sr 敷贴治疗，1500 rad×5 天，治疗中对正常皮肤给予胶皮遮盖屏蔽，通过计时器控制照射剂量，并通过视频对患者进行监控，治疗完成后及时收回敷贴器。另给予维生素 B_{12} 注射液一日 3 次局部外用，以减轻皮肤反应。告知患者 2 个月后复查，有变化随诊。

【治疗效果】

患者 2 个月后复查。自述照射后 2 周左右，病变周围正常皮肤颜色加深，后慢慢恢复。血管瘤颜色逐渐变浅、萎缩。

血管瘤基本消退，局部皮肤略有色素沉着、脱失，无须继续治疗，建议患者随诊（图 76-2）。

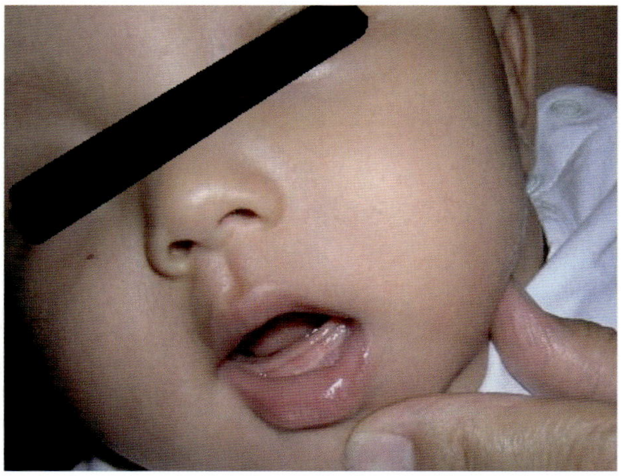

图 76-2 下唇黏膜红色肿物治疗后

【治疗体会】

局限性皮肤血管瘤的敷贴治疗方法简单、有效，并有多篇文献报道[1-5]，但是需要注意相关细节。

1. 把握好治疗适应证：β 射线射程短，组织射程只有数毫米，对表浅及局限性皮肤病变治疗效果好，对深层病变和比较厚的病变治疗效果差或无效，不适用于破溃及感染皮肤。

2. 治疗前的宣教和知情同意：实事求是地交待病情，给予患者可选择的治疗方案，并交待治疗方案的优缺点和治疗效果，降低患者过高的心理预期值，这对医患沟通来说非常重要。核素治疗由于其特殊性，更需要患者知情同意。

3. 治疗过程中的细节：①针对血管瘤面积及深度，剂量一般给予 1500 ~ 2500 rad；②建议低剂量分次照射，以减轻治疗反应，尤其对影响美容的部位、血运较少的部位（如耳廓）以及年龄偏小的幼儿，照射剂量宜小，要注意对正常皮肤的保护；③对患者进行监控（以防过量照射及敷贴器丢失）；④可适当给予药物外用（维生素 B_{12}、二乙醇胺软膏等），减轻照射反应；⑤皮肤破溃可局部消炎治疗，严重者可外用表皮生长因子；⑥建议患者随诊。

【专家点评】

1. 小儿皮肤血管瘤比较常见，嘴唇黏模是好发部位之一，由于这个部位末梢神经丰富，激光、冷冻、手术容易引起疼痛或引起炎症，所以选择 β 射线敷贴治疗可以取得好的治疗效果。

2. ^{90}Sr 敷贴治疗的关键操作是控制好照射剂量。分次照射是大家公认的较好的一种治疗方式，对不同个体根据病灶性质、部位、深度及年龄等因素设计和制订治疗方案。

3. 敷贴治疗后可以应用复方维生素 B_{12} 溶液局部外用，以预防局部放射性皮肤炎症，并有消肿止痛的功效，没有副作用。

参考文献

[1] Oshiumi Y, Ichiya Y, Shiokawa H, et al. Treatment of skin hemangioma with 90 Sr beta-ray. Rinsho Hoshasen, 1976, 21 (9): 785-790.

[2] Baroncelli G. Beta therapy with strontium radioisotopes in the treatment of cutaneous angioma. Radiol Med, 1980, 66 (9): 636-637.

[3] 史文杰，王新冕，陈向志. 90Sr-90Y 敷贴治疗皮肤血管瘤的疗效分析. 第三军医大学学报，2004，26 (8)：677，681.

[4] 张德重，傅烨生. ^{90}Sr 敷贴治疗皮肤血管瘤的疗效观察. 同位素，2000，13 (3)：189-192.

[5] 中华医学会. 临床技术操作规范核医学分册. 北京：人民军医出版社.

（吉林大学第一附属医院　林承赫提供）

病例 77　敷贴治疗小儿头顶皮肤血管瘤

患儿，女，2 个月

【主诉】头顶红斑 2 个月。

【现病史】出生后数天头顶出现红斑，逐渐增大，并稍突出皮肤。

【既往史及家族史】无。

【体格检查】

头顶红色肿物，呈片状，略突出皮表，按之稍褪色，大小约 1.6 cm×1.2 cm（图 77-1）。

【辅助检查】

超声：头顶左侧皮下可探及范围约 16.0 mm×12.0 mm 略高回声团块，边界清，无包膜，内部回声不均，最深处距皮肤 2.2 mm，内部可见丰富血流信号。超声提示：头顶左侧血管瘤。

【诊断】婴幼儿皮肤血管瘤。

【治疗经过】

1. 向家属交待病情：介绍可以采取的治疗方法（激光、冷冻、手术、口服普萘洛尔和激素治疗等方法），以及各自的优缺点和相应副作用。

2. 签署知情同意书：告诉家长局部 ^{32}P 敷贴治疗主要副作用为皮肤色素沉着或脱失，以及需要多个疗程等。家属知情同意后签署知情同意书。

3. 治疗方法：采用本科室简易自制 ^{32}P 敷贴器，^{32}P 剂量为 0.925 MBq/cm^3，初次敷贴时间为 14 h。

4. 交待注意事项及 3 个月后复诊，如有明显变化随时复诊。

【治疗效果】

患者每隔 3 个月复查。在 3 个疗程后血管瘤基本消退，局部皮肤有少许色素脱失，建议患者随诊（图 77-2 和图 77-3）

【治疗体会】

皮肤血管瘤的局部敷贴治疗方法简单、有效，但是需要注意相关细节。^{32}P 敷帖器的制作是将发射 β-射线的 ^{32}P 溶液（有载体或无载体均可）均匀吸附在滤纸或银箔上。制作专用敷帖器时滤纸或银箔的大小及形状与患者病灶的大小及形状相同。

积极与医师配合，按医嘱要求敷贴一定时间后取下，切不可自作主张延长或缩短敷贴时间。治疗中发现敷贴膏移位，应立即用胶布重新固定，防止损伤正常皮肤。敷贴药膏不能进入口中，不可乱丢。

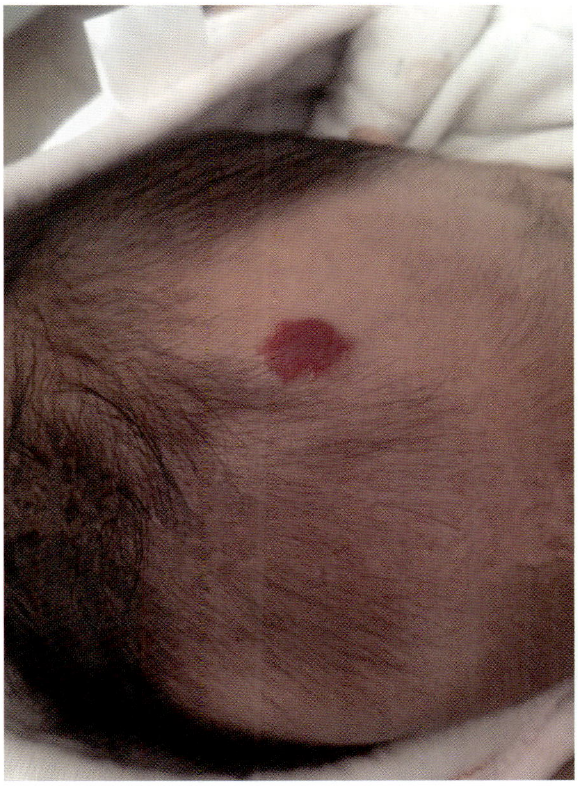

图 77-1 头顶红色肿物

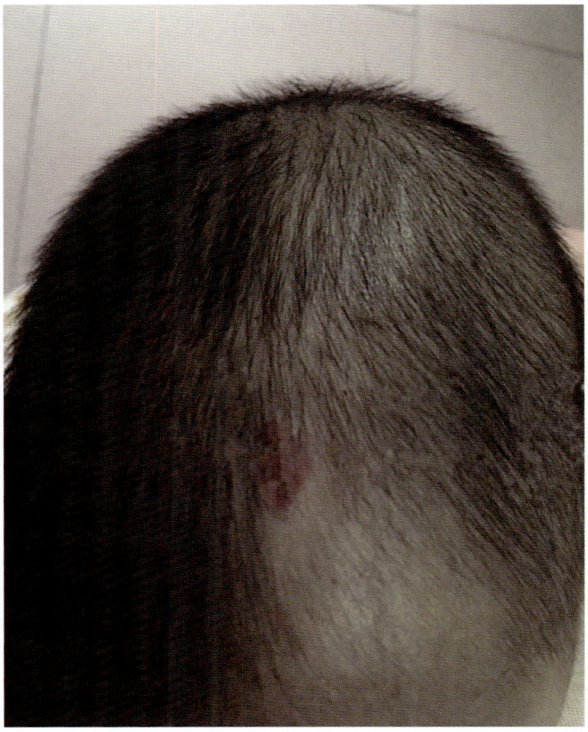

图 77-2 治疗后 3 个月，明显好转

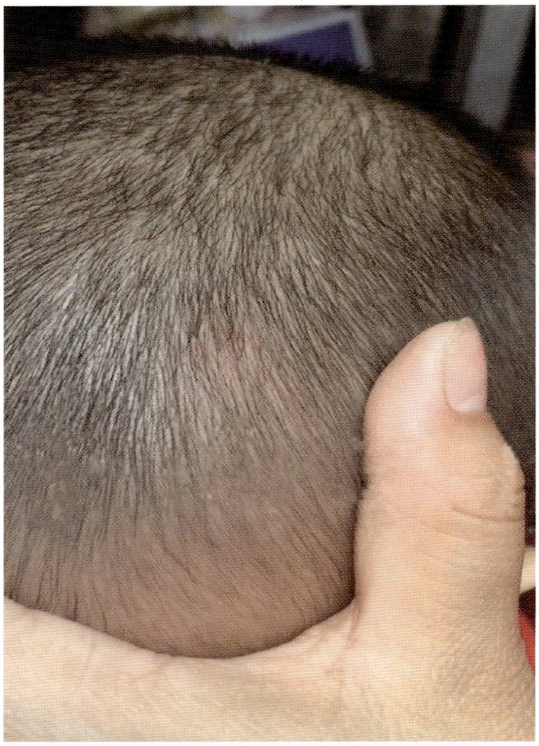

图 77-3 治疗后 9 个月，基本治愈

如在照射过程中发生破损或湿性皮炎或大疱样改变，应立即终止治疗，保持局部卫生，并施以对症治疗，以防感染。

治疗过程或照射后出现皮肤瘙痒加重，可用小剂量抗过敏药物，禁止搔抓、热水洗烫及阳光曝晒，以防破损、感染。

注意观察照射后皮损变化，一般治疗后 3～5 天皮肤颜色开始变深，反应严重时局部可出现小水疱，属正常现象，可进行对症处理，待结痂后自行脱落。约 1 个月后反应结束，局部皮损处脱皮方可见到效果。

严格把握治疗适应证：β 射线射程短，组织射程只有数毫米，对表浅及局限性皮肤病变的治疗效果好，对深层病变和比较厚的病变治疗效果差或无效，不适用于破溃及感染皮肤。

【专家点评】

1. 自制 ^{32}P 敷贴器治疗皮肤血管瘤是一种很好的方法，与 ^{90}Sr 敷贴相比，其优点是可以按病灶形状制作相对吻合的敷贴器，对形状不规则特别是病灶不平坦的部位最实用。

2. 自制 ^{32}P 敷贴器可以根据病变性质、科室规范制订不同的敷贴器，如治疗瘢痕、皮肤血管瘤、顽固性苔藓等；也可以根据科室治疗经验配制适当的溶度。在治疗操作中制订相应敷贴时间以满足治疗剂量。

（中山大学孙逸仙医院　张弘提供）

病例 78　敷贴治疗小儿鼻尖部皮肤血管瘤

患儿，女，3 个月。

【主诉】右侧鼻尖部鲜红色斑点 2 个月。

【现病史】自出生后 1 个月左右发现右侧鼻尖部一鲜红色斑点，按压时消失，松开后逐渐出现，患儿哭闹时颜色较深，病程中逐渐增大（图 78-1）。为进一步诊治来我科门诊求诊。

【既往史及家族史】既往体健，否认食物及过敏史，父母均无血管瘤相关病史。

【体格检查】

T 36.5℃，P 98 次 / 分，R 20 次 / 分，BP 80/38 mmHg。

【实验室检查】暂无。

【辅助检查】暂无。

【诊断】

皮肤浅表血管瘤

【治疗经过】

自就诊当日起给予 ^{90}Sr-^{90}Y 敷贴，治疗总剂量为 10 Gy，分 7 天连续给予。治疗期间及治疗后未给予其他方法治疗。治疗后 2 个月复查（图 78-2）。

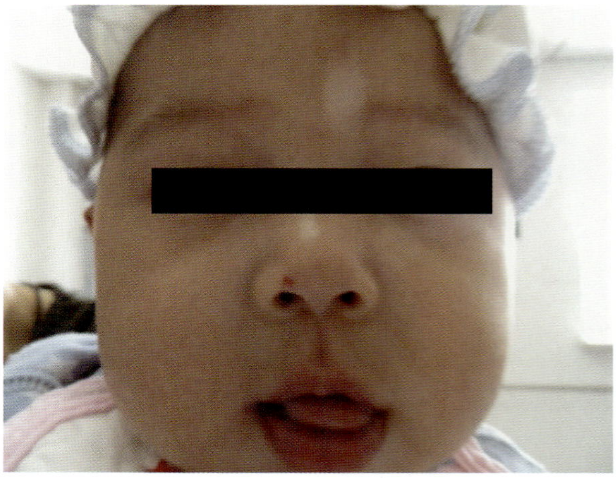

图 78-1 患儿治疗前，右侧鼻尖部皮肤血管瘤

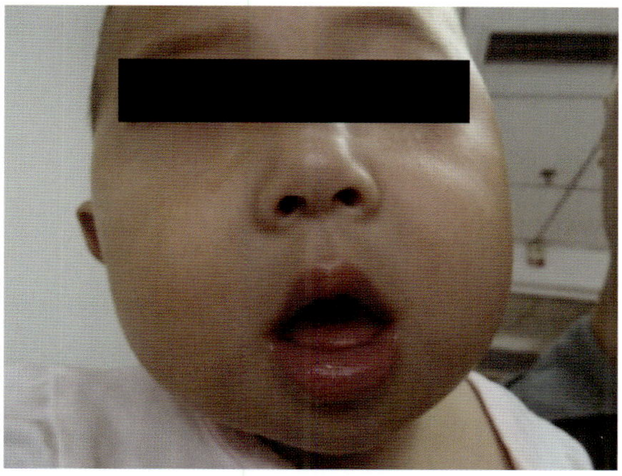

图 78-2 敷贴治疗后 2 个月

【治疗效果】原右侧鼻尖部皮肤血管瘤消失，效果很好。

【治疗体会】

1. 疾病诊断：该患儿自出生时即发现右侧鼻尖部红色斑块，进行性生长较快，略突出皮肤表面。血管瘤局部受压后颜色消失，减压后颜色恢复；患儿哭闹后局部颜色加深。由于位置相对表浅，不适合超声学检查，根据症状和体征基本可以判定为浅表血管瘤。

2. 治疗抉择：小儿血管瘤往往出现于新生儿，在出生后第 1 个月及第 5 个月可出现生长的“高峰期”。有部分血管瘤可以出现“自愈”现象。该患儿血管瘤根据问诊，确定生长速度较快，面积有增加的趋势，故选择马上治疗，而非观察等待“自愈”。

3. 方法选择：^{90}Sr-^{90}Y 敷贴是核医学治疗血管瘤的常规方法，该患血管瘤面积小，厚度浅，所以直接给予敷贴治疗即可。

【专家点评】

皮肤血管瘤一旦明确应该尽早治疗。对于不可能自愈的皮肤血管瘤无论大小都应该尽早治疗，特别是面部暴露部位，如果不及时处理会影响面容，造成遗憾。本病例在鼻尖部，如果任其发展可能会影响面容，而敷贴 1 个疗程获得痊愈，皆大欢喜。

（吉林大学中日联谊医院　温强提供）

病例 79　^{32}P 胶体注射治疗婴幼儿海绵状血管瘤

患儿，男，3 岁。

【主诉】发现头部有一突起质软包块 2 年余。

【现病史】自出生后 3 个月时发现头部有一微突起包块，约 5 角硬币大小，表面呈鲜红色，质软，逐渐长大，仅半年增长较快，目前已达约 6 cm×5 cm×2 cm。

【既往史及家族史】患儿体健，除头部包块之外，家属否认其他疾病及传染病史。家族中无血管瘤及遗传性疾病病史。

【体格检查】

T 36.2℃，P 112 次 / 分，R 20 次 / 分，BP 115/75 mmHg。

患儿右侧头顶部可触及约 6 cm×5 cm×2 cm 质软突起包块，色鲜红（图 79-1）。哭闹时颜色加深，包块突起程度明显加重。患儿神志清楚，查体配合佳。

【实验室检查】

血常规（－）。

【辅助检查】

头部包块超声提示：包块大小约 5.0 cm×6.0 cm，低回声，内呈蜂窝状，可见丰富血流充

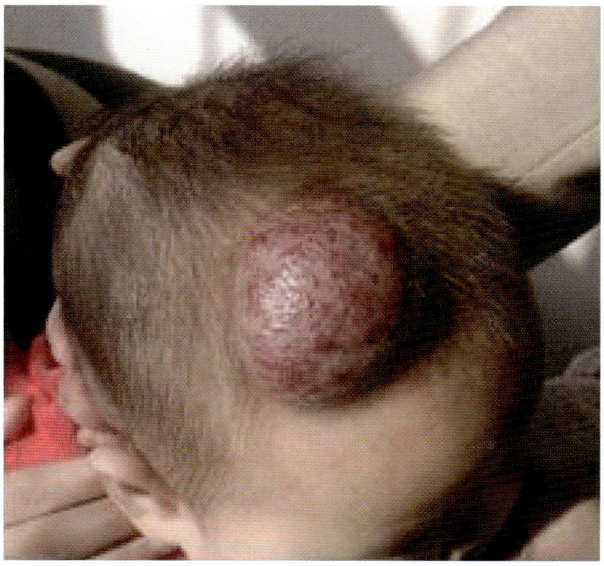

图 79-1 患儿治疗前，右侧头顶部可触及约 6 cm×5 cm×2 cm 质软突起包块

填，考虑为海绵状血管瘤。

【诊断】

右侧头顶部海绵状血管瘤。

【首次治疗经过】

1. 行 ^{32}P 胶体注射治疗。告知家属治疗过程、预后及不良反应，签署知情同意书。

2. 治疗面积（cm^2）：5.0 cm×6.0 cm；按照每平方厘米 20 μCi 给药，注射放射性活度为 600 μCi，注射体积 2.6 ml。

3. 操作方法：局部皮肤消毒后，分别从瘤体左、右侧底部各进 2 针，回抽无回血，边退针边推药，每进针一次分上、中、下 3 个部位给药。给药结束后，要求家属按压无菌棉签，并轻揉患部约 5 min，使药物均匀分布。观察 3 个月（图 79-2），准备行第 2 次治疗。

【第 2 次治疗经过】

1. 治疗面积（cm^2）：2.3 cm×4.0 cm；按照每平方厘米 20 μCi 给药，注射放射性活度为 200 μCi，注射体积 1.5 ml。

2. 操作方法：局部皮肤消毒后，按照首次治疗方法进行操作。观察 4 个月后复诊，患儿明显好转（图 79-3）。

【治疗效果】

1. 患者经 ^{32}P 胶体注射治疗后 3 个月瘤体明显缩小，局部皮肤未出现水疱，无溃烂现象。继续给予第 2 次治疗。

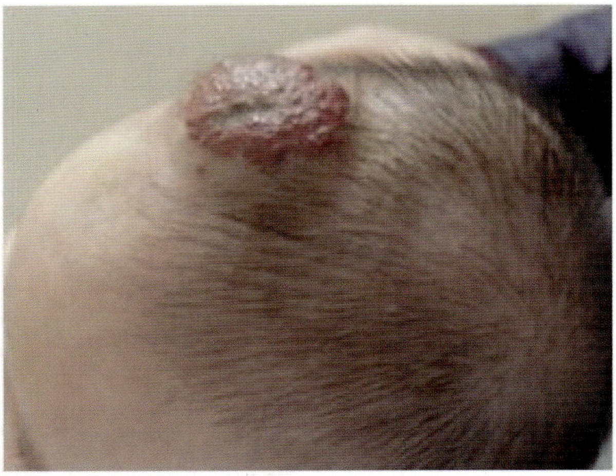

图 79-2　第 1 次治疗后 3 个月，瘤体明显缩小，局部皮肤未出现水疱，无溃烂现象

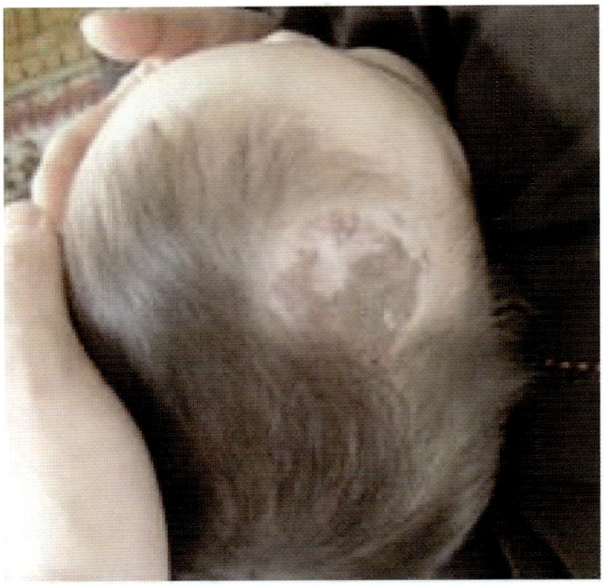

图 79-3　第 2 次治疗后 4 个月复诊。患儿明显好转，表面平整，无红肿，有陈旧性皮痂脱落

2. 患儿行第 2 次治疗后 4 个月复诊所见：血管瘤基本治愈，可见大小约 4.0 cm×4.5 cm 治疗后期圆形瘢痕，表面平整，边界清晰，表皮有陈旧性皮痂脱落痕迹，无红肿及压痛，属于正常恢复期。

【治疗体会】

1. 血管瘤是一种常见的软组织良性肿瘤，好发于婴幼儿。大部分血管瘤位置表浅，位于身体各处皮肤，头颈部多见；随年龄增大，血管瘤亦增大，部分也可自行消失。^{32}P 放射治疗是婴幼儿皮肤血管瘤的有效治疗方法之一，该方法安全、清洁，疗效肯定，患儿家属易于接受。

2. 注射液的配制：^{32}P 胶体治疗注射液的配制是治疗成败的关键之一。如果药液体积小，难以注射均匀；药液体积太大，瘤体容纳不下，容易外溢。

因为 ^{32}P 胶体可以与多种稀释剂混合而不影响其稳定性，所以用 0.9% 生理盐水及注射用水都可作为稀释剂。

3. 治疗前准备：治疗前应仔细询问患儿病史及健康状况，注意营养状况，有无感冒症状。检测体温、血常规及瘤体部位超声，无异常体征并确诊为血管瘤后，可请患者家属签署知情同意书，方可治疗。

4. 局部注射后，注射部位可能出现痛痒，禁止搔抓；病变部位还可出现水疱、红肿、溃烂，应按照放射性烧伤处理。远期不良反应：治疗部位色素脱落、色素沉着、脱发等。

【专家点评】

对于海绵状皮肤血管瘤，单纯敷贴治疗效果不佳，可以选择手术、介入等方法治疗，而局部注射 ^{32}P 胶体也可以取得良好的疗效。本例患者选择用稀释的 ^{32}P 胶体溶液直接瘤体多点注射 2 次，最后获得很好的效果，可作为临床参考。

（第四军医大学西京医院　安小利提供）

病例 80　敷贴治疗左踝皮肤血管瘤

患儿，男性，3 个月。

【主诉】左踝皮肤血管瘤 3 个月，渐进性增大。

【现病史】患儿出生后发现左踝皮肤片状红斑。3 个月来红斑面积逐渐增大，突出皮肤表面。未行相关治疗，为求进一步治疗来我科就诊。

【既往史及家族史】无疾病家族史。

【体格检查】

左踝皮肤红斑，病变大小约为 6.8 cm×3.5 cm，突出皮肤表面，压之无褪色。

【诊断】

左踝皮肤血管瘤。

【治疗经过】

患儿家属签署皮肤血管瘤 ^{90}Sr-^{90}Y 敷贴治疗知情同意书。患者行小剂量分次 ^{90}Sr-^{90}Y 敷贴治疗。根据病变大小，制订 7 个照射野。每照射野每次 2 Gy，每日 1 次，连续 10 次。每照射野总剂量为 20 Gy。3 个月后复查。

【治疗效果】

3 个月后复查病变，瘤体较治疗前明显缓解，病变大小明显缩小，瘤体扁平，颜色变浅。周围皮肤未见色素沉着（图 80-1）。

【专家点评】

皮肤血管瘤临床上常用的治疗方法包括冷冻、激光、手术和注射硬化剂等，但疗效欠佳，且这些方法常会给患儿造成痛苦和创伤。^{90}Sr-^{90}Y 敷贴治疗是利用 ^{90}Sr 衰变后，^{90}Y 子体发射的 β 粒子产生的放射生物学效应，有效射程为 2 ～ 4 mm，增生的毛细血管内皮细胞辐射敏感度高，使增生的毛细血管闭塞和纤维化，达到治疗目的[1-3]。有研究报道瘤体厚度小于 3.2 mm 为治疗界值，小于 3.2 mm 的瘤体，^{90}Sr-^{90}Y 敷贴一次性治愈的可能性较大。^{90}Sr-^{90}Y 敷贴方便，患儿无痛苦，患儿和家属容易接受。血管瘤病灶在照射后 2 ～ 3 天会出现血管颜色加深，治疗结束后 1 ～ 3 个月内可表现为薄片状脱屑。本病例为较大面积皮肤血管瘤行 1 个疗程 ^{90}Sr-^{90}Y 敷贴治疗，效果良好。

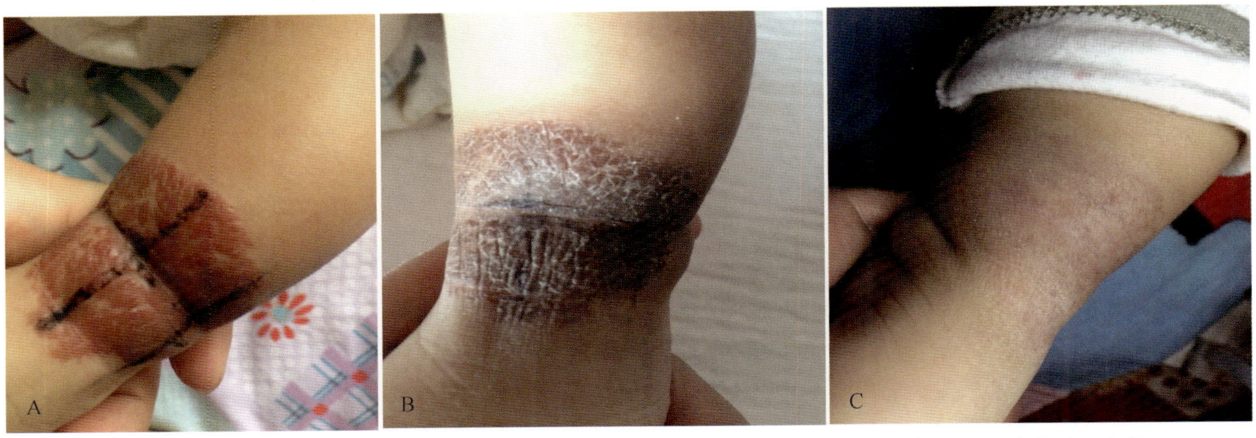

图 80-1　患儿左踝皮肤血管瘤行 ^{90}Sr-^{90}Y 敷贴治疗。**A.** 治疗前；**B.** 治疗后 1 个月；**C.** 治疗后 3 个月

参考文献

[1] 丁忠旗，张俊，盛强，等. ^{90}Sr-^{90}Y 敷贴婴儿皮肤单纯性毛细血管瘤的疗效评价. 中华核医学杂志，2011，31（6）：423-424.

[2] Uihlein LC，Liang MG，Mulliken JB. Pathogenesis of infantile hemangiomas. Pediatric Annals，2012，41：1-6.

[3] 冯健伟，高沁怡，李亚明. 浅表超声评价 ^{90}Sr-^{90}Y 敷贴治疗血管瘤的疗效. 中华核医学与分子影像杂志，2015，35（1）：41-43.

（中国医科大学附属第一医院　李雪娜提供）

三、敷贴治疗瘢痕疙瘩

病例 81　敷贴治疗瘢痕疙瘩

患者，女性，28 岁。

【主诉】双侧面颊、左肩、前胸多处皮肤损伤后增生性瘢痕 3 年。

【现病史】患者 3 年前双侧面颊、左肩、前胸部痤疮挠破后出现感染，恢复后出现瘢痕增生，病程中缓慢增大，并伴有刺痛、麻痒感。阴天、食用辛辣刺激性食物后症状加重，为进一步诊治来我科门诊求诊（图 81-1）。

【既往史及家族史】患者既往体健，否认食物及药物过敏史，家族中无与瘢痕疙瘩相关的遗传性疾病史。

【体格检查】

T 36.5℃，P 85 次 / 分，R 18 次 / 分，BP 124/76 mmHg。

【实验室检查】暂无。

【辅助检查】暂无。

【诊断】瘢痕疙瘩。

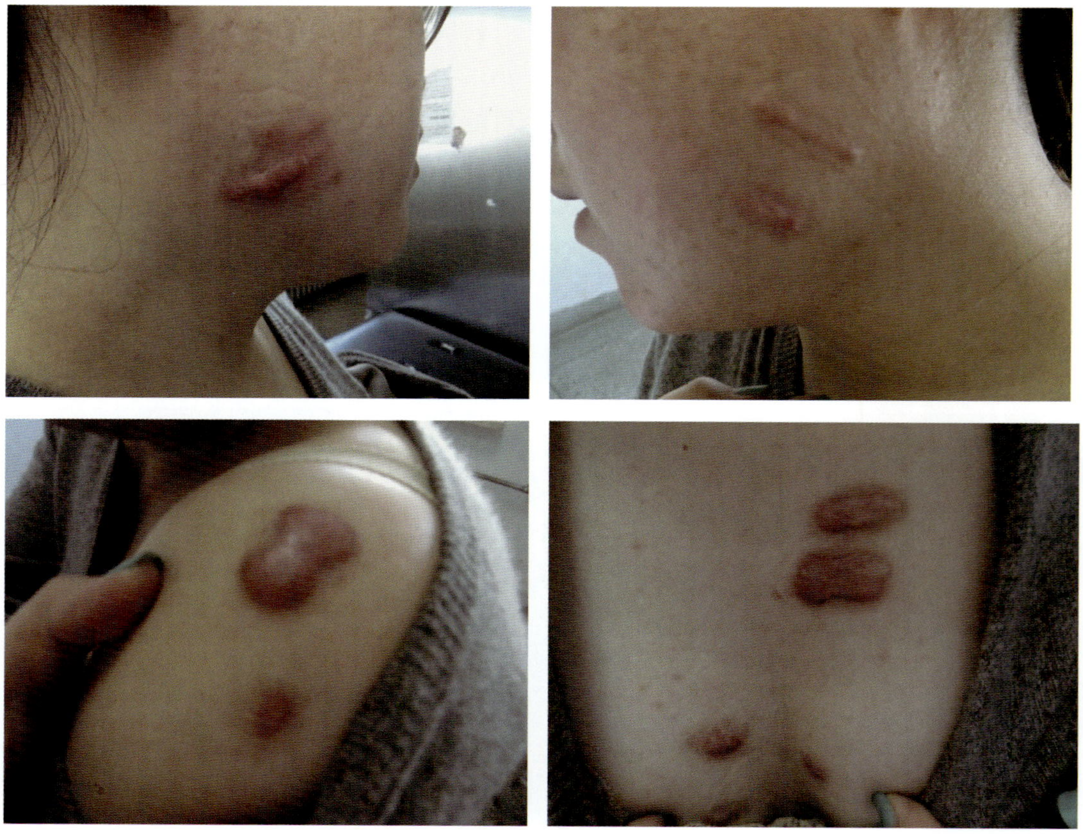

图 81-1　患者治疗前，双侧面颊、左肩、前胸部瘢痕增生

【治疗经过】自就诊当日起给予 ^{90}Sr-^{90}Y 敷贴，治疗总剂量为 23 Gy，分 7 天连续给予。治疗期间及治疗后未给予其他方法治疗。治疗后 2 个月复查。

【治疗效果】瘢痕疙瘩明显好转（图 81-2）。

【治疗体会】

1. 疾病诊断：该患者 3 年前双侧面颊、左肩、前胸部痤疮挠破后出现感染，恢复后出现瘢痕增生，呈暗红色，高于皮肤表面，质地较硬，形状不规则。根据症状和体征，基本可以判定为瘢痕疙瘩。

2. 治疗抉择：瘢痕疙瘩是皮肤的一种纤维组织肿瘤，主要病理表现为瘢痕组织内胶原及基质成分大量沉积，病损侵犯周围正常皮肤，且短期内无自愈倾向。核素敷贴治疗利用放射性核素衰变过程中发射的 β 射线，照射瘢痕组织，破坏其增生，且不会损伤深部正常组织，疗效确切，更适合于瘢痕体质的患者。

3. 方法选择：^{90}Sr-90Y 敷贴是核医学治疗瘢痕疙瘩的常规方法，该患者瘢痕组织面积比较分散，各部位面积小，厚度浅，所以直接给予敷贴治疗即可。

【专家点评】

瘢痕是常见皮肤病，目前临床常用的方法是手术和浅部 X 线放射治疗。放射性核素敷贴治疗也是一种有效的治疗方法，可以配合手术治疗，也可以单独进行治疗，关键是掌握好照射剂量，因人而异，制订个体化剂量。

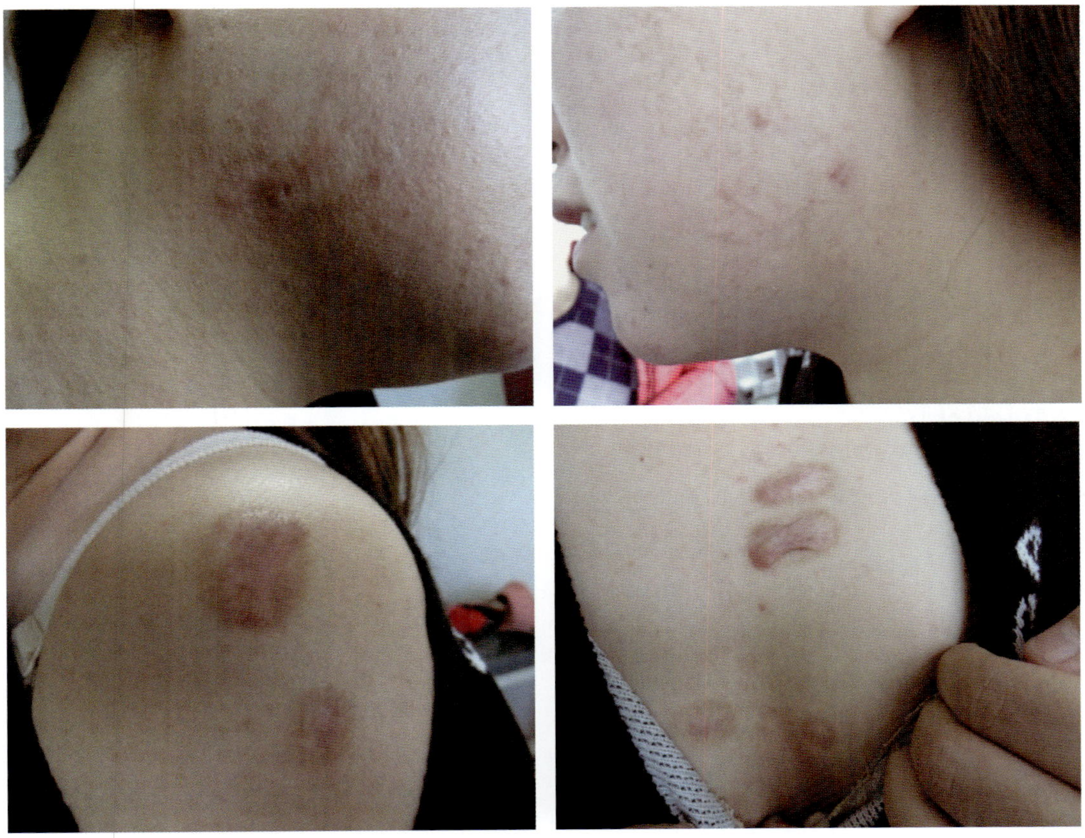

图 81-2 ^{90}Sr-^{90}Y 敷贴治疗后 2 个月，患者瘢痕疙瘩明显好转

（吉林大学中日联谊医院　温强提供）

第六部分　其他治疗

病例 82　锝（^{99}Tc）亚甲基二膦酸盐（云克）治疗甲状腺相关眼病

患者，女性，63 岁。

【主诉】突眼伴反复眼胀、流泪、视矇 6 年余。

【现病史】患者 6 年余前无明显诱因出现双眼睑肿胀、视矇、畏光、流泪等不适，无眼痛、复视、眼部异物，未予重视。4 年前无明显诱因出现心悸、乏力、手抖，伴甲状腺肿大，仍有突眼、视矇、畏光、流泪、眼胀等眼部不适，在我院内分泌科查甲状腺激素水平增高，诊断为"Graves 病"，予以甲巯咪唑片（赛治）10 mg 每日 1 次，规律治疗 2 年，期间患者曾自行停药 3 个月，症状反复。为进一步治疗 Graves 病，于 2015 年 1 月 22 日在我科行第 1 次 ^{131}I 治疗，剂量 7 mCi，同时予以泼尼松 10 ～ 20 mg 每日 1 次治疗，共 3 周，波尼松治疗期间患者自觉眼部不适症状较前有所好转，眼征阳性未见明显改变，建议进一步影像学检查，患者拒绝，停用泼尼松后患者自觉眼部不适症状逐渐加重，症状反复。为求缓解眼部流泪、肿胀、视矇等不适症状，患者分别于 2015 年 3 月、2015 年 7 月、2016 年 6 月行 ^{99}Tc 亚甲基二膦酸盐（云克）治疗 3 个疗程（0.2 μg/d，每疗程 10 天），治疗后患者自觉眼部症状较前有所改善。今为进一步治疗甲状腺相关性眼病，患者来我院要求行第 4 次 ^{99}Tc 亚甲基二膦酸盐治疗，收住我科。病程中患者仍觉眼部不适，肿胀感较前好转，有复视、斜视、流泪，眼部分泌物较多，无心慌、胸闷、乏力，无怕热、多汗，睡眠可，大小便无异常。

【既往史及家族史】患者既往体质一般，有高血压病史 10 余年，血压最高 190/110 mmHg，目前口服苯磺酸左旋氨氯地平片（施慧达）2.5 mg 每日 1 次、厄贝沙坦片（安博维）150 mg 每日 1 次治疗，血压控制情况可。有糖尿病史 15 年，现口服维格列汀控制血糖，血糖控制情况不详。诉有糖尿病性肾病史，具体不详。2002 年因子宫肌瘤行子宫切除，2016 年 10 月因左肾结石、肾积水行经皮肾镜肾结石取出术。否认其他手术病史，否认肝炎、结核病史，否认药物过敏史，否认输血史，预防免疫随社会进行。否认吸烟、饮酒嗜好。家族中无甲状腺疾病及遗传性疾病史。

【体格检查】

T 36.8℃，P 80 次 / 分，R 18 次 / 分，BP 108/79 mmHg。

神清，查体合作。全身皮肤黏膜无黄染，颈部浅表淋巴结未及肿大。眼睑稍有水肿，眼征（＋），两眼球突出（＋），活动自如。咽部无充血，扁桃体未见肿大。甲状腺不肿大，质软，无压痛、结节，未闻及血管杂音，震颤（－）。心率 80 次 / 分，律齐，未闻及杂音。双肺呼吸音清，未闻及干湿啰音。腹软，无压痛，肝脾肋下未触及。手颤（＋），双下肢无水肿。双侧膝、跟腱反射正常存在，巴宾斯基征（－），霍夫曼征（－）。

【实验室检查】

1. 血常规：WBC 7.58×10^9/L，NEUT 4.95×10^9/L，RBC 4.43×10^{12}/L，HGB 126 g/L，PLT 281×10^9/L。

2. 肝肾功能：ALT 32.00 U/L，AST 25 U/L，BUN 6.88 mmol/L，Scr 101 μmol/L，UA 166 μmol/L。

3. 甲状腺功能：FT_3 4.14（正常值 2.63 ～ 5.70）pmol/L，FT_4 6.24（正常值 9.00 ～ 19.00）

pmol/L，TSH 5.0558（正常值 0.35 ～ 4.94）mIU/L，TRAb 2.32（正常值＜ 1.75）IU/L。

【辅助检查】

1. 测眼距：98 mm。眼球突出：右眼 18 mm，左眼 18 mm。

2. 眼眶 CT 平扫：两侧眼环完整，两眼球对称，大小形态正常，其内未见异常密度影；眶内脂肪分布及密度正常，视神经未见异常，左眼上直肌增粗。双侧眼球突出。建议结合临床，进一步诊治，随诊复查（图 82-1）。

【诊断】

1. 甲状腺相关性眼病；

2. ^{99}Tc 亚甲基二膦酸盐第 3 疗程治疗后。

【治疗经过】

患者分别于 2015 年 3 月、2015 年 7 月、2016 年 6 月、2017 年 4 月进行 4 个疗程 ^{99}Tc 亚甲基二膦酸盐治疗（0.2 μg/d，10 天为一疗程）。治疗后患者无特殊不良反应，无过敏、皮疹，无恶心、呕吐，无食欲缺乏、乏力，一般情况可。

1. 患者行第 1 疗程 ^{99}Tc 亚甲基二膦酸盐治疗时，查体：眼睑肥厚水肿，眼征（＋），两眼球突出（＋），活动自如。

测眼距：98 mm。眼球突出：右眼 18 mm，左眼 18 mm。

甲状腺功能：FT_3 6.87（正常值 2.63 ～ 5.70）pmol/L，FT_4 30.52（正常值 9.00 ～ 19.00）pmol/L，TSH 0.009（正常值 0.35 ～ 4.94）mIU/L，TRAb 11.01（正常值＜ 1.75）IU/L。

眼眶 CT 平扫：两侧眼外肌肌腹增粗，以两侧下直肌较明显。两侧眼环完整，两眼球对称，大小、形态正常，其内未见异常密度影；眶上裂、眶下裂及视神经管未见增宽；眶内脂肪分布及密度未见明显异常（图 82-2）。考虑 Graves 眼病。建议结合临床，进一步检查。

处理：嘱治疗后 1 个月门诊随诊，拟行第 2 疗程 ^{99}Tc 亚甲基二膦酸盐治疗，嘱低盐饮食，外

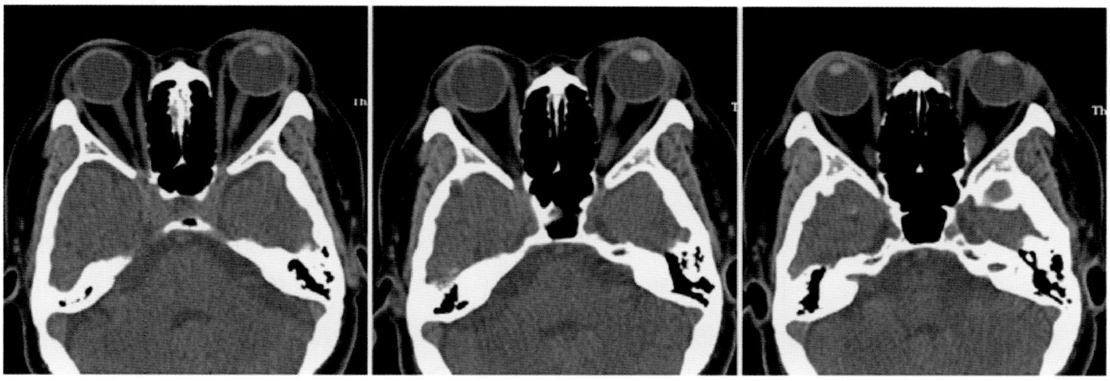

图 82-1 眼眶 CT 平扫

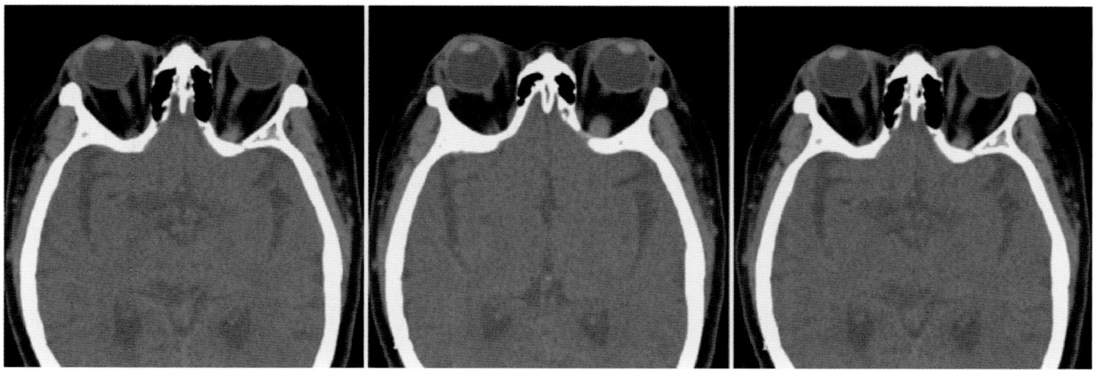

图 82-2 眼眶 CT 平扫

出佩戴墨镜，睡眠枕高位。

2. 患者行第2疗程 ^{99}Tc 亚甲基二膦酸盐治疗时，自觉眼部不适症状较前无明显缓解。查体：眼睑肥厚水肿，结膜无充血，眼征（＋），两眼球突出（＋），右眼球活动自如，左眼球向上、向下运动受限。

测眼距：118 mm。眼球突出：右眼25 mm，左眼27 mm。

甲状腺功能：TRAb 6.87（正常值＜1.75）IU/L。

处理：嘱治疗1个月后门诊随诊，拟行第3疗程 ^{99}Tc 亚甲基二膦酸盐治疗，嘱低盐饮食，外出佩戴墨镜，睡眠枕高位。

3. 患者行第3疗程 ^{99}Tc 亚甲基二膦酸盐治疗时，自诉眼部不适症状较前缓解。查体：眼睑水肿，结膜稍红，分泌物较多，眼征（＋），两眼球突出（＋），活动尚自如。

测眼距：112 mm。眼球突出：右眼18 mm，左眼19 mm。

甲状腺功能：FT_3 4.45（正常值2.63～5.70）pmol/L，FT_4 14.56（9.00～19.00）pmol/L，TSH 7.939（0.35～4.94）mIU/L，TRAb 5.09（＜1.75）IU/L。

处理：嘱治疗1个月后门诊随诊，拟行第4疗程 ^{99}Tc 亚甲基二膦酸盐治疗，嘱低盐饮食，外出佩戴墨镜，睡眠枕高位。

4. 患者行第4疗程 ^{99}Tc 亚甲基二膦酸盐治疗时，自觉眼部症状较前明显好转，视物较前清晰，但仍有复视，眼部较前舒适，无异物感，畏光、流泪症状较前好转。查体：眼睑稍有水肿，眼征（＋），两眼球突出（＋），活动自如。眼部体征较前无明显变化。

测眼距：98 mm。眼球突出：右眼18 mm，左眼18 mm。

甲状腺功能：TRAb 2.32（＜1.75）IU/L。

处理：患者TRAb水平较治疗前持续下降，眼部不适症状较前明显好转，暂停 ^{99}Tc 亚甲基二膦酸盐治疗，嘱门诊定期随诊复查。

【治疗效果】

患者行第3疗程 ^{99}Tc 亚甲基二膦酸盐治疗时，自诉眼部不适症状较前缓解；行第4疗程 ^{99}Tc 亚甲基二膦酸盐治疗时，自觉眼部症状较前明显好转，视物较前清晰，但仍有复视，眼部较前舒适，无异物感，畏光、流泪症状较前好转。

【治疗体会】

1. 患者老年女性，结合典型临床表现、既往甲状腺功能亢进病史及眼眶CT检查结果，患者甲状腺相关性眼病诊断明确。

2. 甲状腺相关性眼病的治疗包括两方面：全身治疗和眼部治疗。全身治疗主要矫正甲状腺功能异常，眼部治疗主要针对暴露性角膜炎、压迫性视神经病变和严重充血性眼眶病变。该患者经抗甲状腺药物治疗和 ^{131}I 治疗，甲状腺功能亢进已临床治愈，但眼部症状明显，现主要针对眼部局部症状进行治疗，^{99}Tc 亚甲基二膦酸盐治疗时机适宜。

3. 患者 ^{99}Tc 亚甲基二膦酸盐治疗两年来，眼部胀痛不适、异物感、畏光流泪、复视症状较前明显改善，左眼球运动受限症状基本恢复正常，相较于治疗前，现突眼度明显减小，查TRAb水平持续下降，治疗效果显著。

【专家点评】

1. ^{99}Tc 亚甲基二膦酸盐（云克）具有较多的化学价态，通过电子的得失，可以清除体内自由基，保护人体内超氧化物歧化酶（SOD）的活性，调节人体免疫功能，抑制病理复合物的产生和沉积，降低TRAb、TgAb等抗体的水平，可用于治疗自身免疫性疾病，临床用于治疗Graves眼病有一定疗效[1-3]。

2. ^{99}Tc 亚甲基二膦酸盐治疗突眼可以单独使用，也可以与其他药物联合应用（如糖皮质激素等）。当甲状腺功能亢进与突眼同时存在时，需要控制好甲状腺功能亢进，可以在治疗甲状腺功能亢进的同时，使用 ^{99}Tc 亚甲基二膦酸盐缓解突眼症状。

3. ^{99}Tc 亚甲基二膦酸盐治疗突眼时应该足量、足疗程应用。短期使用不见效或效果不好不等于 ^{99}Tc 亚甲基二膦酸盐没有作用，可能的原因是用量不够或疗程不足。相对于其他治疗突眼的药物，^{99}Tc 亚甲基二膦酸盐最大的优点是没有明显副作用，容易被患者接受。

参考文献

[1] Heufelder AE. Pathogenesis of Graves' ophthalmopathy: recent controversies and progress. European Journal of Endocrinology，1995，132（5）：532-541.

[2] Ahn ES. Treatment modalities of thyroid related orbitopathy. Indian J Ophthalmol，2014，62（10）：999-1002.

[3] 吴艺君，许根贵，盛文，等. 99 锝-亚甲基二磷酸盐治疗甲状腺相关眼病的 Meta 分析. 中华实验眼科杂志，2013，31（3）：282-287.

（南京市第一医院　李少华提供）

病例 83　^{131}I-MIBG 治疗多发性内分泌腺瘤病 2A 型

患者，女性，56 岁。

【主诉】发作性面色潮红 11 年，血压升高 7 年，腹痛 6 年。

【现病史】患者 11 年前无明显诱因出现面色潮红，可自行缓解，无头痛、头晕等不适，未予重视。7 年前外院查体发现血压高达 150/95 mmHg，无头痛、头晕、心悸等症状，给予"酒石酸美托洛尔、地尔硫䓬、氢氯噻嗪"降压治疗，血压控制在 130 ～ 140/80 ～ 90 mmHg。6 年前，患者劳累后出现腹痛，伴全身大汗，血压高达 220/140 mmHg，伴头痛、心悸等症状，休息后缓解，行腹部 CT 提示腹膜后肝胃间隙占位，大小约 3 cm×4 cm×4 cm，甲状腺后方、食管左侧旁占位，大小约 3.5 cm×2 cm×3 cm。颈部 B 超提示：左锁骨上 3 cm×2 cm 低回声肿物，活检病理示：淋巴结反应性增生，穿刺术中血压升至 280/140 mmHg，伴多汗。MIBI 双时相显像诊断为左叶上极甲状旁腺瘤，化验血尿儿茶酚胺均增高，诊断为多发神经内分泌肿瘤 2A 型。5 年前在某医院拟行全麻下腹膜后肿瘤切除术，麻醉后血压迅速升高，最高达 270/140 mmHg，给予硝普钠、酚妥拉明降压治疗，血压未见明显下降，波动仍较大，停止手术，遂到我科行大剂量 ^{131}I-MIBG 注射治疗，目前已行 6 次治疗，症状逐渐缓解，血压控制在 140 ～ 150/80 ～ 90 mmHg，腹膜后肿物缩小。患者双侧膝关节及腰椎疼痛 6 年，伴血钙升高，甲状旁腺激素（PTH）升高，给予鲑鱼降钙素 50 IU 每日 1 次皮下注射 1 年后，每月注射 1 次唑来膦酸 4 mg 至今，双膝关节及腰椎骨痛明显缓解。患者自发病以来，精神、睡眠可，饮食可，大小便无明显异常，体重无明显变化。

【既往史及家族史】患者慢性胃炎、十二指肠球部溃疡病史 30 余年；子宫切除术后 13 年，病理示子宫肌瘤；胆囊结石病史 7 年余；糖尿病病史 2 年余，应用甘精胰岛素注射液 8 U（睡前皮下注射）及阿卡波糖片 0.1 g 每日 3 次（口服）联合降糖，血糖控制可，空腹血糖 5 ～ 6 mmol/L，餐后血糖 7.5 ～ 8 mmol/L。否认心脏病、脑血管疾病病史，否认肝炎、结核、疟疾病史，否认密切接触史，否认外伤史、输血史、过敏史。父亲因食管癌去世，母亲健在，患有高血压、糖尿病、子宫肌瘤，哥哥患有高血压、糖尿病，姐姐患有高血压、子宫肌瘤、乳腺癌。

【体格检查】

T 36.2℃，P 74 次 / 分，R 17 次 / 分，BP 150/88 mmHg。

发育正常，营养良好，体型消瘦，自主体位，表情自如，正常面容，神志清楚，步态正常，语言清晰，查体合作。皮肤黏膜无黄染，无皮疹、皮下出血，左侧锁骨上窝可触及一直径约 1 cm 淋巴结，质硬，无压痛，无红肿、破溃，活动度可。甲状腺Ⅱ度肿大，质韧，无压痛，双侧均可触及质硬结节，表面尚光滑，无压痛。腹部平坦、对称，无腹壁静脉曲张，无胃肠型和蠕动波，腹部柔软，无压痛及反跳痛，未触及异常包块。肝、脾肋下未触及、质软、无压痛，Murphy 征阴性。肝、肾区无叩击痛，无移动性浊音。肠鸣音正常，4 次 / 分。未听到血管杂音。外生殖器无异常。腹壁反射正常，双侧肱二、三头肌腱反射正常，双侧膝、跟腱反射正常，双侧 Babinski 征阴性、Gordon 征阴性、Oppenheim 征阴性、Hoffmann 征阴性，脑膜刺激征阴性。

【实验室检查】

血常规、肾功能：均未见异常。

肝功能：碱性磷酸酶 201 U/L（↑），余均在正常范围内。

电解质：血钙 2.92 mmol/L（↑），血磷 0.58 mmol/L（↓）。

空腹血糖：7.96 mmol/L（↑）。

PTH：172.4 pg/ml（↑）。

血清儿茶酚胺：肾上腺素 683.2（正常值 170～520）pmol/L（↑），去甲肾上腺素 18.9（正常值 0.3～2.8）nmol/L（↑）。

醛固酮：立位，134.87（正常值 70～300）pg/ml；卧位，94.25（正常值 30～160）pg/ml，立卧位试验阴性。

甲状腺功能三项、降钙素、促肾上腺皮质激素、血清皮质醇：均未见异常。

凝血常规、尿常规、大便常规：均未见异常。

【辅助检查】

1. 颈部增强 CT：甲状腺后方、食管左侧旁占位，副神经节细胞瘤可能性大；甲状腺左叶后部软组织块，不除外甲状旁腺腺瘤；甲状腺右叶结节性甲状腺肿可能性大（图 83-1 A）。

2. 上腹增强 CT：胃小弯侧与肝胃之间、胰腺后上方可见不规则团块状软组织密度影，大小约 58.3 mm×50.0 mm×36.7 mm，边界较清，增强扫描动脉期明显强化，门脉期呈相对低密度，符合内分泌腺瘤病（图 83-2 A）。

3. 甲状旁腺显像：左叶中上极部位甲状旁腺腺瘤可能性大（图 83-3）。

4. 全身骨显像：未见明显异常。

5. 骨密度检查：骨质疏松。

【诊断】

1. 多发性内分泌腺瘤病 2A 型；
2. 继发性糖尿病；
3. 原发性甲状旁腺功能亢进；
4. 骨质疏松；
5. 结节性甲状腺肿；
6. 慢性胃炎；
7. 十二指肠球部溃疡；
8. 子宫切除术后；
9. 胆囊结石。

【治疗经过】

1. 对症支持治疗

（1）降血压治疗：硝苯地平控释片，30 mg 每日 1 次，口服。

（2）控制血糖：阿卡波糖片，50 mg 每日 3 次，口服；甘精胰岛素注射液，8 IU 每日 1 次，皮下注射。

（3）嗜铬细胞瘤治疗：盐酸酚苄明片，15 mg 每日 2 次，口服。

2. 手术治疗：曾拟行全麻下腹膜后肿瘤切除术，麻醉后血压迅速升高，最高达 270/140 mmHg，遂停止手术。

3. 围 ^{131}I-MIBG 治疗期支持治疗：

（1）注射 ^{131}I-MIBG 前 1 周停用盐酸酚苄明、胰岛素。

（2）清理肠道：番泻叶 20 g，扫描前一晚代

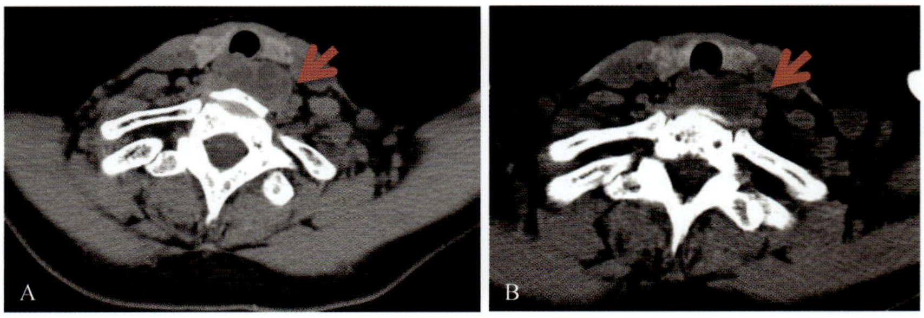

图 83-1 颈部副神经节细胞瘤治疗前后 CT 对比，病灶见红色箭头处。可见治疗前后结节大小无明显变化，结节密度明显减低。**A.** 治疗前；**B.** 第 3 次治疗后

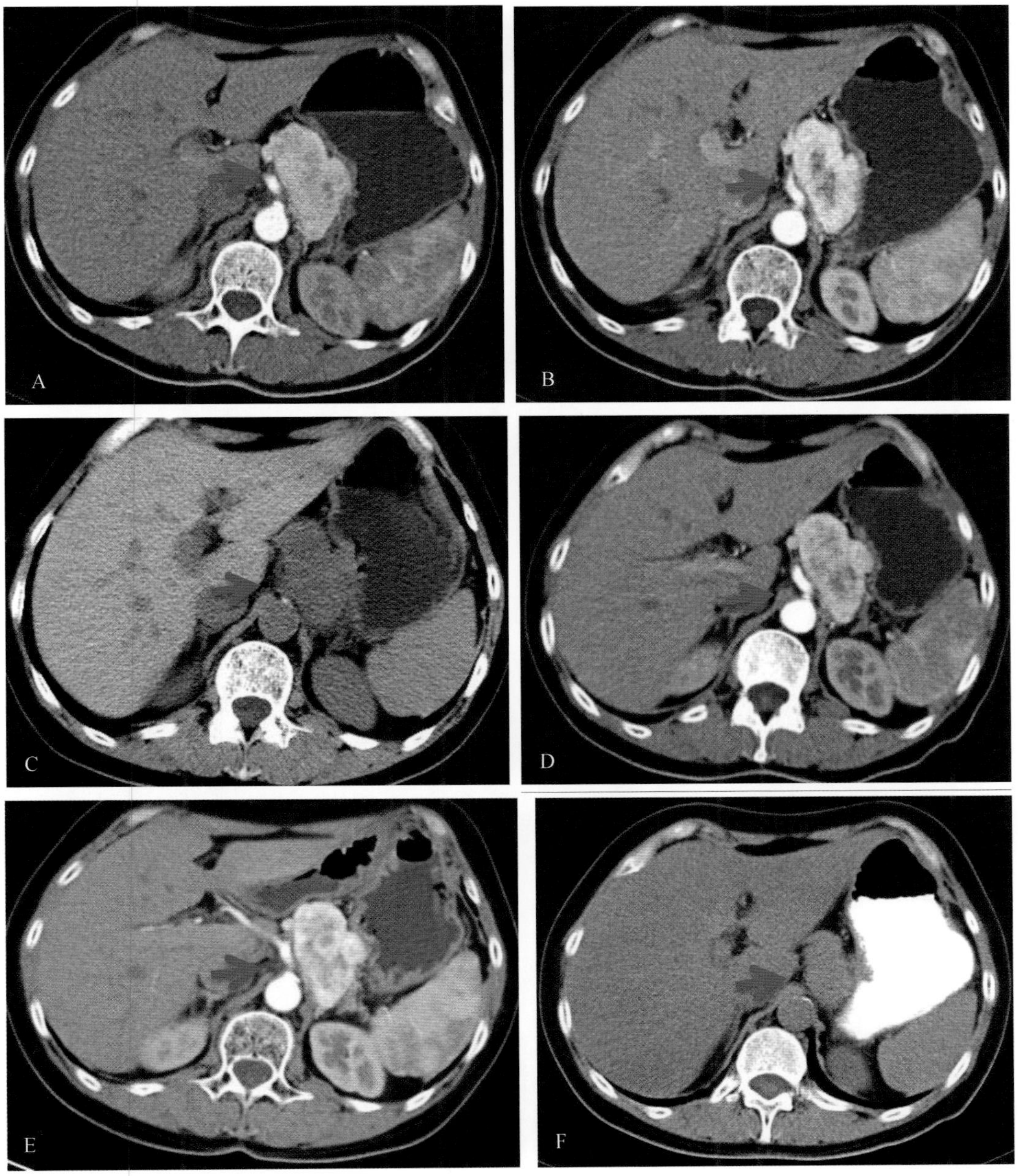

图 83-2 腹膜后肝胃之间嗜铬细胞瘤治疗前后 CT 对比，病灶见蓝色箭头处。**A ～ F** 分别为第 1 次至第 6 次治疗后 3 个月的 CT 图像，第 3 次治疗后肿块体积逐渐缩小

茶饮。

（3）封闭甲状腺：注射前后各 1 周，复方碘口服溶液 10 滴每日 3 次，随餐口服。

4. ^{131}I-MIBG 治疗：共 6 次，前 3 次每隔 0.5 年一次，后 3 次每隔 0.5 ～ 1 年一次。

（1）第 1 ～ 3 次 ^{131}I-MIBG 治疗：剂量 200 mCi，入 250 ml 生理盐水，静脉滴注。

（2）第 4 ～ 6 次 ^{131}I-MIBG 治疗：剂量 150 mCi，入 250 ml 生理盐水，静脉滴注。

5. ^{131}I-MIBG 治疗后不良反应及处理：患者无特殊不良反应，遵医嘱定期复查随诊。

【治疗效果】

第 1 次 ^{131}I-MIBG 治疗 0.5 年后患者自觉症状略有好转，第 3 次治疗后患者的血压、血糖控制良好，未再发作波动性高血压。颈部副神经节细胞瘤大小无明显变化（图 83-1），密度逐渐减低；肝胃间隙病灶逐渐缩小（图 83-2）。6 次 ^{131}I-MIBG 治疗后扫描可见病灶逐渐轻度缩小，

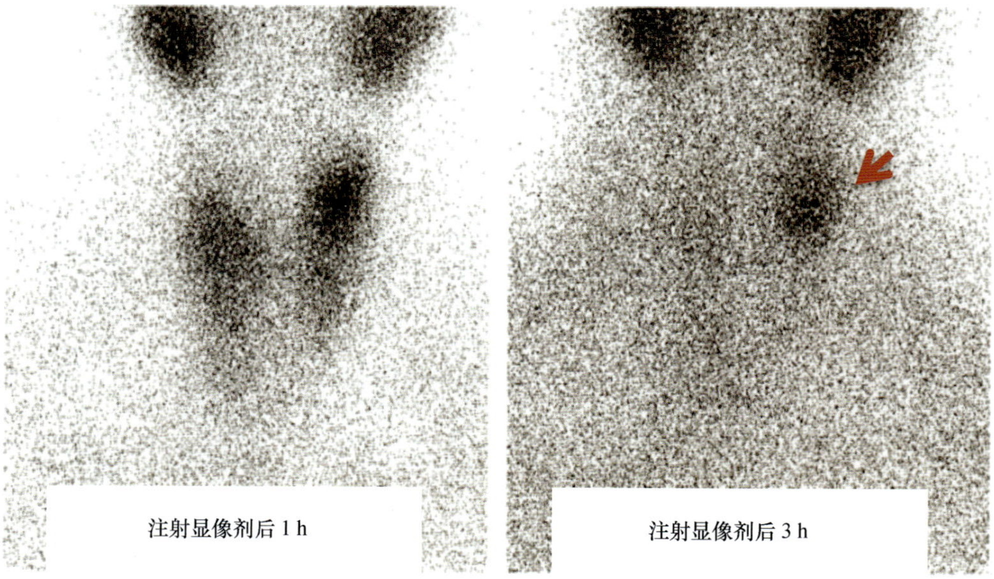

图 83-3 ^{131}I-MIBG 治疗前，MIBI 双时相甲状旁腺显像，注射后 3 h 可见甲状腺显影逐渐消退，甲状腺左叶上极部位浓聚灶显影未见消退，提示甲状旁腺腺瘤，病灶见红色箭头处

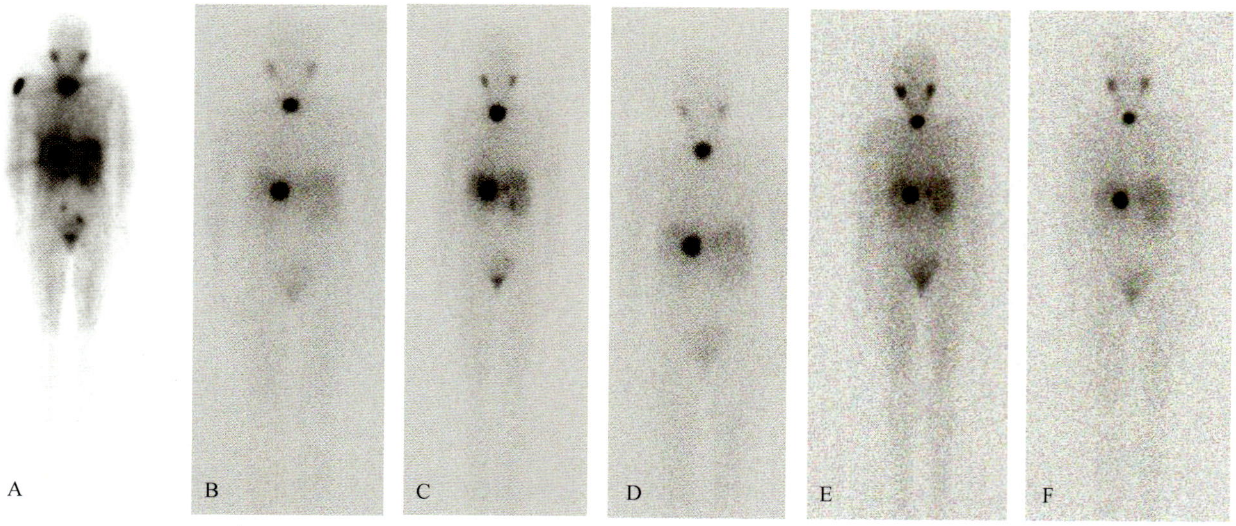

图 83-4 A ～ F 分别为第 1 次至第 6 次 ^{131}I-MIBG 治疗后全身扫描，病灶均明显显影

均见明显显像剂摄取（图 83-4）。

【专家点评】

多发性内分泌腺瘤病（multiple endocrine neoplasia，MEN）2 型是一种罕见的常染色体显性遗传病，其特点是在同一例患者中存在甲状腺髓样癌、单侧或双侧嗜铬细胞瘤或其他内分泌组织增生和（或）肿瘤形成，患病率约为 1/30 000[1]。MEN2 可分为 MEN2A、MEN2B 和家族性甲状腺髓样癌三种类型。MEN2A 的特点是患者同时或先后出现单侧或双侧嗜铬细胞瘤、甲状腺髓样癌和（或）甲状旁腺腺瘤或增生。本例患者多汗、面色潮红、持续高血压伴骨质疏松，血清儿茶酚胺升高，PTH 升高伴高血钙、低血磷，再加上颈部 B 超、CT、腹部 CT 及甲状旁腺显像等影像学证据，确诊为腹膜后嗜铬细胞瘤合并甲状旁腺腺瘤的 MEN2A，手术切除是其根本的治疗措施[2]。但该患者手术过程中血压急剧升高且难以控制，遂暂时放弃手术治疗。患者为缓解症状，控制病情进展，尝试行 ^{131}I-MIBG 治疗。经过 6 次 ^{131}I-MIBG 治疗，患者血压、血糖

控制良好，多汗、面色潮红等症状缓解，甲状旁腺腺瘤、腹腔嗜铬细胞瘤及右侧腹部病灶缩小，说明 ^{131}I-MIBG 在 MEN2A 的治疗中发挥了一定作用，一定程度上可能为患者争取进一步手术切除的机会，甚至可能避免多部位侵入性外科手术治疗对患者造成的并发症，其疗效值得期待。然而，如何把握 ^{131}I-MIBG 治疗指征值得进一步探讨[3]。

参考文献

[1] Marini F，Falchetti A，Del MF，et al. Multiple endocrine neoplasia type 2. Orphanet J Rare Dis，2006，1：45.

[2] 方为华 . 多发性内分泌腺瘤的诊治体会 . 安徽医学，2005，26（1）：45-46.

[3] Tramunt B，Buffet A，Grunenwald S，et al. Local recurrence of pheochromocytoma in multiple endocrine neoplasia type 2A：a diagnostic and therapeutic challenge. Clin Case Rep，2016，4（3）：298-300.

（青岛大学附属医院　王叙馥提供）

病例 84　碘（^{131}I）美妥昔单抗注射液（利卡汀）治疗肝癌

患者，女性，57 岁。

【主诉】体检发现左肝占位 2 月余，经导管肝动脉化疗栓塞（TACE）术后 2 个月。

【现病史】患者 2 月余前因体检发现左肝占位入院，当时患者无明显不适，入院诊断为“左肝癌，肝炎后肝硬化，胆囊息肉”，于 2007 年 10 月 2 日行 TACE 手术，术后恢复可，无明显腹痛、腹胀，无恶心、呕吐、食欲缺乏、乏力，无血尿、呕血、黑便。为行 ^{131}I 美妥昔单抗注射液（利卡汀）靶向治疗收治入院。

【既往史及家族史】有“乙型肝炎”病史 20 余年，未规范诊治。否认有高血压、糖尿病等病史，否认有重大外伤、手术、中毒史。否认结核等传染病史。否认有食物、药物过敏史。母亲因“肝硬化”去世。

【体格检查】

T 37℃，P 80 次 / 分，R 19 次 / 分，Bp 120/80 mmHg。

一般情况可，皮肤、黏膜色泽正常，无黄染、水肿，无皮疹、出血。浅表淋巴结未触及，头颈、胸、腹、四肢及神经系统未见明显异常。

【实验室检查】

1. 血常规：WBC，3.9（正常值 4.0 ～ 10.0）$\times 10^9$/L；血细胞比容（HCT），36%（正常值 37% ～ 43%）；余未见明显异常。

2. 肝肾功能：谷胺酰转肽酶，59（正常值 7 ～ 50）U/L；余未见明显异常。

3. 乙肝三系：HBsAg（+），HBeAb（±），HBcAb（+）。

4. 肿瘤系列：AFP，145.6（正常值＜ 10.0）ng/ml；CA125，41.8（正常值＜ 35）U/ml。

【辅助检查】

1. 胸部 X 线片、心电图等未见明显异常。

2. 肝 MRI：①左肝癌（左肝内侧段见大小约 2.1 cm×2.7 cm 的类圆形异常信号灶，T_1WI 呈稍低信号，T_2WI 呈稍高信号，边缘较清。Gd-DTPA 动态增强扫描示病灶动脉期轻度强化，实质期病灶环状强化）；②肝硬化（图 84-1）。

3. 肝胶体 ECT 显像：肝左叶内侧段示踪剂分布稀疏（图 84-2）。

【诊断】

左肝癌；肝炎后肝硬化；胆囊息肉。

【治疗经过】

1. 靶向治疗前对症支持治疗：入院后给予护肝（复方甘草酸苷注射液 160 mg 每日 1 次，静脉注射）等对症支持治疗。

2. 2007 年 12 月 14 日行 ^{131}I 美妥昔单抗注射液靶向治疗：引入微导管至肝左动脉，给予舒丹 8 mg、地塞米松 10 mg、哌替啶 100 mg。再给予 ^{131}I 美妥昔单抗注射液 30 mCi（4 ml）迅速注射。间隔半小时，给予 8 ml 超液态碘化油，手术顺利。

3. 术后查房患者诉食欲欠佳，余无明显不适，给予对症支持治疗。

4. 2007 年 12 月 20 日再次行肝癌射频消融术，术后给予抗感染、护肝、对症支持等治疗，治疗原则同前，恢复可。

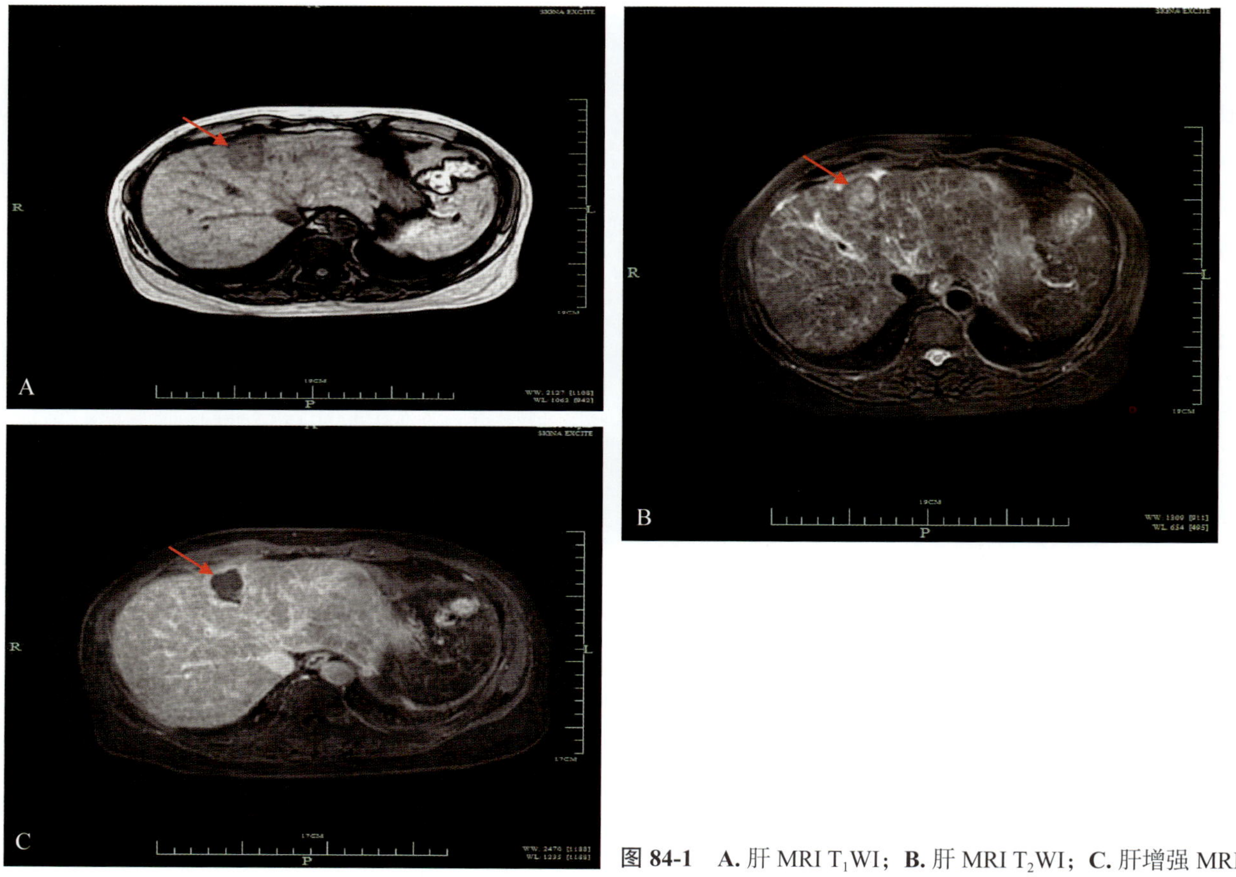

图 84-1 **A.** 肝 MRI T_1WI；**B.** 肝 MRI T_2WI；**C.** 肝增强 MRI

图 84-2 肝胶体 ECT 显像

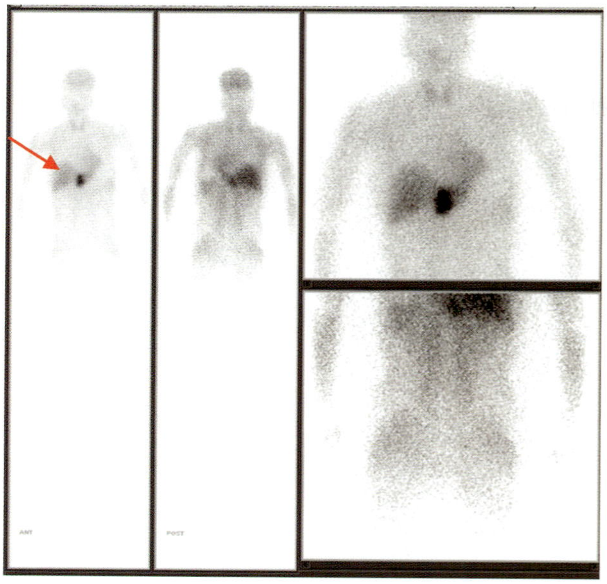

图 84-3 ^{131}I 美妥昔单抗注射液治疗后 11 天全身显像

【治疗效果】

1. 患者接受 ^{131}I 美妥昔单抗注射液治疗后 11 天全身显像（图 84-3）。

2. 患者接受 ^{131}I 美妥昔单抗注射液治疗后 1 个月复查实验室指标：

（1）血常规：WBC，3.9（正常值 4.0 ～ 10.0）

$\times 10^9/L$；HCT，36%（正常值 37% ~ 43%）；余未见明显异常。

（2）肝肾功能：谷胺酰转肽酶，59（正常值 7 ~ 50）U/L；总蛋白，54.2（正常值 60 ~ 83）g/L；白蛋白，27.3（正常值 35 ~ 55）g/L；尿素，2.5（正常值 2.9 ~ 7.1）mmol/L；尿酸，67（正常值 150 ~ 360）μmol/L。

（3）肿瘤系列：AFP，122.1（正常值< 10.0）ng/ml。

【治疗体会】

1. 患者为中老年女性，无典型临床症状，肿瘤指标及肝增强 MRI 检查提示左肝癌，左肝癌诊断基本明确，符合 ^{131}I 美妥昔单抗注射液治疗指征。

2. 患者左肝癌 TACE 术后未出现严重并发症或不良反应，治疗 2 个月后患者亦未出现严重不良反应，选择接受 ^{131}I 美妥昔单抗注射液进一步治疗，时机恰当。

3. 治疗后 AFP 指标降低，证实 ^{131}I 美妥昔单抗注射液治疗有效。但该患者未长期随访，不能明确评估远期疗效。

【专家点评】

肝癌的非手术治疗方法中，经皮无水乙醇注射治疗被认为是小肝癌的有效治疗手段，2 ~ 5 cm 的肝癌治疗后 3 年生存率可达 55% ~ 70%[1]，但是只适合单个或少数较小病灶，它和常规 TACE 一样无法解决癌细胞大量残留的问题。而内照射治疗理论上则有可能解决肝癌术后的残留复发[2]。^{131}I 标记肝癌单抗片段介入治疗原发性肝癌，是结合介入治疗（如 TACE）方法通过亲肝癌抗体片段携带放射性核素 ^{131}I 进行的肝癌导向内照射治疗，是肝癌综合治疗中的新方法[3]。该抗体片段 HAb18F（ab）$_2$ 对肝癌细胞有高特异性和高亲和性，是肝癌导向治疗的良好载体，相比于其他单抗其毒性反应更少，在肝癌内存留时间更长。而 ^{131}I 的物理半衰期为 8 天，生物半衰期为 5 天，其 β 射线主要能量为 0.605 MeV，射程为 2.41 cm，组织穿透力为 2.0 mm，肿瘤中的 ^{131}I 不会严重损伤正常肝组织，故治疗肝癌比外照射效果更好。β 射线衰变后主要放射 γ 射线，可以用于示踪。卢武胜等[4]对 24 例肝癌患者经肝动脉灌注 ^{131}I-Hab18F（ab）$_2$，并通过全身 SPECT 动态显像，观察到肝癌组织中 ^{131}I-Hab18F（ab）$_2$ 明显高于其他脏器，以感兴趣区（ROI）测得的放射性计数为基础求得肿瘤（T）/ 非肿瘤（NT）比值均大于 1，且随时间延长，肝癌组织内放射性逐渐浓聚，而正常肝组织放射性逐渐减弱。该研究表明使用单抗结合 ^{131}I 进行内照射治疗，可以使得药物有效聚集在靶器官中，对全身其他正常组织的辐射剂量很低，不会引起机体重要组织器官的不可恢复性损害。

^{131}I-Hab18F（ab）$_2$ 既是一种治疗原发性肝癌的靶向性生物制剂，又是一种以放射性核素为弹头的内照射药物。通过肝动脉灌注给药和抗体的特异性靶向作用，将 ^{131}I 放射性核素有选择性地带到肝癌组织并滞留较长时间，对原发性肝癌病灶具有靶向性杀伤作用[5]。许国辉等[6]对 36 例原发性肝癌患者经动脉注入 ^{131}I 肝癌单抗片段 Hab18F（ab）$_2$，治疗后 6、12、18 和 24 个月生存率分别为 83.3%、58.3%、53.0% 和 44.4%，中位生存时间为 19 个月，未发生与治疗药物相关的严重并发症。在本研究中，采用 TACE 联合 ^{131}I 美妥昔单抗治疗 48 例原发性肝癌，取得了较好的临床疗效，临床获益率最高可达 86%，且治疗副作用小，应用安全可行。

参考文献

[1] Liu Cl，Fan ST. Nonresectional therapies for hepatocellular carcinoma. Am J Surg，1997，173（4）：358.

[2] Lau WY，Leung TW，Ho SK，et al. Adjuvant intra-arterial iodine-131-labelled lipiodol for resectable hepatocellular carcinoma：a prospective randomized trial. Lancet，1999，353（9155）：797.

[3] 施常备，袁彬 . ^{131} 碘标记肝癌单抗片段介入治疗原发性肝癌的临床毒副作用观察 . 现代肿瘤医学，2004，12（6）：549.

[4] 卢武胜，李肖，王朝华，等 . ^{131}I-HAb18F（ab）$_2$ 在肝癌患者体内的生物学分布 . 生物医学工程学杂志，2003，20（4）：689.

[5] Chen ZN, Mi L, Xu J, et al. Targeting radioimmunotherapy of hepatocellular carcinoma with iodine (^{131}I) metuximab injection: clinical phase Ⅰ / Ⅱ trials. Int J Radiat Oncol Biol Phys, 2006, 65 (2): 435.
[6] 许国辉，张智慧，李政文，等. ^{131}I 肝癌单抗片段 HAb18F (ab)$_2$ 灌注治疗原发性肝癌的临床研究. 介入放射学杂志，2005，14 (6): 596.

（浙江大学医学院附属邵逸夫医院
楼岑提供）